Multiple-Choice-Überprüfungsfragen für Heilpraktiker

Innere Medizin

Über 970 Original-Überprüfungsfragen mit kommentierten Antworten
Nach dem neuen Infektionsschutzgesetz

Dr. Dr. Hartmut Hildebrand
HP Damir Lovric

Kreativität & Wissen
2003

Die Erkenntnisse der Medizin unterliegen laufendem Wandel: neue Diagnostikmethoden, neue Forschungsergebnisse und neue klinische Erfahrungen erweitern ständig unser medizinisches Wissen. Dies mögen unsere Leser bedenken, wenn sie im medizinischen Bereich tätig sind und Verantwortung für Patienten übernehmen.
Wir haben große Sorgfalt darauf verwandt, dass unsere Angaben dem aktuellen Wissensstand bei Fertigstellung des Werkes entsprechen. Wir bitten unsere Leser, uns alle etwa auffallenden Ungenauigkeiten mitzuteilen.
Korrekturhinweise, Verbesserungsvorschläge und Ergänzungen sind willkommen!

Anschrift der Verfasser:
Verlag Kreativität & Wissen, z. Hd. Hildebrand/Lovric
Friedrichstr. 11, 74372 Sersheim, Fax: 07042 830287

DANKSAGUNG
Für konstruktive Kritik bedanken wir uns bei den vielen ausgezeichneten Dozenten von "Team Dr. Dr. Hildebrand", bei unseren zahlreichen Schülern und bei den Teilnehmern unserer Pauk-, Intensiv- und Prüfungsvorbereitungskurse.

7. überarbeitete und erweiterte Auflage 2003

ISBN 3-931865-45-2

Petra Hildebrand, Verlag **Kreativität & Wissen**, Sersheim

Printed in Germany
Druck und Verarbeitung: Gruner Druck GmbH, Sonnenstr. 23b, 91058 Erlangen

Ihr Weg zum Erfolg: Bücher und Karteikarten von **Kreativität & Wissen**

Unser Verlag ist auf Bücher für die **Ausbildung zum Heilpraktiker** und auf Bücher und Karteikarten zur **Vorbereitung auf die amtsärztliche Überprüfung für Heilpraktiker** spezialisiert.

Bitte fordern Sie unseren kostenlosen Gesamtprospekt an!
Wir informieren Sie laufend über unsere Neuauflagen!

Aktuelle Informationen zur Überprüfung, brandneue Prüfungsfragen, Leseproben unserer Bücher, Computerdisketten mit Prüfungsfragen usw. finden Sie auch im Internet:

http://www.kreawi.de oder **http.//www.kreawiverlag.de**

Petra Hildebrand
Kreativität & Wissen-Verlag
Friedrichstr. 11
D-74372 Sersheim
Tel.: 07042-830286 Fax: 07042-830287

Bestellung

1. über den Buchhandel: Standardbuchnummer **ISBN 3-931865-45-2**
2. mit Verrechnungsscheck über € 37.- (inklusive Porto und Verpackung).
   An: **Kreativität & Wissen**, Friedrichstr. 11, D-74372 Sersheim bitte zusätzliche Absenderangabe auf der Scheckrückseite!
3. **per Bankeinzug** (bitte Einzugsermächtigung zur einmaligen Abbuchung des Betrages beifügen). Bankleitzahl, Kontonummer und Bank (per Fax: 07042-830287: Schnellster Weg!)
4. Bei Nachnahmeversand: zuzüglich € 6.-

Achtung:
Die vollständige deutliche Absenderangabe ist unbedingt erforderlich.
Die Bücher werden in der Regel jährlich aktualisiert.
Bitte erkundigen Sie sich ggf. nach den aktuellen Preisen.

LÖSUNGSSCHLÜSSEL

NR	
1	B
2	B
3	E
4	D
5	D
6	E
7	A
8	E
9	C
10	D
11	D
12	E
13	C
14	D
15	D
16	B
17	E
18	C

19	B
20	A
21	B
22	E
23	A
24	E
25	B
26	C
27	C
28	C
29	E
30	C
31	C
32	C
33	B
34	E
35	D
36	D
37	A

38	A
39	E
40	B
41	B
42	D
43	A
44	A
45	D
46	D
47	C
48	E
49	B
50	A
51	A
52	D
53	C
54	D
55	A
56	D

57	C
58	D
59	C
60	B
61	E
62	E
63	D
64	A
65	A
66	C
67	A
68	C
69	A
70	D
71	B
72	E
73	C
74	E
75	B

76	D
77	D
78	B
79	B
80	B
81	C
82	D
83	C
84	D
85	E
86	E
87	C
88	E
89	C
90	E
91	E
92	E
93	A
94	D

95	A
96	E
97	E
98	D
99	E
100	E
101	A
102	B
103	B
104	B
105	E
106	B
107	B
108	B
109	B
110	C
111	E
112	C
113	C

114	A
115	D
116	B
117	D
118	D
119	C
120	B
121	E
122	C
123	A
124	B
125	A
126	A
127	A
128	D
129	B
130	D
131	E
132	B
133	E
134	A
135	C
136	E

137	A
138	A
139	B
140	B
141	D
142	C
143	D
144	C
145	D
146	D
147	A
148	C
149	D
150	E
151	A
152	A
153	A
154	A
155	A
156	D
157	D
158	C
159	B

160	D
161	C
162	B
163	B
164	C
165	C
166	E
167	C
168	D
169	E
170	E
171	A
172	A
173	E
174	D
175	B
176	E
177	D
178	E
179	D
180	D
181	E
182	E

183	C
184	D
185	C
186	D
187	A
188	C
189	A
190	E
191	D
192	C
193	D
194	D
195	E
196	C
197	C
198	E
199	C
200	E
201	C
202	B
203	B
204	A
205	B

206	A
207	B
208	D
209	C
210	E
211	B
212	E
213	D
214	E
215	E
216	A
217	B
218	A
219	E
220	E
221	A
222	D
223	D
224	D
225	B
226	A
227	D
228	D

229	B
230	C
231	D
232	B
233	A
234	C
235	B
236	C
237	A
238	C
239	D
240	C
241	C
242	C
243	A
244	B
245	A
246	A
247	B
248	D
249	E
250	E
251	D

252	D
253	C
254	D
255	A
256	D
257	B
258	A
259	B
260	B
261	B
262	B
263	D
264	A
265	C
266	A
267	D
268	E
269	E
270	E
271	B
272	D
273	E
274	D

275	C
276	C
277	C
278	A
279	B
280	D
281	E
282	A
283	E
284	D
285	E
286	B
287	D
288	C
289	B
290	C
291	C
292	A
293	C
294	E
295	D
296	D
297	D

298	C
299	D
300	C
301	D
302	D
303	C
304	B
305	C
306	B
307	D
308	C
309	D
310	E
311	B
312	A
313	D
314	C
315	E
316	E
317	B
318	D
319	C
320	E

321	C
322	D
323	C
324	D
325	C
326	C
327	A
328	B
329	D
330	A
331	B
332	B
333	E
334	B
335	B
336	B
337	E
338	C
339	C
340	A
341	A
342	C
343	B

344	E
345	D
346	B
347	B
348	C
349	A
350	D
351	C
352	E
353	C
354	E
355	D
356	B
357	E
358	A
359	A
360	E
361	E
362	E
363	D
364	D
365	B
366	C

367	C
368	A
369	C
370	E
371	B
372	E
373	C
374	C
375	D
376	C
377	D
378	E
379	C
380	C
381	D
382	A
383	E
384	C
385	D
386	A
387	C
388	B
389	C

390	D	413	B	436	B	459	E	482	B	505	E
391	C	414	E	437	E	460	D	483	C	506	E
392	E	415	A	438	C	461	C	484	A	507	C
393	D	416	A	439	A	462	D	485	E	508	E
394	D	417	E	440	C	463	E	486	D	509	C
395	E	418	B	441	B	464	D	487	E	510	C
396	E	419	C	442	D	465	C	488	A	511	A
397	C	420	A	443	E	466	C	489	A	512	A
398	C	421	E	444	D	467	B	490	B	513	B
399	B	422	D	445	D	468	A	491	E	514	E
400	C	423	D	446	A	469	C	492	C	515	C
401	E	424	E	447	D	470	E	493	A	516	E
402	D	425	B	448	B	471	E	494	B	517	E
403	D	426	E	449	D	472	E	495	D	518	E
404	A	427	C	450	E	473	B	496	E	519	C
405	A	428	E	451	B	474	D	497	B	520	D
406	A	429	C	452	E	475	B	498	D	521	A
407	E	430	A	453	E	476	B	499	C	522	E
408	A	431	E	454	E	477	E	500	E	523	B
409	C	432	D	455	D	478	D	501	D	524	E
410	D	433	A	456	A	479	C	502	E	525	A
411	B	434	C	457	A	480	D	503	A	526	B
412	B	435	D	458	C	481	E	504	A	527	

528	B
529	B
530	D
531	B
532	E
533	C
534	C
535	D
536	E
537	E
538	C
539	B
540	B
541	E
542	B
543	E
544	C
545	A
546	C
547	B
548	C
549	C
550	C

551	D
552	B
553	E
554	D
555	E
556	B
557	E
558	C
559	A
560	C
561	C
562	D
563	B
564	A
565	C
566	B
567	A
568	D
569	A
570	C
571	C
572	D
573	B

574	B
575	C
576	A
577	E
578	C
579	A
580	D
581	A
582	A
583	B
584	D
585	D
586	D
587	D
588	C
589	A
590	A
591	B
592	A
593	B
594	B
595	B
596	C

597	E
598	D
599	B
600	A
601	E
602	C
603	D
604	A/D
605	C
606	E
607	D
608	E
609	B
610	D
611	B
612	C
613	D
614	E
615	A
616	B
617	C
618	A
619	C

620	C
621	D
622	C
623	D
624	A
625	B
626	E
627	B
628	C
629	A
630	C
631	E
632	B
633	B
634	C
635	B
636	C
637	A
638	A
639	D
640	C
641	B
642	E

643	D
644	A
645	D
646	E
647	A
648	A
649	D
650	A
651	D
652	D
653	C
654	B
655	A
656	C
657	D
658	C
659	B
660	B
661	D
662	C
663	A
664	A
665	C

666	E
667	C
668	B
669	B
670	A
671	E
672	D
673	C
674	A
675	B
676	D
677	C
678	E
679	B
680	C
681	D
682	C
683	C
684	B
685	B
686	E
687	D
688	D

689	A
690	B
691	D
692	E
693	C
694	D
695	D
696	E
697	C
698	B
699	E
700	C
701	A
702	E
703	A
704	B
705	B
706	D
707	B
708	D
709	A
710	D
711	A

712	D
713	A
714	D
715	E
716	B
717	D
718	E
719	D
720	D
721	C
722	E
723	A
724	D
725	A
726	B
727	B
728	E
729	C
730	A
731	D
732	B
733	A
734	C

735	E
736	C
737	D
738	E
739	E
740	E
741	B
742	A
743	A
744	D
745	E
746	E
747	E
748	B
749	B
750	E
751	A
752	B
753	C
754	B
755	D
756	E
757	B

758	E
759	C
760	E
761	E
762	C
763	E
764	D
765	B
766	D
767	E
768	B
769	A
770	A
771	C
772	D
773	A
774	C
775	E
776	C
777	B
778	A
779	D
780	E

781	A
782	D
783	A
784	D
785	A
786	C
787	E
788	B
789	B
790	B
791	E
792	B
793	D
794	B
795	B
796	B
797	D
798	C
799	D
800	E
801	D
802	D
803	A

804	A
805	B
806	E
807	D
808	C
809	D
810	A
811	C
812	A
813	B
814	B
815	E
816	C
817	D
818	C
819	A
820	D
821	A
822	E
823	C
824	B
825	D
826	D

827	B
828	E
829	E
830	A
831	D
832	E
833	C
834	C
835	C
836	D
837	D
838	C
839	C
840	B
841	E
842	D
843	E
844	C
845	A
846	B
847	C
848	A
849	E

850	B
851	B
852	E
853	D
854	E
855	E
856	A
857	A
858	E
859	E
860	D
861	A
862	D
863	B
864	A
865	E
866	E
867	E
868	A
869	C
870	B
871	B
872	C

873	C
874	C
875	C
876	D
877	E
878	C
879	B
880	A
881	B
882	E
883	A
884	A
885	B
886	A
887	A
888	D
889	C
890	E
891	E
892	C
893	A
894	D
895	E

896	D
897	E
898	A
899	C
900	C
901	B
902	D
903	D
904	C
905	E
906	D
907	B
908	B
909	B
910	E
911	A
912	D
913	B
914	C
915	B
916	B
917	A
918	B

919	D
920	A
921	C
922	B
923	A
924	B
925	B
926	D
927	C
928	D
929	D
930	E
931	B
932	E
933	E
934	E
935	A
936	A
937	C
938	C
939	C
940	E
941	D

942	A
943	A
944	C
945	A
946	B
947	B
948	C
949	C
950	D
951	C
952	A
953	C
954	D
955	A
956	D
957	B
958	E
959	C
960	A
961	D
962	B
963	C
964	D

965	B
966	C
967	C
968	D
969	B
970	D
971	E
972	B
973	E

FRAGEN

ALLGEMEINE PATHOLOGIE

Frage 1
Zu den typischen klinischen Zeichen einer Entzündung zählt nicht:

A) Rötung (rubor)
B) Eiter (pus)
C) Schmerz (dolor)
D) Überwärmung (calor)
E) Schwellung (tumor)

Frage 2
Ordnen Sie bitte die passende, unter Liste 2 angegebene Beschreibung, dem unter Liste 1 genannten Begriff zu!

Liste 1
Ödem

Liste 2

A) Eiter in einer vorgebildeten Höhle
B) Ansammlung wässriger Flüssigkeit in Haut oder Schleimhaut, Gewebsspalten oder Organen
C) Eiter in einer nicht-vorgebildeten Höhle
D) zundrig zerfallende, grauschwarz verfärbte, aashaft stinkende Nekrose
E) Größenabnahme eines Körperteils, eines Organs, eines Gewebes oder einer Zelle

Frage 3
Ordnen Sie bitte die passende, unter Liste 2 angegebene Beschreibung, dem unter Liste 1 genannten Begriff zu!

Liste 1
Atrophie

Liste 2
A) Eiter in einer vorgebildeten Höhle
B) Ansammlung wässriger Flüssigkeit in Haut oder Schleimhaut, Gewebsspalten oder Organen
C) Eiter in einer nicht-vorgebildeten Höhle
D) zundrig zerfallende, grauschwarz verfärbte, aashaft stinkende Nekrose
E) Größenabnahme eines Körperteils, eines Organs, eines Gewebes oder einer Zelle

Frage 4
Ordnen Sie bitte die passende, unter Liste 2 angegebene Beschreibung, dem unter Liste 1 genannten Begriff zu!

Liste 1
Gangrän

Liste 2
A) Eiter in einer vorgebildeten Höhle
B) Ansammlung wässriger Flüssigkeit in Haut oder Schleimhaut, Gewebsspalten oder Organen
C) Eiter in einer nicht-vorgebildeten Höhle
D) zundrig zerfallende, grauschwarz verfärbte, aashaft stinkende Nekrose
E) Größenabnahme eines Körperteils, eines Organs, eines Gewebes oder einer Zelle

Frage 5
Wo bildet sich definitionsgemäß kein Abszess?

A) Gehirn
B) Myokard
C) Lunge
D) Pleurahöhle
E) Niere

Frage 6
Das Empyem kommt nicht vor:

A) im Perikard
B) im Peritonealraum
C) in der Gallenblase
D) im Mittelohr
E) in der Leber

Frage 7
Die in Liste 1 genannte Gewebeveränderung (Phänomen) bewirkt im Organismus bestimmte Veränderungen (Liste 2). Ordnen Sie bitte dem Begriff in Liste 1 den zutreffenden Vorgang in Liste 2 zu!

Liste 1
Hypertrophie

Liste 2

A) Zunahme der Muskulatur durch "body building" (Kraftsport)
B) Muskelschwund z.B. bei krankhafter Unbeweglichkeit der Extremitäten
C) Wundverschluss nach Verletzungen
D) Veränderung der Bronchialepithelien durch starkes Rauchen
E) Zunahme eines Gewebes oder Organs durch Zunahme der Zellzahl bei gleich bleibender Zellgröße.

Frage 8
Ordnen Sie dem in Liste 1 genannten Zellbestandteil die in Liste 2 genannten Funktionen zu!

Liste 1
Ribosom

Liste 2

A) Zellkontakt
B) Verdauung
C) ATP-Bildung
D) Vererbung
E) Proteinsynthese

Frage 9
Ordnen Sie der in Liste 1 genannten Struktur die zutreffende Epithelart der Liste 2 zu!

Liste 1
Bronchus

Liste 2

A) einschichtiges Plattenepithel
B) einschichtiges hochprismatisches Epithel
C) mehrreihiges Flimmerepithel
D) mehrschichtiges unverhorntes Plattenepithel
E) Übergangsepithel

Frage 10
Die TNM-Klassifikation maligner Tumoren gibt Auskunft über

A) den histologischen Tumortyp
B) die Dignität des Tumors
C) den Malignitätsgrad des Tumors
D) die anatomische Ausbreitung des Tumors
E) die Histogenese des Tumors

Frage 11
Zu den sicheren Todeszeichen gehört/gehören

A) Atemstillstand
B) Bewusstlosigkeit
C) Pulslosigkeit
D) Leichenflecke
E) Reflexlosigkeit

Frage 12
Zu welchem Zeitpunkt erfolgte die pränatale Schädigung bei der Fetopathie in der Regel?

A) präkonzeptionell
B) am 4.-6. Tag post conceptionem
C) vor der Organogenese
D) während der Organogenese
E) nach der Organogenese

Frage 13
Wie hoch ist der pH-Wert normalerweise im arteriellen Blut?

A) 7,05 - 7,11
B) 7,15 - 7,25
C) 7,36 - 7,44
D) 7,45 - 7,50
E) 7,51 - 7,59

Frage 14

Eine menschliche Zelle weist auf:

- 22 Autosomen
- 1 Y-Chromosom

Um was für eine Zelle handelt es sich dabei?

A) die Somazelle eines Mannes
B) die Somazelle einer Frau
C) eine Zygote mit männlichem Karyotyp
D) ein Spermium
E) eine Eizelle

HÄMATOLOGIE

Frage 15
Was gehört nicht zu den Aufgaben des Blutes?

A) Transport von Nährstoffen
B) Aufrechterhaltung der Körperwärme
C) Blutgerinnung
D) Bildung von Blutzellen
E) Abwehr von Krankheitserregern

Frage 16
Wie viel Liter Blut hat ein Erwachsener von 75 kg Gewicht ungefähr?

A) 2 Liter
B) 6 Liter
C) 9 Liter
D) 12 Liter
E) 15 Liter

Frage 17
Welche Aussage ist falsch?

A) Der Hauptbestandteil des Plasmas ist Wasser.
B) Serum ist definiert als Plasma ohne Fibrinogen.
C) Fibrinogen ist eine Vorstufe des Fibrins und spielt eine Rolle bei der Blutgerinnung.
D) Sauerstoff wird im Blut an Hämoglobin gebunden.
E) Kohlendioxid (CO2) wird im Blut hauptsächlich an Albumin gebunden.

Frage 18
Welche Antwort ist falsch?

A) Die weißen Blutkörperchen heißen Leukozyten.
B) Die roten Blutkörperchen heißen Erythrozyten.
C) Die Blutplättchen heißen Lymphozyten.
D) Lymphozyten spielen eine Rolle bei der spezifischen Abwehr von Erregern.
E) Die Granulozyten sind eine Untergruppe der Leukozyten.

Frage 19
Welche der folgenden Blutbestandteile enthalten keinen Zellkern?

1) eosinophile Granulozyten
2) Erythrozyten
3) Thrombozyten
4) Monozyten
5) basophile Granulozyten

A) nur 1 und 5 sind richtig
B) nur 2 und 3 sind richtig
C) nur 1, 4 und 5 sind richtig
D) nur 1, 3, 4 und 5 sind richtig
E) 1-5, alle sind richtig

Frage 20
Welche Blutzellen spielen eine entscheidende Rolle bei der Blutstillung?

A) Thrombozyten
B) Granulozyten
C) Monozyten
D) Lymphozyten
E) Eosinophile

Frage 21
Welche Blutbestandteile haben die Fähigkeit zur Phagozytose?

1) Erythrozyten
2) Thrombozyten
3) Lymphozyten
4) Monozyten
5) Granulozyten

A) nur 5 ist richtig
B) nur 4 und 5 sind richtig
C) nur 1, 2 und 5 sind richtig
D) nur 2, 4 und 5 sind richtig
E) nur 2, 3 und 5 sind richtig

Frage 22

Welche Aussage ist falsch?

A) Leukozyten sind amöboid beweglich.
B) Leukozyten können durch chemische Reize angelockt werden (Chemotaxis).
C) Zu den Leukozyten gehören die Untergruppen der Granulozyten, der Monozyten und der Lymphozyten.
D) Granulozyten dienen der unspezifischen, Lymphozyten der spezifischen Abwehr.
E) Leukozyten verlassen die Blutbahn nicht.

Frage 23

Für die Durchführung einer Blutsenkung nach WESTERGREN benötigt man

1) drei Teile Blut und ein Teil Natriumzitrat
2) vier Teile Blut und ein Teil Natriumzitrat
3) 1,5 ml Blut und 0,5 ml Natriumzitrat
4) 1,6 ml Blut und 0,4 ml Kalziumzitrat

A) nur 2 ist richtig
B) nur 4 ist richtig
C) nur 1 und 3 sind richtig
D) nur 2 und 3 sind richtig
E) 1-4, alle Angaben sind falsch

Frage 24

Die Blutsenkung kann normal sein bei

1) gesunden Menschen
2) Krebspatienten
3) Tuberkulosepatienten
4) Polyglobulie

A) nur 1 ist richtig
B) nur 1 und 3 sind richtig
C) nur 2 und 3 sind richtig
D) nur 1, 2 und 3 sind richtig
E) 1-4, alle sind richtig

Frage 25

Die Anzahl der weißen Blutkörperchen im Blut ist beim gesunden Erwachsenen mit ...

1) 3000 /µl erniedrigt
2) 4000 /µl erniedrigt
3) 4000 /µl normal
4) 9000 /µl erhöht

A) nur 1 ist richtig
B) nur 1 und 2 sind richtig
C) nur 2 und 4 sind richtig
D) nur 1, 2 und 4 sind richtig
E) nur 1, 3 und 4 sind richtig

Frage 26

Was versteht man unter Linksverschiebung?

A) das Abweichen von einer Geraden beim Gehen als Trunkenheitssymptom
B) die Vertauschung der beiden Gehirnhälften beim Linkshänder
C) die vermehrte Freisetzung stabkerniger und jugendlicher Leukozyten aus dem Knochenmark
D) das Abweichen des Mediastinums nach links beim Spannungspneumothorax
E) Abweichung der elektrischen Herzachse im Elektrokardiogramm nach links

Frage 27

Eine Linksverschiebung im Blutbild liegt vor bei ...

1) einer Übersegmentierung der neutrophilen Granulozyten
2) einer Übersegmentierung der eosinophilen Granulozyten
3) einer Vermehrung der jugendlichen Formen der neutrophilen Granulozyten
4) bei manchen akuten bakteriellen Infektionen

A) nur 1 ist richtig
B) nur 1 und 4 sind richtig
C) nur 3 und 4 sind richtig
D) nur 1, 2 und 3 sind richtig
E) nur 2, 3 und 4 sind richtig

Frage 28

Die neutrophilen Granulozyten ...

1) sind mit 70% im Blutausstrich zu hoch, denn allein die normale Anzahl der Lymphozyten beträgt schon 25-40%.
2) haben phagozytierende Eigenschaften
3) spielen bei den Abwehrvorgängen des Körpers eine Rolle, indem sie Antikörper gegen Bakterien und Viren bilden.
4) sind bei Infektionen in der ersten Phase der Krankheit erhöht.

A) nur 4 ist richtig
B) nur 2 und 3 sind richtig
C) nur 2 und 4 sind richtig
D) nur 1, 2 und 3 sind richtig
E) nur 2, 3 und 4 sind richtig

Frage 29

Welche Aussage(n) trifft/treffen zu?

1) Eine Eosinophilie findet sich häufig bei akuten bakteriellen Entzündungen.
2) Eine Eosinophilie findet sich häufig bei Patienten mit Parasitenbefall.
3) Eine Eosinophilie findet sich häufig bei Patienten mit Asthma bronchiale.
4) Unter Linksverschiebung versteht man das vermehrte Auftreten jugendlicher und stabkerniger Leukozyten im Differentialblutbild.
5) Plasmazellen sind stimulierte, mit der Bildung von Antikörpern befasste, B-Lymphozyten.

A) nur 1 und 2 sind richtig
B) nur 2 und 3 sind richtig
C) nur 1, 2 und 5 sind richtig
D) nur 1, 2, 3 und 4 sind richtig
E) 1-5, alle sind richtig

Frage 30

Welche Antwort ist falsch?

A) B-Lymphozyten teilen sich nach 'Feindkontakt' (= Kontakt mit ihrem Antigen) in Plasma- und Gedächtniszellen.
B) Lymphozyten stammen von pluripotenten (lymphoiden) Stammzellen im Knochenmark ab
C) T-Lymphozyten produzieren Immunglobuline, die sog. Antikörper.
D) B- und T-Lymphozyten gehören zu den weißen Blutkörperchen
E) Im Thymus erwerben die T-Lymphozyten ihre Immunkompetenz. Der Thymus ist die 'Schule der T-Lymphozyten'.

Frage 31

Hauptaufgabe der Gamma-Globuline ist

A) Aufrechterhaltung des kolloidosmotischen Drucks
B) Trägerfunktion für Medikamente
C) Abwehrfunktion
D) Trägersubstanz für Hormone
E) Trägersubstanz für Bilirubin

Frage 32

Humorale Antikörper sind Abwehrstoffe

A) die nur beim Menschen vorkommen
B) die aus T-Lymphozyten entstehen
C) dievon Plasmazellen gebildet werden
D) des unspezifischen Abwehrsystem
E) keine der Genannten

Frage 33

Wo werden Antikörper produziert?

A) Leukozyten
B) Plasmazellen
C) Rückenmark
D) Leber
E) Lymphozyten

Frage 34

Antikörper: Welche Aussage trifft nicht zu?

A) Er besteht aus Eiweiß.
B) Er wird von aktivierten B-Lymphozyten gebildet.
C) Beim bösartigen Plasmozytom (multiplen Myelom) werden von monoklonalen Plasmazellen unkontrolliert Antikörper abgegeben.
D) Er spielt eine wichtige Rolle beim anaphylaktischen Schock.
E) Bei Antikörpermangel kommt es vor allem zu Blutgerinnungs- und Blutstillungsstörungen.

Frage 35

Welche Aussage ist falsch?

A) Erythropoetin ist ein Hormon der Niere, welches das Knochenmark zur Bildung roter Blutkörperchen anregt.
B) Ca. 60% der Leukozyten sind Granulozyten.
C) Die Granulozyten werden unterteilt in neutrophile, eosinophile und basophile Granulozyten.
D) Bei allen allergischen Reaktionen und bei Parasitenbefall (z. B. Würmer) sind die basophilen Granulozyten erhöht.
E) Die neutrophilen Granulozyten fressen ('phagozytieren') Bakterien und Fremdkörper.

Frage 36

Die Erythrozyten werden beim Erwachsenen gebildet:

A) in der Leber
B) in den Lymphknoten
C) in der Milz
D) in den platten Knochen
E) im Mark der Röhrenknochen

Frage 37

Welche Aussage ist falsch?

A) Die Lebensdauer der Erythrozyten beträgt etwa 12 Stunden.
B) Die Erythrozyten besitzen keinen Zellkern.
C) Die Erythrozyten stellen ca. 98% der Blutzellen.
D) Die Erythrozyten werden hauptsächlich in der Milz abgebaut.
E) Die Frühform der Erythrozyten nennt man Retikulozyten.

Frage 38

Welche Aussage zu den Erythrozyten ist falsch?

A) Sie haben einen Durchmesser von ca. 0,2 cm mit zentraler Eindellung.
B) Sie entstehen im Knochenmark.
C) Sie haben keinen Zellkern.
D) Sie sind Träger der Blutgruppeneigenschaften.
E) Ihre Vorstufen sind die Retikulozyten.

Frage 39

Der Normalwert der Erythrozytenkonzentration beim Erwachsenen beträgt:

A) 10 000/mm^3
B) 100 000/mm^3
C) 500 000/mm^3
D) 3,5 Millionen/mm^3
E) 5,0 Millionen/mm^3

Frage 40

Welche Aussage ist falsch?

A) Thrombozyten (Blutplättchen) dienen der Blutstillung.
B) Bei der Blutstillung kommt es zu einem stabilen Verschluss verletzter Gefäße durch Zusammenklumpung (Aggregation) von Thrombozyten.
C) Die Lebensdauer der Thrombozyten beträgt ca. 9-12 Tage.

D) Zur Blutgerinnung muss die sog. Gerinnungskette (‘Gerinnungskaskade’) in Gang gesetzt werden.
E) Lebererkrankungen können zu Störungen der Blutstillung und der Blutgerinnung führen.

Frage 41
Welche Aussage zu den Thrombozyten ist falsch?

A) Sie entstehen im Knochenmark aus Megakaryozyten.
B) Sie haben eine Lebensdauer von 450 Tagen.
C) Sie enthalten Thrombokinase.
D) Sie sind an der Blutstillung beteiligt.
E) Sie sind an der Blutgerinnung beteiligt.

Frage 42
Was ist <u>keine</u> Funktion der Plasmaeiweiße?

A) Eisentransport
B) Aufrechterhaltung des kolloid-osmotischen Druck
C) Blutgerinnung
D) Antigenbildung
E) Verhinderung von Gewebsödemen

Frage 43
Bei welcher der folgenden Blutgruppen-konstellationen kann es zum Problem der sog. Rhesusinkompatibilität kommen?

A) Vater AB Rh positiv, Mutter 0 rh negativ
B) Vater B rh negativ, Mutter B Rh positiv
C) Vater AB rh negativ, Mutter AB rh negativ
D) Vater 0 Rh positiv, Mutter 0 Rh positiv
E) Vater A Rh positiv, Mutter B Rh positiv

Frage 44
Bei welchem der folgenden Gerinnungsfaktoren wird Vitamin K nicht zur Biosynthese benötigt?

A) Faktor I (Fibrinogen)
B) Faktor II (Prothrombin)
C) Faktor VII (Proconvertin)
D) Faktor IX (Christmas-Faktor)
E) Faktor X (Stuart-Prower-Faktor)

Frage 45
Bei der akuten systemischen Entzündungsreaktion tritt ein Konzentrationsanstieg der Akute-Phase-Proteine im Plasma auf. Bei welchem Akute-Phase-Protein ist der relative Anstieg am stärksten?

A) Coeruloplasmin
B) Fibrinogen
C) Haptoglobin
D) C-reaktives Protein
E) alpha1-Antitrypsin (alpha1-Protease-Inhibitor)

Frage 46
Was kann <u>nicht</u> als Ursache für eine Anämie gelten:

A) Vitamin-B12-Mangel
B) Eisenmangel
C) chronische Blutung
D) Rauchen
E) Hämolyse

Frage 47
Eine Zyanose kann auftreten aufgrund

1) eines niedrigen Herzzeitvolumens
2) eines Rechts-Links-Shunts im Herzen
3) einer schweren Lungenerkrankung
4) einer Anämie

A) nur 1 und 4 sind richtig
B) nur 2 und 3 sind richtig
C) nur 1, 2 und 3 sind richtig
D) nur 2, 3 und 4 sind richtig
E) 1-4, alle sind richtig

Frage 48
Zu den typischen Symptomen der Anämie zählt nicht:

A) Blässe der Haut und Schleimhäute
B) Tachykardie
C) Atemnot bei Belastung
D) verminderte Erythrozytenzahl (Blutbild)
E) hoher Hämoglobin-Wert (Blutbild)

Frage 49
Was gehört nicht zu den typischen Folgen einer Blutarmut (Anämie)?

A) Müdigkeit, Leistungsminderung
B) erhöhte Blutviskosität und damit schlechtere Blutfließeigenschaften
C) Blässe
D) Belastungsdyspnoe
E) systolisches Herzgeräusch

Frage 50
Die häufigste Anämieform ist

A) Eisenmangelanämie
B) Perniziöse Anämie (Vitamin-B12-Mangel)
C) Thalassämie
D) Sichelzellanämie
E) renale Anämie

Frage 51
Zu den (typischen) Ursachen eines erhöhten Hämatokritwerts gehört nicht:

A) Schwangerschaft
B) Flüssigkeitsmangel durch starkes Schwitzen
C) massive wässrige Diarrhö
D) Polyglobulie
E) Polycythaemia vera

Frage 52
Bei einer Frau mit (unbehandelter) Eisenmangelanämie ist (vom Genannten) am wenigsten wahrscheinlich:

A) verminderte Hämoglobinkonzentration im Blut
B) blasse Haut
C) chronischer Blutverlust in der Vorgeschichte
D) verminderte Erythropoetin-Konzentration im Plasma
E) normale Cobalamin-(Vitamin-B12-) Konzentration im Plasma

Frage 53
Welche Aussage trifft nicht zu?
Für das hämolytisch-urämische Syndrom (HUS) im Kindesalter gilt:

A) Es ist durch akute intravasale Hämolyse gekennzeichnet.
B) Das Auftreten zerebraler Krampfanfälle lässt einen schweren Verlauf erwarten.
C) Der Altersgipfel liegt zwischen dem 12. und 14. Lebensjahr.
D) Überwiegend ist im Blut eine Thrombozytopenie nachweisbar.
E) Verotoxin bildende E. coli (EHEC) sind Krankheitsauslöser.

Frage 54
Was stützt nicht die Verdachtsdiagnose einer perniziösen Anämie?

A) strohgelbe Hautfarbe
B) Störung des Vibrationsempfindens
C) erhöhter LDH-Wert
D) stark verkleinerte Milz
E) atrophische Glossitis (Hunter)

Frage 55
Bei einem Patienten mussten wegen eines Morbus Crohn 80 cm Ileum operativ entfernt werden. 4 Jahre später stellen Sie eine ausgeprägte Anämie (Hämoglobin 68 g/L) fest. Eisen und Ferritin im Serum sind normwertig, die Retikulozytenzahl ist vermindert. Was ist als Ursache für die Anämie am wahrscheinlichsten?

A) Vitamin-B12 -Resorptionsstörung
B) Eisenresorptionsstörung
C) Karzinomatöse Entartung mit Melaena
D) chronische Blutung
E) Hämolyse

Frage 56
Welche der angegebenen Anämieformen beruht auf einem primären Defekt der Erythrozytenmembran?

A) Glukose-6-phosphat-Dehydrogenasemangel-Anämie
B) Megaloblastäre Anämie
C) Eisenmangelanämie
D) Kugelzellanämie
E) Thalassämie

Frage 57
Folgende Aussage/n zum Symptom Ikterus (Gelbsucht) ist/sind richtig:

1) Ikterus tritt bei Hepatitis auf.
2) Ikterus tritt bei Erkrankungen mit Hämolyse auf.
3) Ein Ikterus bei Neugeborenen ist immer ein Verschlussikterus
4) Ein Ikterus kann nach Medikamenteneinnahme auftreten.
5) Intermittierender Ikterus tritt bei der Meulengracht-Krankheit auf.

A) nur 2, 4 und 5 sind richtig
B) nur 1, 2, 3 und 4 sind richtig
C) nur 1, 2, 4 und 5 sind richtig
D) nur 2, 3, 4 und 5 sind richtig
E) 1-5, alle sind richtig

Frage 58
Bei einem 28-jährigen Mann, dessen Vater aus Sardinien stammt, treten zwei Tage nach dem Verzehr eines Bohnengerichts Fieber, Bauchschmerzen und Ikterus auf. Der Urin ist dunkel gefärbt.
Es handelt sich am ehesten um

A) Lebensmittelvergiftung (Enterotoxin bildende Staphylokokken)
B) Salmonellose
C) akute Hepatitis
D) Favismus (Glucose-6-phosphat-Dehydrogenase-Mangel)
E) Bleivergiftung

Frage 59
Welche Aussage zur Eisenmangelanämie ist falsch?

A) Sie ist bei Frauen häufiger als bei Männern.
B) Wichtige Laborwerte zur Diagnosefindung sind: Hb, Erythrozyten, Eisen (Fe) und Ferritin.
C) Der Eisenmangel wird in der Regel durch intramuskuläre Gabe von zweiwertigem Eisen ausgeglichen.
D) Die Therapie mit Eisen sollte mindestens 3 Monate durchgeführt werden.
E) Es muss unbedingt nach der Ursache der Eisenmangelanämie gefahndet werden. Nur Eisen zu geben ist ein Kunstfehler.

Frage 60
Ursachen einer Eisenmangelanämie sind:

1) Vitamin-B12-Mangel
2) Kälteagglutinine
3) Folsäuremangel
4) Achlorhydrie ('Salzsäuremangel') bei Gastritis
5) Meno-/Metrorrhagien

A) nur 1 und 3 sind richtig
B) nur 4 und 5 sind richtig
C) nur 1, 2 und 3 sind richtig
D) nur 2, 4 und 5 sind richtig
E) 1-5, alle sind richtig

Frage 61

Eine ausgeprägte Eisenmangelanämie zeigt folgende Symptome:

1) Tachykardie
2) Kältegefühl
3) Blässe der Haut und Schleimhäute
4) Erythrozytenmangel

A) nur 4 ist richtig
B) nur 1 und 4 sind richtig
C) nur 2 und 3 sind richtig
D) nur 1, 2 und 4 sind richtig
E) 1-4, alle sind richtig

Frage 62

Welche der folgenden Aussagen zu den Blutzellen treffen zu?

1) Erythrozyten transportieren Kohlendioxid (CO_2).
2) Thrombozyten wirken bei der Blutstillung mit.
3) Die Anzahl an Eosinophilen ist bei allergischen Erkrankungen und Parasitenbefall häufig erhöht.
4) B-Lymphozyten bilden Antikörper.
5) Monozyten sind Fresszellen.

A) nur 2 und 4 sind richtig
B) nur 1, 4 und 5 sind richtig
C) nur 1, 3, 4 und 5 sind richtig
D) nur 2, 3, 4 und 5 sind richtig
E) 1-5, alle sind richtig

Frage 63

Bei der Rhesus-negativen Mutter eines Rhesus-positiven Neugeborenen wird im Hinblick auf die in weiteren Schwangerschaften drohende Gefahr einer durch Rhesus-Inkompatibilität bedingten fetalen Hämolyse innerhalb von 72 Stunden nach der Geburt appliziert:

A) Serum eines Rhesus-positiven Spenders
B) Erythrozyten eines Rhesus-positiven Spenders
C) Erythrozyten eines Rhesus-negativen Spenders
D) Antikörper gegen das Rhesus-Antigen-D
E) Cortison

Frage 64

Die Behandlung einer Eisenmangelanämie muss nach der Normalisierung des Hb-Wertes noch fortgesetzt werden,
weil
zur erfolgreichen Behandlung einer Eisenmangelanämie neben der Normalisierung des Hb-Wertes auch die Eisendepots im Gewebe aufgefüllt werden müssen.

A) Aussage 1 richtig, Aussage 2 richtig, Verknüpfung richtig
B) Aussage 1 richtig, Aussage 2 richtig, Verknüpfung falsch
C) Aussage 1 richtig, Aussage 2 falsch
D) Aussage 1 falsch, Aussage 2 richtig
E) Aussage 1 falsch, Aussage 2 falsch

Frage 65

Was kommt als Ursache einer Anämie am wenigsten in Frage?

A) längerer Höhenaufenthalt
B) terminales Nierenversagen
C) Cobalamin-Mangel
D) Eisenmangel
E) Folsäuremangel

Frage 66
Ordnen Sie die aufgeführten Begriffe der beiden Listen einander zu, und kreuzen Sie die richtige Aussagekombination an:

Liste 1
A. Eisenmangelanämie
B. perniziöse Anämie
C. akute Blutungsanämie

Liste 2
1. hyperchrome Anämie
2. hypochrome Anämie
3. normochrome Anämie

A) A1, B2, C3
B) A1, B3, C2
C) A2, Bl, C3
D) A2, B3, C1
E) A3, B2, C1

Frage 67
Welche Aussage zur Eisenmangelanämie ist richtig?

A) Hämoglobin vermindert, Anzahl der Erythrozyten vermindert
B) Hämoglobin vermindert, Anzahl der Erythrozyten vermehrt
C) Hämoglobin erhöht, Anzahl der Erythrozyten vermindert
D) Hämoglobin erhöht, Anzahl der Erythrozyten erhöht
E) makrozytäre, hyperchrome Erythrozyten

Frage 68
Untypisch für eine chronische Blutung im Gastrointestinaltrakt wäre:

A) verminderter Serumeisen- und Serumferritinspiegel
B) hypochrome Anämie
C) Auftreten von Megaloblasten im Differentialblutbild
D) Verminderung von MCH (HBE) und MCV
E) mikrozytäre, hypochrome Erythrozyten

Frage 69
Welche Aussage zur Eisenmangelanämie ist falsch?

A) Im Differentialblutbild finden sich verstärkt mit Blutfarbstoff beladene (hyperchrome) Erythrozyten.
B) Im Differentialblutbild finden sich kleine (mikrozytäre) Erythrozyten.
C) Frauen sind wesentlich häufiger betroffen als Männern.
D) Eine häufige Ursache sind chronische Blutverluste (z. B. gastrointestinale Tumoren).
E) Die typische Behandlung nach Ausschluss möglicher Blutungsquellen (Ursachensuche!) besteht in der Gabe von Eisentabletten.

Frage 70
Welche Aussage zu den megaloblastären Anämien ist falsch?

A) werden durch Mangel an Vitamin B12 oder Folsäure hervorgerufen.
B) können durch einen Mangel an 'intrinsic factor' hervorgerufen werden.
C) sind gekennzeichnet durch neurologische, hämatologische und gastrointestinale Symptome.
D) Leukozyten- und Thrombozytenzahl fast immer im Normbereich.
E) erhöhtes Magen-Karzinom-Risiko (1x jährlich Kontrollgastroskopie)

Frage 71
Bei welcher der folgenden Krankheiten ist eine Vitamin-B12-Resorptionsstörung am wenigsten wahrscheinlich?

A) Atrophische Gastritis
B) Mangel an Gallensäuren (Gallengangsverschluss oder Lebererkrankungen)
C) Befall mit Fischbandwurm
D) Zustand nach 2/3 Resektion des Magens
E) Erkrankung des terminalen Ileums

Frage 72
Welche Aussage zur megaloblastären Anämie ist falsch?

A) Die Lebenszeit der roten Blutzellen ist verkürzt.
B) Der Hb-Gehalt der einzelnen Erythrozyten ist erhöht.
C) Sie geht häufig auch mit einer Thrombopenie einher.
D) Im Differentialblutbild sind große rote Blutzellen typisch.
E) Im Blutbild häufig Leukozytose.

Frage 73
Anämie tritt in Zusammenhang mit Nierenerkrankungen auf, weil

A) Erythrozyten beim Durchfluss durch die kranke Niere geschädigt und daher vermehrt abgebaut werden
B) Erythrozyten durch die Urämie mikrozytär werden
C) ein die Erythrozytenbildung stimulierender Faktor nur ungenügend gebildet wird
D) bei Nierenerkrankungen Störungen des Eisenhaushalts im Vordergrund stehen
E) die erhöhte Harnsäurekonzentration im Blut zur Hämolyse führt

Frage 74
Bei einem Patienten mit Parästhesien, motorischer Schwäche und Störungen der Tiefensensibilität ist die Hämoglobinkonzentration im Blut erniedrigt, das mittlere Erythrozytenvolumen (MCV) erhöht, die Retikulozytenzahl im Blut vermindert und die Bilirubinkonzentration im Serum leicht erhöht. Dieses Krankheitsbild kann am besten erklärt werden durch:

A) hereditäre Sphärozytose
B) Folsäuremangel
C) erythropoetische Protoporphyrie
D) Eisenmangel
E) Cobalamin-(Vitamin-B12-)Mangel

Frage 75
Eine Eosinopenie wird verursacht durch:

A) Asthma bronchiale
B) Hyperkortisolismus
C) allergische Vaskulitis
D) Echinokokkose
E) Urtikaria

Frage 76
Welche Aussage trifft nicht zu?
Typisch für eine hämolytische Anämie ist

A) die erhöhte Serumkonzentration des indirekten Bilirubins
B) die erhöhte Serumaktivität der LDH
C) die erniedrigte Serumkonzentration des Haptoglobins
D) die Verminderung der Retikulozytenzahl im Blut
E) Vermehrung von Urobilinogen im Urin

Frage 77
Eine Blut-Eosinophilie ist am wenigsten wahrscheinlich bei

A) Wurmbefall
B) Urtikaria
C) parasitären Hautinfektionen (z. B. durch Milben)
D) Morbus Cushing
E) chronischer myeloischer Leukämie

Frage 78
Für die Begleitanämie bei chronischen Erkrankungen (Infekte, Entzündungen, Tumoren, ausgenommen Blutverlust) gilt:

1) Der Serumeisenspiegel ist erniedrigt.
2) Das Speichereisen im Knochenmark ist erhöht.
3) Das Serumferritin ist erniedrigt.

A) nur 1 ist richtig
B) nur 1 und 2 sind richtig
C) nur 1 und 3 sind richtig
D) nur 2 und 3 sind richtig
E) 1-3, alle sind richtig

Frage 79

Wann findet eine vermehrte Bildung von Retikulozyten statt?

1) bei vermehrtem Abbau von Erythrozyten
2) bei Mangel an Vitamin B12
3) bei Mangel an Folsäure
4) bei Blutungen

A) nur 2 ist richtig
B) nur 1 und 4 sind richtig
C) nur 1, 2 und 3 sind richtig
D) nur 1, 2 und 4 sind richtig
E) 1-4, alle sind richtig

Frage 80

Welche der folgenden Anämien ist keine hämolytische Anämie?

A) Sphärozytose (Kugelzellanämie)
B) Perniziöse Anämie
C) Thalassämie
D) Sichelzellanämie
E) Glukose-6-Phosphat-Dehydrogenase-Mangel

Frage 81

Welche Aussage zu den hämolytischen Anämien ist falsch?

A) Sie können einen Ikterus (Gelbfärbung) hervorrufen (indirektes, unkonjugiertes Bilirubin ist erhöht).
B) Sie werden in korpuskuläre und extrakorpuskuläre Anämien unterteilt.
C) Sie sind immer ererbt (erblich, genetisch bedingt).
D) Sie können, bei akuter hämolytischer Krise, Symptome wie Fieber, Schüttelfrost, Milz-, Kreuz- und Abdominalschmerzen hervorrufen.
E) Sie sind gekennzeichnet durch eine große Milz und eine Retikulozytose.

Frage 82

Bei welchem der folgenden Krankheitsbilder ist eine Splenomegalie (Milzvergrößerung) am wenigsten wahrscheinlich?

A) Mononukleose
B) chronisch myeloischer Leukämie
C) Sepsis lenta
D) eitrige Peritonitis
E) Pfortaderthrombose

Frage 83

Welche Aussage ist falsch?

A) Ursache der sideroachrestischen Anämie ist eine Eiseneinbaustörung bei der Synthese des Hämoglobins.
B) Nach akuten Blutverlusten können Hämoglobinkonzentration und Erythrozytenzahl im Vollblut normal sein.
C) Aus abgebauten Erythrozyten freigesetztes Hämoglobin wird in Form von Bilirubin über die Niere ausgeschieden.
D) Der Eiweißanteil des Hämoglobins besteht aus 4 Untereinheiten, die beim Krankheitsbild der Thalassämie in unterschiedlicher Weise falsch zusammengesetzt sind.
E) Bei der Polyglobulie handelt es sich um eine physiologische Reaktion des Organismus bei chronischem Sauerstoffmangel.

Frage 84

Keine typische Ursachen für das Auftreten einer Polyglobulie ist:

A) Aufenthalt in großen Höhen
B) Lungenemphysem
C) arteriovenöse Shunts (z. B. Herzfehler)
D) gastrointestinale Geschwürleiden
E) Rauchen (Raucherpolyglobulie)

Frage 85
Eine Polyglobulie kann entstehen bei:

1) chronischer CO-Vergiftung (starkem Rauchen)
2) Methämoglobinämie
3) Lungenemphysem
4) Erythropoetin-bildendem Nierenkarzinom

A) nur 1 und 3 sind richtig
B) nur 2 und 4 sind richtig
C) nur 1, 2 und 3 sind richtig
D) nur 2, 3 und 4 sind richtig
E) 1-4, alle sind richtig

Frage 86
Welcher der folgenden anamnestischen Punkte ist für die Diagnosefindung einer Agranulozytose wichtig?

A) Langzeiteinnahme von Aspirin (Acetylsalicylsäure)
B) Übergewicht
C) Diabetes mellitus
D) Antikonzeptiva
E) nichts davon

Frage 87
Ursachen einer Leukopenie:

1) schwere körperliche Arbeit
2) Miliartuberkulose
3) Herzinfarkt
4) Virusinfektionen

A) Keine der Aussagen 1-4 trifft zu
B) nur 4 ist richtig
C) nur 2 und 4 sind richtig
D) nur 1, 2 und 3 sind richtig
E) 1-4, alle sind richtig

Frage 88
Welche der folgenden Zustände kommen als Ursache einer Eosinophilie (Vermehrung der eosinophilen Granulozyten) im Blut in Betracht?

1) Erholungsphase nach bakteriellen Infektionen
2) allergische Erkrankungen
3) Infektionen mit Parasiten
4) Nebennierenrindeninsuffizienz

A) nur 1 und 2 sind richtig
B) nur 2 und 3 sind richtig
C) nur 1, 2 und 3 sind richtig
D) nur 1, 3 und 4 sind richtig
E) 1-4, alle sind richtig

Frage 89
Ein 25-jähriger Mann hat seit Tagen hohes Fieber, klagt über starke Mattigkeit, Abgeschlagenheit, Schwindel, Kopfschmerz, Schlaflosigkeit, Atemnot. Der Patient macht einen schwer kranken Gesamteindruck, er ist auffallend blass, hat Hautblutungen, Blutkrusten um die Nasenöffnungen, Schleimhautblutungen im Mund, eine Entzündung der Mundhöhle mit nekrotisierender Tonsillitis und Zahnfleischnekrosen, vergrößerte Lymphknoten am ganzen Körper, eine leicht vergrößerte Leber, eine fraglich vergrößerte Milz. Für welches Krankheitsbild sprechen diese Symptome am ehesten?

A) M. Hodgkin (Lymphogranulomatose)
B) Mononukleose
C) Akute Leukämie
D) Syphilis Stadium II
E) Typhus abdominalis

Frage 90
Symptome einer Leukämie können sein

1) Petechien
2) Blässe und Blutarmut
3) Lymphknotenschwellung
4) erhöhte Leukozytenzahl (Leukozytose)
5) Abwehrschwäche

A) nur 1 ist richtig
B) nur 2 und 4 sind richtig
C) nur 3 und 5 sind richtig
D) 2, 3, 4 und 5 sind richtig
E) 1-5, alle sind richtig

Frage 91
Was trifft für die akute lymphoblastische Leukämie im Kindesalter am wenigsten zu?

A) In diesem Alter ist sie die häufigste Leukämieform.
B) Knochenschmerzen zählen zu den Symptomen dieser Erkrankung.
C) Diagnostisch entscheidend ist das Ergebnis einer Knochenmarksuntersuchung.
D) Nach Stellung der Diagnose ist eine Lumbalpunktion notwendig zur Feststellung eines fraglichen ZNS-Befalls.
E) Die Heilungsrate bei bestmöglicher Therapie liegt bei etwa 30 %.

Frage 92
Die chronische lymphatische Leukämie in hohem Lebensalter erfordert folgende sofortige Therapie:

A) Strahlentherapie
B) Austauschbluttransfusionen
C) Knochenmarkstransplantation
D) Chemotherapie
E) Keine der vorstehenden Aussagen ist richtig

Frage 93
Welche Aussage zum M. Hodgkin trifft nicht zu?

A) Der M. Hodgkin befällt initial das Knochenmark.
B) Bei manchen Patienten finden sich wellenförmig auftretende Temperaturschwankung (Pel-Ebstein-Fieber).
C) Ein charakteristisches histologisches Kennzeichen sind Sternberg-Reed-Zellen.
D) Die betroffenen Lymphknoten sind vergrößert.
E) Schmerzen in den Lymphknotenregionen nach Alkoholgenuss kann ein typisches Symptom sein.

Frage 94
Bei einer akuten lymphatischen Leukämie finden sich folgende Symptome:

1) immer stark erhöhte Leukozytenzahl
2) evtl. Anämie
3) Lymphknotenschwellung
4) Abwehrschwäche (Infektanfälligkeit)
5) Fieber

A) nur 1 und 3 sind richtig
B) nur 3, 4 und 5 sind richtig
C) nur 1, 2, 4 und 5 sind richtig
D) nur 2, 3, 4 und 5 sind richtig
E) 1-5, alle sind richtig

Frage 95
Welches Symptom passt nicht zum Bild einer akuten Leukämie?

A) akutes Herzversagen
B) Abgeschlagenheit, Fieber, Nachtschweiß
C) Abwehrschwäche mit Infektanfälligkeit (Abszesse, Mundsoor, usw.)
D) Lymphknotenschwellung, evtl. Milzvergrößerung
E) oft auch Anämie und Thrombozytopenie

Frage 96
Mögliche Symptome der akuten Leukämie:

1) stark beschleunigte Blutsenkung (Sturzsenkung)
2) Fieber
3) Spontanblutungen
4) Halsbeschwerden

A) nur 2 ist richtig
B) nur 1 und 4 sind richtig
C) nur 2 und 3 sind richtig
D) nur 1, 2 und 4 sind richtig
E) 1-4, alle sind richtig

Frage 97
Welche Symptome bestehen bei chronisch lymphatischer Leukämie?

1) Nachtschweiß
2) Pruritus
3) Lymphknotenschwellung
4) Ikterus
5) Anämie

A) nur 1 ist richtig
B) nur 1, 2 und 4 sind richtig
C) nur 2, 3 und 5 sind richtig
D) nur 1, 2, 3 und 4 sind richtig
E) nur 1, 2, 3 und 5 sind richtig

Frage 98
Ein Patient klagt über folgende Beschwerden: schmerzlose Schwellung am Hals, Juckreiz, Schmerzen nach Alkoholgenuss, Nachtschweiß: Es handelt sich am ehesten um:

A) hyperthyreote Struma
B) Diabetes mellitus
C) Tuberkulose
D) bösartige Erkrankung des Lymphsystems
E) HIV-Infektion

Frage 99
Begriffskombinationen: welche ist falsch?

A) chronisch myeloische Leukämie — Splenomegalie
B) chronisch lymphatische Leukämie — Erkrankung im hohen Lebensalter
C) akute lymphatische Leukämie — häufigster bösartiger Tumor des Kindesalters
D) Lymphogranulomatose (M. Hodgkin) — 'Kartoffelsacklymphknoten'
E) Plasmozytom — Anreicherung von neutrophilen Granulozyten im Plasma

Frage 100
Milzschwellung findet sich bei

1) Leberzirrhose
2) Leukämie
3) Pfortaderthrombose
4) Mononukleose
5) maligne Lymphome

A) nur 1 und 5 sind richtig
B) nur 2 und 4 sind richtig
C) nur 1, 2 und 4 sind richtig
D) nur 2, 3 und 5 sind richtig
E) 1-5, alle sind richtig

Frage 101
28-jähriger Patient, schlechter Allgemeinzustand, schmerzlose Lymphknotenschwellung am Hals, Gewichtsabnahme, Schmerzen im Halsbereich nach Alkoholgenuss. Welche Krankheit ist die wahrscheinlichste?

A) Lymphogranulomatose (M. Hodgkin)
B) Tuberkulose
C) HIV-Infektion
D) Zwölffingerdarmgeschwür
E) Dickdarmkarzinom

Frage 102
Welche Aussage zum M. Hodgkin (Lymphogranulomatose) ist falsch?

A) Eine Lymphknotenschwellung im Halsbereich ist häufig.
B) Die radikale operative Entfernung vergrößerter Lymphknoten ist die Therapie der Wahl.
C) Lymphknoten sind schmerzlos und hart.
D) Alkoholschmerz kann ein Symptom sein.
E) Als B-Symptome gelten: Fieber, Nachtschweiß, Gewichtsabnahme.

Frage 103
M. Hodgkin welche Aussage ist falsch?

A) ist eine bösartige Erkrankung der Lymphknoten
B) betrifft meist ältere Frauen
C) wird, je nach Stadium, mit Strahlentherapie oder Chemotherapie behandelt.
D) Typisches Symptom sind schmerzlose, verbackene Lymphknoten ('Kartoffelsack'), oft am Hals.
E) Das Krankheitsbild heißt auch Lymphogranulomatose.

Frage 104
Welche klinische Erscheinung zählt nicht zur 'B-Symptomatik' bei M. Hodgkin oder Non-Hodgkin-Lymphomen?

A) Fieber
B) Hypertonus
C) Nachtschweiß
D) Gewichtsverlust

Frage 105
Welche Aussage zum Multiplen Myelom (Plasmozytom) ist falsch?

A) ist ein Non-Hodgkin-Lymphom vom niedrigen Malignitätsgrad.
B) kommt durch eine unkontrollierte Vermehrung bösartig veränderter Plasmazellen zustande.
C) geht mit einer extrem beschleunigten BSG (Blutsenkung) einher.
D) typisch ist das Auftreten von monoklonalen Immunglobulinen, osteolytischen Knochenherden und Plasmazellnestern im Knochenmark.
E) Führt über eine Atherosklerose der Koronararterien (Ablagerung von malignen Zellen) in 6-48 Monaten zum Tode.

Frage 106
Bei welcher der folgenden hämatologischen Erkrankungen handelt es sich um eine Neoplasie des B-Zellsystems?

A) AIDS
B) Plasmozytom
C) akute myeloische Leukämie
D) Polycythaemia vera
E) Agranulozytose

Frage 107
Nennen Sie typische Zeichen einer Leukämie:

1) Knochenschmerzen
2) Leber- und Milzvergrößerung
3) Ikterus
4) Blässe
5) Reizhusten

A) nur 1 und 2
B) nur 1, 2 und 4 sind richtig
C) nur 2, 3 und 5 sind richtig
D) nur 2, 4 und 5 sind richtig
E) nur 3, 4 und 5 sind richtig

Frage 108
Welche Aussage trifft nicht zu?
Folgende Erkrankungen gehen häufig mit einer Lymphknotenvergrößerung einher:

A) Morbus Hodgkin
B) Plasmozytom (multiples Myelom)
C) Toxoplasmose
D) infektiöse Mononukleose
E) chronische lymphatische Leukämie

Frage 109
Ein 4-jähriger Junge hat petechiale Hautblutungen, Nasenbluten, eine Anämie (Hb 70 g/l bei geringer Retikulozytenzahl), Knochenschmerzen und Fieber.
Welche ist die wahrscheinlichste Diagnose?

A) Masern
B) akute Leukämie
C) Purpura Schoenlein-Henoch
D) idiopathische thrombozytopenische Purpura
E) Meningitis

Frage 110
Welche Aussage trifft nicht zu?
Für die akute lymphatische Leukämie (ALL) im Kindesalter gilt:

A) Sie ist die häufigste Leukämie bei Kindern.
B) Knochenschmerzen können das erste Symptom sein.
C) Das Blutbild zeigt meist eine Polyglobulie mit Leukozytose.
D) Prädilektionsalter ist das Kleinkindalter.
E) Die Differenzierung der ALL in verschiedene Subtypen ist prognostisch bedeutsam.

Frage 111
Welche Aussage zur ITP = idiopathische thrombozytopenische Purpura ist falsch?

A) Die normale Überlebenszeit der Thrombozyten beträgt ca. 9-12 Tage.
B) Man unterscheidet eine akute Verlaufsform (meist Kinder, gute Prognose) und eine chronische Verlaufsform (bevorzugt Erwachsene).
C) ist gekennzeichnet durch eine Thrombozytopenie
D) Die Überlebenszeit der Thrombozyten ist durch plättchenassoziierte Antikörper stark verkürzt (Autoimmunkrankheit).
E) Die Splenektomie (Entfernung der Milz) ist wegen des hohen OP-Blutungsrisikos kontraindiziert.

Frage 112
Welche Aussage ist falsch? X
Bei Patienten mit der Bluterkrankheit

A) kommt es unbehandelt häufig zu Gelenkeinblutungen, die zu Gelenkversteifungen führen.
B) ist die Mutter des Patienten immer Konduktorin (Überträgerin) oder selbst erkrankt.
C) ist der Vater des Patienten immer selbst erkrankt.
D) sind deren Töchter immer Konduktorinnen
E) wird vermindert der Blutgerinnungsfaktor VIII oder IX hergestellt.

Frage 113
Welche Aussage zur Hämophilie (Bluterkrankheit) ist falsch?

A) ist eine Erbkrankheit
B) Frauen erkranken normalerweise nicht.
C) Aufgrund einer Fehlfunktion der Thrombozyten (Thrombozytopathie) kommt es zur Störung der normalen Blutstillung.
D) Frauen können die für die Krankheit ursächlichen genetischen Informationen an ihre Nachkommen vererben.
E) Klinisch kommt es zu großflächigen Blutungen (keine Petechien) z. B. Muskel- und Gelenkblutungen.

Frage 114
Was darf bei einem kumarinpflichtigen Patienten auf keinen Fall durchgeführt werden (Quick 20%)?

1) subkutane Injektion
2) intramuskuläre Injektion
3) intravenöse Injektion
4) Blutentnahme

A) nur 2 ist richtig
B) nur 2 und 4 sind richtig
C) nur 1, 2 und 3 sind richtig
D) nur 2, 3 und 4 sind richtig
E) 1-4, alle sind richtig

Frage 115

Welche der Aussagen trifft für die chronische Form der idiopathischen thrombozytopenischen Purpura (Morbus Werlhof) am wenigsten zu?

A) Der Thrombozytenumsatz ist gesteigert.
B) In der Milz werden vermehrt Thrombozyten abgebaut.
C) Autoantikörper vernichten die körpereigenen Thrombozyten.
D) Eine gefürchtete Komplikation des M. Werlhof ist die Lungenembolie.
E) Die Überlebenszeit der Thrombozyten ist verkürzt.

Frage 116

Welche Aussage trifft für die Hämophilie A nicht zu?

A) Ihr liegt ein Gendefekt auf dem X-Chromosom zugrunde.
B) Sie tritt bei Männern und Frauen gleich häufig auf.
C) Es besteht ein Mangel des Faktors VIII.
D) Es kommt zu Hämosiderinablagerungen in der Synovialmembran.
E) Es besteht eine plasmatische Gerinnungsstörung.

KARDIOLOGIE

Frage 117
Welche Schichten des Herzens kennen Sie?

1) Endokard
2) Vasokard
3) Myokard
4) Epikard
5) Koronarokard

A) nur 1 ist richtig
B) nur 1 und 2 sind richtig
C) nur 2, 3 und 4 sind richtig
D) nur 1, 3 und 4 sind richtig
E) 1-5, alle sind richtig

Frage 118
Ordnen Sie den anatomischen Angaben (Liste 1) das Gefäß (Liste 2) zu:

Liste 1
linker Vorhof

Liste 2

A) A. pulmonalis
B) Aorta
C) V. cava
D) V. pulmonalis
E) Koronararterien

Frage 119
Im Bereich des Erb-Punktes bei der Herzauskultation liegt in erster Linie folgende Auskultationsstelle:

A) 2. ICR rechts parasternal
B) 2. ICR in der Mamillarlinie links
C) 3. ICR links parasternal
D) 4./5. ICR in der vorderen Axillarlinie
E) 4./5. ICR in der hinteren Axillarlinie

Frage 120 X
Bei einem Hochleistungssportler kann das Herzzeitvolumen maximal erreichen:
A) 10-20 L/min
B) 30-40 L/min
C) 60-80 L/min
D) 100-120 L/min
E) 130-150 L/min

Frage 121 X
Die Segelklappen sind geöffnet

A) in der Anspannungsphase
B) in der Austreibungsphase
C) gleichzeitig mit den Taschenklappen
D) während der isovolumetrischen Erschlaffungsphase
E) während der Vorhofkontraktion

Frage 122
Ordnen Sie den anatomischen Angaben der Liste 1 das zutreffende Gefäß der Liste 2 zu

Liste 1
rechter Vorhof

Liste 2

A) A. pulmonalis
B) Aorta
C) V. cava
D) V. pulmonalis
E) Koronararterien

Frage 123
Ordnen Sie den anatomischen Angaben der Liste 1 das zutreffende Gefäß der Liste 2 zu

Liste 1
rechte Kammer

Liste 2

A) A. pulmonalis
B) Aorta
C) V. cava
D) V. pulmonalis
E) Koronararterien

Frage 124
Die Lungenarterie (Arteria pulmonalis)

1) gehört zum kleinen Kreislauf
2) enthält sauerstoffreiches Blut
3) mündet in den linken Herzvorhof
4) beginnt an einer Taschenklappe
5) hat einen systolischen Blutdruck, der dem der Körperschlagader entspricht

A) nur 3 ist richtig
B) nur 1 und 4 sind richtig
C) nur 1, 3 und 5 sind richtig
D) nur 3, 4 und 5 sind richtig
E) 1-5, alle sind richtig

Frage 125
Welche Aufzählung(en) listet/listen die Richtung des Blutkreislaufs in der richtigen Reihenfolge?

1) große Hohlvene, rechter Vorhof, Mitralklappe
2) Mitralklappe, Lungenarterie, rechte Kammer
3) Lungenarterie, Lunge, Aortenklappe
4) rechte Herzkammer, große Hohlvene, Herzkranzgefäße
5) Lungenvene, linker Vorhof, Trikuspidalklappe

A) 1-5, alle sind falsch
B) nur 1 ist richtig
C) nur 5 ist richtig
D) nur 1 und 5 sind richtig
E) nur 2, 3 und 4 sind richtig

Frage 126
Welche Aussage ist falsch?
Während der Systole spielen sich im Herzen folgende Vorgänge ab:

A) Schluss der Taschenklappen in der Austreibungsphase
B) Blutauswurf aus den Kammern
C) Schluss der Segelklappen
D) Die rechte und linke Kammer kontrahieren sich gleichzeitig.
E) Zu Beginn der Systole tritt der erste Herzton auf.

Frage 127
Welche Aussagen über das Herz treffen zu?

1) Zwischen Herzkammer und Herzvorhof liegen Taschenklappen.
2) Die Pulmonalklappe liegt zwischen rechtem Vorhof und rechter Kammer.
3) Der Herzschlag ist über das vegetative Nervensystem nicht zu beeinflussen.
4) Die Systole ist die Kontraktionsphase der Kammermuskulatur.

A) nur 4 ist richtig
B) nur 1 und 4 sind richtig
C) nur 2 und 3 sind richtig
D) nur 1, 2 und 4 sind richtig
E) 1-4, alle sind richtig

Frage 128
Wie hoch sind typischerweise Blutdruck und Herzfrequenz beim gesunden Erwachsenen in Ruhe?

A) 160/90 mmHg 70-80/min
B) 100/50 mmHg 80-100/min
C) 120/80 mmHg 80-100/min
D) 120/80 mmHg 70-80/min
E) 150/80 mmHg 70-90/min

Frage 129
Eine Herzhypertrophie ist

A) eine Entzündung des Herzmuskels
B) eine Volumenzunahme des Herzmuskels
C) eine Volumenabnahme des Herzmuskels
D) eine Herzwandschwäche
E) ein irreversibler Zelluntergang

Frage 130
Bei welcher aufgeführten Krankheiten besteht keine Linksherzhypertrophie?

A) arterielle Hypertonie
B) Aortenisthmusstenose
C) Mitralklappeninsuffizienz
D) rezidivierende Thromboembolien der Lunge
E) Aortenklappeninsuffizienz

Frage 131
Wie wirkt sich eine Digitalisüberdosierung aus?

1) Appetitlosigkeit
2) Übelkeit und Erbrechen
3) Farbensehen
4) Tachykardie
5) Verwirrtheit

A) nur 1, 4 sind richtig
B) nur 1 und 3 sind richtig
C) nur 1, 2, und 3 sind richtig
D) nur 2, 3 und 5 sind richtig
E) 1-5, alle sind richtig

Frage 132
Welche Erkrankung führt am häufigsten zu erworbenen Herzfehlern?

A) Hypertonie
B) Rheumatisches Fieber
C) Diphtherie
D) Hyperthyreose
E) Diabetes mellitus

Frage 133
Welche angeborenen Herzmissbildungen kennen Sie?

1) Offener Ductus arteriosus Botalli
2) Fallot´sche Tetralogie
3) Kammerscheidewanddefekt
4) Seitenvertausch von Aorta und Lungenarterie
5) Vorhofscheidewanddefekt

A) nur 1 und 2 sind richtig
B) nur 1 und 3 sind richtig
C) nur 1, 2 und 3 sind richtig
D) nur 1, 3 und 4 sind richtig
E) 1-5, alle sind richtig

Frage 134
Welche Aussage ist falsch?
Die rheumatische Endokarditis (Endokarditis bei rheumatischem Fieber)

A) hat auch ohne Behandlung eine sehr gute Prognose, da sie in der Regel folgenlos ausheilt.
B) gehört zu den häufigsten Ursachen erworbener Herzklappenfehler.
C) neigt zur Verschlimmerung durch wiederholte Streptokokkeninfekte (z. B. der Mandeln).
D) kann zu Herzgeräuschen führen (Auskultation).
E) ist eine streptokokkenallergische Zweiterkrankung nach Infektion mit Streptokokken.

Frage 135 X
Welche Aussage ist richtig?
Welche Symptomengruppe spricht am ehesten für eine Endokarditis lenta (chronische Herzklappenentzündung)?

A) Atemnot, Schmerzen hinter dem Brustbein, Beklemmungsgefühl, Atemabhängiger Schmerz, Krankheitsgefühl
B) Schwäche, rasche Ermüdbarkeit, Atemnot, Fieber, Herzklopfen, Schmerzen in der Herzgegend, Gelenkschmerzen, Hypotonie, Tachykardie, Rhythmusstörungen, Herzerweiterung, Zeichen der Linksherzinsuffizienz
C) Schwäche, Nachtschweiß, subfebrile Temperaturen, Mikroembolien (Nagelbett, Schleimhaut, Augenhintergrund), Embolien, Anämie, Milzvergrößerung, Nierensymptome, Herzgeräusch

D) Grippale Symptome, evtl. mit Fieber, Nachtschweiß, chronischer Husten, Auswurf, Appetitlosigkeit, Gewichtsverlust, Leistungsknick, Bluthusten, Thoraxschmerz
E) hoch gewachsener, schlanker junger Mann, akuter, atemabhängiger, stechender, einseitiger Schmerz im Brustkorb, Atemnot

Frage 136
Zum Missbildungskomplex der Fallot-Tetralogie gehört nicht:

A) Pulmonalstenose
B) Ventrikelseptumdefekt
C) Dextroposition der Aorta (= 'reitende Aorta')
D) Rechtsherzhypertrophie
E) Vorhofseptumdefekt

Frage 137
Welches Geräusch bei der Auskultation ist typisch für eine Aortenstenose?

A) Systolikum über 2. ICR (Interkostalraum) rechts
B) Diastolikum über 2. ICR rechts
C) Systolikum über 2. ICR links
D) Diastolikum über 2. ICR links
E) systolisch-diastolisches Maschinengeräusch

Frage 138 X
Welcher Befund ist typisch für eine Aortenstenose

A) Schwirren im Jugulum
B) Fortleitung in die Axilla
C) Lungenstauung, Lungenödem
D) Paukender 1. Herzton
E) Lebervergrößerung, Ödeme

Frage 139
Welches Geräusch bei der Auskultation ist typisch für eine Aorteninsuffizienz?

A) Systolikum über 2. ICR (Interkostalraum) rechts
B) Diastolikum über 2. ICR rechts
C) Systolikum über 2. ICR links
D) Diastolikum über 2. ICR links
E) systolisch-diastolisches Maschinengeräusch

Frage 140
Bei einer Mitralklappeninsuffizienz ist folgendes Geräusch zu hören:

A) diastolisches Geräusch
B) systolisches Geräusch
C) systolisch-diastolisches Maschinengeräusch
D) Schwirren
E) Lederknarren

Frage 141
Welcher Befund ist typisch für eine Mitralklappenfehler?

A) Schwirren im Jugulum
B) Fortleitung in die Halsschlagader
C) Lungenstauung, Lungenödem
D) paukender 1. Herzton
E) Lebervergrößerung, Ödeme

Frage 142
Welches Geräusch (Auskultation) ist typisch für eine Pulmonalstenose?

A) Systolikum über 2. ICR rechts
B) Diastolikum über 2. ICR rechts
C) Systolikum über 2. ICR links
D) Diastolikum über 2. ICR links
E) systolisch-diastolisches Maschinengeräusch

Frage 143
Welches Geräusch (Auskultation) ist typisch für eine Pulmonalinsuffizienz?

A) Systolikum über 2. ICR (Interkostalraum) rechts
B) Diastolikum über 2. ICR rechts
C) Systolikum über 2. ICR links
D) Diastolikum über 2. ICR links
E) systolisch-diastolisches Maschinengeräusch:

Frage 144
Bei der klinischen Untersuchung von Patienten mit dekompensiertem Cor pulmonale ist am wenigsten zu erwarten:

A) Systolikum (Trikuspidalinsuffizienz)
B) vergrößerte druckdolente Leber
C) Caput medusae
D) periphere Ödeme, Aszites, Pleuraerguss
E) hepatojugulärer Reflux

Frage 145
Bei welcher der Krankheiten ist das Risiko für das Auftreten einer Linksherzinsuffizienz am geringsten?

A) koronare Herzkrankheit
B) dilatative Kardiomyopathie
C) isolierte Aortenklappenstenose
D) isolierte Pulmonalklappenstenose
E) Bluthochdruck

Frage 146
Die Emboli bei Patienten mit akuter Lungenembolie entstammen am häufigsten Thromben, die sich gebildet haben:

A) im rechten Herzvorhof
B) im rechten Herzventrikel
C) in den Armvenen
D) in den Beinvenen
E) in der oberen Hohlvene, den Venae brachiocephalicae oder den Jugularvenen

Frage 147
Welches der genannten Symptome tritt beim anaphylaktischen Schock, nicht aber bei anderen Schockformen auf?

A) Quincke-Ödem
B) Tachykardie
C) Hypotonie
D) Kaltschweißigkeit
E) niedrige Blutdruckamplitude

Frage 148
Zu dem klinischen Bild einer Perikardtamponade gehört nicht:

A) Einflussstauung
B) Atemnot
C) Rechtsherzüberlastung
D) Tachykardie
E) Blutdruckabfall

Frage 149
Für eine akute Linksherzinsuffizienz ist nicht typisch:

A) Zyanose
B) Dyspnoe
C) Tachykardie
D) Lidödeme
E) feinblasige Rasselgeräusche über der Lunge

Frage 150
Welche der folgenden Aussagen zur Lungenarterienembolie trifft nicht zu?

A) Ausgangspunkt der Embolie ist häufig eine Phlebothrombose im Bereich der unteren Extremität.
B) Ausdruck eines Lungeninfarktes ist die Hämoptyse (Hämoptoe).
C) Es kommt zu einer akuten Rechtsherzbelastung.
D) Klinisch imponiert eine Tachypnoe.
E) Auskultatorisch finden sich typische grobblasig Rasselgeräusche und blutig tingierter Schaum vor dem Mund.

Frage 151
Welche Aussage über Pulmonalarterienembolien trifft nicht zu?

A) Sie führen oft zu einer Linksherzüberlastung.
B) Sie können akut zum Tode führen.
C) Sie sind eine typische postoperative Komplikation.
D) Sie sind eine Voraussetzung für die Entstehung eines Lungeninfarkts.
E) Sie sind meist Folgen einer Thrombose in tiefen Bein- und Beckenvenen.

Frage 152
Ein 50-jähriger Patient sucht Sie auf wegen seit etwa 1 Stunde zunehmender Luftnot. Anamnestisch gibt er Herzschmerzen beim morgendlichen Aufwachen an. Während der Untersuchung nimmt die Luftnot deutlich zu, auskultatorisch finden Sie über der Lunge beidseits basal feuchte Rasselgeräusche. Der Blutdruck fällt von anfänglich 110/70 bei einem Puls von 92 Schlägen/Min. auf 90/50 bei einem Puls von 110 Schlägen/Min. Welche der folgenden Aussagen ist/sind richtig?

1) Zu vermuten ist ein kardiogener Schock bei möglichem Infarkt in den Morgenstunden.
2) Die Erstmaßnahme ist zunächst Schocklage.
3) Es sollte ein intravenöser Zugang gelegt werden mit sofortiger Infusion von 1000 ml Ringerlösung.
4) Außer der Information des Notarztes sind zunächst keine weiteren Maßnahmen erforderlich.
5) Es kann noch ein Nitropräparat (Zerbeißkapsel oder Spray) verabreicht werden, da dies den Blutdruck erhöht.

A) nur 1 ist richtig
B) nur 4 ist richtig
C) nur 2 und 3 sind richtig
D) nur 1, 2 und 3 sind richtig
E) nur 2, 3 und 5 sind richtig

Frage 153
Folgende Aussagen zur Herzinsuffizienz ist/sind richtig:

1) Es handelt sich um eine unzureichende Funktion des Herzens, bei der das Herz nicht mehr imstande ist eine den Anforderungen entsprechende Förderleistung zu erbringen.
2) Ursache kann eine koronare Herzerkrankung sein.
3) Ursache können Herzrhythmusstörungen sein.
4) Die isolierte Rechtsherzinsuffizienz führt zum Lungenödem.
5) Die isolierte Linksherzinsuffizienz kann zu einer Stauungsgastritis führen.

A) nur 1, 2 und 3 sind richtig
B) nur 1, 4 und 5 sind richtig
C) nur 1, 2, 3 und 4 sind richtig
D) nur 1, 2, 3 und 5 sind richtig
E) 1-5, alle sind richtig

Frage 154
Folgende Aussage/n zum Herzinfarkt trifft/treffen zu:

1) Leitsymptom ist u. a. schweres Druckgefühl hinter dem Brustbein mit Brustschmerzen.
2) Differentialdiagnostisch muss bei einem Verdacht auf Herzinfarkt auch an eine Lungenembolie gedacht werden.
3) Fast immer tritt beim Herzinfarkt ein hoher Blutdruck auf.
4) Im Frühstadium treten selten Herzrhythmusstörungen auf.
5) Die häufigsten Todesfälle treten am zweiten Tag nach dem Infarktereignis auf.

A) nur 1 und 2 sind richtig
B) nur 1, 2 und 4 sind richtig
C) nur 1, 4 und 5 sind richtig
D) nur 2, 3 und 4 sind richtig
E) 1-5, alle sind richtig

Frage 155
Ein diastolisches Herzgeräusch kann folgende Ursachen haben:

1) Aortenklappenstenose
2) Anämie
3) Mitralklappeninsuffizienz
4) Pulmonalklappeninsuffizienz
5) Trikuspidalklappeninsuffizienz

A) nur 4 ist richtig
B) nur 1 und 4 sind richtig
C) nur 4 und 5 sind richtig
D) nur 1, 2 und 4 sind richtig
E) Keine der Aussagen ist richtig

Frage 156
Folgende Aussagen(n) zum rheumatischen Fieber trifft/treffen zu:

1) Die Erkrankung kommt hauptsächlich bei älteren Erwachsenen vor.
2) Es handelt sich um eine entzündlich-rheumatische Systemerkrankung, die als Zweiterkrankung nach einer Infektion mit beta-hämolysierenden Streptokokken der Gruppe A auftritt.
3) Typische Folgen sind Myokarditis und Endokarditis.
4) Eine typische Folge ist die Polyarthritis.
5) Bei der aufgetretenen Polyarthritis sind insbesondere die großen Gelenke befallen.

A) nur 1 ist richtig
B) nur 2 und 4 sind richtig
C) nur 1, 3 und 4 sind richtig
D) nur 2, 3, 4 und 5 sind richtig
E) 1-5, alle sind richtig

Frage 157
Bei einem Kind besteht ein offener Ductus arteriosus Botalli.
Dadurch besteht eine direkte Verbindung zwischen

A) Aorta und Pulmonalvene
B) Aorta und rechtem Herzventrikel
C) Aorta und rechtem Herzvorhof
D) Aorta und Truncus/Arteria pulmonalis
E) Truncus/Arteria pulmonalis und rechtem Vorhof

Frage 158
Was kann am wenigsten als Zeichen einer möglicherweise bestehenden Herzinsuffizienz im Kindesalter aufgefasst werden?

A) Nahrungsverweigerung
B) Dyspnoe mit thorakalen Einziehungen
C) Polyurie
D) Hepatomegalie
E) Herzvergrößerung

Frage 159
Welche der Komplikationen ist beim ausgedehnten akuten Vorderwandinfarkt am wenigsten wahrscheinlich?

A) Lungenödem
B) hypertensive Krise
C) Ventrikelseptumruptur
D) akute Mitralinsuffizienz
E) Herzwandruptur

Frage 160
Für welchen der Herzfehler ist die Symptomentrias 1. Angina pectoris, 2. Schwindel oder Synkope, 3. Dyspnoe typisch?

A) Mitralstenose
B) Mitralinsuffizienz
C) Aortenklappeninsuffizienz
D) Aortenklappenstenose
E) dilatative Kardiomyopathie

Frage 161
Untypisch für eine Aortenisthmusstenose ist

A) ein gesteigerter arterieller Druck an den oberen Extremitäten.
B) ein abgeschwächter Puls der A. femoralis (im Vergleich zur A. radialis).
C) eine sehr schlechte Prognose, da eine Operation unmöglich ist.
D) ein systolisches Strömungsgeräusch über der Stenosestelle.
E) Auftreten bei ca. 5-10% der angeborenen Herzfehler

Frage 162
Ein 50-jähriger Mann erkrankt aus vollem Wohlbefinden plötzlich mit heftigem Schmerz hinter dem Brustbein und kurzfristiger Bewusstlosigkeit. Er wird seit 2 Jahren wegen eines mäßigen Bluthochdrucks behandelt.
Bei der Untersuchung des schwer kranken, blassen Patienten mit feuchter, schweißiger Haut ist der Blutdruck 120/60 mmHg, durch Extrasystolen unregelmäßiger Puls um 90-100/min, sonst keine Auffälligkeiten.
Welche Diagnose ist am wahrscheinlichsten?

A) Lungenembolie
B) Myokardinfarkt
C) Spontanpneumothorax
D) vagovasale Synkope
E) Adams-Stokes-Anfall

Frage 163
Zu den ischämischen Herzerkrankungen gehören

1) Mitralstenose
2) Angina pectoris
3) Kammerflimmern
4) Herzinfarkt
5) Bluthochdruck

A) nur 4 ist richtig
B) nur 2 und 4 sind richtig
C) nur 2, 3 und 4 sind richtig
D) nur 2, 4 und 5 sind richtig
E) nur 1, 2, 3 und 4 sind richtig

Frage 164
Sie erkennen einen Angina-pectoris-Anfall daran, dass er sich

1) auf Wärme verschlimmert
2) auf Kälte verschlimmert
3) Besserung nach Nahrungsaufnahme
4) auf Gabe von Nitroglyzerin bessert
5) bei Belastung verschlimmert

A) nur 1 und 3 sind richtig
B) nur 4 und 5 sind richtig
C) nur 2, 4 und 5 sind richtig
D) nur 1, 3, 4 und 5 sind richtig
E) 1-5, alle sind richtig

Frage 165
Angina pectoris:
Welche Schmerzausstrahlung (außer der typischen in den linken Arm) ist/sind möglich?

1) rechter Oberbauch
2) Hals, Unterkiefer
3) rechte Schulter
4) linker Unterbauch

A) nur 2 ist richtig
B) nur 2 und 4 sind richtig
C) nur 1, 2 und 3 sind richtig
D) nur 2, 3 und 4 sind richtig
E) 1-4, alle sind richtig

Frage 166
Ein Patient klagt über heftigen, anhaltenden Schmerz hinter dem Brustbein mit Ausstrahlung in den linken Arm und die linke Schulter, Übelkeit, Schweißausbruch und einem Gefühl der Atemnot. Die Herzfrequenz beträgt 100/min, der Blutdruck 145/85 mmHg. Welche Symptome bzw. Befunde passen zur Diagnose Herzinfarkt?

1) die Schmerzausstrahlung in die linke Schulter
2) die anhaltende Schmerzdauer
3) der normale Blutdruck
4) die Begleitsymptome Übelkeit und Schweißausbruch
5) die Atemnot (Dyspnoe)

A) nur 1 und 5 sind richtig
B) nur 2 und 4 sind richtig
C) nur 1, 2 und 3 sind richtig
D) nur 2, 4 und 5 sind richtig
E) 1-5, alle sind richtig

Frage 167
Ein Herzinfarkt

1) ist eine irreversible Herzmuskelnekrose durch Sauerstoffunterversorgung.
2) kann 'stumm' (schmerzlos) ablaufen
3) schmerzt mehr als ein Angina-pectoris-Anfall.
4) ist mit Nitro schnell wieder beseitigt.
5) führt häufig zur tödlichen Komplikation des Kammerflimmerns.

A) nur 1 ist richtig
B) nur 1 und 2 sind richtig
C) nur 1, 2, und 5 sind richtig
D) nur 1, 2, 3 und 5 sind richtig
E) 1-5, alle sind richtig

Frage 168
Unmittelbare Komplikationen beim Herzinfarkt sind:

1) Arrhythmie
2) apoplektischer Insult
3) Herzinsuffizienz
4) Pneumonie
5) Schocksyndrom

A) nur 1 und 3 sind richtig
B) nur 1 und 5 sind richtig
C) nur 3 und 5 sind richtig
D) nur 1, 2, 3 und 5 sind richtig
E) 1-5, alle sind richtig

Frage 169
Kein typischer Risikofaktor für einen Herzinfarkt ist

A) Rauchen
B) hoher Cholesterinspiegel
C) Übergewicht
D) Diabetes mellitus
E) Schilddrüsenüberfunktion

Frage 170
Welche Aussage zum Myokardinfarkt ist falsch?

A) Dem Infarkt können für Tage bis Wochen Brustschmerzen (pektanginöse Beschwerden, Angina pectoris) vorausgehen.
B) Für den akuten Herzinfarkt ist der heftige, länger als eine halbe Stunde dauernde, von Vernichtungsgefühl begleitete Präkordialschmerz typisch.
C) Nicht selten geht das Infarktereignis mit Schockzeichen (Blässe, kalter Schweiß, Dyspnoe) oder Oberbauchsymptomen (Übelkeit) einher.
D) Bei der Auskultation können Tachykardie, Extrasystolie, Galopprhythmus oder Perikardreiben auffallen.
E) Bei Patienten unter 40 Jahren ist häufiger mit einem schmerzlosen, im EKG aber nachweisbaren Infarkt zu rechnen als im höheren Alter.

Frage 171
Für die Diagnose 'frischer Herzinfarkt' spricht am wenigsten:

A) Hämatemesis
B) Pulsunregelmäßigkeit
C) Brustschmerz
D) kalt-schweißige Haut
E) Blutdruck 90/60 mmHg

Frage 172
Wann ist die höchste Komplikationsgefahr nach einem Herzinfarkt?

A) in den ersten 3-4 Stunden
B) nach der 8. bis zur 12. Stunde
C) am 2.-4. Tag
D) nach ca. 2 Wochen
E) nach ca. 2 Monaten

Frage 173
Welche der folgenden Krankheitserscheinungen bzw. pathologischen Veränderungen sind Folge bzw. Komplikation eines Myokardinfarkts?

1) Herzwandaneurysma
2) Herzbeuteltamponade
3) Perikarditis
4) akute Mitralklappeninsuffizienz

A) nur 1 und 2 sind richtig
B) nur 1 und 4 sind richtig
C) nur 1, 2 und 4 sind richtig
D) nur 1, 3 und 4 sind richtig
E) 1-4, alle sind richtig

Frage 174
Was machen Sie vorrangig bei einem Herzinfarkt?

1) Krankenhauseinweisung mit dem Notarzt
2) Strophanthingabe i.v.
3) Sauerstoffgabe
4) schmerzlindernde Medikamente
5) Ruhigstellung

A) nur 1 und 3 sind richtig
B) nur 1, 3 und 5 sind richtig
C) nur 1, 2, 3 und 4 sind richtig
D) nur 1, 3, 4 und 5 sind richtig
E) 1-5, alle sind richtig

Frage 175
Wie gehen Sie bei Kreislaufstillstand vor?

1) externe Herzmassage
2) Beatmung
3) Beine hochlagern (für venösen Rückfluss zum Herzen)
4) Strophanthin D6

A) nur 2 ist richtig
B) nur 1 und 2 sind richtig
C) nur 1, 2 und 3 sind richtig
D) nur 1, 2 und 4 sind richtig
E) 1-4, alle sind richtig

Frage 176
Sie sind zu zweit an einem Unfallort. In welchem Verhältnis führen Sie die Beatmung/Herzdruckmassage durch?

A) 1:2
B) 1:5
C) 2:8
D) 2:2
E) 2:15

Frage 177
Eine Patientin klagt über nächtliche Schlafstörungen und Dyspnoe. Sie brauche zum Schlafen mehrere Kissen unter dem Kopf. Es sind feuchte RG´s hörbar. Welches Krankheitsbild ist am wahrscheinlichsten?

A) Angina pectoris
B) Rechtsherzinsuffizienz
C) Lungenembolie
D) Lungenödem durch Myokardschwäche
E) Phäochromozytom

Frage 178
Der am wenigsten typische Befund bei einer Herzinsuffizienz

A) sichtbare Jugularvene im Sitzen
B) prätibiale Ödeme
C) Atemnot bei Belastung
D) Hepatomegalie
E) Hypalbuminämie

Frage 179
Als Ursache für eine chronische Rechtsherzinsuffizienz ist am wenigsten wahrscheinlich

A) eine obstruktive Lungenerkrankung
B) eine restriktive Lungenerkrankung
C) multiple rezidivierende Lungenembolien
D) eine Einflussstauung der oberen Hohlvene
E) eine Pulmonalklappenstenose

Frage 180
Bei Rechtsherzinsuffizienz staut sich das Blut in:

1) Lebervenen
2) Nierenvenen
3) Lungenvenen
4) Milzvenen

A) nur 3 ist richtig
B) nur 1 und 2 sind richtig
C) nur 3 und 4 sind richtig
D) nur 1, 2 und 4 sind richtig
E) 1-4, alle sind richtig

Frage 181
Welche Symptome kann man der noch kompensierten Rechtsherzinsuffizienz zuordnen:

1) Leberschwellung (Hepatomegalie)
2) Stauungsgastritis
3) Dyspnoe (Atemnot)
4) Nykturie
5) Schwellung der Knöchel (Ödeme)

A) nur 1 und 3 sind richtig
B) nur 1 und 4 sind richtig
C) nur 1, 2, und 3 sind richtig
D) nur 2, 3 und 5 sind richtig
E) 1-5, alle sind richtig

Frage 182
Rechtsherzinsuffizienz: Symptome?

1) Nykturie
2) Ödeme
3) Halsvenenstauung
4) Lungenödem
5) Angina pectoris
6) Gewichtszunahme

A) nur 1 und 4 sind richtig
B) nur 2 und 5 sind richtig
C) nur 1, 2, 4 und 5 sind richtig
D) nur 3, 4, 5 und 6 sind richtig
E) nur 1, 2, 3 und 6 sind richtig

Frage 183
Welches Symptom ist für eine isolierte chronische Rechtsherzinsuffizienz uncharakteristisch:

A) Ödeme
B) Aszites
C) Lungenstauung
D) Lebervergrößerung
E) Druckerhöhung in den Halsvenen

Frage 184
Mögliche Folgen einer Rechtsherzinsuffizienz:

1) Lungenödem
2) Pfortaderstau
3) Milzschwellung
4) Aszites
5) periphere Zyanose
6) Halsvenenstauung

A) nur 1 und 2 sind richtig
B) nur 2, 4 und 6 sind richtig
C) nur 1, 2, 3 und 4 sind richtig
D) nur 2, 3, 4, 5 und 6 sind richtig
E) 1-6, alle sind richtig

Frage 185
Welche Aussage ist falsch?
Grundkrankheit für die Entstehung eines Cor pulmonale kann sein

A) chronische Bronchitis und Lungenemphysem
B) interstitielle Lungenfibrose
C) Mitralinsuffizienz
D) Asthma bronchiale
E) rezidivierende Lungenembolie

Frage 186
Welche Ursache ist für eine chronische Linksherzinsuffizienz am wenigsten wahrscheinlich?

A) eine Hypertonie im großen Kreislauf
B) eine koronare Herzerkrankung
C) eine Kardiomyopathie
D) rezidivierende kleine Lungenembolien
E) eine Aortenklappenstenose

Frage 187
Zu den Symptomen einer Linksherzinsuffizienz gehören:

1) Zyanose
2) Ödeme
3) Dyspnoe (Atemnot)
4) Aszites
5) gestaute Halsvenen

A) nur 1 und 3 sind richtig
B) nur 2 und 4 sind richtig
C) nur 2, 4 und 5 sind richtig
D) nur 1, 2 und 4 sind richtig
E) 1-5, alle sind richtig

Frage 188
Welcher Befund ist typisch für eine Linksherzinsuffizienz?

A) Schwirren im Jugulum
B) Fortleitung in die Axilla
C) Lungenstauung, Lungenödem
D) paukender 1. Herzton
E) Lebervergrößerung, Ödeme

Frage 189
Erste Hilfe bei Lungenödem.
Wie würden Sie den Patienten lagern?

A) Oberkörper hoch und Beine tief
B) Oberkörper tief und Beine hoch
C) Oberkörper flach und Beine flach
D) Oberkörper hoch und Beine angewinkelt
E) stabile Seitenlage auf harter Unterlage

Frage 190
Als Ursache für das Auftreten von Vorhofflimmern kommt am wenigsten in Betracht

A) Mitralklappenstenose
B) Hyperthyreose
C) Myokarditis
D) Myokardinfarkt
E) Herzneurose

Frage 191
Welcher Befund ist typisch für Vorhofflimmern?

A) Schwirren im Jugulum
B) Fortleitung in die Karotiden
C) Lungenstauung, Lungenödem
D) absolute Arrhythmie
E) schneller Sinusrhythmus des Herzens

Frage 192
Was versteht man unter einer Perikarditis?

A) Herzinnenhautentzündung
B) Herzmuskelentzündung
C) Herzbeutelentzündung
D) Herzklappenentzündung
E) Entzündung der Herzkranzgefäße

Frage 193
Welche Untersuchungsmethoden wenden Sie zur Diagnosestellung einer Perikarditis an?

1) Inspektion
2) Palpation
3) Schmerzanamnese
4) Auskultation

A) nur 1 und 3 sind richtig
B) nur 1 und 4 sind richtig
C) nur 2 und 4 sind richtig
D) nur 1, 3 und 4 sind richtig
E) 1-4, alle sind richtig

Frage 194
Wodurch können Extrasystolen entstehen?

1) Digitalisüberdosierung
2) Hypothyreose
3) Herzinfarkt
4) Reizleitungsstörung

A) nur 1 und 3 sind richtig
B) nur 2 und 4 sind richtig
C) nur 1, 2 und 4 sind richtig
D) nur 1, 3 und 4 sind richtig
E) 1-4, alle sind richtig

Frage 195
Extrasystolen

1) kann man am vorzeitigen Einfall eines Herzschlages und einer nachfolgenden kompensatorischen Pause erkennen
2) kann man evtl. an einem peripheren Pulsdefizit erkennen
3) treten zwischen 1. und 2. Herzton auf
4) sind die häufigsten Herzrhythmusstörungen

A) nur 1 ist richtig
B) nur 2 und 4 sind richtig
C) nur 1 und 3 sind richtig
D) 1, 2 und 3 sind richtig
E) 1-4, alle sind richtig

Frage 196
Ordnen Sie den beiden Herzklappen der Liste 1 die richtige Aussage der Liste 2 zu!

Liste 1
Valva tricuspidalis

Liste 2

A) schließt sich zu Beginn der Diastole
B) schließt sich am Ende der Systole
C) verhindert den Rückfluss des venösen Blutes
D) ist frei von Nervenfasern
E) muss die Schließung des zugehörigen Ostiums bei Druckgradienten von mehr als 100 mmHg gewährleisten

Frage 197
Der 2. Herzton wird verursacht durch

A) den Herzspitzenstoß
B) isovolumetrische Ventrikelkontraktion
C) den Schluss der Taschenklappen
D) den Schluss der Atrioventrikularklappen
E) die turbulente Strömung bei der Ventrikelfüllung

Frage 198
Hämodynamik und Pathophysiologie des persistierenden Ductus Botalli sind durch folgende Aussagen gekennzeichnet:

1) offene Gefäßverbindung zwischen Aorta descendens und Arteria pulmonalis
2) frühzeitige Volumenbelastung des rechten Herzens
3) Volumenbelastung des linken Ventrikels

A) nur 1 ist richtig
B) nur 2 ist richtig
C) nur 3 ist richtig
D) nur 1 und 2 sind richtig
E) nur 1 und 3 sind richtig

Frage 199
Welche beiden der genannten Veränderungen können typischerweise durch eine Rechtsherzinsuffizienz verursacht werden?

1) Aszites
2) Lungenödem
3) Druckerhöhung im kleinen Kreislauf
4) Fußknöchelödeme

A) nur 1 und 2 sind richtig
B) nur 1 und 3 sind richtig
C) nur 1 und 4 sind richtig
D) nur 2 und 3 sind richtig
E) nur 2 und 4 sind richtig

Frage 200
Folgen einer chronischen Linksherz-insuffizienz können sein:

1) Belastungsdyspnoe
2) Zyanose
3) Husten

A) nur 1 ist richtig
B) nur 1 und 2 sind richtig
C) nur 1 und 3 sind richtig
D) nur 2 und 3 sind richtig
E) 1-3, alle sind richtig

Frage 201
Als Zeichen der Rechtsherzinsuffizienz findet sich am wenigsten wahrscheinlich:

A) vergrößerte Leber
B) Unterschenkelödem an beiden Beinen
C) Blutdruckdifferenz zwischen linkem und rechtem Arm
D) Meteorismus
E) Tachykardie

Frage 202
Welche angeborenen Herzfehler gehen i.d.R. mit einem Links-Rechts-Shunt einher?

1) Ventrikelseptumdefekt
2) Transposition der großen Gefäße
3) persistierender Ductus arteriosus Botalli
4) Aortenisthmusstenose

A) nur 1 und 2 sind richtig
B) nur 1 und 3 sind richtig
C) nur 1 und 4 sind richtig
D) nur 2 und 3 sind richtig
E) nur 2 und 4 sind richtig

Frage 203
Welche Aussage trifft nicht zu?
Bei einer Aortenklappeninsuffizienz findet sich

A) ein Diastolikum
B) eine Druckbelastung d. linken Ventrikels
C) eine große Blutdruckamplitude
D) eine Hypertrophie des linken Ventrikels
E) ein pulssynchrones Kopfnicken ('Musset-Zeichen')

Frage 204
Keine Manifestation der koronaren Herz-krankheit ist:

A) hypertrophische Kardiomyopathie
B) Herzinsuffizienz
C) Angina pectoris
D) Myokardinfarkt
E) Herzrhythmusstörungen

Frage 205
Welche Aussage trifft nicht zu?
Zu den typischen klinischen Symptomen und Befunden eines dekompensierten Cor pulmonale chronicum gehören:

A) Dyspnoe
B) Lungenstauung
C) periphere Ödeme
D) Vergrößerung des rechten Ventrikels
E) Trikuspidalinsuffizienz

Frage 206
Eine isolierte Trikuspidalklappen-Insuffizienz führt zu einem Rückstrom (Regurgitation) von Blut aus

A) dem rechten Ventrikel in der Systole
B) dem linken Ventrikel in der Systole
C) dem rechten Vorhof in der Diastole
D) der Pulmonalarterie in der Diastole
E) dem rechten Ventrikel in der Diastole

Frage 207
Welches der folgenden Phänomene ist am ehesten charakteristisch für eine reine Linksherzinsuffizienz?

A) Halsvenenstauung
B) trockener Reizhusten
C) Aszites
D) Anasarka
E) Splenomegalie

Frage 208
Welche Aussage trifft nicht zu?
Mit Linksherzhypertrophie können einhergehen:

A) Aortenklappenstenose
B) Subaortenstenose
C) hypertrophe obstruktive Kardiomyopathie
D) isolierte Mitralklappenstenose
E) reine Mitralklappeninsuffizienz

Frage 209
Welcher der angeborenen Herzfehler geht nicht mit einer Zyanose einher und hat keinen Shunt?

A) Pulmonalklappenstenose mit VSD
B) Transposition der großen Gefäße
C) isolierte Pulmonalstenose
D) Ductus Botalli apertus
E) totale Lungenvenenfehlmündung

Frage 210
Im Rahmen einer infektiösen Endokarditis kann es zu folgenden Symptomen kommen:

1) Nachtschweiß
2) Arthralgien (Gelenkschmerzen)
3) Hämaturie
4) Halbseitenlähmung

A) nur 1 und 3 sind richtig
B) nur 2 und 4 sind richtig
C) nur 1, 3 und 4 sind richtig
D) nur 2, 3 und 4 sind richtig
E) 1-4, alle sind richtig

Frage 211
Welche der folgenden Komplikationen ist beim ausgedehnten akuten Vorderwandinfarkt am wenigsten wahrscheinlich?

A) Lungenödem
B) Blutdruckkrise
C) Ventrikelseptumruptur
D) akute Mitralinsuffizienz
E) Herzwandruptur

Frage 212
Die typische vagovasale Reaktion ist gekennzeichnet durch

1) unveränderte oder ansteigende Herzfrequenz
2) abfallende Herzfrequenz
3) abfallenden systolischen und ansteigenden diastolischen Druck
4) unveränderten diastolischen Druck
5) abfallenden systolischen und diastolischen Druck

A) nur 2 ist richtig
B) nur 5 ist richtig
C) nur 1 und 3 sind richtig
D) nur 2 und 4 sind richtig
E) nur 2 und 5 sind richtig

Frage 213
Was gehört bei drohendem hämorrhagischen Schock nicht zu den Kompensationsmechanismen?

A) arterielle Vasokonstriktion in Haut, Niere und Magen-Darm-Trakt
B) vermehrte Adiuretinausschüttung (ADH)
C) Flüssigkeitsverschiebung aus dem Interstitium in den Intravasalraum
D) verminderte Ausschüttung von Renin
E) Venolenkonstriktion

Frage 214
Welche Aussage trifft nicht zu?
Als eine Ursache für ein Cor pulmonale werden angesehen:

A) Pneumokoniosen
B) diffuse Lungenfibrosen
C) Lungentuberkulose
D) Lungenemphysem
E) Endokarditis

Frage 215
Welche Aussage trifft nicht zu?
Für die Differentialdiagnose des Aszites kommen in Betracht:

A) Pfortaderthrombose
B) nephrotisches Syndrom
C) Herzinsuffizienz
D) Leberzirrhose
E) primärer Hyperaldosteronismus (Conn-Syndrom)

Frage 216
Den so genannten Kapillarpuls beobachtet man im Rahmen der Krankenuntersuchung nach vorherrschender Lehrmeinung am häufigsten bei

A) Aortenklappeninsuffizienz
B) Aortenklappenstenose
C) (Hämodynamisch relevantem) Ventrikelseptumdefekt
D) Pericarditis constrictiva
E) akuter Linksherzinsuffizienz

Frage 217
Das Pulsdefizit berechnet sich üblicherweise aus

A) zentralem und peripherem Venenpuls
B) zentraler Herzaktion und peripherem arteriellem Puls
C) RR-Abstand im EKG und Herzaktion
D) Differenz der schnellen und langsamen Herzfrequenzen im EKG
E) EKG und Phonokardiogramm

Frage 218
Welche Aussage trifft nicht zu?
Ein Schmerz in der Brust ist wahrscheinlich auf eine stenosierende Koronarsklerose zurückzuführen, wenn folgende anamnestische Angaben oder Symptome vorliegen:

A) Atemabhängigkeit
B) Abhängigkeit von Kälteexposition
C) Abhängigkeit von körperlicher Belastung
D) Zusammenhang mit dem Essen
E) Zusammenhang mit psychischer Belastung

Frage 219
Als Ursache einer sichtbaren Stauung der Halsvenen kommen differentialdiagnostisch in Betracht:

1) Trikuspidalklappenstenose
2) Herzbeutelerguss
3) Cor pulmonale bei Asthma bronchiale

A) nur 1 ist richtig
B) nur 1 und 2 sind richtig
C) nur 1 und 3 sind richtig
D) nur 2 und 3 sind richtig
E) 1-3, alle sind richtig

Frage 220
Ein älterer Mensch klagt über rasche Ermüdbarkeit, Schwindelattacken und zunehmende Belastungsdyspnoe. Bei der Auskultation des Herzens finden Sie parasternal rechts ein lautes, raues, systolisches Geräusch mit Fortleitung in die Karotiden. Für welche Diagnose sprechen die Befunde?

A) Mitralklappenprolaps
B) Mitralinsuffizienz
C) Aortenklappeninsuffizienz
D) Trikuspidalklappenstenose
E) Aortenklappenstenose

Frage 221

Bei Patienten mit instabiler Angina pectoris (Crescendo-Angina) ist zur Überwachung und Therapie die stationäre Aufnahme angezeigt,
weil
bei instabiler Angina pectoris (Crescendo-Angina) mit dem Übergang in einen akuten Myokardinfarkt zu rechnen ist.

A) Aussage 1 richtig, Aussage 2 richtig, Verknüpfung richtig
B) Aussage 1 richtig, Aussage 2 richtig, Verknüpfung falsch
C) Aussage 1 richtig, Aussage 2 falsch
D) Aussage 1 falsch, Aussage 2 richtig
E) Aussage 1 falsch, Aussage 2 falsch

Frage 222

Ordnen Sie die aufgeführten Begriffe der beiden Listen einander zu:

Liste 1
A. Herzinfarkt
B. Lungenödem
C. Kammerflimmern
D. Angina pectoris

Liste 2
1. Defibrillation
2. Linksherzinsuffizienz
3. Nitroglycerin
4. Vernichtungsschmerz

A) A1, B2, C3, D4
B) A2, B3, C1, D3
C) A3, B1, C4, D2
D) A4, B2, C1, D3
E) A4, B3, C2, D1

Frage 223

Bei einem Herzkreislauf- und Atemstillstand beginnt die kardiopulmonale Reanimation mit der äußeren Herzmassage,
weil
durch die äußere Herzmassage bei korrekter Technik ein Minimalkreislauf (Herzzeitvolumen etwa 20-30 % der Norm) aufrechterhalten werden kann.

A) Aussage 1 richtig, Aussage 2 richtig, Verknüpfung richtig
B) Aussage 1 richtig, Aussage 2 richtig, Verknüpfung falsch
C) Aussage 1 richtig, Aussage 2 falsch
D) Aussage 1 falsch, Aussage 2 richtig
E) Aussage 1 falsch, Aussage 2 falsch

Frage 224

Ein 52-jähriger Patient wird schweißbedeckt als Notfall eingewiesen. Von den Angehörigen ist zu erfahren, dass der Patient beim Rasenmähen über Atemnot, Druckgefühl und Husten geklagt hat. Der Zustand habe sich rasch verschlechtert. Bei Aufnahme frequente, rasselnde Atmung, reichlich rötlich-schaumiges Expektorat. Bei der Auskultation diffuse mittel- bis grobblasige Rasselgeräusche über allen Lungenfeldern; Herzfrequenz 132/min, regelmäßig. RR 105/90 mmHg. Temperatur 37,8°C rektal. Welche ist die Verdachtsdiagnose?

A) akuter Anfall eines Asthma bronchiale
B) schwere, viral bedingte Tracheobronchitis
C) lobäre Pneumonie
D) Lungenödem infolge Herzinfarktes
E) Spontanpneumothorax

Frage 225
Welche der folgenden Stoffgruppen ist wirksamkeitsrelevant beim Weißdorn (Crataegus ssp.)?

A) Digitaloide
B) Flavonoide
C) ätherische Öle
D) Bitterstoffe
E) Chinonderivate

Frage 226
Welche Aussage trifft nicht zu?
Die Differentialdiagnose rezidivierender Präkordialschmerzen umfasst:

A) Adams-Stokes-Anfälle
B) Angina pectoris
C) Refluxösophagitis
D) rezidivierende Lungenembolien
E) Mitralklappenprolapssyndrom

Frage 227
Bei einer 24-jährigen, 1,80 m großen, asthenischen Patientin, die über Leistungsschwäche, Herzrhythmusstörungen und belastungsunabhängige Schmerzen in der Herzgegend klagt, stellen Sie bei der Auskultation über der Herzspitze einen systolischen Klick sowie ein spätsystolisches Geräusch fest. Es handelt sich am wahrscheinlichsten um eine(n)

A) Vorhofseptumdefekt
B) Mitralklappenstenose
C) Aortenklappenstenose
D) Mitralklappenprolaps
E) Ventrikelseptumdefekt

Frage 228
Welche Aussage trifft nicht zu?
Als Ursache einer Sinustachykardie kommen in Frage:

A) Fieber
B) Hyperthyreose
C) Schock
D) erhöhter Vagotonus
E) Anämie

Frage 229
Eine Halsvenenstauung kann verursacht werden durch ein/e

1) Altersemphysem der Lunge
2) Rechtsherzinsuffizienz
3) retrosternale Struma
4) Pfortaderthrombose
5) vergrößertes Herzzeitvolumen

A) nur 1 und 3 sind richtig
B) nur 2 und 3 sind richtig
C) nur 3 und 5 sind richtig
D) nur 1, 2 und 5 sind richtig
E) nur 2, 3 und 4 sind richtig

Frage 230 X
Ein 48-jähriger Patient hat seit zwei Wochen Fieber bis 40°C, häufig Schüttelfrost, starke Schweißneigung, Kopf- und Muskelschmerzen, Gelenkbeschwerden. Folgende Befunde werden erhoben: schwer kranker Patient, Körpertemperatur 39°C, blasse Haut, Pulsfrequenz 95/min, RR 110/90 mmHg, pansystolisches, mittel- bis hochfrequentes Geräusch im 5. ICR MCL; über der Lunge dorsal basal beidseits feinblasige Nebengeräusche. Welche Diagnose ist am wahrscheinlichsten?

A) akuter Virusinfekt
B) Lupus erythematodes
C) bakterielle Endokarditis
D) Reaktivierung eines rheumatischen Fiebers
E) Legionellenpneumonie

Frage 231

Eine 67-jährige Patientin bekommt, nachdem sie tagsüber Wäsche gewaschen und gebügelt hat, abends im Sitzen zunehmende retrosternale Schmerzen mit Ausstrahlung zwischen beide Schulterblätter. Die auch in Atemruhe vorhandenen Schmerzen verstärken sich beim Einatmen. Die Anamnese ergibt eine arterielle Hypertonie und vor ca. 3 Wochen eine Erkältung mit Husten und Halsschmerzen ohne Fieber.
Befunde: RR 180/80 mmHg, Puls 72/min; Adipositas; flache, frequente Atmung; geringe Lippenzyanose; vereinzelt feinblasige Rasselgeräusche über beiden Lungenunterfeldern; bei der Herzauskultation lageabhängiges Systolikum schabenden Charakters; Unterschenkelödeme bei Varizen beiderseits.
Um welches Krankheitsbild handelt es sich am ehesten?

A) Lungenödem bei kardialer Dekompensation
B) Angina pectoris bei hypertensiver Krise
C) Lungenembolie
D) Perikarditis
E) anteroseptaler Myokardinfarkt

Frage 232

Ein 72-jähriger Patient berichtet, dass er beim Abschließen seiner Wohnungstür und Kopfwenden zu einer Begleitperson im Treppenhaus ohnmächtig zusammengebrochen sei. Er sei vor der Tür liegend erwacht, als die Begleitperson sich über ihn beugte. Die klinische Untersuchung ergibt einen regelmäßigen Puls von 52/min bei einem seitengleichen Blutdruck von 165/70 mmHg, unauffälliges Verhalten der Muskeleigenreflexe, keine neurologischen Ausfälle. Welches Krankheitsbild liegt am ehesten vor?

A) Herzinfarkt
B) Karotissinus-Syndrom
C) Blutdruckkrise
D) Hirnembolie (transitorisch-ischämische Attacke)
E) orthostatische Fehlregulation

Frage 233

Ein 3-jähriges, beschwerdefreies Mädchen wird dem Arzt zu einer Routineuntersuchung vorgestellt. Bei der Inspektion ergibt sich kein pathologischer Befund. Puls und Blutdruck (nach Riva-Rocci) sind ebenfalls normal. Auskultatorisch findet sich ein frühsystolischer Click und ein systolisches Herzgeräusch mit Punctum maximum im linken 2. Interkostalraum parasternal. Der zweite Herzton ist abnorm gespalten, besonders in Inspiration. An welchen Herzfehler ist in erster Linie zu denken?

A) Pulmonalklappenstenose
B) Aortenklappenstenose
C) Mitralklappeninsuffizienz
D) Mitralklappenstenose
E) Trikuspidalklappeninsuffizienz

GEFÄßSYSTEM

Frage 234

Von erhöhten Blutdruck wird gesprochen, wenn die in mm Hg gemessenen Blutdruckwerte dauerhaft Werte erreichen über

A) 90/70
B) 120/80
C) 130/100
D) 135/85
E) Keine der Aussagen A-D ist richtig

Frage 235

Welche der folgenden Aussagen zu den Blutgefäßen des Herzens trifft nicht zu?

A) Vena cava superior und Vena cava inferior münden beide in den rechten Vorhof des Herzens ein.
B) Die rechte und die linke Koronararterie entspringen unterhalt der Aortenklappe aus dem linken Ventrikel.
C) Die großen, dem Myokard entstammenden Venen des Herzens entleeren sich über den Sinus coronarius in den rechten Vorhof.
D) Die rechte Herzkranzarterie versorgt u. a. den Sinusknoten.
E) Die linke Herzkranzarterie versorgt u. a. den vorderen und mittleren Abschnitt der Kammerscheidewand.

Frage 236

Der Blutstrom kann ein Gerinnsel auf normalem anatomischen Weg aus dem linken Ventrikel des Herzens am wenigsten wahrscheinlich verschleppen in:

A) Nierenarterien
B) Gehirnarterien
C) Pulmonalarterien
D) Koronararterien
E) Beinarterien

Frage 237

Welcher der folgenden Mechanismen dient nicht der Stabilisierung des arteriellen Blutdrucks bei Volumenmangel?

A) Ausschüttung von Atriopeptin
B) Bildung von Angiotensin II
C) Ausschüttung von Aldosteron
D) Ausschüttung von Adiuretin (ADH)
E) Erhöhung des totalen peripheren Widerstandes (TPR)

Frage 238

Welche Gefäß- und Klappenverengungen resultieren in einem erhöhten arteriellem Blutdruck in den Armen?

1) Aortenisthmusstenose
2) Nierenarterienstenose
3) Aortenklappenstenose

A) nur 1 ist richtig
B) nur 2 ist richtig
C) nur 1 und 2 sind richtig
D) nur 2 und 3 sind richtig
E) 1-3, alle sind richtig

Frage 239

Welche der folgenden endokrinen Krankheiten verursachen keinen Bluthochdruck?

A) Cushing-Syndrom
B) Conn-Syndrom
C) Phäochromozytom
D) Addison-Krise
E) Akromegalie

Frage 240
Eine asympathikotone Kreislaufreaktion im Schellong-Test ist gegeben, wenn beim Wechsel vom Liegen zum Stehen

A) die Herzfrequenz ansteigt und der Blutdruck abfällt
B) die Herzfrequenz überschießend ansteigt und der Blutdruck abfällt
C) der Blutdruck abfällt und die Herzfrequenz nicht ansteigt
D) die Herzfrequenz und der Blutdruck sofort ansteigen
E) der Blutdruck nach einem kurzen Blutdruckabfall ansteigt und die Herzfrequenz sofort ansteigt

Frage 241
Welche der folgenden Veränderungen ist keine Manifestation eines Pfortaderhochdruckes?

A) Ösophagusvarizen
B) Aszites
C) Spider-Nävi
D) Splenomegalie
E) Caput medusae

Frage 242
Bei einem 57-jährigen Patienten wird als Ursache seiner verminderten Gehstrecke eine arterielle Verschlusskrankheit vom Oberschenkeltyp, Stadium II nach Fontaine, festgestellt. Als konservatives, nicht medikamentöses Behandlungsverfahren ist zu empfehlen:

A) lokale Thermotherapie
B) intensive Kryotherapie
C) Gehübungen in Form des Intervalltrainings
D) Ruhigstellung mit Zinkleimverband
E) Kurzwellendurchflutung im Kondensatorfeld

Frage 243
Bei einem 42-jährigen Patienten wird eine arterielle Hypertonie mit attackenartig auftretenden, exzessiven Spitzenwerten bis zu 300 mmHg systolisch diagnostiziert. Es werden anfallsartige Kopfschmerzen, Palpitationen (sowie Schweißausbrüche) mit anschließender Polyurie angegeben. Anamnestisch ist ein C-Zellen-Karzinom vor 15 Jahren bekannt.
Welche Diagnose ist am wahrscheinlichsten?

A) Phäochromozytom
B) Prolaktinom
C) Morbus Basedow
D) Morbus Cushing
E) adrenogenitales Syndrom

Frage 244
Hinweis auf das Vorliegen einer chronischen Angina intestinalis ist am ehesten

A) Abwehrspannung im Bereich des Oberbauchs
B) postprandialer Bauchschmerz
C) postprandiales Erbrechen
D) paradoxe Diarrhö
E) Rückenschmerz

Frage 245
Welche der folgenden Symptome treten in der Regel nicht beim arteriellen Verschluss auf?

1) Schmerzen
2) Pulslosigkeit
3) Rötung der Haut
4) Sensibilitätsstörungen
5) Schwellung

A) nur 3 und 5 sind richtig
B) nur 1, 2 und 4 sind richtig
C) nur 2, 3 und 5 sind richtig
D) nur 3, 4 und 5 sind richtig
E) nur 1, 2, 3 und 4 sind richtig

Frage 246
Welche Aussagenkombination ist richtig? Folgende Aussagen zur Arteriosklerose treffen zu:

1) Die Augenhintergrunduntersuchung gibt einen wichtigen Hinweis zum Ausmaß der Arteriosklerose.
2) Beim Ratschow-Test kommt es zu einer vorzeitigen Füllung der Beinvenen, da die Arterien verengt sind und in der Blutfüllung nachhinken
3) Rauchen ist ein wichtiger Risikofaktor.
4) Bei der Auskultation findet man ein Strömungsgeräusch erst bei vollständigem Verschluss der Arterie.

A) Aussagen 1 und 3 sind richtig.
B) Aussagen 2 und 4 sind richtig.
C) Aussagen 1,3 und 4 sind richtig.
D) Aussagen 2,3 und 4 sind richtig.
E) Alle Aussagen sind richtig.

Frage 247
Bei einer vagovasalen Synkope tritt nicht auf:

A) Bewusstlosigkeit
B) hohe Pulsfrequenz
C) Hautblässe
D) niedriger arterieller Blutdruck
E) Abnahme des peripheren Gefäßwiderstandes

Frage 248
Wenn der Blutdruck an den oberen Extremitäten deutlich höher als an den unteren Extremitäten ist, weist dies am ehesten auf folgende Erkrankung hin:

A) Pulmonalklappenstenose
B) Aortenstenose
C) Aortenklappeninsuffizienz
D) Aortenisthmusstenose
E) Vorhofseptumdefekt

Frage 249
Ursache einer arteriellen Hypertonie kann nicht sein:

A) chronische Glomerulonephritis
B) Cushing-Syndrom
C) Phäochromozytom
D) Nierenarterienstenose
E) Morbus Addison

Frage 250
Ursachen einer sekundären Hypertonie können sein:

1) akute Glomerulonephritis
2) chronische Pyelonephritis
3) Phäochromozytom
4) Nierenarterienstenose

A) nur 1 und 2 sind richtig
B) nur 2 und 4 sind richtig
C) nur 1, 2 und 4 sind richtig
D) nur 1, 3 und 4 sind richtig
E) 1-4, alle sind richtig

Frage 251
Eine pulmonale Hypertonie kann auftreten als Folge einer/eines

1) Pulmonalklappenstenose
2) Mitralklappeninsuffizienz
3) Ventrikelseptumdefektes
4) obstruktiven Lungenemphysems

A) nur 1 und 4 sind richtig
B) nur 2 und 3 sind richtig
C) nur 1, 2 und 3 sind richtig
D) nur 2, 3 und 4 sind richtig
E) 1-4, alle sind richtig

Frage 252
Frühsymptome einer Hypertonie sind

1) Ohrensausen
2) Tachykardie
3) Kopfschmerzen
4) Nasenbluten

A) nur 1 und 3 sind richtig
B) nur 1 und 4 sind richtig
C) nur 2 und 4 sind richtig
D) nur 1, 3 und 4 sind richtig
E) 1-4, alle sind richtig

Frage 253
Welche Symptome erwarten Sie bei einer arteriellen Hypertonie?

1) Kopfschmerzen
2) Ohrensausen
3) Schwindelgefühl
4) Bauchschmerzen
5) Sehen von Doppelbildern

A) nur 2 ist richtig
B) nur 1 und 2 sind richtig
C) nur 1, 2 und 3 sind richtig
D) nur 2, 3 und 5 sind richtig
E) 1-5, alle sind richtig

Frage 254
Welche Aussage ist falsch?
Typische Beschwerden bei Patienten mit seit Jahren bestehender arterieller Hypertonie:

A) Belastungsdyspnoe
B) Kopfschmerzen
C) Schwindelgefühl
D) Nierenklopfschmerz
E) Brustschmerzen (Präkordialschmerzen)

Frage 255
Was würden Sie einem Hypertoniker empfehlen?

1) viel Wasser trinken
2) viel Wasser und viel Kochsalz
3) salzreiche Kost
4) kochsalzarme Kost
5) ganz ohne Kochsalz

A) nur 4 ist richtig
B) nur 2, 3 und 4 sind richtig
C) nur 1, 3 und 4 sind richtig
D) nur 1, 2, 3 und 5 sind richtig
E) 1-5, alle sind richtig

Frage 256
Bei einem Patienten mit chronischem Bluthochdruck finden sich typischerweise Schäden an

1) Leber
2) Herz
3) Nieren
4) Gehirn
5) Magen

A) nur 2 ist richtig
B) nur 1 und 2 sind richtig
C) nur 1, 2 und 4 sind richtig
D) nur 2, 3 und 4 sind richtig
E) 1-5, alle sind richtig

Frage 257
Was beweist der Schellong-Test?

A) essentielle Hypertonie
B) sympathikusbetonte hypotone Kreislaufdysregulation
C) arterielle Durchblutungsstörung
D) venöse Durchblutungsstörung
E) Durchblutungsstörung in den Herzkranzgefäßen

Frage 258
Welche Aussage ist falsch?
Typische Folgekrankheiten der Atherosklerose sind:

A) Lungenembolie
B) transitorische ischämische Attacken (TIA) bei Sklerose der basalen Hirnarterien
C) Claudicatio intermittens bei Stenosen der Beinarterien
D) renale Hypertonie bei Abgangsstenose der A. renalis
E) paralytischer Ileus durch hämorrhagischen Dünndarminfarkt nach Verschluss der A. mesenterica superior

Frage 259
Wo entspringen die Herzkranzgefäße?

A) aus dem linken Ventrikel
B) aus der Aorta
C) aus dem rechten Ventrikel
D) unterhalb der Aortenklappe aus der Aortenwurzel
E) direkt oberhalb der Pulmonalklappe aus der Pulmonalarterie

Frage 260
Der Windkesseleffekt ist hauptsächlich lokalisiert

A) in den Lymphgefäßen
B) in herznahen großen Arterien vom elastischen Typ
C) in der Hohlvene
D) im Kapillarbereich
E) in herzfernen Arterien

Frage 261
An welcher Körperstelle ist ein peripherer arterieller Pulse normalerweise <u>nicht</u> zu tasten?

A) am Halsdreieck
B) hinter dem Außenknöchel
C) an den Innenseiten des Oberarms
D) am Fußrücken
E) an der Schläfe

Frage 262
Die Symptome eines akuten Arterienverschlusses sind:

1) langsam einsetzender Schmerz, steigende Intensität
2) schnell einsetzender Schmerz, steigende Intensität
3) hochrote und heiße Extremität
4) blasse und kühle Extremität
5) Pulslosigkeit distal der Verschlussstelle

A) nur 3 ist richtig
B) nur 2, 4 und 5 sind richtig
C) nur 1, 4 und 5 sind richtig
D) nur 2, 3 und 5 sind richtig
E) 1-5, alle sind richtig

Frage 263
Welche der folgenden Symptome erwarten Sie bei einer arteriellen Embolie?

1) fehlender Puls
2) Hautrötung
3) Gefühlsstörungen
4) Schmerz
5) Venenstauung

A) nur 1 ist richtig
B) nur 1 und 2 sind richtig
C) nur 2, 3 und 4 sind richtig
D) nur 1, 3 und 4 sind richtig
E) 1-5, alle sind richtig

Frage 264
Welche Antwort ist falsch?
Beim akuten vollständigen Ischämiesyndrom einer ganzen Extremität durch eine arterielle Embolisation treten folgende Symptome auf:

A) prall gefüllte oberflächliche Venen
B) kalte, anfänglich blass-marmorierte, später zyanotisch verfärbte Haut
C) gestörte Beweglichkeit und Sensibilität
D) fehlenden periphere Arterienpulse
E) heftige Schmerzen

Frage 265
Richtige Sofortmaßnahmen bei einem akuten Beinarterienverschluss sind:

1) Hochlagerung des betroffenen Beines
2) Tieflagerung des betroffenen Beines
3) Gabe eines Schmerzmittels
4) Gabe von gefäßerweiternden Mitteln
5) lokale Wärmeapplikation (z. B. Wärmflasche)
6) lokale Kälteapplikation

A) nur 1 und 4 sind richtig
B) nur 1 und 5 sind richtig
C) nur 2 und 3 sind richtig
D) nur 1, 3 und 6 sind richtig
E) nur 2, 4 und 5 sind richtig

Frage 266
Ein 55-jähriger Patient hat Schmerzen in der Wade, besonders nach längerem Gehen. Durch Ruhepausen verschwinden die Schmerzen wieder.
Wie lautet Ihre Diagnose?

A) chronische arterielle Verschlusskrankheit (AVK)
B) akuter Arterienverschluss
C) Venenverschlusskrankheit
D) Venenentzündung
E) Knie- und Hüftgelenksarthrose

Frage 267
Ein Patient klagt über Schmerzen nach längerem Gehen. Nach kurzer Pause lassen die Beschwerden wieder nach.
Welche Untersuchung ist zur Sicherung der Verdachtsdiagnose am wenigsten sinnvoll?

A) Inspektion der Beine
B) vergleichende Pulstastung an beiden Füßen
C) Ratschow´sche Lagerungsprobe
D) Lasègue-Test
E) Temperaturmessung an beiden Füßen

Frage 268
Zu den charakteristischen Symptomen im Verlauf der chronischen arteriellen Verschlusskrankheit der Beine zählt/zählen:

1) Claudicatio intermittens
2) Kältegefühl in den Beinen
3) Ruheschmerz in den Beinen

A) nur 2 ist richtig
B) nur 1 und 2 sind richtig
C) nur 1 und 3 sind richtig
D) nur 2 und 3 sind richtig
E) 1-3, alle sind richtig

Frage 269
Welche der folgenden Bezeichnungen bringen Sie mit einem Verschluss bzw. der Einengung von Blutgefäßen in Verbindung?

1) Raucherbein
2) Claudicatio intermittens
3) Schaufensterkrankheit
4) intermittierendes Hinken
5) Angina pectoris

A) nur 3 ist richtig
B) nur 1, 2 und 4 sind richtig
C) nur 1, 3 und 5 sind richtig
D) nur 3, 4 und 5 sind richtig
E) 1-5, alle sind richtig

Frage 270
Welche Antwort ist falsch?
Die Pfortader sammelt das venöse Blut von

A) Magen
B) Dünndarm
C) Pankreas
D) Milz
E) Leber

Frage 271
Welche Gefäße erwarten Sie an der Leberpforte?

1) Lebervene
2) Ductus thoracicus
3) Pfortader
4) Leberarterie
5) Ductus pancreaticus

A) nur 4 ist richtig
B) nur 3 und 4 sind richtig
C) nur 1, 4 und 5 sind richtig
D) nur 2, 4, und 5 sind richtig
E) 1-5, alle sind richtig

Frage 272
Aus welchen Organen bekommt die Pfortader ihr Blut?

1) Milz
2) Magen
3) Hoden bzw. Ovarien
4) Darm

A) nur 2 ist richtig
B) nur 2 und 4 sind richtig
C) nur 1, 2 und 3 sind richtig
D) nur 1, 2 und 4 sind richtig
E) 1-4, alle sind richtig

Frage 273
Welche Aussage zum Transportmechanismus des venösen Blutes ist falsch?

A) Venenklappen verhindern das Zurückfließen des Blutes entsprechend der Schwerkraft.
B) Muskelarbeit in Venennähe presst die Venen zusammen und transportiert das Blut in Richtung Herz weiter.
C) Der rechte Vorhof übt auf die großen zentralen Venen eine große Sogwirkung aus.
D) In der Venenwand sorgt eine, wenn auch dünne, Muskelschicht für eigene Wandspannung.
E) Im venösen System herrscht immer ein Überdruck (positiver Druck).

Frage 274
Ein 60-jähriger Patient mit Krampfadern hat oberhalb des rechten Knöchels ein Unterschenkelgeschwür. Um die Wunde Rötung, Schwellung, heiß, flächig und scharf abgegrenzt, Fieber. Wie lautet Ihre Verdachtsdiagnose?

A) Venenverschluss
B) Venenentzündung
C) Thrombose
D) Erysipel
E) Erythema nodosum

Frage 275
Welche Aussage ist falsch?
Eine erhöhte Thrombosebereitschaft besteht bei

A) Krebskranken
B) Herzinsuffizienz
C) chronischer Hepatitis
D) Übergewichtigen
E) operierten Patienten

Frage 276
Welche Maßnahme ist bei oberflächlicher Beinvenenthrombose (oberflächlicher Thrombophlebitis) nicht angezeigt?

A) tagsüber viel Bewegung
B) Beine nachts hochlagern
C) strikte Bettruhe
D) Kompressionsverband
E) Umwickeln kalter feuchter Tücher

Frage 277
Eine 65-jährige Patientin hat Ödeme rechts im Bereich von Fußrücken, Knöchel und Unterschenkel. Welche Diagnose ist am wahrscheinlichsten?

A) nephrotisches Syndrom
B) Rechtsherzinsuffizienz
C) Phlebothrombose
D) Eiweißmangelödeme
E) Leberzirrhose

Frage 278
Für die Venenthrombose der unteren Extremität gilt nicht:

A) Die Thromben der V. saphena magna sind die häufigste Ursache der fulminanten Lungenembolie.
B) Bei unzureichender Organisation eines Thrombus in tiefen Bein- und Beckenvenen können sich Geschwüre in der Knöchelgegend (Ulcus cruris) bilden.
C) Das postthrombotische Syndrom geht mit einer starken Neigung zur Varizenbildung einher.

D) Unvollständige Rekanalisation begünstigt erneute Thrombenbildung.
E) Die Zerstörung der Venenklappen ist ein bedeutsamer ursächlicher Faktor für die Entstehung des postthrombotischen Syndroms.

Frage 279
Zeichen einer akuten Thrombose der tiefen Oberschenkelvenen sind

1) Ödem
2) livide Verfärbung
3) Unterschenkelumfang vergrößert
4) Schweregefühl im Bein
5) intermittierendes Hinken

A) nur 1 und 3 sind richtig
B) nur 1, 2,3 und 4 sind richtig
C) nur 1, 2, 4 und 5 sind richtig
D) nur 2, 3, 4 und 5 sind richtig
E) 1-5, alle sind richtig

Frage 280
Welche Antwort ist falsch?
Zu den Symptomen einer unkomplizierten Phlebothrombose der tiefen Venen des Unterschenkels gehören:

A) Schmerzen in der Wade bzw. unter der Fußsohle
B) Anstieg der Blutsenkungsgeschwindigkeit
C) Rötlich-livide Verfärbung der Haut
D) Sensibilitätsstörungen
E) Schwellung des Unterschenkels

Frage 281
Als Spätfolgen einer Thrombose der Beinvenen können sich ausbilden:

1) eine ödembedingte Sklerose
2) eine Stauungsdermatose
3) eine Venektasie (Phlebektasie)
4) Unterschenkelgeschwür (Ulcus cruris)

A) nur 1 und 2 sind richtig
B) nur 1 und 3 sind richtig
C) nur 1, 3 und 4 sind richtig
D) nur 2, 3 und 4 sind richtig
E) 1-4, alle sind richtig

Frage 282
Welcher der folgenden Befunde ist am wenigsten charakteristisch beim sog. varikösen Symptomenkomplex?

A) Spider naevi
B) Pigmentierungen
C) entzündliche Zeichen
D) Ödeme
E) Ulkus

Frage 283
Komplikationen bei langer Bettlägrigkeit sind:

1) Dekubitus
2) Lungenembolie
3) Pneumonie
4) Osteoporose

A) nur 1 und 3 sind richtig
B) nur 1 und 4 sind richtig
C) nur 2 und 4 sind richtig
D) nur 1, 3 und 4 sind richtig
E) 1-4, alle sind richtig

Frage 284
Welche Symptomgruppe spricht am ehesten für eine Lungenembolie?

A) rezidivierender Schmerz und Druckgefühl hinter dem Brustbein mit Ausstrahlung in den Hals und Unterkiefer, Atemnot
B) plötzlich auftretende Atemnot, tympanitischer Klopfschall über der Lunge, abgeschwächtes Atemgeräusch
C) lang anhaltender Thoraxschmerz, Todesangst, Schweißausbruch, Hypotonie, Übelkeit

D) Atemnot, Zyanose, trockener Husten, (evtl. blutig), plötzlich einsetzender Thoraxschmerz (vor allem bei Inspiration), Schweißausbruch, Tachykardie, Hypotonie, Halsvenenstauung
E) alter, allein stehender Patient, Fieber, Nachtschweiß, Gewichtsverlust, Husten und Auswurf

Frage 285
Bei einer Lungenarterienembolie können folgende Symptome auftreten:

1) Atemnot (Dyspnoe), Herzjagen, Angst
2) Schmerzen im Brustkorb
3) Schock mit Zyanose und Bewusstlosigkeit
4) Abfall des arteriellen Blutdrucks

A) nur 1 und 2 sind richtig
B) nur 3 und 4 sind richtig
C) nur 1, 3 und 4 sind richtig
D) nur 2, 3 und 4 sind richtig
E) 1-4, alle sind richtig

Frage 286
Welche Aussage ist falsch?
Nach einer Lungenembolie können folgende Komplikationen auftreten:

A) Infarzierung von Lungengewebe (Lungeninfarkt)
B) Luftembolie
C) ungenügendes Herz-Zeit-Volumen
D) Pleuritis
E) Infarktpneumonie

Frage 287
Was gehört nicht zu den Aufgaben des Lymphsystems?

A) Stofftransport, z. B. Fett
B) Transport von Karzinomzellen
C) körpereigene Abwehr
D) Bluttransport
E) Filterfunktion

Frage 288
Welche Aufgabe haben die Lymphknoten?

1) Beteiligung an der Immunabwehr
2) Filterstation des Lymphstroms
3) Beteiligung an der unspezifischen Abwehr
4) Neubildung roter Blutkörperchen
5) Abbau überalterter roter Blutkörperchen

A) nur 1 und 2 sind richtig
B) nur 1 und 5 sind richtig
C) nur 1, 2 und 3 sind richtig
D) nur 1, 2 und 5 sind richtig
E) 1-5, alle sind richtig

Frage 289
Welche Antwort ist falsch?
Welches sind typische Ursachen für ein Lymphödem?

A) Entfernung von Lymphknoten
B) Vermehrung der Lymphozyten
C) Verlegung der Lymphbahnen durch Würmer
D) rezidivierende Entzündungen der Lymphbahnen
E) Lymphknotenmetastasen

Frage 290
Richtige Sofortmaßnahmen bei einem akuten Beinarterienverschluss sind:

1) Hochlagerung des betroffenen Beines
2) Tieflagerung des betroffenen Beines
3) Gabe eines Schmerzmittels
4) Gabe eines Vasodilatators
5) lokale Wärmeapplikation (z.B. Wärmflasche)
6) lokale Kälteapplikation

A) nur 1 und 4 sind richtig
B) nur 1 und 5 sind richtig
C) nur 2 und 3 sind richtig
D) nur 1,3 und 6 sind richtig
E) nur 2,4 und 5 sind richtig

Frage 291

Bei einer 45-jährigen Frau treten 14 Tage nach Knöchelfraktur rechts Schmerzen in der linken Wade in Ruhe und beim Gehen auf, der linke Unterschenkel ist gering geschwollen.
Welche Maßnahme ist zunächst indiziert?

A) Kompressionsverband am linken Unterschenkel mit dem Rat, viel zu laufen
B) Bettruhe und Tieflagern des linken Beins
C) Phlebographie (radiologische Darstellung der Venen)
D) Gabe wassertreibender Medikamente (Diuretika)
E) Arteriographie (radiologische Darstellung der Arterien) des linken Beins

Frage 292

Welche Aussage trifft nicht zu?
Risikofaktoren einer arteriellen Verschlusskrankheit sind:

A) verminderter Fibrinogenspiegel
B) Bluthochdruck
C) inhalatives Rauchen
D) Diabetes mellitus
E) Hypercholesterinämie

Frage 293

Welche Aussage zu arteriellen Pressorezeptoren trifft nicht zu?

A) Sie liegen in der Wand des Karotissinus und des Aortenbogens.
B) Ihre Afferenzen verlaufen im N. glossopharyngeus und N. vagus
C) Ihre Erregung führt zur Zunahme des Sympathikustonus am Herzen.
D) Sie dienen einer Dämpfung größerer Schwankungen des arteriellen Drucks.
E) Ihre Erregung bewirkt eine Abnahme des totalen peripheren Widerstandes.

Frage 294

Charakteristische Befunde bei akuter tiefer Thrombophlebitis am Bein sind:

1) palpatorisch: lokalisierter Druckschmerz
2) Ödem
3) messbare Temperaturdifferenz zwischen krankem und gesundem Bein

A) nur 1 ist richtig
B) nur 1 und 2 sind richtig
C) nur 1 und 3 sind richtig
D) nur 2 und 3 sind richtig
E) 1-3, alle sind richtig

Frage 295

Eine 60-jährige Patientin leidet an einer peripheren arteriellen Verschlusskrankheit der Beine Stadium II nach Fontaine. Welche der folgenden physikalisch-therapeutischen Maßnahmen hat den größten Behandlungserfolg?

A) diadynamische Reizströme an den Beinen
B) Bindegewebsmassage der Beinzonen des Rückens
C) temperaturansteigende Fußbäder zur Gefäßerweiterung
D) Intervallgehtraining
E) Fußwechselbäder

Frage 296

Die Pfortader bringt sauerstoffreiches Blut zur Leber,
weil
die Leberzellen Sauerstoff für ihre Stoffwechselleistung benötigen.

A) Aussage 1 richtig, Aussage 2 richtig, Verknüpfung richtig
B) Aussage 1 richtig, Aussage 2 richtig, Verknüpfung falsch
C) Aussage 1 richtig, Aussage 2 falsch
D) Aussage 1 falsch, Aussage 2 richtig
E) Aussage 1 falsch, Aussage 2 falsch

Frage 297
Welche der Erkrankungen verursacht typischerweise eine arterielle Hypotonie?

A) Hyperthyreose
B) Cushing-Syndrom
C) Conn-Syndrom
D) Morbus Addison
E) Nierenarterienstenose

Frage 298
Welches der genannten Symptome ist nicht typisch für einen Patienten mit manifestem Volumenmangel?

A) Hautblässe
B) Oligurie
C) Anisokorie
D) kaltschweißige Haut
E) Unruhe

Frage 299
Welche Aussage trifft nicht zu?
Für die Diagnose einer Arteriitis temporalis (M. Horton) sprechen:

A) frontotemporaler Kopfschmerz
B) hohe BSG
C) druckschmerzhafte und geschwollene A. temporalis
D) Alter unter 50 Jahre
E) plötzliche einseitige Erblindung

Frage 300
Die Lagerungsprobe nach Ratschow wird verwendet zur Erkennung einer

A) venösen Rückflussbehinderung
B) diabetischen Neuropathie
C) arteriellen Verschlusskrankheit
D) progressiven Systemsklerose
E) primären Varikose

Frage 301
Das Vena-cava-Kompressionssyndrom ist gekennzeichnet durch

A) eine Erhöhung des venösen Rückstroms zum rechten Herzen
B) ein erhöhtes Herzminutenvolumen
C) sein physiologisches Auftreten in der Frühschwangerschaft
D) eine Tachykardie und Blutdruckabfall
E) Keine der Aussagen(A)-(D) trifft zu.

Frage 302
Welche Lagerung ist bei Erstversorgung eines Patienten mit einer hypertensiven Krise anzustreben?

A) Tieflagerung des Oberkörpers und Hochlagerung der Beine
B) Tieflagerung des Oberkörpers und Tieflagerung der Beine
C) Hochlagerung des Oberkörpers und Hochlagerung der Beine
D) Hochlagerung des Oberkörpers und Tieflagerung der Beine
E) Flachlagerung agerung des Oberkörpers und Hochlagerung der Beine

Frage 303
Eine 20-jährige Patientin leidet an orthostatischen Kreislaufstörungen.
Welche der folgenden physikalisch-therapeutischen Maßnahmen ist sinnvoll?

A) 20-minütige warme Bäder
B) heiße Moorpackungen
C) kalte Kneipp-Güsse
D) temperaturansteigende Armbäder
E) Kohlensäurebäder

Frage 304
Welcher der Mechanismen kann nicht Ursache von Gewebsödemen sein?

A) Senkung des Arteriolentonus
B) Erhöhung der Plasma-Albumin-Konzentration
C) Erhöhung des hydrostatischen Drucks in den Kapillaren
D) Störung des Lymphabflusses
E) Erhöhung des zentralen Venendrucks

ATMUNGSSYSTEM

Frage 305
Die Atemverschieblichkeit der Lunge in der Medioklavikularlinie ist

A) 0,5 - 1 cm
B) 2 bis 3 cm
C) 4 bis 6 cm
D) 10 bis 12 cm
E) über 15 cm

Frage 306
Welche Definition umschreibt die sog. Vitalkapazität am besten?

A) Die nach normaler Einatmung zusätzlich einatembare Luftmenge
B) Die nach maximaler Einatmung maximal auszuatmende Luftmenge
C) Die nach maximaler Ausatmung in der Lunge verbleibende Luftmenge
D) Die nach normaler Ausatmung üblicherweise eingeatmete Luftmenge
E) Keine der Definitionen trifft zu

Frage 307
Das Atemvolumen, das nach maximaler Inspiration maximal ausgeatmet werden kann, heißt:

A) inspiratorisches Reservevolumen
B) exspiratorisches Reservevolumen
C) Atemzugvolumen
D) Vitalkapazität
E) Residualvolumen

Frage 308
Wie nennt man den Atemtyp, bei dem kräftige Atemzüge von gleicher Tiefe von plötzlich auftretenden Atempausen unterbrochen werden?

A) Orthopnoe
B) Apnoe
C) Biot-Atmung
D) paradoxe Atmung
E) inverse Atmung

Frage 309
Bei Rippenserienfrakturen bzw. anderen Instabilitäten des Brustkorbs kommt es zu einer inspiratorischen Einwärts- und exspiratorischen Auswärtsbewegung des instabilen Thoraxanteils.
Wie nennt man diesen Atemtyp?

A) Orthopnoe
B) Apnoe
C) Biot-Atmung
D) paradoxe Atmung
E) inverse Atmung

Frage 310
Bei Atemwegsverlegungen (z. B. Fremdkörper) der Luftröhre kommt es zu maximaler Bewegung des Zwerchfells ohne Beteiligung der Thorax-Zwischenrippenmuskulatur. Dadurch Einziehung des Abdomens während der Einatmung und Vorwölbung des Abdomens während der Ausatmung, ohne dass eine Ventilation stattfindet. Wie heißt dieser Atemtyp?

A) Orthopnoe
B) Apnoe
C) Biot-Atmung
D) paradoxe Atmung
E) inverse Atmung

Frage 311
Nach maximaler Ausatmung

A) ist die Lunge luftleer
B) verbleibt in der Lunge noch das sog. Residualvolumen (ca. 1.200ml)
C) verbleibt in der Lunge noch ein Atemvolumen (ca. 500ml)
D) verbleibt in der Lunge noch das sog. Totraumvolumen (ca. 200ml)
E) enthält die Lunge neben dem Residualvolumen noch das exspiratorische Reservevolumen (insgesamt ca. 2,7l)

Frage 312

Das so genannte Lederknarren (bei der Auskultation des Thorax) ist in erster Linie typisch für die

A) Pleuritis sicca
B) Pneumonie
C) Lungenkaverne
D) Lungenatelektase
E) Bronchiektasie

Frage 313

Für das ausgeprägte chronische generalisierte Lungenemphysem ist am wenigsten charakteristisch:

A) so genannter Schachtelton des Thorax (bei Perkussion)
B) im Vergleich zum Gesunden: vergrößerter Sagittaldurchmesser des Thorax
C) absolute Herzdämpfung (bei der Perkussion) verkleinert oder aufgehoben
D) verstärkter Stimmfremitus (bei der Palpation)
E) leises Atemgeräusch (bei der Auskultation)

Frage 314

Was ist für einen ausgeprägten Pleuraerguss beim sitzenden Erwachsenen am wenigsten charakteristisch?

A) Nachschleppen der Atemexkursion auf der erkrankten Thoraxseite
B) perkutorische Dämpfung
C) amphorisches Atmen
D) abgeschwächter oder aufgehobener Stimmfremitus
E) Ellis-Damoiseau-Linie

Frage 315

Der komplette einseitige Pneumothorax ist auf der betroffenen Seite in erster Linie durch folgende Kombination von Perkussions- und Auskultationsbefund gekennzeichnet:

A) sonorer Klopfschall, aufgehobenes Atemgeräusch
B) hypersonorer Klopfschall, exspiratorisches Stenosegeräusch
C) hypersonorer Klopfschall, Bronchialatmen
D) hyposonorer Klopfschall, aufgehobenes Atemgeräusch
E) hypersonorer Klopfschall, aufgehobenes Atemgeräusch

Frage 316

Die Tuberkulose stellt weltweit noch immer eine erhebliche Gesundheitsbedrohung dar, die durch die sog. New-York-Stämme oder Kasachstan-Stämme zusätzlich verschärft wird.
Welche Aussage zu diesen Stämmen trifft zu?

A) Es handelt sich um Stämme erhöhter Virulenz.
B) Diese Stämme haben eine erhöhte Infektiosität.
C) Sie gehören zu den atypischen Mykobakterien.
D) Analog zu Mycobacterium leprae können sie kulturell nicht nachgewiesen werden.
E) Ihre klinische und epidemiologische Bedeutung beruht auf der Multiresistenz gegen Antituberkulotika.

Frage 317

Welcher der Befunde ist beim Vorliegen eines Spannungspneumothorax am wenigsten zu erwarten?

A) aufgehobenes Atemgeräusch über einer Thoraxhälfte
B) Rasselgeräusche bds. über den basalen Lungenabschnitten
C) einseitig abgeschwächter Stimmfremitus
D) venöse obere Einflussstauung
E) einseitig hypersonorer Klopfschall

Frage 318

Welche Aussage zur Lungentuberkulose trifft am ehesten zu?

A) Die Tuberkulose ist in Europa sehr selten geworden.
B) Schon bei Krankheitsverdacht besteht eine gesetzliche Meldepflicht.
C) Isolierung aller Patienten ist gesetzlich vorgeschrieben.
D) Bei unkompliziertem Krankheitsverlauf ist eine Behandlungszeit von 6-9 Monaten ausreichend.
E) Die Regeltherapie besteht in einer Monotherapie mit Penicillin.

Frage 319

Bei einem Autounfall sind bei einem 25-jährigen Mann beide Unterschenkel frakturiert worden. Gleichzeitig klagt er über starke Atemnot. Sie finden stark gefüllte Halsvenen, einen erniedrigten systemischen Blutdruck und einen hypersonoren Klopfschall über der linken Thoraxhälfte.
Welche Maßnahme ergreifen Sie zuerst?

A) stabile Seitenlage
B) assistierende Beatmung (12 Beatmungen pro Minute)
C) linksseitige Pleurapunktion
D) Intubation
E) Infusion (500ml isotone Kochsalzlösung zur Schockprophylaxe)

Frage 320

Für den Pleuraerguss ist (im Bereich des Ergusses) am wenigsten charakteristisch:

A) gedämpfter Perkussionsschall
B) abgeschwächtes Atemgeräusch
C) gespannte Interkostalräume
D) abgeschwächte Bronchophonie
E) verstärkter Stimmfremitus

Frage 321

Im Jahre 1981 wurde von den Krebsepidemiologen Doll und Peto eine viel beachtete Schätzung der vermeidbaren Risiken bei der Krebsentstehung veröffentlicht.
Der Anteil an der Gesamtkrebsmortalität, der auf Tabakrauchen zurückgeführt werden kann, betrug danach in den USA ca.

A) 5 %
B) 10 %
C) 30 %
D) 50 %
E) 65 %

Frage 322

Die Prüfung des Stimmfremitus ist eine Untersuchungsmethode, die typischerweise Folgendem dient:

A) Beurteilung des Schweregrades einer Innenohrschwerhörigkeit
B) Einteilung des Schweregrades einer Rekurrens-Parese
C) Ermittlung der Stimmfrequenz mit Hilfe des Einsatzes von Stimmgabeln
D) Beurteilung der Fortleitung niederfrequenter Schwingungen im Thoraxbereich
E) Erfassung des quantitativen Ausmaßes der exspiratorischen Atemflussbehinderung

Frage 323

Die Prüfung der Bronchophonie dient in erster Linie der

A) exakten Bestimmung der Bronchusweite
B) Messung der Atemreserve
C) Erkennung entzündlich-infiltrativer Lungenerkrankungen
D) spirographischen Analyse von Lungengeräuschen
E) Bestimmung der Atemruhelage

Frage 324

Bei der Auskultation der Lunge eines zyanotischen Patienten mit schwerer Atemnot und mit blutig tingiertem, massivem Auswurf hören Sie beidseitig massive, auch auf Distanz hörbare, laute Rasselgeräusche (inklusive Trachealrasseln).
Es handelt sich am ehesten um:

A) frische virale Pneumonie
B) eine Kompressionsatelektase
C) akute Bronchitis
D) Lungenödem
E) E Asthma-bronchiale-Anfall

Frage 325

Welche Aussagen zum Pseudo-Krupp sind richtig?

1) In der Regel geht dem Ereignis ein Infekt voraus.
2) Die Kinder sind maximal 6 Jahre alt.
3) Häufig findet sich ein inspiratorischer Stridor.
4) Ein bellender Husten kann auftreten.
5) Es findet sich ein typischer fauler Mundgeruch.

A) nur 3 und 4 sind richtig
B) nur 2, 3 und 4 sind richtig
C) nur 1, 2, 3 und 4 sind richtig
D) nur 1, 2, 4 und 5 sind richtig
E) nur 2, 3, 4 und 5 sind richtig

Frage 326

Welche Aussagenkombination ist richtig?
Bei einem langjährigen Asthmakranken Patienten, welcher stets laute spastische Atemgeräusche bot, ist nach Absetzen der chemischen Medikation nach naturheilkundlicher Therapie nun bei der Auskultation bei leisem Atemgeräusch keine Spastik mehr zu hören, obwohl er behauptet, dass es ihm schlechter gehe. Im vorliegenden Fall ist das Leiserwerden bzw. das völlige Verschwinden des spastischen Atemgeräusch

1) stets ein gutes Zeichen
2) ein evtl. sehr ernstes lebensbedrohliches Zeichen
3) ein wenig wichtiges Zeichen, es kommt alleine auf die Angaben des Patienten an.
4) ein bedrohliches Zeichen, der Patient müsste evtl. sofort in stationäre Behandlung überwiesen werden
5) grundsätzlich ein Zeichen des Behandlungserfolges.

A) keine Aussage ist richtig
B) nur 3 ist richtig
C) nur 2 und 4 sind richtig
D) nur 1,3 und 5 sind richtig
E) 1-5, alle sind richtig

Frage 327

Welche der klinischen Untersuchungsbefunde sind für den Pleuraerguss auf der betroffenen Thoraxseite am wahrscheinlichsten?

A) gedämpfter Klopfschall, abgeschwächtes Atemgeräusch, verminderter Stimmfremitus
B) sonorer Klopfschall, abgeschwächtes Atemgeräusch, erhaltener Stimmfremitus
C) sonorer Klopfschall, normales Vesikuläratmen, verminderter Stimmfremitus
D) hypersonorer Klopfschall, abgeschwächtes Atemgeräusch, verminderter Stimmfremitus
E) hypersonorer Klopfschall, Bronchialatmen, verminderter Stimmfremitus

Frage 328

Das Nachschleppen einer Thoraxhälfte beim Atmen ist typisch bei

1) Herzinfarkt
2) Rippenbrüchen
3) Pleuritis
4) Lungenembolie
5) Bronchialkarzinom

A) nur 2 ist richtig
B) nur 2 und 3 sind richtig
C) nur 1, 2 und 3 sind richtig
D) nur 2, 4 und 5 sind richtig
E) 1-5, alle sind richtig

Frage 329
Der Stimmfremitus

1) ist nur bei Männern zu hören
2) ist bei Pneumonie verstärkt
3) ist bei Pneumothorax und Pleuraerguss aufgehoben
4) ist bei Emphysem und Pleuraschwarte abgeschwächt

A) nur 3 ist richtig
B) nur 2 und 4 sind richtig
C) nur 3 und 4 sind richtig
D) nur 2, 3 und 4 sind richtig
E) 1-4, alle sind richtig

Frage 330
Welchen Perkussionsbefund erwarten Sie über einer gesunden Lunge?

A) sonorer Klopfschall
B) tympanitischer Klopfschall
C) Schachtelton
D) Dämpfung
E) Schenkelschall

Frage 331
Bei welchen Erkrankungen erwarten Sie einen hypersonoren Klopfschall?

1) Pleuraschwarte
2) Lungenemphysem
3) Pneumonie
4) Pneumothorax
5) trockene Pleuritis

A) nur 1 und 5 sind richtig
B) nur 2 und 4 sind richtig
C) nur 1, 4 und 5 sind richtig
D) nur 1, 3, 4 und 5 sind richtig
E) 1-5, alle sind richtig

Frage 332
Welchen Untersuchungsbefund erwarten Sie bei einem Emphysematiker?

1) Schachtelton
2) abgeschwächtes Atemgeräusch
3) ausgeprägte Atemexkursionen des Brustkorbs
4) tympanitischen Klopfschall
5) Giemen und Brummen

A) nur 5 ist richtig
B) nur 1 und 2 sind richtig
C) nur 1, 2 und 3 sind richtig
D) nur 2, 3 und 4 sind richtig
E) 1-5, alle sind richtig

Frage 333
Welche Antwort ist falsch? Wie erkennen Sie als Heilpraktiker einen Pneumothorax?

A) Anamnese
B) Palpation: Stimmfremitus abgeschwächt
C) Perkussion: Klopfschall hypersonor
D) Auskultation: Atemgeräusch abgeschwächt
E) Auskultation: feinblasige Rasselgeräusche über den Lungenbasen

Frage 334
Welche der folgenden Auskultationsbefunde der Lunge sind pathologisch?

1) grobblasige feuchte Nebengeräusche
2) pueriles Atmen
3) Vesikuläratmen
4) Giemen und Brummen

A) nur 1 und 2 sind richtig
B) nur 1 und 4 sind richtig
C) nur 2 und 4 sind richtig
D) nur 1, 2 und 4 sind richtig
E) 1-4, alle sind richtig

Frage 335

Atemsynchrone Reibegeräusche über den basalen Lungenabschnitten finden sich typischerweise bei

A) Pericarditis exsudativa
B) Pleuritis sicca
C) Silikose
D) Morbus Boeck (Sarkoidose)
E) Pleuritis exsudativa

Frage 336

Das Auskultationsphänomen 'aufgehobenes Atemgeräusch' hört man am ehesten bei folgender Erkrankung:

A) Tbc-Kaverne
B) Pneumothorax
C) Asthma bronchiale (Atemwegs-obstruktion)
D) Lobärpneumonie
E) Emphysem

Frage 337

Das Auskultationsphänomen 'leises, abgeschwächtes Atemgeräusch' hört man am ehesten bei folgender Erkrankung:

A) Tbc-Kaverne
B) Pneumothorax
C) Asthma bronchiale (Atemwegs-obstruktion)
D) Lobärpneumonie
E) Emphysem

Frage 338

Die Auskultationsphänomene Giemen, Pfeifen und Brummen hört man am ehesten bei folgender Erkrankung:

A) Tbc-Kaverne
B) Pneumothorax
C) Asthma bronchiale (Atemwegs-obstruktion)
D) Lobärpneumonie
E) Emphysem

Frage 339

Welche Aussage ist falsch?
Beim Pneumothorax finden sich auf der erkrankten Thoraxseite bei der körperlichen Untersuchung als typische Befunde:

A) Perkussionsschall abnorm tief
B) Atemgeräusch abgeschwächt bis aufgehoben
C) Stimmfremitus: verstärkt
D) Rasselgeräusche: fehlen
E) Bronchophonie: abgeschwächt bis aufgehoben

Frage 340

Welche der folgenden Zuordnungen von Auskultationsbefund und Krankheitsbild trifft nicht zu?

A) Bronchialatmen bei Lungenemphysem
B) amphorisches Atmen bei einer Lungen-kaverne
C) abgeschwächtes Atemgeräusch bei einem Pleuraerguss
D) feines basales Rasselgeräusch bei Links-herzinsuffizienz
E) grobblasige Rasselgeräusche bei einer Bronchitis

Frage 341

Was versteht man unter Bronchiektasien?

A) Ausweitungen des Bronchialsystems
B) Entzündungsherde im Bronchialsystem
C) bösartige Veränderungen der Bronchial-schleimhaut
D) Krämpfe der glatten Bronchialmuskulatur beim Asthma bronchiale
E) typische Folgeerkrankungen bei Patien-ten mit Cor pulmonale

Frage 342
Die international anerkannte (WHO-) Definition der chronischen Bronchitis orientiert sich an:

A) Reizhusten
B) Atemnot
C) morgendlichem Auswurf
D) Zyanose
E) pfeifenden Bronchialgeräuschen

Frage 343
Was sind Leitsymptome bei chronischer Bronchitis?

1) Reizhusten
2) schleimiger Auswurf
3) Fieber
4) pfeifendes Atemgeräusch
5) Rasselgeräusche

A) nur 1 und 3 sind richtig
B) nur 2 und 5 sind richtig
C) nur 1, 2 und 3 sind richtig
D) nur 2, 4 und 5 sind richtig
E) 1-5, alle sind richtig

Frage 344
Welche Aussage passt zum Krankheitsbild der chronischen Bronchitis?

A) irreversible Erweiterung der Lufträume distal der Bronchioli terminales
B) rezidivierende Infekte der Atemwege
C) chronischer Reizhusten
D) anfallsartige Atemnot mit beschwerdefreien Intervallen
E) Husten und Auswurf in zwei aufeinander folgenden Jahren während wenigstens dreier Monate an den meisten Tagen

Frage 345
Welche Aussage passt zum Krankheitsbild des Asthma bronchiale?

A) irreversible Erweiterung der Lufträume distal der Bronchioli terminales
B) rezidivierende Infekte der Atemwege
C) chronischer Reizhusten
D) anfallsartige Atemnot mit beschwerde_freien Intervallen
E) Husten und Auswurf in zwei aufeinander folgenden Jahren während wenigstens dreier Monate an den meisten Tagen

Frage 346
Typische Symptome bei Asthma bronchiale sind:

1) inspiratorischer Stridor
2) Atemnot
3) exspiratorischer Stridor
4) Schnappatmung
5) jauchzend-stridoröse Atmung im Inspirium

A) nur 1 und 2 sind richtig
B) nur 2 und 3 sind richtig
C) nur 2 und 5 sind richtig
D) nur 2, 4 und 5 sind richtig
E) 1-5, alle sind richtig

Frage 347
Welche Antwort ist falsch?
Typisch für einen schweren Asthmaanfall sind:

A) Tachykardie
B) respiratorische Arrhythmie des Herzens
C) Giemen
D) verlängertes Exspirium
E) Zyanose

Frage 348

Bei einem Status asthmaticus

A) ist die Ursache immer psychogener Art
B) besteht ein inspiratorischer Stridor
C) besteht ein exspiratorischer Stridor
D) wird Morphium zur Beruhigung gegeben
E) besteht nach der WHO-Definition Husten und Auswurf in zwei aufeinanderfolgenden Jahren für mindestens 3 Monate

Frage 349

Welche Aussage passt zum Krankheitsbild des destruktiven Lungenemphysems?

A) irreversible Erweiterung der Lufträume distal der Bronchioli terminales
B) rezidivierende Infekte der Atemwege
C) chronischer Reizhusten
D) anfallsartige Atemnot mit beschwerdefreien Intervallen
E) Husten und Auswurf in zwei aufeinander folgenden Jahren während wenigstens dreier Monate an den meisten Tagen

Frage 350

Welche Zuordnung ist falsch?

A) Pneumonie — Husten, Auswurf, Fieber
B) Lungenödem — schaumiges Sputum, Luftnot, Husten
C) Lungenembolie — Dyspnoe, thorakale Schmerzen, Schock
D) Lungenemphysem — gedämpfter Klopfschall
E) Pneumothorax — hypersonorer Klopfschall

Frage 351

Die Sarkoidose (M. Boeck)

1) ist eine Allgemeinerkrankung des mesenchymalen Epithels.
2) ist nur eine Lungenerkrankung.
3) kann jedes Organ befallen (z. B. Milz)
4) ist eine besondere Verlaufsform der Tbc.
5) geht oft mit einem Befall der Lymphknoten am Lungenhilus einher.

A) nur 1 und 3 sind richtig
B) nur 2 und 5 sind richtig
C) nur 1, 3 und 5 sind richtig
D) nur 2, 4 und 5 sind richtig
E) 1-5, alle sind richtig

Frage 352

Krankheitszeichen der Tbc können sein:

1) Nachtschweiß
2) Gewichtsverlust
3) Husten und Auswurf
4) subfebrile Temperaturen
5) blauviolettes Exanthem an der Tibia (Erythema nodosum)

A) nur 1 und 3 sind richtig
B) nur 4 und 5 sind richtig
C) nur 1, 2 und 3 sind richtig
D) nur 2, 4 und 5 sind richtig
E) 1-5, alle sind richtig

Frage 353

Symptome der akuten Pneumonie:

1) fein- bis grobblasige Rasselgeräusche
2) Fieber
3) Husten und blutiger Auswurf
4) Lungenstauung

A) nur 2 ist richtig
B) nur 2 und 3 sind richtig
C) nur 1, 2 und 3 sind richtig
D) nur 2, 3 und 4 sind richtig
E) 1-4, alle sind richtig

Frage 354

Zeichen des Bronchialkarzinoms können sein:

1) Bluthusten
2) Hilusvergrößerung
3) Atelektase
4) Reizhusten
5) Bronchopneumonie

A) nur 1 und 3 sind richtig
B) nur 1, 2 und 4 sind richtig
C) nur 2, 3 und 4 sind richtig
D) nur 2, 3 und 5 sind richtig
E) 1-5, alle sind richtig

Frage 355
Zur Horner-Trias gehören:

1) Mydriasis
2) Miosis
3) Ptosis
4) Exophthalmus
5) Enophthalmus

A) nur 1 und 5 sind richtig
B) nur 2 und 4 sind richtig
C) nur 1, 2 und 4 sind richtig
D) nur 2, 3 und 5 sind richtig
E) 1-5, alle sind richtig

Frage 356
Ein 23-jähriger Sportler entwickelt beim Sportfest plötzlich Atemnot und Schmerzen in der rechten Brust. Sie messen einen Blutdruck von 120/80 mm Hg und einen Puls von 100. Sie perkutieren einen hypersonoren Klopfschall über der rechten Thoraxhälfte und auskultieren an gleicher Stelle ein abgeschwächtes Atemgeräusch.
Um welches Krankheitsbild handelt es sich hier am wahrscheinlichsten?

A) Vorderwandinfarkt
B) Pneumothorax
C) Lungenembolie
D) hypertone Krise
E) Pleuritis ('Rippenfellentzündung')

Frage 357
Welche Symptomengruppe spricht am ehesten für einen Spontanpneumothorax?

A) Atemnot, Schmerzen hinter dem Brustbein, Beklemmungsgefühl, atemabhängiger Schmerz, Krankheitsgefühl
B) Schwäche, rasche Ermüdbarkeit, Atemnot, Fieber, Herzklopfen, Schmerzen in der Herzgegend, Gelenkschmerzen, Hypotonie, Tachykardie, Rhythmusstörungen, Herzerweiterung, Zeichen der Linksherzinsuffizienz
C) Schwäche, Nachtschweiß, subfebrile Temperaturen, Mikroembolien (Nagelbett, Schleimhaut, Augenhintergrund), Embolien, Anämie, Milzvergrößerung, Nierensymptome, Herzgeräusch
D) Grippale Symptome, evtl. mit Fieber, Nachtschweiß, chronischer Husten, Auswurf, Appetitlosigkeit, Gewichtsverlust, Leistungsknick, Bluthusten, Thoraxschmerz
E) hoch gewachsener, schlanker junger Mann, akuter, atemabhängiger, stechender, einseitiger Schmerz im Brustkorb, Atemnot

Frage 358
Welche Aussage zur Hyperventilationstetanie trifft nicht zu?

A) Den meisten Patienten ist ihre Hyperventilation bewusst.
B) Die Gabe von Kalzium ist nicht indiziert.
C) Psychodynamisch liegt bei diesen Patienten meistens eine angstneurotische Störung vor.
D) Die Behandlung des akuten Anfalles kann durch Rückatmung in einen Plastikbeutel unterstützt werden.
E) Die pH-Wert-Verschiebung im Blut ruft über eine Änderung der Aktivität der Ca-Ionen tetanische Erscheinungen hervor.

Frage 359
Sie werden zu einen 25-jährigen Mann gerufen, der über Stechen in der Herzgegend, Atemnot, Angst, Kopfleere und 'Kribbeln' in den Händen klagt. Befunde: RR 110/70 mmHg, Puls 120/min regelmäßig kalter Schweiß, Lunge auskultatorisch o.B.
Welche der folgenden Diagnosen ist am wahrscheinlichsten?

A) Hyperventilationssyndrom
B) Dumping-Syndrom
C) Lungenembolie
D) Myokardinfarkt
E) Angina pectoris

Frage 360
Sie werden zu einer jungen Patientin gerufen, die stark hyperventiliert und über Krämpfe in den Händen ('Pfötchenstellung') klagt.
Welche Maßnahmen sind sinnvoll?

1) Beruhigung der Patientin
2) Rückatmung in eine Plastiktüte
3) Alarmierung des Notarztes
4) Gabe von Kalzium intravenös
5) Gabe eines Beruhigungsmittels

A) nur 1 und 2 sind richtig
B) nur 2 und 4 sind richtig
C) nur 3 und 4 sind richtig
D) nur 3 und 5 sind richtig
E) nur 1, 2 und 5 sind richtig

Frage 361
Ursache(n) für die Entstehung einer Pleuritis ist/sind

1) Bronchopneumonie
2) Urämie
3) Lungentuberkulose
4) Lobärpneumonie

A) nur 1 ist richtig
B) nur 1 und 2 sind richtig
C) nur 1, 3 und 4 sind richtig
D) nur 2, 3 und 4 sind richtig
E) 1-4, alle sind richtig

Frage 362
Restriktive Ventilationsstörungen können bedingt sein durch:

1) Zwerchfellhochstand
2) Kyphoskoliose
3) Pleuraerguss
4) Ventilpneumothorax

A) Keine der Aussagen 1-4 ist richtig.
B) nur 1 ist richtig
C) nur 2 und 3 sind richtig
D) nur 1,2 und 3 sind richtig
E) 1-4, alle sind richtig

Frage 363
Bei einem Patienten mit Lungenemphysem ist bei der Perkussion des Herzens die absolute Herzdämpfung vergrößert,
weil
es bei einem Patienten mit einem Lungenemphysem zur Entwicklung eines Cor pulmonale kommen kann.

A) Aussage 1 richtig, Aussage 2 richtig, Verknüpfung richtig
B) Aussage 1 richtig, Aussage 2 richtig, Verknüpfung falsch
C) Aussage 1 richtig, Aussage 2 falsch
D) Aussage 1 falsch, Aussage 2 richtig
E) Aussage 1 falsch, Aussage 2 falsch

Frage 364
Welche Aussage trifft nicht zu?
Charakteristische Symptome bzw. Befunde beim Spannungspneumothorax sind:

A) Zyanose
B) abgeschwächtes oder aufgehobenes Atemgeräusch über der betroffenen Thoraxseite
C) Tachykardie
D) arterieller Blutdruckanstieg
E) obere Einflussstauung

Frage 365
Zur Erkennung einer Mukoviszidose (zystische Fibrose = CF) ist am zuverlässigsten der Nachweis einer/s

A) subtotalen Zottenatrophie des Dünndarmes
B) erhöhten Kochsalzgehaltes des Schweißes
C) verminderten Chymotrypsingehaltes des Stuhles
D) erhöhten Proteingehaltes des Mekoniums
E) verminderten Trypsingehaltes des Serums

Frage 366
Welche Aussage trifft nicht zu?
Bei einem ausgedehnten Pleuraerguss sind typische Befunde der körperlichen Untersuchung im Stehen oder Sitzen:

A) gedämpfter Klopfschall über dem Erguss
B) abgeschwächtes Atemgeräusch über dem Erguss
C) verstärkter Stimmfremitus über dem Erguss
D) betroffene Thoraxseite bei der Atmung nachschleppend
E) Zwerchfell der betroffenen Seite nicht abgrenzbar

Frage 367
Pathologisches Bronchialatmen bei der Thoraxauskultation ist in erster Linie charakteristisch für:

A) Lungenemphysem
B) Schleimfäden auf der Bronchialwand
C) pneumonische Infiltration
D) akuten Bronchospasmus
E) akute Bronchitis

Frage 368
Bei der allgemeinen körperlichen Untersuchung des jungen Erwachsenen finden sich über der normalen gesunden Lunge typischerweise welche Befunde?

1) vesikuläres Atemgeräusch
2) tympanitischer Perkussionsschall
3) amphorisches Atmen

A) nur 1 ist richtig
B) nur 2 ist richtig
C) nur 3 ist richtig
D) nur 1 und 2 sind richtig
E) nur 2 und 3 sind richtig

Frage 369
Welche Aussage trifft nicht zu?
Typische Untersuchungsbefunde beim ausgeprägten Lungenemphysem sind:

A) fassförmiger Thorax
B) verminderte Atemdifferenz des Brustumfanges
C) verstärkter Stimmfremitus
D) hypersonorer Klopfschall
E) Verkleinerung der absoluten Herzdämpfung

Frage 370
Für das Vorliegen eines massiven Hämatothorax sprechen folgende Befunde:

1) hypersonorer Klopfschall
2) gedämpfter Klopfschall
3) amphorisches Atmen
4) abgeschwächtes Atemgeräusch
5) Tachykardie
6) Bradykardie

A) nur 1, 3 und 5 sind richtig
B) nur 1, 3 und 6 sind richtig
C) nur 1, 4 und 5 sind richtig
D) nur 2, 3 und 5 sind richtig
E) nur 2, 4 und 5 sind richtig

Frage 371
Welche Atembewegung bzw. welcher Atemtyp ist unmittelbar nach Eintritt einer kompletten Verlegung der oberen Luftwege zu beobachten?

A) Schnappatmung
B) inverse Atmung
C) paradoxe Atmung
D) Orthopnoe
E) Bradypnoe

Frage 372
Welche Aussage trifft nicht zu?
Ein akuter Spannungspneumothorax ist gekennzeichnet durch:

A) Atemnot
B) Mediastinalverdrängung zur gesunden Seite hin
C) tief stehendes Zwerchfell auf der betroffenen Seite
D) Einflussstauung
E) periphere Ödeme

Frage 373
Welches Symptom passt nicht zur Diagnose Spannungspneumothorax?

A) hypersonorer Klopfschall
B) abgeschwächtes Atemgeräusch
C) paradoxe Atmung
D) obere Einflussstauung
E) Hautemphysem

Frage 374
Ordnen Sie die Aussagen den Krankheitsbildern zu, und kreuzen Sie die richtige Kombinationsaussage an!

Liste 1
A. Verstärkung des Lungengerüstes durch Neubildung von Bindegewebe
B. durch Mikroorganismen, die eine bisher intakte Lunge befallen, hervorgerufene Erkrankung
C. nicht mehr rückbildungsfähige Erweiterung einzelner oder mehrerer Bronchien
D. Rückbildungsfähige, generalisierte Verengung der Atemwege

Liste 2
1. Asthma bronchiale
2. Lungenfibrose
3. primäre Pneumonie
4. Bronchiektasen

A) A1, B2, C3, D4
B) A2, B3, C1, D4
C) A2, B3, C4, D1
D) A3, B4, C1, D2
E) A4, B1, C2, D3

Frage 375
Dreischichtiges Sputum ist typisch bei Patienten mit

A) Tuberkulose
B) Pneumonie
C) chronischer Bronchitis
D) Bronchiektasen
E) Bronchialkrebs

GASTROENTEROLOGIE

Frage 376
Welche Aussagen zum Speichel sind richtig?

1) Er hat eine bakterientötende Wirkung.
2) Er enthält Enzyme zur Fett- und Kohlenhydratverdauung.
3) Er wird über den Pankreas-Schlund-Gang von der Bauchspeicheldrüse zur Mundhöhle transportiert.
4) Er hat eine geschmacksverstärkende Wirkung durch Lösen von Geschmacksstoffen aus der Nahrung.
5) Er wird bei Parasympathikusaktivität verstärkt gebildet und abgegeben.

A) nur 1 und 2 sind richtig
B) nur 1 und 4 sind richtig
C) nur 1, 4 und 5 sind richtig
D) nur 2, 3 und 5 sind richtig
E) 1-5, alle sind richtig

Frage 377
Was wird in den Drüsen der Mundschleimhaut gebildet?

A) Gastrin
B) Insulin
C) Trypsin
D) stärkespaltender Speichel (Ptyalin, alpha-Amylase)
E) keines der Genannten

Frage 378
Welche folgende(n) Aussage(n) ist / sind richtig?

1) Der obere Magenanteil heißt Magenkuppel (Fundus).
2) Die Milz bekommt ihr Blut aus der Pfortader.
3) Der Zwölffingerdarm liegt außerhalb des Bauchfells (extraperitoneal).
4) Im Magen wird Salzsäure und Intrinsic-Faktor gebildet.
5) Der Blinddarm (Zökum, Caecum) ist ein Teil des Dickdarms.

A) nur 1 und 5 sind richtig
B) nur 4 und 5 sind richtig richtig
C) nur 2, 3 und 5 sind richtig
D) nur 1, 4 und 5 sind richtig
E) nur 1, 3, 4 und 5 sind richtig

Frage 379
Welche folgende(n) Aussage(n) ist / sind richtig?

1) Der Mageneingang heißt Pförtner (Pylorus).
2) Die Milz liegt im linken Oberbauch.
3) Der Zwölffingerdarm ist ca. 12 Querfinger lang.
4) Der Wurmfortsatz ist eine 6-10 cm lange Ausstülpung des Ileums.
5) Am Übergang vom Dünndarm in den Dickdarm befindet sich eine Klappe (Bauhin-Klappe = Valvula ileocaecalis)

A) nur 1 und 2 sind richtig
B) nur 2 und 5 sind richtig richtig
C) nur 2, 3 und 5 sind richtig
D) nur 2, 3 und 4 sind richtig
E) nur 1, 2, 3 und 4 sind richtig

Frage 380
Welche Dünndarmabschnitte lassen sich unterscheiden?

1) Duodenum
2) Appendix vermiformis
3) Blinddarm
4) Jejunum
5) Ileum

A) nur 1 ist richtig
B) nur 1 und 5 sind richtig
C) nur 1, 4 und 5 sind richtig
D) nur 2, 4, und 5 sind richtig
E) 1-5, alle sind richtig

Frage 381
Die Magenschleimhaut bildet mit dem Magensaft:

1) Schleim
2) Salzsäure
3) Pepsinogen
4) Extrinsic-Faktor

A) nur 1 ist richtig
B) nur 1 und 3 sind richtig
C) nur 2 und 3 sind richtig
D) nur 1, 2 und 3 sind richtig
E) 1-4, alle sind richtig

Frage 382
Die Magensäuresekretion wird nicht stimuliert durch:

A) Sekretin
B) Histamin
C) Gastrin
D) Insulinhypoglykämie
E) Koffein

Frage 383
Ordnen Sie dem Zelltyp der Magenschleimhaut der Liste 1 die zutreffende Aussage der Liste 2 zu!

Liste 1

Belegzellen

Liste 2

A) bilden alkalischen Magenschleim
B) bilden Pepsinogen
C) bilden Gastrin
D) bilden Somatostatin
E) bilden den Intrinsic factor

Frage 384
Cholecystokinin-produzierende endokrine Zellen sind am häufigsten in/im

A) Gallenblase
B) Leber
C) Dünndarm
D) Pars pylorica des Magens
E) Langerhans-Inseln des Pankreas

Frage 385
Was bewirkt eine Ausschüttung von Cholezystokinin?

A) Förderung der Duodenalperistaltik
B) Bildung von Galle
C) Abbau von Bilirubin
D) Kontraktion der Gallenblase
E) keines der Genannten

Frage 386
Welche Aussage ist richtig?

A) Die Leber liegt unterhalb des Zwerchfells.
B) Die Nieren liegen im kleinen Becken.
C) Der Kopf der Bauchspeicheldrüse liegt in der C-Schlinge des Ileums.
D) Das Blut der Leber fließt über die Pfortader ab.
E) Gallensäuren werden hauptsächlich im Duodenum resorbiert.

Frage 387
Welche der folgenden Vitamine sind fettlöslich?

1) Vitamin A
2) Vitamin B1
3) Vitamin C
4) Vitamin D
5) Vitamin K

A) nur 1 ist richtig
B) nur 2 und 4 sind richtig
C) nur 1, 4 und 5 sind richtig
D) nur 2, 3 und 4 sind richtig
E) 1-5, alle sind richtig

Frage 388
Ordnen Sie bitte dem Symptom bzw. Befund in der Liste 1 das zutreffenste Krankheitsbild aus der Liste 2 zu.

Liste 1
Hyperperistaltik, Darmsteifungen

Liste 2

A) Gallensteinkolik
B) mechanischer Ileus
C) paralytischer Ileus
D) freie Perforation, z. B. eines Ulcus duodeni
E) akute Appendizitis

Frage 389
Ordnen Sie bitte dem Symptom bzw. Befund in der Liste 1 das zutreffenste Krankheitsbild aus der Liste 2 zu.

Liste 1
'Totenstille' über dem Abdomen (Auskultation)

Liste 2
A) Gallensteinkolik
B) mechanischer Ileus
C) paralytischer Ileus
D) freie Perforation, z. B, eines Ulcus duodeni
E) akute Appendizitis

Frage 390
Ordnen Sie bitte dem Symptom bzw. Befund in der Liste 1 das zutreffendste Krankheitsbild aus der Liste 2 zu.

Liste 1
'Bretthartes' Abdomen

Liste 2

A) Gallensteinkolik
B) mechanischer Ileus
C) paralytischer Ileus
D) Peritonitis
E) akute Appendizitis

Frage 391
Blutungen des oberen Verdauungstraktes zeigen sich im Stuhl als:

A) hellrotes Blut
B) Blutgerinnsel
C) dunkles, teerartiges Blut
D) gar nicht
E) immer nur als okkultes Blut

Frage 392
Oberbauchbeschwerden können Ursache sein von:

1) Gallensteinen
2) Magenulkus
3) Nierensteinen
4) Herzinfarkt

A) nur 2 ist richtig
B) nur 2 und 4 sind richtig
C) nur 1, 2 und 3 sind richtig
D) nur 2, 3 und 4 sind richtig
E) 1-4, alle sind richtig

Frage 393
Kaffeesatzartiges Erbrechen kann auftreten bei

1) einem Magenulkus
2) einem Magenkarzinom
3) Ösophagusvarizen
4) einer erosiven Gastritis
5) einer Achylie

A) nur 1 und 2 sind richtig
B) nur 2 und 4 sind richtig
C) nur 3 und 5 sind richtig
D) nur 1, 2, 3 und 4 sind richtig
E) 1-5, alle sind richtig

Frage 394
Sodbrennen mit Verstärkung im Liegen sind typische Beschwerden bei:

A) Ösophaguskarzinom
B) Ulcus ventriculi
C) Magenkarzinom
D) Hiatus-Gleithernie
E) Ösophagusdivertikel

Frage 395

Welche Aussage ist falsch?
Für eine axiale Gleithernie mit nicht verengender Ösophagitis sind die folgenden Symptome typisch:

A) saures Aufstoßen
B) 'Brennen' hinter dem Sternum
C) Schmerzen im Epigastrium
D) lageabhängiger Schmerz im Oberbauch nach dem Essen
E) Regurgitation von Speisen ohne Säurebeimengung

Frage 396

Welche Aussagen treffen für die Achalasie zu?

1) Beim Schlucken erschlafft der untere Ösophagussphinkter nicht.
2) Es liegt eine neuromuskuläre Störung des unteren Ösophagus vor.
3) Typische Beschwerden sind Dysphagie und Schmerzen.

A) nur 1 ist richtig
B) nur 3 ist richtig
C) nur 1 und 2 sind richtig
D) nur 2 und 3 sind richtig
E) 1-3, alle sind richtig

Frage 397

Welche Veränderungen im Blutstatus können bei einer chronisch-atrophischen Gastritis auftreten?

1) makrozytäre Anämie
2) Leukozytose
3) Hb-Beladung des Einzelerythrozyten (HbE) erhöht
4) mittleres Erythrozytenvolumen (MCV) erhöht

A) nur 1 und 4 sind richtig
B) nur 1, 2 und 3 sind richtig
C) nur 1, 3 und 4 sind richtig
D) nur 2, 3 und 4 sind richtig
E) 1-4, alle sind richtig

Frage 398

Bei der chronisch-atrophischen Gastritis (Korpus-Gastritis)

1) wird fast kein Intrinsic Faktor gebildet
2) ist die Stimulierbarkeit der Salzsäureproduktion aufgehoben
3) kann es zu einer megaloblastären Anämie kommen
4) ist die orale Zufuhr von Vitamin B12 eine geeignete Therapie zur Heilung einer Anämie

A) nur 1 ist richtig
B) nur 2 und 3 sind richtig
C) nur 1, 2 und 3 sind richtig
D) nur 1, 3 und 4 sind richtig
E) 1-4, alle sind richtig

Frage 399

Sie werden zu einem 42-jährigen Patienten in seine Wohnung gerufen, der schwallartig rotes Blut erbrochen hat. Der Patient ist blass und klagt über einen leichten Druckschmerz im epigastrischen Winkel. Sein Blutdruck ist normal, seine Anamnese ist bis jetzt unauffällig gewesen.
Welche Sofortmaßnahmen sind einzuleiten?

1) sofortige stationäre Einweisung mit dem Notarzt
2) Rat zur sofortigen ambulanten Gastroduodenoskopie ('Magenspiegelung')
3) Schmerzbekämpfung mit Morphin
4) Anlegen einer intravenösen Infusion

A) nur 1 und 3 sind richtig
B) nur 1 und 4 sind richtig
C) nur 2 und 3 sind richtig
D) nur 2 und 4 sind richtig
E) nur 1, 3 und 4 sind richtig

Frage 400
Keine typische Komplikation eines Ulcus ventriculi ist

A) Magenblutung
B) Magenperforation
C) Magendivertikel
D) Penetration ins Pankreas
E) Magenkarzinom

Frage 401
Welche Erkrankung des Magens geht nicht mit einem erhöhten Karzinomrisiko einher?

A) Perniziöse Anämie
B) Magenpolypen
C) Riesenfaltengastritis (Ménétrier)
D) Zustand n. Magenresektion (Billroth II)
E) Magendivertikel

Frage 402
Welche der folgenden Symptome lassen Sie an ein Magenkarzinom denken?

1) neu aufgetretene Abneigung gegen Wurst und Fleisch
2) uncharakteristischer Schmerz im Epigastrium
3) Gewichtszunahme
4) Übelkeit und Erbrechen
5) Schwellung in der linken Schlüsselbeingrube

A) nur 1 ist richtig
B) nur 1 und 2 sind richtig
C) nur 1, 2 und 5 sind richtig
D) nur 1, 2, 4 und 5 sind richtig
E) 1-5, alle sind richtig

Frage 403
Ein Patient klagt über Oberbauchbeschwerden. Die Schmerzen würden direkt nach der Nahrungsaufnahme schlimmer. Sie finden einen Druckschmerz in der Nabelgegend. Welche Diagnose ist am wahrscheinlichsten?

A) Magenkarzinom
B) Cholezystitis
C) Ulcus duodeni
D) Ulcus ventriculi
E) Gallenkolik

Frage 404
Ein Patient klagt über brennende Oberbauchbeschwerden nach dem Essen und besonders nachts, die sich bei Nahrungsaufnahme bessern.
Welche Diagnose vermuten Sie?

A) Ulcus duodeni
B) Ulcus ventriculi
C) Gallenkolik
D) Hiatushernie
E) Cholestase

Frage 405
Welche Aussage ist falsch?
Komplikationen eines Zwölffingerdarmgeschwüres sind:

A) Umwandlung in einen bösartigen Tumor (maligne Entartung)
B) Durchbruch in die freie Bauchhöhle (Perforation)
C) Lebensbedrohliche Blutung
D) Narbige Einengung des Dünndarms
E) Austritt von Luft in die freie Bauchhöhle

Frage 406
Welche Aussage ist falsch?
Typische Komplikationen des Ulcus duodeni sind:

A) maligne Entartung
B) Perforation
C) Penetration
D) Magenausgangsstenose
E) Blutung

Frage 407

Ordnen Sie den Oberbauchbeschwerden in Liste 1 die entsprechenden Krankheitsbildern aus Liste 2 zu:

Liste 1

a) Nüchternschmerz
b) Gürtelförmiger Dauerschmerz
c) Spätschmerz (1-2 Stunden nach dem Essen)
d) Rechtsseitiger Oberbauchschmerz in die rechte Schulter ausstrahlend
e) Sofortschmerz nach Nahrungsaufnahme

Liste 2

1) Ulcus ventriculi
2) Ulcus duodeni
3) Gallenkolik
4) Pankreatitis

A) a1, b2, c2, d4, e1
B) a4, b3, c2, d1, e2
C) a4, b1, c2, d3, e2
D) a2, b4, c1, d3, e3
E) a2, b4, c2, d3, e1

Frage 408

Was versteht man unter Malabsorption?

A) beeinträchtigte Aufnahme verdauter Nährstoffe durch die Darmwand
B) schlechte Verdauung aufgenommener Nährstoffe im Darm
C) verzögerte Anheftung zytotroper Viren an die Wirtszelle
D) Aufnahme von Apfelpektinen durch die Dünndarmschleimhaut
E) Farbenfehlsichtigkeit durch gestörte Lichtabsorption der Netzhaut

Frage 409

Funktionsausfall des Ileum verursacht schwere Resorptionsstörungen von

1) Vitamin B6
2) Vitamin B12
3) Ascorbinsäure
4) Gallensäuren

A) nur 1 und 4 sind richtig
B) nur 2 und 3 sind richtig
C) nur 2 und 4 sind richtig
D) nur 1, 2 und 4 sind richtig
E) 1-4, alle sind richtig

Frage 410

Bei welcher der folgenden Infektionskrankheiten ist das terminale Ileum bevorzugt mitbetroffen?

A) Amöbenruhr
B) Helicobacter-Enteritis
C) Shigellenruhr
D) Yersinia enterocolitica-Infektion
E) Salmonellenenteritis

Frage 411

Der M. Crohn ist <u>nicht</u> gekennzeichnet durch:

A) Neigung zur Fistelbildung
B) meist blutige Durchfälle
C) befallene und nicht befallene Darmabschnitte nebeneinander
D) Befall vom 'Mund bis Anus' möglich
E) Neigung zur Stenosebildung

Frage 412

Welche Aussage ist falsch?

A) Im Gegensatz zur Colitis ulcerosa kann der M. Crohn den Gastrointestinaltrakt in seinem gesamten Verlauf befallen.
B) Die bevorzugte Lokalisation des M. Crohn ist das Jejunum.
C) Ein M. Crohn kann operativ nicht geheilt werden, nur bei Komplikationen oder Therapieresistenz wird operiert.
D) Der akute Schub eines M. Crohn tritt häufig unter dem Bild einer Appendizitis auf.
E) Der M. Crohn ist eine Krankheit mit Bevorzugung des jüngeren Erwachsenenalters.

Frage 413
Ein junger Patient klagt über Bauchschmerzen. Sie finden einen Druckschmerz im rechten Unterbauch, Loslassschmerz im linken Unterbauch und eine rektal-axilläre Temperaturdifferenz von 1,2° C. Welche Diagnose ist am wahrscheinlichsten?

A) Peritonitis
B) Appendizitis
C) Cholezystitis
D) Pankreatitis
E) Magenverstimmung

Frage 414
Die rektale digitale Untersuchung des Patienten zum Ausschluss eines Rektum-Karzinoms ist in folgenden Positionen des Patienten durchführbar:

1) Rückenlage (Steinschnittlage)
2) linke Seitenlage
3) Knie-Ellenbogen-Lage
4) Stehen, nach vorne gebückt

A) nur 1 und 3 sind richtig
B) nur 2 und 4 sind richtig
C) nur 1, 2 und 4 sind richtig
D) nur 2, 3 und 4 sind richtig
E) 1-4, alle sind richtig

Frage 415
Sie werden zu einem 8-jährigen Kind gerufen, es hat Erbrechen, Übelkeit, Schmerzen im rechten Unterbauch, Druckschmerz, Loslassschmerz auf der gegenüberliegenden Seite. Eine tiefe Palpation ist wegen der Schmerzen nicht möglich. Temperaturdifferenz axillär zu rektal ca 1° C.
Was halten Sie für sinnvoll?

1) Ruhigstellung und Bettruhe für 3 Tage
2) Wärmflasche
3) Verordnung eines Spasmolytikums ('Krampflöser')
4) Verordnung eines fiebersenkenden und schmerzstillenden Medikamentes (z. B. Aspirin)
5) sofortige Krankenhauseinweisung

A) nur 5 ist richtig
B) nur 1 und 2 sind richtig
C) nur 4 und 5 sind richtig
D) nur 1, 2 und 3 sind richtig
E) nur 2, 3, 4 und 5 sind richtig

Frage 416
Welche Aussage zur typischen Klinik einer akuten Appendizitis ist falsch?

A) Leukozyten im Urin
B) Temperaturdifferenz axillär/rektal von über 0,8° C in ca 50% der Fälle.
C) Druckschmerz über McBurney u./o. Lanz, Loslassschmerz an dem McBurney gegenüberliegenden ('kontralateralen') Blumberg-Punkt.
D) Zu Beginn oft um den Nabel herum (paraumbilikale) Schmerzen, die später in den rechten Unterbauch ziehen.
E) Die Diagnose 'Appendizitis' wird durch häufige Lageanomalien des Wurmfortsatzes (Appendix) erschwert.

Frage 417
Welche Symptome finden sich bei einer akuten Appendizitis?

1) lokale Abwehrspannung im rechten Unterbauch
2) Linksverschiebung im Differentialblutbild
3) Leukozytose
4) ein kontralateraler Loslassschmerz
5) ein Druckschmerzmaximum am McBurney-Punkt

A) nur 1 und 3 sind richtig
B) nur 1, 2 und 4 sind richtig
C) nur 1, 2 und 5 sind richtig
D) nur 1, 2, 4 und 5 sind richtig
E) 1-5, alle sind richtig

Frage 418
Welche Aussage zum McBurney-Punkt ist richtig?

A) Er liegt in der Mitte zwischen Nabel und linkem oberen Darmbeinstachel.
B) An diesem Punkt findet sich oft das Druckschmerzmaximum bei einer akuten Wurmfortsatzentzündung.
C) Es ist der rechte Drittelpunkt der die beiden Darmbeinstacheln miteinander verbindenden Linie.
D) Er liegt am Kinn und ist Austrittstelle des unteren Trigeminusastes.
E) Er liegt an der Rachenhinterwand und löst Schluckreflexe aus.

Frage 419
Für die Colitis ulcerosa treffen folgende Aussagen zu:

1) diskontinuierliche Ausbreitung im gesamten Gastrointestinaltrakt ('von den Lippen bis zum Anus')
2) Beginn im Rekto-Sigmoid und kontinuierliche Ausbreitung nach oral
3) Erbkrankheit mit rezessivem Erbgang
4) Leitsymptom: blutig-schleimige Durchfälle
5) Risiko für Dickdarmkarzinom ist erhöht

A) nur 2 und 4 sind richtig
B) nur 1 und 3 sind richtig
C) nur 2, 4 und 5 sind richtig
D) nur 1, 2 und 4 sind richtig
E) 1-5, alle sind richtig

Frage 420
Typische Merkmale einer Colitis ulcerosa:

1) Durchfälle
2) Der befallene Darmabschnitt ist der Dickdarm.
3) Es werden alle Darmwandschichten befallen, bis in die Darmumgebung.
4) Komplikationen sind Fisteln.

A) nur 1 und 2 sind richtig
B) nur 2 und 3 sind richtig
C) nur 3 und 4 sind richtig
D) nur 1, 2 und 3 sind richtig
E) 1-4, alle sind richtig

Frage 421
Welche Komplikationen sind bei Colitis ulcerosa möglich?

1) Perforation
2) Krebs
3) Blutung ins Darmlumen
4) Ileus
5) Gewichtsabnahme

A) nur 1 und 5 sind richtig
B) nur 2 und 4 sind richtig
C) nur 1, 2 und 4 sind richtig
D) nur 1, 3 und 5 sind richtig
E) 1-5, alle sind richtig

Frage 422
Für eine chronische entzündliche Erkrankung des Dickdarms gilt auch:

1) geht mit blutig-schleimigen Durchfällen einher
2) führt zu Gewichtsverlust
3) ist eine kontinuierliche Entzündungen der Dickdarmschleimhaut
4) kann mit Fieber einhergehen
5) befällt auch den übrigen Magen-Darm-Trakt

A) nur 1, 2 und 3 sind richtig
B) nur 2, 4 und 5 sind richtig
C) nur 1, 3, 4 und 5 sind richtig
D) nur 1, 2, 3 und 4 sind richtig
E) 1-5, alle sind richtig

Frage 423
Welche Aussage ist falsch?
Das irritable Kolon ist durch folgende Befunde gekennzeichnet:

A) Wechsel von Obstipation und Diarrhoe
B) Flatulenz und Blähungen
C) linksseitige Leibschmerzen
D) Blutbeimengungen zum Stuhl
E) Schleimbeimengungen zum Stuhl

Frage 424
Welche Aussage zu Dickdarmpolypen ist falsch?

A) lassen sich meist bei der Darmspiegelung (Endoskopie) abtragen
B) wachsen langsam
C) sind häufiger im unteren (distalen) als im oberen Dickdarm lokalisiert
D) machen meist keine subjektiven Beschwerden
E) bleiben immer gutartig

Frage 425
Welche Aussage zum Dickdarmkarzinom ist falsch?

A) ist häufig ein polypös wachsendes Adenokarzinom.
B) löst bei rechtsseitigem Sitz früher Ileuszustände aus als bei linksseitigem.
C) verursacht eventuell durch entsprechende Stuhltests nachweisbare Mikroblutungen im Stuhl.
D) entsteht am häufigsten im Rektum.
E) metastasiert bei Sitz im Colon sigmoideum häufig in die Leber.

Frage 426
Welche Aussage zum Kolonkarzinom ist falsch?

A) Blut im Stuhl kann sichtbar oder occult (versteckt) vorkommen.
B) Es besteht ein Wechsel in den Stuhlgewohnheiten.
C) Es kann eine Anämie auftreten.
D) Das Rekto-Sigmoid ist vor allem betroffen.
E) Die Mehrzahl der Symptome treten in der Frühphase in Erscheinung.

Frage 427
Als Folge eines Dickdarmkarzinoms können auftreten:

1) Stuhlunregelmäßigkeiten
2) Diabetes mellitus
3) chronische Anämie
4) Atherosklerose (Arteriosklerose)
5) Gewichtsverlust

A) nur 2 und 4 sind richtig
B) nur 1 und 5 sind richtig
C) nur 1, 3 und 5 sind richtig
D) nur 1, 4 und 5 sind richtig
E) 1-5, alle sind richtig

Frage 428
Ein Rektumkarzinom

1) fällt anamnestisch durch Schmerzen und Abgang von Blut im Stuhl auf.
2) kann bei der rektalen Untersuchung als prallelastischer beweglicher Tumor getastet werden.
3) kann man rektal als derbe Platte mit wallartigem Rand tasten
4) kann rektal nur bis zu einer Höhe von 8 cm getastet werden

A) nur 1 ist richtig
B) nur 2 und 4 sind richtig
C) nur 1 und 3 sind richtig
D) 1, 2 und 3 sind richtig
E) 1-4, alle sind richtig

Frage 429
Ein Patient mit Windverhalt und ohne Darmgeräusche. Welche Diagnose halten Sie für die wahrscheinlichste?

A) mechanischer Ileus
B) Colon irritable
C) paralytischer Ileus
D) Diarrhoe
E) akute Appendizitis

Frage 430
Wie sind die Symptome bei mechanischem Ileus?

1) kolikartige Leibschmerzen
2) Stuhlerbrechen
3) verstärkte Winde
4) Darmlähmung
5) blutiger Stuhl

A) nur 1 und 2 sind richtig
B) nur 2 und 3 sind richtig
C) nur 1, 2 und 3 sind richtig
D) nur 2, 4 und 5 sind richtig
E) 1-5, alle sind richtig

Frage 431
Ein Patient hat ein bretthartes Abdomen aufgrund eines Ileus.
Was unternehmen Sie?

A) Patient in die stabile Seitenlage legen.
B) Die Lage des Patienten so verändern, dass die Stenose das Darmlumen nicht mehr verlegt.
C) Wärmeumschläge und Massagen
D) Immer wieder die Bauchdeckenspannung kontrollieren
E) Keine der Aussagen A-D ist richtig

Frage 432
Blutige Durchfälle treten in der Regel nicht auf bei:

A) Shigellenruhr
B) Colitis ulcerosa
C) Amöbenruhr
D) Cholera

Frage 433
Welches ist die gefährlichste Folge akuter schwerer Durchfälle?

A) Wasser- und Elektrolytverlust
B) Schädigung der physiologischen Darmflora
C) Eiweißverlust
D) Mangel an Stoffwechselsubstraten durch gestörte Resorption
E) toxische Leberschädigung

Frage 434
Welche Symptomengruppe spricht am ehesten für eine Lebensmittelvergiftung durch Staphylokokken?

A) blutig schleimig-eitriger Stuhl
B) Durchfall, evtl. Blut im Stuhl und Fieber
C) Erbrechen, Durchfall, wenige Stunden nach der Nahrungsaufnahme
D) plötzlich auftretenden reiswasserähnliche Durchfälle
E) erbsbreiartige Durchfälle, relative Bradykardie, Roseolen

Frage 435
Welche Antwort ist falsch?
Für die frische Analfissur sind folgende Befunde typisch:

A) sitzt in der hinteren (dorsalen) Kommissur
B) reflektorischer Sphinkterspasmus
C) digitale Untersuchung sehr schmerzhaft oder nicht durchführbar
D) starker Blutverlust
E) starker Schmerz beim Stuhlgang und noch längere Zeit danach

Frage 436
Was versteht man unter „ Anus praeter“?

A) Anal-Karzinom
B) künstlicher Darmausgang
C) Haemorrhoiden
D) Bauchzeichen bei Leberzirrhose
E) Darmverschluss

Frage 437
Anhaltende deutliche Gewichtabnahme wird, z.T. sogar als Erstsymptom, beobachtet bei:

1) Hyperthyreose
2) Tuberkulose
3) Leukämie

A) nur 2 ist richtig
B) nur 1 und 2 sind richtig
C) nur 1 und 3 sind richtig
D) nur 2 und 3 sind richtig
E) 1-3, alle sind richtig

Frage 438
Die Achalasie

A) beruht auf einer Schädigung des N. hypoglossus
B) manifestiert sich meist in den ersten Lebensjahren
C) führt häufig zu einer Dilatation des Ösophagus
D) ist in der Regel mit einer Hiatushernie verknüpft
E) kann die Komplikation einer Bougierungstherapie sein

Frage 439
Welche der Aussagen zur Epidemiologie des irritablen Kolons (Reizdarmsyndrom) in Deutschland trifft zu?

A) Dessen Symptome treten bei etwa 20% der Erwachsenen auf.
B) Die Erstmanifestation betrifft typischerweise Patienten, die älter als 50 Jahre sind.
C) Es wird 5-mal häufiger bei Männern als bei Frauen diagnostiziert.
D) Das Krankheitsbild ist mit einer deutlich erhöhten Inzidenz an Dickdarmkarzinomen verbunden.
E) Es ist die häufigste zur Frühinvalidität führende Darmerkrankung.

Frage 440
Welche Aussagen treffen für das chronische Duodenalgeschwür (Ulcus duodeni) zu?

1) Es ist häufig mit einem Helicobacter-pylori-Befall des Magens verknüpft.
2) Eine Hyperazidität ist ein wichtiger pathogenetischer Faktor.
3) Zu einer karzinomatösen Entartung kommt es in ca. 10% der Fälle.
4) Es ist vorwiegend in der Pars descendens lokalisiert.
5) Es ist vorwiegend im Bulbus lokalisiert.

A) nur 1 und 5 sind richtig
B) nur 1, 2 und 4 sind richtig
C) nur 1, 2 und 5 sind richtig
D) nur 2, 3 und 4 sind richtig
E) nur 1, 2, 3 und 5 sind richtig

Frage 441
Welche Aussage trifft nicht zu?
Der M. Crohn

A) kann eine Ösophagusbeteiligung zeigen
B) ist eine auf die Mukosa beschränkte Entzündung
C) kann als Komplikation Fisteln entwickeln
D) ist häufig im terminalen Ileum lokalisert
E) kann isoliert das Kolon befallen

Frage 442
Welche der angegebenen Erkrankungen neigt zu häufiger Fistelbildung?

A) chronische Appendizitis
B) Megacolon congenitum
C) Colitis ulcerosa
D) Morbus Crohn
E) Polyposis coli

Frage 443
In welchem der folgenden Organe ist eine Divertikelbildung am wahrscheinlichsten?

A) Ösophagus
B) Magen
C) Duodenum
D) Jejunum/Ileum
E) Colon sigmoideum

Frage 444
Welche Aussage trifft nicht zu?
Typische Befunde beim Morbus Crohn sind:

A) Analfisteln
B) Stenosen
C) Malabsorption
D) isolierter Rektumbefall
E) intestino-vaginale Fisteln

Frage 445
Welche Aussage trifft nicht zu?
Folgende Pflanzenbestandteile werden als Laxanzien verwendet:

A) Leinsamen (Lini semen)
B) Flohsamenschalen (Psyllii semen)
C) Sennesblätter (Sennae folium)
D) Ipecacuanhawurzel (Ipecacuanhae radix)
E) Faulbaumrinde (Frangulae cortex)

Frage 446
Beim Krankheitsbild des M. Crohn (Enterocolitis regionalis) kann es zu einem Vitamin-B12-Mangel kommen,
weil
bei einem M. Crohn häufig das terminale Ileum entzündlich verändert ist und dadurch die Resorption von Vitamin B12 gestört sein kann.

A) Aussage 1 richtig, Aussage 2 richtig, Verknüpfung richtig
B) Aussage 1 richtig, Aussage 2 richtig, Verknüpfung falsch
C) Aussage 1 richtig, Aussage 2 falsch
D) Aussage 1 falsch, Aussage 2 richtig
E) Aussage 1 falsch, Aussage 2 falsch

Frage 447
Ösophagusvarizenblutungen bei Leberzirrhose sind in erster Linie Folge einer hämorrhagischen Diathese,
weil
es im Rahmen einer Leberzirrhose zu einer herabgesetzten Synthese von Gerinnungsfaktoren kommen kann.

A) Aussage 1 richtig, Aussage 2 richtig, Verknüpfung richtig
B) Aussage 1 richtig, Aussage 2 richtig, Verknüpfung falsch
C) Aussage 1 richtig, Aussage 2 falsch
D) Aussage 1 falsch, Aussage 2 richtig
E) Aussage 1 falsch, Aussage 2 falsch

Frage 448
Welche Aussage trifft nicht zu?
Zum Vollbild des metabolischen Syndroms gehören:

A) Adipositas mit androider Fettverteilung
B) Hyperthyreose
C) essentielle Hypertonie
D) Dyslipoproteinämie (Hypertriglyzeridämie, niedriges HDL-Cholesterin)
E) Typ-2-Diabetes

Frage 449
Von Miserere spricht man, wenn

A) sich der Patient erbärmlich fühlt
B) der Patient kein Verständnis beim Pflegepersonal findet
C) der Patient kaffeesatzartiges Erbrechen hat
D) der Patient Kot erbricht
E) wenn er unwillkürlichen Stuhlabgang hat

Frage 450

Ein Patient klagt über akute Schmerzen im Epigastrium, Übelkeit und Erbrechen.
Der Schmerz wandere nach rechts unten.
Wie lautet die wahrscheinlichste Diagnose?

A) akute Pankreatitis
B) Mesenterialinfarkt
C) hoher Dünndarmileus
D) tiefer Dünndarmileus
E) Appendicitis acuta

Frage 451

Durch welches der genannten Symptome macht sich ein mechanischer Ileus des unteren Dünndarms im Beginn vor allem bemerkbar?

A) Durchfall im Wechsel mit Verstopfung
B) Stuhl- und Windverhaltung
C) fäkulentes Erbrechen
D) kolikartige Schmerzen
E) Totenstille im Abdomen

Frage 452

Ein 33-jähriger Mann erbricht plötzlich kaffeesatzartiges Blut und kollabiert.
Welche der folgenden Krankheiten kommt als Ursache nicht in Frage?

A) Ulcus ventriculi
B) Ulcus duodeni
C) Ösophagusvarizen
D) erosive Gastritis
E) atrophische Gastritis vom Perniziosatyp (Typ A-Gastritis)

Frage 453

Sie werden zu einem älteren Patienten gerufen, von dem Sie wissen, dass bei ihm eine absolute Arrhythmie vorliegt. Vor ca. 6 Stunden waren heftige Bauchschmerzen aufgetreten, verbunden mit gering blutigen Durchfällen. Die Beschwerden hätten aber jetzt nachgelassen. Bei der Untersuchung des Abdomens finden Sie keine Auffälligkeiten.
Welche ist die wahrscheinlichste Verdachtsdiagnose bei dieser Befundkonstellation?

A) Gastroenteritis durch Rotaviren
B) akute Dissektion eines Aortenaneurysmas
C) Nierensteinkolik
D) Divertikulitis
E) akuter Mesenterialinfarkt

Frage 454

Sie werden zu einem 18 Monate alten Kind gerufen, das wohl wegen plötzlicher, heftiger Bauchschmerzen zu schreien anfing. In den Tagen zuvor hatte es geringe Temperaturerhöhung mit Schnupfen und Husten.
Das Kind ist unruhig, hat ein blasses Gesicht und hat die Beinchen angezogen. Im rechten unteren Bauchraum ist eine fragliche Verdickung zu tasten.
Welche Untersuchung ist im Hinblick auf die wahrscheinlichste Diagnose am aussagekräftigsten?

A) Leukozytenzählung
B) Temperaturmessung
C) Urinuntersuchung auf Eiweiß
D) Racheninspektion
E) rektale Untersuchung

Frage 455 x Mittel gegen Blähungen

Welche Aussage trifft nicht zu?
Als Karminativa oder Digestiva im weiteren Sinne werden zur Behandlung funktioneller Störungen des Magen-Darmtraktes folgende Heilpflanzen eingesetzt:

A) Anis (Pimpinella anisum)
B) Pfefferminze (Mentha piperita)
C) Kümmel (Carum carvi)
D) Maiglöckchen (Convallaria majalis)
E) Kamille (Chamomilla recutita)

Frage 456
Welche Aussage trifft nicht zu?
Ursachen einer Meläna (Teerstuhl) können sein:

A) Rektumkarzinom
B) Ulcus ventriculi
C) Ösophagusvarizen
D) Erosionen der Magenschleimhaut
E) Magenkarzinom

Frage 457
Welche Aussage trifft nicht zu?
Blutige Stühle treten auf bei

A) Cholera
B) Amöbenruhr
C) Shigellenruhr
D) Typhus
E) Colitis ulcerosa

Frage 458
Ordnen Sie die Oberbauchbeschwerden aus Liste 1 den entsprechenden Erkrankungen aus Liste 2 zu, und kreuzen Sie die richtige Aussagekombination an:

Liste 1
A. vorwiegend Nüchternschmerz mit Ausstrahlung in den Rücken
B. gürtelförmiger Dauerschmerz oder wellenförmige Schmerzen im rechten Oberbauch mit Ausstrahlung in den Rücken und die rechte Schulter
C. häufige Schmerzen nach dem Essen

Liste 2
1. Ulcus ventriculi
2. Ulcus duodeni
3. Gallenkolik

A) A1, B2, C3
B) A2, Bl, C3
C) A2, B3, C1
D) A3, Bl, C2
E) A3, B2, C1

Frage 459
Eine 30-jährige Frau kommt zu Ihnen in die Sprechstunde und klagt über Schmerzen im rechten Unterbauch mit Durchfällen mehrfach am Tag, die aber nicht blutig seien. Diese Beschwerden hätten vor ca. 5 Tagen begonnen. Außerdem klagt sie seit einigen Tagen über Schmerzen im Bereich der Iliosakralfugen. Welche ist die wahrscheinlichste Verdachtsdiagnose?

A) Colitis ulcerosa
B) Appendizitis
C) Colon irritabile
D) Divertikulitis
E) M. Crohn

Frage 460
Welches der genannten Symptome gehört nicht zu den Zeichen des primär paralytischen Ileus?

A) Meteorismus
B) Erbrechen
C) Singultus
D) Rezidivierende Darmkoliken
E) fehlende Darmgeräusche

Frage 461
Welche Aussage trifft nicht zu?
Folgende Erkrankungen werden durch eine adjuvante Bewegungstherapie günstig beeinflusst:

A) alimentäres Übergewicht
B) arterielle Hypertonie
C) dekompensierte Leberzirrhose
D) depressive Verstimmtheit
E) primäre Osteoporose

Frage 462
Ein Meckel-Divertikel kann vorkommen

A) im Bereich des Duodenum
B) an der Flexura duodenojejunalis
C) am Anfangsteil des Jejunum
D) im Bereich des Ileum
E) an der Valva ileocaecalis

Frage 463

Zum metabolischen Syndrom gehört nicht:

A) Dyslipoproteinämie
B) arterielle Hypertonie
C) Hyperglykämie
D) Übergewicht
E) Cushing-Syndrom

Frage 464

Eine 27-jährige Frau stellt sich in der Sprechstunde vor, weil sie sich seit fünf Wochen müde und abgeschlagen fühlt. Gelegentlich bestehen Temperaturerhöhungen bis 38 °C. Ihr Appetit ist deutlich geringer geworden, sie hat 3 kg an Gewicht abgenommen. Nach den Mahlzeiten treten häufig krampfartige Schmerzen im rechten Unterbauch auf. Nach Darmentleerungen ohne Blutbeimengung hat sie eine Linderung der Symptomatik.
Die wahrscheinlichste Verdachtsdiagnose ist

A) rechtsseitige Divertikulitis
B) rechtsseitige Salpingitis
C) irritables Kolon
D) Morbus Crohn des terminalen Ileums
E) rechtsseitiges Kolonkarzinom

Frage 465

Welche Aussage über die Colitis ulcerosa trifft nicht zu?

A) Sie ist bevorzugt im distalen Dickdarm lokalisiert.
B) Sie geht mit einem erhöhten Karzinomrisiko einher.
C) In den meisten Fällen bilden sich Fisteln.
D) Vorwiegend betrifft sie Mukosa und Submukosa.
E) Sie kann mit einer primär sklerosierenden Cholangitis assoziiert sein.

Frage 466

Welche der Empfehlungen stimmt am wenigsten mit den ordnungstherapeutischen Grundsätzen der Vollwerternährungslehre überein?

A) Die Nahrung sollte gründlich gekaut und in Ruhe gegessen werden.
B) Die Mahlzeiten sollten bei leichtem Sättigungsgefühl beendet werden.
C) Die Hauptmahlzeit sollte auf den Abend nach 20 Uhr gelegt werden.
D) Der Verzehr von Frischobst zu den Mahlzeiten ist zu empfehlen.
E) Die Flüssigkeitsaufnahme sollte vorzugsweise zwischen den Mahlzeiten erfolgen.

Frage 467

Bei einer rein vegetarischen Kost (vegane Ernährung) ist die Möglichkeit einer Vitaminmangelernährung am ehesten gegeben für

A) Vitamin A
B) Vitamin B12
C) Folsäure
D) Vitamin C
E) Vitamin K

Frage 468

Als eine zweizeitige Milzruptur bezeichnet man eine

A) Ruptur der Milzkapsel Tage nach dem Primärtrauma
B) iatrogene Verletzung der Milz bei Versorgung einer Leberruptur
C) bilaterale Traumaeinwirkung am unteren Rippenbogen
D) Ruptur einer intrathorakal gelegenen Milz
E) Stieldrehung der Milz

Frage 469

Welche Aussagen zur akuten Divertikulitis sind richtig?

1) Die häufigste Lokalisation liegt im linken Unterbauch.
2) Anamnestisch werden häufig Stuhlunregelmäßigkeiten, insbesondere aber Verstopfungen angegeben.
3) Es können krampfartige Schmerzen bestehen.
4) Zeichen einer umschriebenen Bauchfellentzündung (lokale Peritonitis) sind möglich.
5) Die Divertikulitis ist eine Erkrankung des Kindesalters.

A) nur 1 und 3 sind richtig
B) nur 2, 3 und 4 sind richtig
C) nur 1, 2, 3 und 4 sind richtig
D) nur 1, 2, 4 und 5 sind richtig
E) nur 2, 3, 4 und 5 sind richtig

Frage 470

Folgende Aussagen zur Invagination sind richtig

1) Sie betrifft meist Kinder unter 2 Jahren.
2) Sie betrifft Kinder ab dem 5. Lebensjahr.
3) Das Kind hat stärkste Schmerzen.
4) Erbrechen kann auftreten.
5) Häufig findet sich eine Resistenz im rechten Unterbauch.

A) nur 1 und 3 sind richtig
B) nur 2 und 4 sind richtig
C) nur 1, 2 und 3 sind richtig
D) nur 2, 3 und 4 sind richtig
E) nur 1, 3, 4 und 5 sind richtig

Frage 471

Welche der Erkrankungen hat am wenigsten wahrscheinlich eine Milzvergrößerung als Symptom bzw. Komplikation?

A) hereditäre Sphärozytose
B) Leberzirrhose
C) Mononucleosis infectiosa
D) Pfortaderthrombose
E) Thrombose der V. mesenterica superior

Frage 472

Welche Aussage zu Schenkelhernien trifft nicht zu?

A) Sie treten überwiegend jenseits des 50. Lebensjahres auf.
B) Bei Frauen kommen sie häufiger vor als bei Männern.
C) Sie unterkreuzen das Leistenband medial der V. femoralis.
D) Sie können in der Fossa ovalis in Erscheinung treten.
E) Eine Inkarzeration (Einklemmung) ist selten (< 10 %).

Frage 473

Ordnen Sie den Teilbereichen des Verdauungstraktes (Liste 1) den am ehesten zutreffenden Aufgabenbereich (Liste 2) zu

1. Bauchspeicheldrüse
2. Dickdarm
3. Dünndarm
4. Leber
5. Magen

A. Eindickung
B. Bildung von Enzymen für den Kohlenhydratstoffwechsel
C. Bildung von Galle
D. Beginnende Fettverdauung
E. Bildung eines Stoffes, der die Aufnahme von B12 ermöglicht

A) 1A, 2B, 3C, 4D, 5E
B) 1B, 2A, 3D, 4C, 5E
C) 1C, 2A, 3D, 4E, 5B
D) 1D, 2B, 3E, 4A, 5C
E) 1E, 2A, 3C, 4D, 5B

LEBER, GALLE, BAUCHSPEICHELDRÜSE

Frage 474
Welches Organ liegt der Unterseite des Zwerchfells an?

A) Querkolon
B) Ösophagus
C) Pankreas
D) Leber
E) Rektum

Frage 475
Welche Aussage ist richtig?

1) Das im Urin nachweisbare Bilibrubin ist das indirekte Bilirubin.
2) Direktes Serumbilirubin tritt vermehrt bei Hämolyse auf.
3) Bilirubin entsteht als Abbauprodukt des Hämoglobins.
4) Auch mäßige Bilirubinerhöhungen weisen immer auf schwere Krankheitsbilder hin.
5) Das indirekte Bilirubin ist wasserlöslich.

A) nur 2 ist richtig
B) nur 3 ist richtig
C) nur 4 ist richtig
D) nur 1, 2, 3 und 5 sind richtig
E) nur 1, 3, 4 und 5 sind richtig

Frage 476
Vom Pankreas wird/werden nicht sezerniert:

A) Lipase
B) Pepsinogen
C) Chymotrypsinogen
D) Ribonuklease
E) alpha-Amylase

Frage 477
Die Bauchspeicheldrüse ist beteiligt an der Verdauung von

1) Eiweißen
2) Kohlenhydraten
3) Fetten
4) Zellulose
5) Proteinen

A) nur 1 und 2 sind richtig
B) nur 3 und 5 sind richtig richtig
C) nur 2, 3 und 5 sind richtig
D) nur 2, 3 und 4 sind richtig
E) nur 1, 2, 3 und 5 sind richtig

Frage 478
Nicht zu den Aufgaben der Bauchspeicheldrüse gehört:

A) Abgabe von eiweißspaltenden Enzymen
B) Abgabe von kohlenhydratspaltenden Enzymen
C) Abgabe von fettspaltenden Enzymen
D) Abgabe von Glykogen
E) Abgabe von Insulin

Frage 479
Welche Funktion der Gallenflüssigkeit kennen Sie?

1) Ausscheidung von Abfallstoffen
2) Färbung des Stuhls
3) Mitwirkung an der Fettverdauung
4) Aufspaltung der Ballaststoffe
5) Eiweißverdauung

A) nur 1 und 3 sind richtig
B) nur 1 und 5 sind richtig
C) nur 1, 2 und 3 sind richtig
D) nur 2, 3 und 4 sind richtig
E) 1-5, alle sind richtig

Frage 480
Welche Aufgaben hat die Gallenblase?

1) Produktion von Verdauungsenzymen
2) Eindickung der Lebergalle
3) Speicherung der Gallenflüssigkeit
4) Bedarfsabhängige Abgabe der Gallenflüssigkeit
5) Produktion der Gallensäuren

A) nur 1 und 3 sind richtig
B) nur 1 und 5 sind richtig
C) nur 1, 3 und 4 sind richtig
D) nur 2, 3 und 4 sind richtig
E) nur 2, 3 und 5 sind richtig

Frage 481
Die Leber

1) hat entgiftende Funktion
2) bildet Lipase für die Fettverdauung
3) bildet Gerinnungsfaktoren
4) verwandelt Nährstoffe in körpereigene Substanzen
5) baut Östrogene ab

A) nur 1 und 5 sind richtig
B) nur 1, 2 und 3 sind richtig richtig
C) nur 2, 3 und 5 sind richtig
D) nur 1, 4 und 5 sind richtig
E) nur 1, 3, 4 und 5 sind richtig

Frage 482
Welche Aussagen zum Bilirubinkreislauf treffen nicht zu?

A) Bilirubin wird als Urobilinogen im Darm resorbiert und über das Blut der Leber wieder zugeführt.
B) Bilirubin kann immer im Urin festgestellt werden.
C) Bilirubin wird mit der Galle in den Darm abgegeben.
D) Bilirubin ist ein Abbauprodukt des Hämoglobins
E) Indirektes Bilirubin wird in der Leber zu direktem Bilirubin konjugiert.

Frage 483
Bilirubin kann im Urin nachgewiesen werden bei ...

1) schweren Darmerkrankungen
2) hämolytischem Ikterus
3) Parenchymikterus (Lebererkrankungen)
4) Verschlussikterus (z. B. durch Gallenwegsentzündungen)

A) nur 4 ist richtig
B) nur 2 und 4 sind richtig
C) nur 3 und 4 sind richtig
D) nur 2, 3 und 4 sind richtig
E) 1-4, alle sind richtig

Frage 484
Welche Antwort ist falsch?
Welche Ursachen für einen Ikterus kennen Sie?

A) Gallenblasenentzündung
B) Malaria
C) Pankreaskopfkrebs
D) hämolytische Anämie
E) virale Leberentzündung

Frage 485
Bei der Entstehung der sog. Fettleber können ursächlich eine Rolle spielen:

1) Alkoholismus
2) Diabetes mellitus
3) Überernährung
4) Schwangerschaft
5) massiver Proteinmangel der Nahrung

A) nur 1 und 3 sind richtig
B) nur 2 und 4 sind richtig
C) nur 1, 2, 3 und 5 sind richtig
D) nur 2, 3, 4 und 5 sind richtig
E) 1-5, alle sind richtig

Frage 486

Welche der folgenden Aussagen treffen für die Hepatitis A zu?

1) in knapp 10% der Fälle chronischer Verlauf
2) Infektion durch Kanülenstichverletzungen
3) Inkubationszeit ca. 4-6 Wochen
4) aktive Impfung verfügbar
5) passive Impfung verfügbar

A) nur 1 und 5 sind richtig
B) nur 1, 2 und 3 sind richtig
C) nur 1, 4 und 5 sind richtig
D) nur 3, 4 und 5 sind richtig
E) 1-5, alle sind richtig

Frage 487

Was gilt nicht für die Hepatitis C?

A) Sie kann durch Bluttransfusion übertragen werden.
B) Sie kann durch mehrfach benutzte Spritzen (Drogenszene) übertragen werden.
C) Zur Diagnose können HCV-Antikörper nachgewiesen werden.
D) Sie zeigt sehr häufig chronische Verlaufsformen.
E) Es kann aktiv immunisiert werden.

Frage 488

Der Kayser-Fleischer-Kornealring ist in erster Linie charakteristisch für

A) den M. Wilson
B) die fortgeschrittene generalisierte Arteriosklerose
C) den seit Jahren bestehenden Diabetes mellitus
D) die Hypercholesterinämie
E) die physiologische Altersveränderung der Kornea

Frage 489

In der Nachsorge maligner Erkrankungen kann die Bestimmung sog. "Tumormarker" im Serum sinnvoll sein.
Bei welcher der folgenden Erkrankungen ist Alphafetoprotein (AFP) der typische "Tumormarker"?

A) hepatozelluläres Karzinom
B) Kolonkarzinom
C) medulläres Schilddrüsenkarzinom
D) papilläres Schilddrüsenkarzinom
E) Prostatakarzinom

Frage 490

Folgende Aussagen zur Pankreatitis sind richtig:

1) Ursachen einer akuten Pankreatitis können Gallenwegserkrankungen sein.
2) Die akute Pankreatitis tritt gehäuft nach Mumps auf.
3) Folge der chronischen Pankreatitis ist eine Pankreasinsuffizienz.
4) Bei akuter Pankreatitis findet sich typischerweise eine Hyperglykämie.
5) Bei der chronischen Pankreatitis kommt es typischerweise zu Gewichtszunahme.

A) nur 2, 3 und 5 sind richtig
B) nur 1, 2 und 3 sind richtig
C) nur 1, 2 und 4 sind richtig
D) nur 1, 2 4 und 5 sind richtig
E) 1-5, alle sind richtig

Frage 491

Folgende Komplikationen kommen bei einem Gallensteinleiden vor:

1) Gallenblasenhydrops (Steinverschluss des Ductus cysticus)
2) Gallenblasenempyem bei zusätzlicher Infektion
3) Pankreatitis
4) Verschlussikterus
5) Gallensteinileus

A) nur 2, 4 und 5 sind richtig
B) nur 1, 2, 3 und 4 sind richtig
C) nur 1, 2, 4 und 5 sind richtig
D) nur 2, 3, 4 und 5 sind richtig
E) 1-5, alle sind richtig

Frage 492
Folgende Aussage/n zum Symptom Ikterus (Gelbsucht) ist/sind richtig:

1) Ikterus tritt bei Hepatitis auf.
2) Ikterus tritt bei Erkrankungen mit Hämolyse auf.
3) Ein Ikterus bei Neugeborenen ist immer ein Verschlussikterus
4) Ein Ikterus kann nach Medikamenteneinnahme auftreten.
5) Intermittierender Ikterus tritt bei der Meulengrachtkrankheit auf.

A) nur 2, 4 und 5 sind richtig
B) nur 1, 2, 3 und 4 sind richtig
C) nur 1, 2, 4 und 5 sind richtig
D) nur 2, 3, 4 und 5 sind richtig
E) 1-5, alle sind richtig

Frage 493
Tastbare Pulsationen der Leber bei Palpation der Leber, im Rahmen der allgemeinen Krankenuntersuchung, findet man am wahrscheinlichsten bei

A) Trikuspidalklappeninsuffizienz
B) Aortenklappeninsuffizienz
C) portaler Hypertension
D) Aortenklappenstenose
E) portaler Leberzirrhose

Frage 494
Die Inspektion eines Patienten mit dekompensierter Leberzirrhose ergibt folgende Befunde:

1) Spidernaevi
2) Trommelschlägelfinger
3) Uhrglasnägel
4) Ikterus
5) sog. „Bauchglatze"

A) nur 1, 2und 3 sind richtig
B) nur 1, 4 und 5 sind richtig
C) nur 2, 3 und 4 sind richtig
D) nur 1, 2, 4 und 5 sind richtig
E) 1-5, alle sind richtig

Frage 495
Folgen einer Infektion mit Hepatitis-B-Viren können sein:

1) primäre biliäre Zirrhose
2) chronische aggressive Hepatitis
3) chronische persistierende Hepatitis
4) Leberzellkarzinom

A) nur 1 und 2 sind richtig
B) nur 3 und 4 sind richtig
C) nur 1, 2 und 3 sind richtig
D) nur 2, 3 und 4 sind richtig
E) 1-4, alle sind richtig

Frage 496
Zu welchen Krankheitsbildern gehört Juckreiz?

1) Leberzirrhose
2) Diabetes mellitus
3) Niereninsuffizienz (Urämie)
4) Lebensmittelallergie
5) Krätze

A) nur 1, 2 und 4 sind richtig
B) nur 1, 2 und 5 sind richtig
C) nur 2, 3, 4 und 5 sind richtig
D) nur 1, 2, 4 und 5 sind richtig
E) 1-5, alle sind richtig

Frage 497
Für die Entstehung der Leberzirrhose kommt ursächlich nicht in Frage:

A) Virusinfektionen (z. B. HBV, HCV)
B) infektiöse Mononukleose
C) kardiale Stauung bei chronischer Rechtsherzinsuffizienz
D) Alkoholabusus
E) chronischer Gallengangsverschluss

Frage 498
Eine Leberzirrhose entsteht normalerweise nicht

A) bei chronischer Cholangitis
B) bei langdauerndem Alkoholabusus
C) durch eine chronische aggressive Hepatitis
D) nach einer Pfortaderthrombose
E) bei einer Hämochromatose

Frage 499
Welche Aussage(n) zur Leberzirrhose trifft/treffen zu?

1) Sie tritt typischerweise als Folge einer Hepatitis A auf.
2) Sie kann sich nach einer chronischen aggressiven Hepatitis entwickeln.
3) Als Folge davon können sich Ösophagusvarizen bilden.
4) Es kommt zur Verkleinerung der Milz.
5) Gehäuft entwickelt sich ein hepatozelluläres Karzinom.

A) nur 1 und 2 sind richtig
B) nur 3 und 5 sind richtig
C) nur 2, 3 und 5 sind richtig
D) nur 1, 2, 3 und 4 sind richtig
E) 1-5, alle sind richtig

Frage 500
Welche Symptome gehören zu einer Leberzirrhose?

1) Ödeme
2) Aszites
3) Pfortaderstau
4) Gerinnungsprobleme
5) Verwirrtheit

A) nur 1 und 2 sind richtig
B) nur 2, 3 und 4 sind richtig
C) nur 1, 3 und 4 sind richtig
D) nur 1, 2, 3 und 5 sind richtig
E) 1-5, alle sind richtig

Frage 501
Welche Aussage ist falsch?
Folgende Befunde kommen bei Leberzirrhose gehäuft vor:

A) Gefäßsternchen (Spider naevi)
B) Gynäkomastie
C) Lackzunge
D) vermehrte Stammbehaarung
E) Palmarerythem

Frage 502
Symptome einer chronischen Lebererkrankung sind:

1) allgemeine Leistungsschwäche
2) Spider naevi
3) Pruritus
4) Zyanose
5) Tachykardie

A) nur 4 und 5 sind richtig
B) nur 1 und 5 sind richtig
C) nur 2 und 4 sind richtig
D) nur 1, 2 und 5 sind richtig
E) nur 1, 2 und 3 sind richtig

Frage 503
Ein Mann kommt in die Praxis und klagt über Übelkeit, Erbrechen und Durchfall. Der Urin sei bierbraun und schäumend. Was halten Sie für die wahrscheinlichste Diagnose?

A) Virushepatitis
B) Cholera
C) Typhus
D) Darminfektion
E) Nierenentzündung

Frage 504

Ein 70-jähriger Mann leidet seit mehreren Wochen an Übelkeit und Appetitlosigkeit. Er weist insbesondere gelbe Skleren und einen dunkel gefärbten Urin auf. Im Labor finden sich folgende Werte: LDH hoch, GOT hoch, gamma-GT erhöht, direktes Bilirubin erhöht, AP erhöht, BSG unwesentlich erhöht. Welche Diagnose ist am wahrscheinlichsten?

A) Akute Hepatitis
B) Verschlussikterus
C) Gallenstein
D) Pankreatitis
E) chronische Hämolyse

Frage 505

Für welche der folgenden Erkrankungen ist ein Ikterus untypisch?

A) Virushepatitis
B) Morbus Weil
C) Malaria
D) Karzinom des Bauchspeicheldrüsenkopfes
E) Gallenblasenentzündung

Frage 506

Folgende Symptome sind charakteristisch für die Leberzirrhose:

1) Rotfärbung der Handinnenflächen
2) Milzvergrößerung
3) Gefäßsternchen auf der Brust
4) Erweiterung der Speiseröhrenvenen
5) Bauchfellerguss (Aszites)

A) nur 1 ist richtig
B) nur 1 und 4 sind richtig
C) nur 1, 3 und 5 sind richtig
D) nur 2, 3 und 4 sind richtig
E) 1-5, alle sind richtig

Frage 507

Welche Antwort ist falsch?
Als Hautbefunde infolge einer Leberzirrhose beobachtet man insbesondere:

A) Palmarerythem
B) Plantarerythem
C) Café-au-lait-Flecken
D) Spinnennävi (Spider naevi)
E) Ikterus

Frage 508

An der Aszites-Bildung bei Leberzirrhose sind folgende Faktoren beteiligt:

1) Pfortaderhochdruck
2) Gefäßschädigung durch freies Ammoniak
3) metabolische Alkalose
4) sekundärer Hyperaldosteronismus
5) verminderter onkotischer Druck infolge von Hypalbuminämie

A) nur 4 ist richtig
B) nur 1 und 2 sind richtig
C) nur 1 und 4 sind richtig
D) nur 1, 3 und 4 sind richtig
E) nur 1, 4 und 5 sind richtig

Frage 509

Welche Antwort ist falsch?
Zur Aszitesbildung infolge Leberzirrhose können beitragen:

A) portale Hypertension
B) verminderte Albuminsynthese
C) Hyperbilirubinämie
D) intrahepatische Bildung von zu viel Lymphe im Verhältnis zur Kapazität des abführenden Lymphsystems
E) renale Natrium- und Wasser-Retention

Frage 510
Welche der folgenden Faktoren verursachen keinen Aszites?

A) Hypalbuminämie
B) Hyperaldosteronismus
C) vermehrte Flüssigkeitsresorption aus dem Darm
D) portale Hypertonie ('Pfortaderhochdruck')
E) Peritonealkarzinose

Frage 511
Ordnen Sie bitte dem Symptom bzw. Befund in der Liste 1 das zutreffenste Krankheitsbild aus der Liste 2 zu.

Liste 1
Rechtsseitiger Oberbauchschmerz mit Ausstrahlung in die rechte Schulter und zwischen die Schulterblätter

Liste 2
A) Gallensteinkolik
B) mechanischer Ileus
C) paralytischer Ileus
D) freie Perforation, z. B. eines Ulcus duodeni
E) akute Appendizitis

Frage 512
Eine prall gefüllte, vergrößerte, tastbare Gallenblase (oft mit schmerzlos auftretendem Ikterus = 'Gelbsucht' kombiniert) nennt man:

A) Courvoisier-Zeichen
B) Mennell-Zeichen
C) Schober-Zeichen
D) Lasègue-Zeichen
E) Trendelenburg-Zeichen

Frage 513
Was kann eine Cholelithiasis verursachen?

1) Petechien
2) Ikterus
3) Haematemesis
4) Gallenkolik
5) Ulcus ventriculi

A) nur 4 ist richtig
B) nur 2 und 4 sind richtig
C) nur 1, 2 und 5 sind richtig
D) nur 2, 3 und 4 sind richtig
E) 1-5, alle sind richtig

Frage 514
Welches Symptom passt nicht zu einem Verschluss des Gallengangs?

A) Ikterus
B) heller Stuhl
C) dunkler Urin
D) Juckreiz
E) Atemnot

Frage 515
Typische Symptome einer Cholelithiasis (Gallensteinleiden) sind

1) nahrungsabhängige Schmerzen im rechten Oberbauch
2) Schmerzen, die in die linke Schulter ausstrahlen
3) eventuell kolikartige Schmerzen und Gelbsucht
4) positives Chvostek-Phänomen
5) gelegentlich verdickte Gallenblasenwand

A) nur 1 ist richtig
B) nur 1 und 4 sind richtig
C) nur 1, 3 und 5 sind richtig
D) nur 2, 3 und 4 sind richtig
E) 1-5, alle sind richtig

Frage 516

Typisch für die fortgeschrittene exokrine Pankreasinsuffizienz sind:

1) Mangel an sekretorischen Enzymen verbunden mit Maldigestion
2) Reduktion der Chymotrypsinaktivität im Stuhl → Stuhlfettausscheidung
3) Steatorrhoe, Diarrhoe
4) Verminderung des Pankreassekretvolumens

A) nur 1 und 2 sind richtig
B) nur 1, 2 und 3 sind richtig
C) nur 1, 2 und 4 sind richtig
D) nur 2, 3 und 4 sind richtig
E) 1-4, alle sind richtig

Frage 517

Als Ursache für eine akute Pankreatitis kommt eher nicht in Frage:

A) Hyperlipidämie
B) Alkoholabusus
C) Gallenwegserkrankungen
D) Ulcus ventriculi
E) Alle A-D kommen in Frage

Frage 518

Zur Diagnose 'akute Pankreatitis' passen:

1) sehr starke Schmerzen im Oberbauch
2) Ausstrahlung des Schmerzes in den Rücken
3) Subileus

A) nur 1 ist richtig
B) nur 1 und 2 sind richtig
C) nur 1 und 3 sind richtig
D) nur 2 und 3 sind richtig
E) 1-3, alle sind richtig

Frage 519

An welche Erkrankung muss man bei einem schmerzlosen Ikterus mit Gelbfärbung der Haut und der Konjunktiven, sowie einer schmerzlos gefüllten Gallenblase am ehesten denken?

A) Gallensteine
B) Hepatitis
C) Pankreaskopfkarzinom
D) Pankreatitis
E) Cholezystitis

Frage 520

Welche Symptomengruppe spricht am ehesten für ein Pankreaskarzinom?

A) Dauerhafte und rezidivierende Oberbauchschmerzen mit Ausstrahlung in den Rücken, Gewichtsabnahme, Patient läuft in gebückter Haltung, evtl. Entwicklung eines Diabetes mellitus
B) Epigastrische Schmerzen im rechten Oberbauch, Nüchternschmerz, Besserung nach Nahrungsaufnahme
C) Intermittierende Bauchschmerzen wechselnder Stärke, nie nachts, oft morgens, Nachlassen nach dem Stuhlgang, Stuhlverstopfung, Meteorismus, dyspeptische Beschwerden, Zunahme der Stuhlfrequenz und Abnahme der Stuhlkonsistenz bei Auftreten der Beschwerden
D) Gewichtsverlust, Appetitlosigkeit, Oberbauchschmerz, Verdauungsstörungen, rezidivierende Thrombophlebitiden, Ikterus
E) Kolikartige Schmerzen im rechten Oberbauch mit Ausstrahlung in die rechte Schulter, verstärkt bei Aufnahme fettreicher Nahrung

Frage 521

Was schließen Sie differentialdiagnostisch aus bei 'Schmerzen, die in die rechte Schulter ausstrahlen'?

1) Gallenbeschwerden
2) Herzinfarkt
3) HWS-Syndrom
4) Pankreatitis

A) keine der Aussagen 1-4 ist richtig
B) nur 2 und 3 sind richtig
C) nur 2 und 4 sind richtig
D) nur 2, 3 und 4 sind richtig
E) 1-4, alle sind richtig

Frage 522

Folgen bzw. Komplikationen einer akuten Pankreatitis sind:

1) linksseitiger Pleuraerguss
2) Milzvenenthrombose
3) Nekrosenbildung
4) paralytischer Ileus
5) Nierenversagen

A) nur 3,4 und 5 sind richtig
B) nur 1,2,3 und 4 sind richtig
C) nur 1,2,4 und 5 sind richtig
D) nur 2,3,4 und 5 sind richtig
E) 1-5, alle sind richtig

Frage 523

Welches Symptom ist typisch beim Verschlussikterus?

A) Aszites
B) dunkelbrauner Urin
C) Ödeme
D) dunkelbrauner Stuhl
E) Anämie

Frage 524

Zu den anerkannt möglichen Ursachen der Pankreatitis gehört nicht:

A) hoher Alkoholkonsum
B) Gallenstein im Bereich der Papilla Vateri
C) Mumps
D) massive Hypertriglyzeridämie
E) Glutenüberempfindlichkeit

Frage 525

Welche der folgenden Faktoren begünstigen die Entstehung von Gallensteinen?

1) Übergewicht
2) Nikotinabusus
3) weibliches Geschlecht
4) Leberzirrhose

A) nur 1 und 3 sind richtig
B) nur 2 und 4 sind richtig
C) nur 1, 2 und 3 sind richtig
D) nur 2, 3 und 4 sind richtig
E) 1-4, alle sind richtig

Frage 526

Welche Aussage trifft nicht zu? Typische Veränderungen der Haut bei Leberzirrhose sind:

A) Palmarerythem
B) Café-au-lait-Flecken
C) Naevi aranei (Spider-Naevi)
D) Weißnägel
E) Atrophie der Haut (Geldscheinhaut)

Frage 527

Wann ist das indirekte Bilirubin typischerweise erhöht?

A) Hepatitis A
B) Hämolyse
C) Hepatitis B
D) Gallengangsverschluss (extrahepatisch)
E) Pankreas-Karzinom

Frage 528

Ein 67-jähriger Mann, der deutlich ikterisch ist, stellt sich in Ihrer Sprechstunde vor und gibt an, dass er in den letzten 3 Monaten 8 kg an Gewicht verloren habe. Seit 2 Wochen werden acholische Stühle beobachtet. Abdominelle Schmerzen werden verneint. Bei der körperlichen Untersuchung stellen Sie neben dem Gewichtsverlust und der ausgeprägten Gelbsucht eine weiche palpable Resistenz im rechten Oberbauch fest. Welche Verdachtsdiagnose stellen Sie?

A) chronische Pankreatitis mit Striktur des Ductus pancreaticus
B) Pankreaskopfkarzinom
C) Cholezystolithiasis mit Porzellangallenblase
D) Verdacht auf Choledocholithiasis
E) Gallenblasenkarzinom

Frage 529

Welche Tumorart exprimiert vielfach Alphafetoprotein?

A) kleinzelliges Bronchuskarzinom
B) hepatozelluläres Karzinom
C) Rhabdomyosarkom
D) Prostatakarzinom
E) Osteosarkom

STOFFWECHSEL-KRANKHEITEN

Frage 530
Was ist das Abbauprodukt von welchem Ausgangsprodukt?

1) Harnsäure vom Fettstoffwechsel
2) Harnstoff vom Eiweißstoffwechsel
3) Harnsäure vom Purinstoffwechsel
4) Bilirubin vom Hämabbau
5) Kreatinin vom Muskelstoffwechsel

A) nur 2, 4 sind richtig
B) nur 1, 2 und 3 sind richtig
C) nur 1, 4, und 5 sind richtig
D) nur 2, 3, 4 und 5 sind richtig
E) 1-5, alle sind richtig

Frage 531
Welche Aussage zu Insulin ist falsch?

A) wird in den B-Zellen der Langerhans´schen Inseln des Pankreas gebildet.
B) erhöht den Blutzuckerspiegel
C) ist Gegenspieler des Hormons Glukagon
D) steigert den Glukose-Einstrom in die Muskelzelle
E) ist ein Polypeptid-Hormon

Frage 532
Bei adipösen Patienten finden sich häufiger als bei Schlanken:

1) arterielle Hypertonie
2) Diabetes mellitus Typ 2
3) Hypertriglyzeridämie
4) Cholelithiasis

A) nur 3 und 4 sind richtig
B) nur 1, 2 und 3 sind richtig
C) nur 1, 2 und 4 sind richtig
D) nur 1, 3 und 4 sind richtig
E) 1-4, alle sind richtig

Frage 533
Bei welchen Krankheitsbildern tritt ein Diabetes mellitus gehäuft auf?

1) Cushing-Syndrom
2) Hypothyreose
3) Glykogenose Typ I
4) Akromegalie
5) Fettsucht

A) nur 4 und 5 sind richtig
B) nur 1, 2 und 3 sind richtig
C) nur 1, 4 und 5 sind richtig
D) nur 2, 3 und 4 sind richtig
E) 1-5, alle sind richtig

Frage 534
Welche der folgenden Aussagen treffen für Diabetes mellitus zu?

1) Genetische Faktoren spielen bei der Entstehung der Krankheit eine Rolle.
2) Die Wahrscheinlichkeit, an Diabetes zu erkranken, steigt, wenn nahe Verwandte Diabetiker sind.
3) Bei Vorhandensein eines diabetischen Elternteils beträgt das Erkrankungsrisiko für ein Kind etwa 10%.
4) Kinder aus Ehen zwischen Diabetikern erkranken stets an Diabetes.

A) nur 1 und 2 sind richtig
B) nur 3 und 4 sind richtig
C) nur 1, 2 und 3 sind richtig
D) nur 2, 3 und 4 sind richtig
E) 1-4, alle sind richtig

Frage 535
Welche Antwort ist falsch?
Bei einer Hypoglykämie bewirkt die adrenerge Gegenregulation folgende Symptome:

A) Tachykardie
B) Schweißausbruch
C) Unruhe
D) Miosis
E) Hautblässe

Frage 536
Der Diabetes mellitus kann mit folgenden typischen Veränderungen verbunden sein:

1) Abmagerung und Muskelschwund
2) Adipositas
3) Katarakt
4) Fettleber

A) Keine der Aussagen 1 - 4 ist richtig
B) nur 1 ist richtig
C) nur 3 ist richtig
D) nur 2 und 4 sind richtig
E) 1-4, alle sind richtig

Frage 537
Welche Antwort ist falsch?
Welche Veränderungen finden sich häufig kombiniert mit Diabetes mellitus?

A) Hyperurikämie
B) Hyperglykämie
C) Glukosurie (Originalfrage: 'Hyperglykurie')
D) Hypoinsulinämie
E) Hyperaldosteronämie

Frage 538
Eine Gewichtsabnahme findet sich nicht bei:

A) Anorexia nervosa
B) unbehandeltem juvenilem Diabetes mellitus
C) Sheehan-Syndrom
D) Hyperthyreose
E) Morbus Addison

Frage 539
Welche Antwort ist falsch?
Typische Diabetes-mellitus-Komplikationen sind:

A) Polyneuropathie
B) exokrine Pankreasinsuffizienz
C) Nephropathie
D) Gangrän
E) Retinopathie

Frage 540
Welche Aussage ist falsch?
Dem typischen diabetischen Spätsyndrom sind zuzuordnen:

A) Mikroaneurysmen und Blutungen in die Retina
B) akutes Nierenversagen
C) strumpfförmig lokalisierte Schmerzen mit Parästhesien und Areflexie der unteren Extremitäten
D) ein schlecht heilendes Ulkus am lateralen Fußrand
E) Blasenentleerungsstörungen

Frage 541
Untypisch für einen Diabetes mellitus ist

A) Netzhautzerstörung
B) Zerstörung der Nierenkörperchen
C) Funktionsstörungen sensibler Nerven
D) Potenzstörungen
E) mangelhafte Produktion von Verdauungssäften durch das Pankreas

Frage 542
Eine Glukose-Intoleranz bzw. ein erhöhter Nüchternblutzucker (=IFG=impaired fasting glucose) ist

1) häufig ein Frühzeichen für einen insulinpflichtigen Diabetes mellitus
2) häufig Frühzeichen eines Altersdiabetes
3) häufig ein Zeichen für Hautleiden mit Juckreiz und Nykturie
4) immer verbunden mit Parästhesien, Polydipsie und Polyurie

A) nur 2 ist richtig
B) nur 1 und 2 sind richtig
C) nur 1, 2 und 3 sind richtig
D) nur 2, 3 und 4 sind richtig
E) 1-4, alle sind richtig

Frage 543

Wann werden vermehrt Ketonkörper ausgeschieden?

1) bei Diabetes mellitus
2) fieberhafte Zustände
3) nach längerem Fasten
4) Schwangerschaftserbrechen und azetonämisches Erbrechen bei Kleinkindern

A) nur 3 ist richtig
B) nur 2 und 3 sind richtig
C) nur 1, 2 und 3 sind richtig
D) nur 2, 3 und 4 sind richtig
E) 1-4, alle sind richtig

Frage 544

Ihr Patient hat einen Typ-2-Diabetes und ist übergewichtig. Welche Diätempfehlungen halten Sie für sinnvoll?

1) Eiweiß bis ca. 15% der Gesamtkalorien
2) schnell resorbierbare Zucker
3) so wenig wie möglich Fett (< 25% der Gesamtkalorien)
4) ca. 60% der Gesamtkalorien durch Kohlenhydrate
5) absolute Alkoholkarenz

A) nur 3 ist richtig
B) nur 1 und 3 sind richtig
C) nur 1, 3 und 4 sind richtig
D) nur 2, 3, und 5 sind richtig
E) nur 3, 4, und 5 sind richtig

Frage 545

Sie werden zu einer stark adipösen Frau gerufen, die nur noch auf grobe Reize reagiert. Der Puls ist kaum tastbar, die Atmung auffallend tief und gleichmäßig, die Mundschleimhaut trocken. Die Luft riecht obstartig. Sie diagnostizieren:

A) Hyperglykämie
B) Hypoglykämie
C) Coma uraemicum
D) alkoholisches Koma
E) Leberkoma

Frage 546

Sie werden morgens um vier Uhr zu einer 62-jährigen Patientin gerufen, bei der ein insulinpflichtiger Diabetes mellitus bekannt ist. Die Frau erscheint verwirrt und desorientiert.

1) Sie injizieren Altinsulin.
2) Sie injizieren 40%ige Glukoselösung.
3) Sie geben Traubenzuckertee oral.
4) Sie veranlassen eine sofortige Krankenhauseinweisung.
5) Sie infundieren 0,9% NaCl-Lösung.

A) nur 1 ist richtig
B) nur 2 und 3 sind richtig
C) nur 2 und 4 sind richtig
D) nur 1, 2 und 3 sind richtig
E) 1-5, alle sind richtig

Frage 547

Ein Ihnen bekannter Patient mit Diabetes mellitus bricht in Ihrer Praxis bewusstlos zusammen. Welche Notfallmaßnahmen führen Sie durch?

1) Glukoselösung zu trinken geben
2) Sauerstoff
3) Glukose injizieren
4) Venenzugang legen
5) Insulin spritzen

A) nur 1 ist richtig
B) nur 2, 3 und 4 sind richtig
C) nur 1, 2, und 5 sind richtig
D) nur 1, 2, 3 und 4 sind richtig
E) 1-5, alle sind richtig

Frage 548

Zu den typischen Symptomen bzw. Vorzeichen eines ketoazidotischen Coma hyperglycaemicum (diabeticum) gehören:

1) schweißfeuchte Haut
2) tiefe forcierte Atmung
3) Heißhunger
4) starkes Durstgefühl, Polydipsie
5) akute Krampfanfälle
6) Azetongeruch in der Ausatemluft

A) nur 1 und 6 sind richtig
B) nur 4 und 6 sind richtig
C) nur 2, 4 und 6 sind richtig
D) nur 1, 3, 4 und 5 sind richtig
E) 1-6, alle sind richtig

Frage 549

Was ist eine Broteinheit?

A) 1 Semmel (Brötchen)
B) 1 Brot (500 Gramm)
C) 12 Gramm Kohlenhydrate
D) 50 Gramm Brot
E) 1500 Gramm Brot

Frage 550

Welche Feststellungen zur Gicht treffen zu?

1) Stoffwechselerkrankung
2) Hormonstörung
3) Infektionskrankheit
4) Fettstoffwechselstörung
5) durch Ernährung beeinflussbar

A) nur 1 ist richtig
B) nur 5 ist richtig
C) nur 1 und 5 sind richtig
D) nur 1, 4 und 5 sind richtig
E) 1-5, alle sind richtig

Frage 551

Ihr Patient hat eine Hyperurikämie. Welche Diätempfehlungen halten Sie für sinnvoll?

1) Normalisierung des Körpergewichtes
2) viel trinken (vor allem beim Fasten zur Gewichtsabnahme)
3) purinarme Diät (fleischarm, Verzicht auf Innereien)
4) kein Alkohol
5) kein frisches Obst

A) nur 3 ist richtig
B) nur 1 und 3 sind richtig
C) nur 1, 3 und 4 sind richtig
D) nur 1, 2, 3, und 4 sind richtig
E) 1-5, alle sind richtig

Frage 552

Therapie bei Gicht:

1) Harn alkalisieren
2) Harn sauer machen
3) wenig Fleisch und Fisch essen
4) viel trinken

A) nur 4 ist richtig
B) nur 3 und 4 sind richtig
C) nur 1, 2 und 3 sind richtig
D) nur 2, 3 und 4 sind richtig
E) 1-4, alle sind richtig

Frage 553

Ihr Patient hat eine Hypercholesterinämie. Welche Diätempfehlungen halten Sie für sinnvoll?

1) Normalisierung des Körpergewichtes
2) regelmäßiger Verzehr von Fisch mit hohem Gehalt an Omega-3-Fettäure (Makrele, Lachs u.a).
3) Fettverminderung (< 30% Gesamtkalorien) und Fettaustausch (keine tierischen, sondern pflanzliche öl- und linolhaltige Fette verwenden)
4) Cholesterineinschränkung < 300 mg/ Tag
5) Zufuhr von Ballaststoffen

A) nur 1 und 4 sind richtig
B) nur 1, 4 und 5 sind richtig
C) nur 1, 3, 4 und 5 sind richtig
D) nur 1, 2, 3, und 4 sind richtig
E) 1-5, alle sind richtig

Frage 554

Welche Aussage trifft nicht zu?
Die Beteiligung des vegetativen (autonomen) Nervensystems an einer diabetischen Polyneuropathie manifestiert sich in Form

A) einer Starre der Herzfrequenz (Ruhetachykardie)
B) einer Blasenentleerungsstörung mit Zunahme des Restharns
C) von Störungen der Pupillomotorik mit herabgesetztem Dilatationsvermögen
D) wellenförmiger Schwankungen der Körpertemperatur (febris undulans)
E) von Störungen der Darmmotorik

Frage 555

Welche Aussage trifft nicht zu?
Folgende Diätvorschriften sind bei einem 40-jährigen, 178 cm großen Mann mit einem Gewicht von 95 kg im Rahmen einer Behandlung einer Arthritis urica angezeigt:

A) Reduktionskost
B) purinarme Kost
C) Verbot bzw. zumindest starke Einschränkung von Alkohol
D) reichlich Flüssigkeitszufuhr
E) Meiden von Milchprodukten

Frage 556

Welche Nahrungsmittel sollten Gichtkranke meiden?

1) Teigwaren
2) Steinobst
3) Alkoholische Getränke
4) Fleisch und Innereien
5) Milch und Milchprodukte

A) nur 4 ist richtig
B) nur 3 und 4 sind richtig
C) nur 2, 3 und 4 sind richtig
D) nur 3, 4 und 5 sind richtig
E) 1-5, alle sind richtig

Frage 557

Welche Aussage trifft nicht zu?
Der klassische diabetische neuropathische Fuß weist unter anderem folgende Merkmale auf:

A) tastbare Fußpulse
B) normale oder erhöhte Hauttemperatur
C) Druckstellen an Groß- und Kleinzehenballen
D) Demineralisation und erhöhte Fragilität des Fußskeletts
E) Blässe

Frage 558

HbA1c

A) ist ein fötales Hämoglobin
B) wird im Urin nachgewiesen
C) ist eine glykosylierte Hämoglobinfraktion
D) kommt ausschließlich bei Diabetikern vor
E) ersetzt die Blutzuckerbestimmung bei Diabetikern

Frage 559

Welche der folgenden renalen Veränderungen tritt im Verlauf des Diabetes mellitus als erste auf?

A) Mikroalbuminurie
B) Abfall der glomerulären Filtrationsrate
C) Hämaturie
D) akute Papillenspitzennekrose
E) renale Hypertonie

Frage 560

Das Coma diabeticum (Koma bei Zuckerkrankheit) führt nicht zu

A) Übelkeit und Erbrechen
B) Bauchschmerzen
C) flacher Atmung
D) Bewusstseinstrübung
E) Geruch nach überreifen Obst in der Ausatmungsluft

Frage 561

Für die diabetische Neuropathie ist im Bereich der unteren Extremität typisch:

A) kühle Haut
B) Blässe und Berührungsschmerz
C) schmerzloses Ulkus im Fußbereich
D) Fehlen der Fußpulse
E) Claudicatio intermittens

Frage 562

Ein 54-jähriger Patient berichtet über Gewichtsabnahme, Polyurie, Polydipsie, Adynamie, Infektionsanfälligkeit und Pruritus. Die Symptome sprechen in erster Linie für:

A) essentielle Hypertonie
B) konsumierende Krankheit
C) Cushing - Syndrom
D) manifester Diabetes mellitus
E) Phäochromozytom

Frage 563

Zu den Symptomen eines hypoglykämischen Koma können folgende Befunde gehören:

1) Krampfanfälle
2) Polyurie
3) Verwirrtheit
4) Hyperosmolalität im Serum

A) nur 1 und 2 sind richtig
B) nur 1 und 3 sind richtig
C) nur 2 und 4 sind richtig
D) nur 1,3 und 4 sind richtig
E) nur 2,3 und 4 sind richtig

Frage 564

Welches der genannten Symptome gehört nicht zum Coma diabeticum (ketoazidotisches Koma)?

A) Gesichts- bzw. Lidödeme
B) stark-positiver Blutzuckertest
C) Acetongeruch der Ausatemluft
D) Kussmaul-Atmung
E) Tachykardie

Frage 565

Durch welche der Krankheiten wird eine sekundär diabetische Stoffwechsellage am wenigsten wahrscheinlich verursacht?

A) Hämochromatose
B) Akromegalie
C) Morbus Addison
D) Phäochromozytom
E) Hyperthyreose

Frage 566

Was gehört nicht zu einer Hypoglykämie?

A) Tremor
B) vertiefte und beschleunigte Atmung
C) Heißhunger
D) tonisch-klonische Krämpfe
E) Schweißausbruch

Frage 567

Welche Aussage zu HbA1c trifft zu?

A) Es entsteht durch Glykierung (nicht-enzymatische Glykosilierung) von Hämoglobin.
B) Die Hauptindikation seiner Bestimmung im Blut ist der Nachweis spontaner und nicht durch Pharmaka verursachter rezidivierender Hypoglykämien.
C) Es ist bei Gesunden im Blut nicht nachweisbar.
D) Seine Konzentration im Blut reflektiert die mittlere Blutglukosekonzentration der letzten 5 bis höchstens 7 Tage.
E) Bei insulinpflichtigem Diabetes mellitus ist seine Konzentration im Blut bei zu geringen Insulindosierungen geringer als bei optimaler Therapie.

Frage 568

Bei einem Patienten mit Schmerzen in den Gelenken wird eine Gicht diagnostiziert. Wegen der stark erhöhten Harnsäurekonzentration im Serum und der Neigung zu Gichtanfällen sind bestimmte diätetische Empfehlungen sinnvoll. Welche der folgenden Empfehlungen gehört nicht dazu?

A) Reduktion des Alkoholkonsums
B) Reduktion des Fleischkonsums
C) Reduktion des Konsums an Wurst und gebratener Leber
D) Reduktion der Kohlenhydratzufuhr
E) mehr Milch und Milchprodukte auf den Speiseplan setzen

Frage 569

Sie werden zu einem bewusstlosen Patienten gerufen, von dem Sie wissen, dass er wegen einer Zuckerkrankheit Insulin spritzen muss. Die Angehörigen zeigen Ihnen ein halbvolles Insulinfläschchen. Mit einem Blutzuckerstreifentest stellen Sie einen Blutzuckerwert von 35 mg/dl fest. Welche der folgenden Maßnahmen ist (sind) indiziert?

1) Alarmierung des Notarztes
2) Einflößen einer Zuckerlösung
3) intramuskuläre Injektion von 10 IE Insulin
4) subkutane Injektion von 10 IE Insulin

A) nur 1 ist richtig
B) nur 2 ist richtig
C) nur 1 und 2 sind richtig
D) nur 2 und 3 sind richtig
E) nur 2 und 4 sind richtig

NIERE

Frage 570
Welche Antwort ist falsch?

A) Die rechte Niere steht tiefer als die linke.
B) Die Glomeruli liegen in der Rinde.
C) Die Glomeruli münden direkt ins Nierenbecken.
D) Die Niere ist von einer Fettkapsel umgeben.
E) Das Sammelrohr mündet ins Nierenbecken.

Frage 571
Welche Aussage zum anatomischen Aufbau der Niere ist falsch?

A) Die Niere ist von einer bindegewebigen Kapsel umgeben.
B) Im Längsschnitt erkennt man eine äußere Rindenschicht und eine innere Markschicht.
C) Von der Niere fließt der Harn über die Harnröhre (Urethra) in die Blase.
D) Die Nieren liegen unterhalb des Zwerchfells beidseits der Wirbelsäule in der Lendenregion.
E) Im Harnknäuelapparat (Glomerulum) werden aus dem Blut Wasser und gelöste Stoffe zum sog. Primärharn filtriert.

Frage 572
Welche Struktur findet sich nicht im Bereich des Nierenhilum?

A) Nierenarterie
B) Nierenvene
C) Ureter
D) Harnröhre
E) Harnleiter

Frage 573
Wo finden sich die drei Engstellen des Harnleiters?

1) am Abgang aus dem Nierenbecken
2) an der Kreuzungsstelle mit der Bauchaorta
3) an der Kreuzungsstelle mit den Beckengefäßen (Vv. iliacae)
4) am Eintritt in die Harnblase
5) an der Kreuzungsstelle mit der Harnröhre

A) nur 1, 2 und 3 sind richtig
B) nur 1, 3 und 4 sind richtig
C) nur 1, 4 und 5 sind richtig
D) nur 2, 3, und 5 sind richtig
E) nur 2, 4, und 5 sind richtig

Frage 574
Was bezeichnet man als Henle-Schleife?

A) Verlaufsvariante des Ureters
B) Mittelstück des Tubulussystems der Niere
C) Glomeruluskapsel
D) Kapillarbett der Nierengefäße
E) Sammelrohr kurz vor dem Eintritt ins Nierenbecken

Frage 575
Wie viel Primärharn wird pro Tag ca. abfiltriert?

A) 1-1,5 l
B) 20 l
C) 180 l
D) 1000 l
E) keines der Genannten

Frage 576
Welche Antwort ist falsch?
Welche Bestandteile werden aus dem Primärharn resorbiert?

A) rote Blutkörperchen
B) Traubenzucker
C) Eiweiße
D) Wasser
E) Natrium

Frage 577

Welche Aufgaben der Niere kennen Sie?

1) Harnausscheidung
2) Regulation des Säure-Basen-Haushaltes
3) Stimulierung der Erythrozytenneubildung
4) Bildung von aktivem Vitamin D
5) Regulation der Elektrolytkonzentration im Blut

A) nur 1 und 2 sind richtig
B) nur 1, 2 und 5 sind richtig
C) nur 1, 2 und 4 sind richtig
D) nur 1, 2, 3 und 5 sind richtig
E) 1-5, alle sind richtig

Frage 578

Welche der angegebenen Funktionen kann die Niere nicht erfüllen?

A) Ausscheidung von Kreatinin und Harnstoff
B) Regulation des Wasserhaushaltes
C) Regulation des Zuckerhaushaltes
D) Aufrechterhaltung des Säure-Base-Haushaltes
E) Regulation des Blut-pH

Frage 579

Welche Antwort ist falsch?
Über die Niere wird ausgeschieden:

A) große Mengen an Eiweiß
B) bestimmte Medikamente
C) Harnstoff
D) Harnsäure
E) Kreatinin

Frage 580

Welches ist die Hauptwirkung des Aldosterons?

A) Förderung der Nierendurchblutung
B) Erniedrigung des Blutdrucks
C) Förderung von Kalium- und Natriumausscheidung
D) Erhöhung der Natriumrückresorption und Kaliumausscheidung
E) keines der Genannten

Frage 581

Welches Hormon wirkt regulativ auf die Ausscheidungsfunktion der Niere?

A) Adiuretin (ADH)
B) Kortison
C) Thyroxin
D) Azetylcholin
E) Oxytozin

Frage 582

Welche der folgenden Zuordnungen stimmt nicht?

A) Dysurie — Blut und Schleim im Urin
B) Oligurie — weniger als 500 ml Urin tgl.
C) Anurie — weniger als 200 ml Urin tgl.
D) Pollakisurie — häufiger Harndrang, wenig Urin (z. B. bei Zystitis)
E) Polyurie — häufig und viel (>2 l) Urin

Frage 583

Welche Aussage ist falsch?

A) Eine Pollakisurie ist oft Zeichen einer akuten Entzündung der ableitenden Harnwege.
B) Eine Polyurie ist stets Ausdruck einer renalen Erkrankung.
C) Eine Oligurie im Gefolge einer Exsikkose ist ein typisches Beispiel für eine prärenal bedinge Funktionsstörung.
D) Bei plötzlich einsetzender Anurie muss differentialdiagnostisch immer eine obstruktive Uropathie in Erwägung gezogen werden.
E) Eine Oligurie kann prä-, intra- und postrenaler Genese sein.

Frage 584
Nicht geeignet für eine Urinuntersuchung (Stix, Sediment, Kultur) ist

A) Mittelstrahlurin (nach eingehender Anleitung des Patienten über die entsprechende Technik)
B) Blasenpunktionsurin
C) mit Einmalkatheter gewonnener Urin
D) Urin aus dem Katheterbeutel
E) unter OP-Bedingungen nach Blaseneröffnung gewonnener Urin

Frage 585
Welche Stoffe sind durch Urinstreifen nachweisbar?

1) Leukozyten
2) Eiweiß
3) Glukose
4) Ketonkörper
5) Bilirubin
6) pH-Wert
7) Nitrat

A) nur 2, 3 und 7 sind richtig
B) nur 2, 4 und 6 sind richtig
C) nur 2, 3, 4 und 5 sind richtig
D) nur 1, 2, 3, 4, 5 und 6 sind richtig
E) 1-7, alle sind richtig

Frage 586
Bei welchen Erkrankungen tritt eine Hämaturie auf?

1) Prostatakarzinom
2) Nephrolithiasis (Nierensteine)
3) Nierenpapillom
4) hämorrhagische Diathese
5) Hepatitis

A) nur 1 und 5 sind richtig
B) nur 2, 3 und 4 sind richtig
C) nur 1, 2 und 4 sind richtig
D) nur 1, 2, 3 und 4 sind richtig
E) 1-5, alle sind richtig

Frage 587
Weiße Blutkörperchen werden im Urin vermehrt ausgeschieden bei ...

1) Leukämie
2) Infektion der Niere
3) akutem Harnwegsinfekt
4) Tuberkulose der Harnwege

A) nur 2 ist richtig
B) nur 2 und 3 sind richtig
C) nur 1, 2 und 3 sind richtig
D) nur 2, 3 und 4 sind richtig
E) 1-4, alle sind richtig

Frage 588
Zucker kann man im Urin nachweisen bei

1) Diabetes insipidus
2) Diabetes mellitus
3) Funktionsstörung der Tubuli
4) körperlicher Anstrengung

A) nur 2 ist richtig
B) nur 1 und 2 sind richtig
C) nur 2 und 3 sind richtig
D) nur 2, 3 und 4 sind richtig
E) 1-4, alle sind richtig

Frage 589
Welche Aussagenkombination trifft zu? Folgende Aussagen zur Lage der Nieren treffen zu:

1) Die Nieren liegen unterhalb des Zwerchfells.
2) Die Nieren liegen in einem Fettpolster.
3) Die Nieren liegen etwa in Höhe des Kreuzbeines.
4) Der untere Rand der Nieren steht rechts und links gleich tief.
5) Die Nieren liegen innerhalb des Bauchfelles.

A) Aussagen 1 und 2 sind richtig.
B) Aussagen 2 und 3 sind richtig.
C) Aussagen 1 und 4 sind richtig.
D) Aussagen 1,2 und 4 sind richtig.
E) Aussagen 1,2,4 und 5 sind richtig.

Frage 590
Welche der folgenden - bei der Anamneseerhebung eingeholten - Patientenangaben erfüllt am zutreffendsten die Definition der Pollakisurie?

A) abnorm häufiges Wasserlassen (Abstände zwischen den Miktionen pathologisch verkürzt) ohne pathologische Vermehrung der täglichen Harngesamtausscheidung.
B) pathologische Erhöhung der täglichen Harngesamtausscheidung, ohne dass mehr als im gesunden Zustand getrunken wurde
C) pathologisch verlängerte Dauer der einzelnen Miktion, Gesamtzahl der Miktionen pro Tag entspricht der eines Gesunden
D) Die tägliche Harngesamtausscheidung ist abnorm (um ein Mehrfaches) erhöht, denn der Patient leidet unter quälendem Durstgefühl und trinkt übermäßig viel.
E) Der Patient muss regelmäßig 1-2-mal in der Nacht aufstehen und muss dann jeweils eine Unmenge von Harn lassen ("Harnflut").

Frage 591
Ordnen Sie den anamnestischen Angaben und Symptomen zu akuten Beschwerden im Bereich des Urogenitaltraktes in der Liste 1 ihre wahrscheinliche Diagnose der Liste 2 zu!!

Liste 1
Fieber über 38°C, Flankenschmerz, Übelkeit, Bauchschmerzen

A) Zystitis
B) akute Pyelonephritis
C) Gonokokken-Urethritis
D) Chlamydien-Urethritis
E) IgA-Nephropathie

Frage 592
Zur klassischen Form des hämolytisch-urämischen Syndroms passt am wenigsten:

A) Vorkommen meist bei älteren Menschen
B) bevorzugte Nierenbeteiligung
C) Mikrothromben
D) vorhergehende Infektion mit EHEC-Bakterien
E) akutes Nierenversagen

Frage 593
Welche Aussage ist richtig?
Sie werden zu einem 35jährigen Patienten gerufen, bei dem aus völligem Wohlbefinden heraus plötzlich Schmerzen im Bereich der rechten Flanke sowie Ausstrahlschmerzen in die rechte Leiste und Hoden aufgetreten sind und wellenförmig verlaufen.
Welche der folgenden Diagnosen trifft am ehesten zu:

A) Gallensteinkolik
B) Kolik der ableitenden Harnwege
C) Akute Pankreatitis
D) Harnblasenentzündung
E) Appendizitis

Frage 594
Folgende Aussage/n zur Pyelonephritis treffen zu:

1) Die Pyelonephritis ist die häufigste Nierenerkrankung.
2) Männer sind zwei- bis dreimal häufiger betroffen als Frauen.
3) Viren sind die häufigsten Erreger.
4) Typische Symptomatik der akuten Pyelonephritis sind Fieber (evtl. Schüttelfrost), Flankenschmerzen, Dysurie und Pollakisurie, häufig Abgeschlagenheit und Durstgefühl.
5) Die chronische Pyelonephritis verläuft oft symptomarm bis symptomlos.

A) nur 1 und 4 sind richtig
B) nur 1, 4 und 5 sind richtig
C) nur 2, 4 und 5 sind richtig
D) nur 1, 3, 4 und 5 sind richtig
E) 1-5, alle sind richtig

Frage 595

Für die benigne noduläre Prostata-hyperplasie gilt am wenigsten:

A) Sie geht von der Innendrüse aus.
B) Sie bildet häufig den Ausgangsort für die Entwicklung eines Prostatakarzinoms.
C) Sie kann zur Balkenharnblase führen.
D) Sie begünstigt Infektionen der Harnwege und der Niere.
E) Sie ist eine häufige Erkrankung jenseits des 60. Lebensjahres.

Frage 596

Ein 11 Monate altes Mädchen erkrankt akut an einer Gastroenteritis mit blutigen Durchfällen. Nachdem von den Eltern abends auch noch rötlicher Urin beobachtet wurde, entschließen sie sich, am nächsten Morgen mit dem Kind in der Kinderklinik vorstellig zu werden. Bei der stationären Aufnahme erscheint das Kind auffallend blass. Urin lässt sich nicht gewinnen. Das rasch durchgeführte Blutbild ergibt einen Hämoglobin-Wert von 69 g/L (Referenzbereich: 101-130 g/L) und eine Thrombozytenzahl von 64 000x10 hoch 6 /L (Referenzbereich: 175 000-500 000x10 hoch 6 /L). Die wahrscheinlichste Diagnose lautet:

A) Purpura Schoenlein-Henoch
B) Invagination
C) hämolytisch-urämisches Syndrom
D) akute Poststreptokokken-Glomerulonephritis
E) blutendes Meckel-Divertikel

Frage 597

Welcher der folgenden Raum fordernden Prozesse im Bereich der Nieren ist im Kindesalter am häufigsten?

A) Metastasen
B) Nierenbeckenkarzinome
C) Angiomyolipome
D) Nierenzellkarzinome
E) Wilms-Tumoren

Frage 598

Welcher Untersuchungsbefund ist für Erkrankungen der Niere nicht typisch?

A) Hämaturie, Proteinurie
B) Anämie
C) Harnstoff und Kreatinin erhöht
D) Hypotonie
E) Ödeme

Frage 599

Ab welcher Keimzahl spricht man von einer Bakteriurie im Spontanurin einer Frau?

A) 1 Mill./ml
B) 100.000/ml
C) 10.000/ml
D) 1000/ml
E) 100/ml

Frage 600

Bei welchen Erkrankungen finden sich Zylinder im Urinsediment?

1) Pyelonephritis
2) hämorrhagische Zystitis
3) Glomerulonephritis
4) akute Urethritis
5) Nierenkolik

A) nur 1 und 3 sind richtig
B) nur 2 und 4 sind richtig
C) nur 1, 2 und 3 sind richtig
D) nur 1, 3, 4, und 5 sind richtig
E) 1-5, alle sind richtig

Frage 601
Bei welchen Erkrankungen kommen geschwollene Beine (Beinödeme) vor?

1) chronische Glomerulonephritis
2) Eiweißmangelernährung
3) Leberzirrhose
4) Rechtsherzinsuffizienz
5) Hypothyreose

A) nur 4 ist richtig
B) nur 1 und 4 sind richtig
C) nur 1, 2, 3, und 4 sind richtig
D) nur 1, 2, 4 und 5 sind richtig
E) 1-5, alle sind richtig

Frage 602
Bei welchen Erkrankungen findet sich ein Aszites?

1) bei Nierenerkrankungen
2) bei Lebererkrankungen
3) bei Herzerkrankungen
4) bei peripheren arteriellen Durchblutungsstörungen
5) bei Lungenerkrankungen

A) nur 2 ist richtig
B) nur 1 und 2 sind richtig
C) nur 1, 2 und 3 sind richtig
D) nur 2, 3 und 4 sind richtig
E) 1-5, alle sind richtig

Frage 603
Zu den Symptomen einer Exsikkose gehören

1) trockene Haut und Schleimhäute
2) alveoläres Lungenödem
3) verminderter Hautturgor
4) Durstgefühl

A) nur 1 und 2 sind richtig
B) nur 1 und 3 sind richtig
C) nur 2 und 3 sind richtig
D) nur 1, 3 und 4 sind richtig
E) nur 2, 3 und 4 sind richtig

Frage 604
Welche Aussage ist falsch?
Typische klinische Zeichen für eine akute Zystitis (Blasenentzündung) sind

A) Fieber
B) Erythrozyturie
C) Leukozyturie
D) Klopfschmerz im Nierenlager
E) Schmerzen beim Wasserlassen

Frage 605
Welche der folgenden Zustände begünstigen die Entstehung einer Pyelonephritis nicht?

A) noduläre Prostatahyperplasie
B) Nierensteinleiden (Urolithiasis)
C) Diabetes insipidus
D) Schmerzmittelmissbrauch (Analgetikaabusus)
E) Harnröhrenverengung (Urethralstenose)

Frage 606
Welche Antwort ist falsch?
Typische klinische Zeichen für eine akute Pyelonephritis sind

A) Fieber
B) Schüttelfrost
C) Leukozyturie
D) Klopfschmerz im Nierenlager
E) Lidödeme

Frage 607
Symptome bei Pyelonephritis:

1) Leukozytose
2) starke Proteinurie
3) Fieber und evtl. Schüttelfrost
4) Flankenschmerzen
5) Bakterien im Urin
6) Ödeme im Gesicht

A) nur 3, 4 und 5 sind richtig
B) nur 2, 4 und 6 sind richtig
C) nur 1, 2 und 3 sind richtig
D) nur 1, 3, 4 und 5 sind richtig
E) 1-6, alle sind richtig

Frage 608
Bei der chronischen nicht obstruktiven Pyelonephritis

1) sind die Kelche des Nierenbeckens oft deformiert.
2) sind in der Regel beide Nieren betroffen.
3) besteht nach einer meist langen Verlaufszeit die Tendenz zur Bildung beidseitiger Schrumpfnieren.
4) werden Glomeruli und Tubuli im Bereich der Entzündungs- bzw. Narbenfelder zerstört.

A) nur 2 ist richtig
B) nur 2 und 3 sind richtig
C) nur 1, 2 und 3 sind richtig
D) nur 1, 2, und 4 sind richtig
E) 1-4, alle sind richtig

Frage 609
Zu den Komplikationen der akuten Pyelonephritis gehören:

1) paranephritische Abszesse
2) Urosepsis
3) Nekrosen der Nierenpapillen
4) Nierensteine
5) renaler Hochdruck

A) nur 5 ist richtig
B) nur 1, 2 und 3 sind richtig
C) nur 2, 3 und 4 sind richtig
D) nur 1, 3, 4 und 5 sind richtig
E) 1-5, alle sind richtig

Frage 610
Kennzeichen einer Pyelonephritis (Nierenbeckenentzündung) können sein:

1) Ödeme und Hypertonie
2) entsteht durch aus den Harnwegen aufsteigende Keime (retrograd) oder hämatogen
3) postinfektiös nach einer Entzündung mit beta-hämolysierenden Streptokokken auftretend
4) Entzündung im Nierenbeckenkelchsystem und im Niereninterstitium
5) Es geht immer eine Zystitis (Blasenentzündung) voraus

A) nur 1 und 3 sind richtig
B) nur 2, 3 und 5 sind richtig
C) nur 1, 2, und 3 sind richtig
D) nur 1, 2, und 4 sind richtig
E) 1-5, alle sind richtig

Frage 611
Welche Symptome weisen nicht auf eine akute Glomerulonephritis hin?

A) Erythrozytenzylinder
B) Leukozyturie
C) morgendliche Lidödeme
D) Bluthochdruck
E) Eiweißausscheidung im Urin

Frage 612
Zu den Symptomen der Glomerulonephritis gehören:

1) Klopfschmerz
2) Kopfschmerz
3) Ödeme
4) Hämaturie
5) Proteinurie
6) Hypertonie
7) Hypotonie

A) nur 2 und 5 sind richtig
B) nur 2, 3, 5 und 7 sind richtig
C) nur 1, 2, 3, 4, 5 und 6 sind richtig
D) nur 2, 3, 4, 5, 6 und 7 sind richtig
E) nur 1, 2, 3, 4, 5 und 7 sind richtig

Frage 613
Die Glomerulonephritis zeigt sich immer mit

A) Hirnödem
B) Hypertonie
C) hohem Fieber
D) Hämaturie und Proteinurie
E) Ödeme

Frage 614
Welche Aussage zur Poststreptokokken-Glomerulonephritis ist falsch?

A) ist eine Immunkomplexnephritis nach einem Infekt mit beta-hämolysierenden Streptokokken der Gruppe A.
B) tritt typischerweise 1-2 Wochen nach einem Streptokokkeninfekt (Scharlach, Angina, Otitis media) auf.
C) kann mit morgendlichen Lidödemen und Hypertonie einhergehen.
D) zeigt eine Proteinurie und Erythrozyturie (Hämaturie) im Urin.
E) kann therapeutisch mit Chemotherapie und Bestrahlung gelindert werden, eine Heilung ist nicht möglich.

Frage 615
Welche Urinbefunde erwarten Sie bei einer akuten Glomerulonephritis?

1) Eiweiß
2) Ketonkörper
3) Leukozyten
4) Erythrozyten
5) Bakterien

A) nur 1 und 4 sind richtig
B) nur 1, 2 und 3 sind richtig
C) nur 1, 4 und 5 sind richtig
D) nur 2, 3 und 5 sind richtig
E) 1-5, alle sind richtig

Frage 616
Ordnen Sie bitte der in Liste 1 genannten Erkrankung den für die Ödementstehung wichtigsten Pathomechanismus aus Liste 2 zu!

Liste 1
nephrotisches Syndrom

Liste 2
A) erhöhte Kapillarwandpermeabilität im ödematösen Gebiet
B) verminderter onkotischer Druck des Blutplasmas
C) Erhöhung des hydrostatischen Drucks in den Kapillaren
D) Erhöhung des Lymphabflusswiderstands im ödematösen Gebiet
E) verminderte Kapillarwandpermeabilität für Protein

Frage 617
Welcher der folgenden Befunde ist beim nephrotischen Syndrom nicht charakteristischerweise zu beobachten?

A) Dysproteinämie
B) Hypoproteinämie
C) Hyperphosphatämie
D) Ödeme
E) Hyperlipidämie

Frage 618
Welche Aussage zum Nierenzellkarzinom (Hypernephrom) ist falsch?

A) Das Nierenzellkarzinom macht früh Symptome (Kreatininerhöhung, kolikartige Flankenschmerzen) und wird deshalb meist noch vor einer Metastasierung erkannt (gute Prognose).
B) Das Nierenzellkarzinom metastasiert hämatogen (Einbruch in die V. renalis) in Lunge, Knochen, Leber und Hirn.
C) Jede Hämaturie (Blut im Urin) ist solange tumorverdächtig bis das Gegenteil bewiesen ist.
D) Die Therapie des Nierenzellkarzinoms ist operativ (eventuell auch Entfernung von Solitärmetastasen).
E) Als diagnostische Methoden finden Sonographie, i.v.-Pyelogramm, Computertomographie, Kernspin, Arteriografie usw. Anwendung.

Frage 619
Wie sind die Symptome bei Kaliummangel (z. B. durch Diuretika)?

1) Herzrhythmusstörungen
2) Muskelschwäche
3) Verstopfung (Obstipation)
4) gesteigerte Reflexe

A) nur 2 ist richtig
B) nur 1 und 4 sind richtig
C) nur 1, 2 und 3 sind richtig
D) nur 2, 3 und 4 sind richtig
E) 1-4, alle sind richtig

Frage 620
19-jähriger Patient, wellenförmige Schmerzen in der rechten Leiste, die in den Hoden ziehen, Übelkeit und Erbrechen, läuft unruhig hin und her, Bauch weich und unauffällig. Was ist die wahrscheinlichste Diagnose?

A) Appendicitis acuta
B) Leistenhernie
C) Harnleiterkolik
D) Nierenentzündung
E) Gallenkolik

Frage 621
Eine Prädisposition zur Entstehung von Nierensteinen besteht nicht bei

A) Pyelonephritis
B) Gicht
C) Harnstauung
D) Glomerulonephritis
E) Hyperparathyreoidismus

Frage 622
Das nephrotische Syndrom geht im typischen Fall einher mit

A) Dysurie
B) Nephrolithiasis
C) Ödemen
D) subkutanen Verkalkungen
E) Tophi

Frage 623
Ordnen Sie die aufgeführten Begriffe der beiden Listen einander zu, und kreuzen Sie die richtige Aussagekombination an:

Liste 1
A. akute Pyelonephritis
B. akute Glomerulonephritis
C. akutes Nierenversagen

Liste 2
1. z.B. Schock
2. bakteriell
3. immunologisch

A) A1, B2, C3
B) A1, B3, C2
C) A2,Bl, C3
D) A2, B3, Cl
E) A3, Bl, C2

Frage 624
Bei fortgeschrittener chronischer Niereninsuffizienz findet sich im typischen Fall eine verminderte Serumkonzentration von

A) Calcitriol (1,25 Dihydroxycholecalciferol)
B) Glucagon
C) Insulin
D) Parathormon (Parathyrin)
E) Wachstumshormon (GH)

Frage 625
Ein 5-jähriges Kind hat eine Streptokokken-bedingte bakterielle Entzündung der Haut mit gelblichen Krusten. Die häufigste nicht-eitrige Spätfolge dieser Erkrankung ist

A) Sepsis
B) Glomerulonephritis
C) Meningitis
D) Polyneuritis
E) scalded-skin-Syndrome

Frage 626

Einer erniedrigten Erythropoetin-Konzentration im Plasma kann am ehesten zugrunde liegen:

A) Folsäuremangel
B) intravasale Hämolyse
C) Cobalamin-Mangel
D) Störung der Hämoglobinbildung
E) terminale Niereninsuffizienz

ENDOKRINOLOGIE

Frage 627

Welche Aussage(n) zu Hormonen trifft/treffen zu?

1) werden hauptsächlich in definierten Organstrukturen gebildet.
2) wirken als Katalysatoren.
3) wirken an Rezeptoren.
4) werden überwiegend mit der Nahrung in den Körper aufgenommen.
5) beeinflussen chemische Reaktionen im Körper ohne selbst verbraucht zu werden.

A) nur 2 und 4 sind richtig
B) nur 1 und 3 sind richtig
C) nur 1, 4 und 5 sind richtig
D) nur 2, 3, 4 und 5 sind richtig
E) 1-5, alle sind richtig

Frage 628

Welche der genannten Drüsen ist sowohl endokrin als auch exokrin?

A) Ohrspeicheldrüse
B) Nebennierenrinde
C) Bauchspeicheldrüse
D) Schilddrüse
E) Nebenschilddrüse

Frage 629

Wie reguliert der Hypothalamus die Hormonausschüttung der Hypophyse?

A) durch Releasing-Hormone
B) durch glandotrope Hormone
C) durch direkte nervale Steuerung
D) durch einen einzigen Transmitter-Stoff
E) keines der Genannten

Frage 630

Welche Drüse produziert das TRH?

A) Nebenschilddrüse
B) Hypophyse
C) Hypothalamus
D) Schilddrüse
E) Nebennierenrinde

Frage 631

Welche der folgenden Hormone werden im Hypothalamus gebildet?

1) Releasing-Faktor für das Thyreoidea-stimulierende Hormon (TRH)
2) Adrenokortikotropes Hormon
3) Wachstumshormon
4) Antidiuretisches Hormon
5) Oxytozin

A) nur 1 ist richtig
B) nur 1 und 2 sind richtig
C) nur 1, 2 und 5 sind richtig
D) nur 1, 3 und 4 sind richtig
E) nur 1, 4 und 5 sind richtig

Frage 632

Welche Drüse produziert das TSH?

A) Nebenschilddrüse
B) Hypophyse
C) Hypothalamus
D) Schilddrüse
E) Nebennierenrinde

Frage 633

Welches der folgenden Hormone wird nicht in der Hypophyse gebildet?

A) Thyreoidea-stimulierendes Hormon (TSH)
B) Antidiuretisches Hormon (ADH)
C) adrenocorticotropes Hormon (ACTH)
D) Wachstumshormon (GH)
E) Zwischenzellstimulierendes Hormon (ICSH)

Frage 634
In der Hypophyse werden hergestellt

1) ACTH
2) ADH
3) Oxytozin
4) TSH
5) STH (GH)

A) nur 1 ist richtig
B) nur 1 und 5 sind richtig
C) nur 1, 4 und 5 sind richtig
D) nur 2, 4, und 5 sind richtig
E) 1-5, alle sind richtig

Frage 635
Welches der angegebenen Hormone wird im Hypophysenhinterlappen produziert?

A) FSH
B) Oxytozin
C) Melanin
D) Renin
E) ACTH

Frage 636
Welche(s) der folgenden Hormone lösen (löst) keine Rückkopplungshemmung des Hypophysen-Zwischenhirn-Systems aus?

1) Sexualhormone
2) Parathormon
3) Nebennierenrindenhormone
4) Insulin

A) nur 4 ist richtig
B) nur 1 und 3 sind richtig
C) nur 2 und 4 sind richtig
D) nur 1, 2 und 3 sind richtig
E) 1-4, alle sind richtig

Frage 637
Welches Hormon wird nicht in der Nebenniere gebildet?

A) Kalzitonin
B) Aldosteron
C) Kortison
D) Androgene
E) Adrenalin

Frage 638
Welche Drüse produziert das Parathormon?

A) Nebenschilddrüse
B) Hypophyse
C) Hypothalamus
D) Schilddrüse
E) Nebennierenrinde

Frage 639
Welche Drüse produziert das Kalzitonin?

A) Nebenschilddrüse
B) Hypophyse
C) Hypothalamus
D) Schilddrüse
E) Nebennierenrinde

Frage 640
Welche Drüse produziert das Insulin?

A) Nebenschilddrüse
B) Hypophyse
C) Bauchspeicheldrüse
D) Schilddrüse
E) Nebennierenrinde

Frage 641
Welche Drüse produziert Adrenalin?

A) Nebenschilddrüse
B) Nebennierenmark
C) Hypothalamus
D) Schilddrüse
E) Nebennierenrinde

Frage 642
Welche Drüse produziert das Aldosteron?

A) Nebenschilddrüse
B) Hypophyse
C) Hypothalamus
D) Schilddrüse
E) Nebennierenrinde

Frage 643
Das wichtigste Hormon der Nebenschilddrüse ist das

A) Kalzitonin
B) Thyroxin
C) Trijodthyronin
D) Parathormon
E) schilddrüsenstimulierende Hormon

Frage 644
Aufgaben der Parathyreoidea?

1) Kalzium-Phosphat-Haushalt
2) Knochenaufbau
3) Regulation des Blutdrucks
4) Adrenalinproduktion

A) nur 1 ist richtig
B) nur 1 und 2 sind richtig
C) nur 1, 2 und 4 sind richtig
D) nur 2, 3 und 4 sind richtig
E) 1-4, alle sind richtig

Frage 645
Welches ist die Hauptwirkung des Parathormones?

A) Verstärkung der Kalzitoninwirkung
B) Regulation der Natriumausscheidung
C) Hemmung der Freisetzung von Kalzium aus den Knochen
D) Steigerung der Kalziumaufnahme aus dem Darm
E) keines der Genannten

Frage 646 X
Welche Aussage(n) ist (sind) richtig?

1) Kalzitonin senkt die Kalziumkonzentration im Blut.
2) Parathormon steigert die Kalziumkonzentration im Blut.
3) Calcitriol (D-Hormon) steigert die Kalziumkonzentration im Blut durch Kalziummobilisation aus dem Knochen.
4) Calcitriol (D-Hormon) steigert die Kalziumkonzentration im Blut durch Steigerung der enteralen Kalziumresorption.

A) nur 4 ist richtig
B) nur 1 und 3 sind richtig
C) nur 2 und 4 sind richtig
D) nur 1, 2 und 3 sind richtig
E) 1-4, alle sind richtig

Frage 647
Welches Hormon ist kein Gegenspieler (Antagonist) des Insulins:

A) Glukose
B) Glukagon
C) Kortison
D) ACTH
E) T3/T4

Frage 648
Welche Hormone werden in der Niere gebildet?

1) Renin
2) Angiotensin
3) ACTH
4) Aldosteron
5) ADH

A) nur 1 ist richtig
B) nur 1, 2 und 3 sind richtig
C) nur 1, 4 und 5 sind richtig
D) nur 1, 3, 4 und 5 sind richtig
E) 1-5, alle sind richtig

Frage 649
Welche Antwort ist falsch?
Schilddrüsenhormone fördern

A) die Hirnentwicklung
B) den Abbau von Cholesterin in der Leber
C) die Wärmeproduktion
D) die TRH-Freisetzung
E) die Proteinsynthese in Erfolgsorganen

Frage 650
Der Anstieg der Basaltemperatur in der zweiten Zyklushälfte wird ausgelöst durch:

A) Anstieg von Progesteron
B) gesteigerte Aktivität der Nebennierenrinde
C) Anstieg von Östradiol
D) Anstieg von FSH
E) Anstieg von LH

Frage 651
Stimulierend auf die renale Reninausschüttung wirkt nicht:

A) eine Minderdurchblutung der Niere (z. B. durch Stenose der A. renalis)
B) Natriummangel im Plasma
C) ein Absinken des arteriellen Blutdrucks
D) eine erhöhte Aldosteronkonzentration im Plasma
E) eine ausgeprägte Hypovolämie

Frage 652
Die Aldosteronausschüttung wird stimuliert durch

A) arteriellen Blutdruckanstieg
B) Atriopeptin (ANP)
C) Somatostatin
D) Hyperkaliämie
E) Hypervolämie

Frage 653
Welche Zuordnungen treffen zu?

1) Morbus Cushing — Nebennierenrinden-Überfunktion
2) Conn-Syndrom — Aldosteron-Überproduktion
3) Morbus Basedow — Nebenschilddrüsen-Überfunktion
4) Morbus Addison — Nebennierenmark-Unterfunktion
5) Morbus Sheehan — Hypophysenunterfunktion

A) nur 2 ist richtig
B) nur 1 und 3 sind richtig
C) nur 1, 2 und 5 sind richtig
D) nur 2, 3 und 4 sind richtig
E) nur 2, 4 und 5 sind richtig

Frage 654
Welche Auswirkungen hat eine Überfunktion des Hypophysenvorderlappens?

1) einen Wehensturz
2) einen Exophthalmus
3) ein Cushing-Syndrom
4) eine Gehirnstörung
5) einen Riesenwuchs

A) nur 3 ist richtig
B) nur 3 und 5 sind richtig
C) nur 1, 2 und 4 sind richtig
D) nur 2, 4 und 5 sind richtig
E) 1-5, alle sind richtig

Frage 655
Folgendes Symptom/Funktionsstörung passt nicht zu einem endokrin inaktiven Hypophysenvorderlappenadenom:

A) primäre Hypothyreose
B) bitemporale Hemianopsie
C) hypogonadotroper Hypogonadismus
D) Pigmentarmut
E) Verminderung von Pubes- und Axillabehaarung

Frage 656
Welche Antwort ist falsch?
Bei der Akromegalie werden u. a. folgende Symptome beobachtet:

A) vermehrte Schweißneigung
B) Schläfenkopfschmerz
C) rezidivierende Hypoglykämie
D) Arthrosen
E) Parästhesien an Händen und Füßen

Frage 657

Prüfen Sie folgende Aussagen über ADH:

1) Bildung und Ausschüttung des ADH werden durch das Volumen und den osmotischen Druck des Blutplasmas reguliert.
2) ADH wirkt wie ein Aldosteronantagonist.
3) Beim renalen Diabetes insipidus ist die ADH-Rezeptorfunktion in der Niere beeinträchtigt.
4) ADH wird im Hypothalamus gebildet und im Hypophysenhinterlappen gespeichert und freigesetzt.

A) nur 1 und 3 sind richtig
B) nur 1 und 4 sind richtig
C) nur 2 und 4 sind richtig
D) nur 1, 3 und 4 sind richtig
E) 1-4, alle sind richtig

Frage 658

Bei der sekundären Nebennierenrinden-insuffizienz ist die

1) Plasmakonzentration von ACTH (Corticotropin) vermindert
2) Haut vermehrt pigmentiert
3) Plasmakonzentration von Aldosteron allenfalls geringfügig vermindert

A) nur 2 ist richtig
B) nur 1 und 2 sind richtig
C) nur 1 und 3 sind richtig
D) nur 2 und 3 sind richtig
E) 1-3, alle sind richtig

Frage 659

Was versteht man unter einer Struma?

A) eine bösartige Schilddrüsenveränderung
B) eine Schilddrüsenvergrößerung
C) eine Schilddrüsenüberfunktion
D) eine tastbare Schilddrüsenveränderung
E) eine Schilddrüsenveränderung, die immer operiert werden muss

Frage 660

Welchen TSH-Wert erwarten Sie bei einer blanden (euthyreoten) Struma?

1) normal (1-6 U/l)
2) erhöhte Werte
3) erniedrigte Werte
4) Werte abhängig von der Strumagröße

A) nur 1 ist richtig
B) nur 1 und 4 sind richtig
C) nur 2 und 4 sind richtig
D) nur 1, 3 und 4 sind richtig
E) 1-4, alle sind richtig

Frage 661

Welche Aussagen über die blande Struma treffen zu?

1) Häufigste Form ist der Jodmangel-Kropf.
2) Die Schilddrüsenvergrößerung wird durch eine vermehrte Thyreotropin (TSH)-Ausscheidung verursacht.
3) Der Rückkopplungsmechanismus ist außer Funktion.
4) Klinische Symptome eines Schilddrüsenhormonmangels fehlen weitgehend.

A) nur 1 und 2 sind richtig
B) nur 1 und 4 sind richtig
C) nur 2 und 3 sind richtig
D) nur 1, 2 und 4 sind richtig
E) 1-4, alle sind richtig

Frage 662

Ein Patient kommt wegen allgemeiner Abnahme der Leistungsfähigkeit zur Untersuchung. Sie vermuten eine Hypothyreose. Der Verdacht auf eine Hypothyreose wird verstärkt durch positive (bejahende) Antwort auf folgende Frage(n):

1) Frieren Sie in letzter Zeit leicht?
2) Haben Sie Durchfall?
3) Sind Sie in letzter Zeit interesseloser als früher?

A) nur 3 ist richtig
B) nur 1 und 2 sind richtig
C) nur 1 und 3 sind richtig
D) nur 2 und 3 sind richtig
E) 1-3, alle sind richtig

Frage 663
Welche Aussage ist falsch?
Das Myxödem bei Hypothyreose ist folgendermaßen gekennzeichnet:

A) Die durch Druck auf die Haut erzielten Dellen sind im allgemeinen noch nach Stunden sichtbar.
B) Das Gesicht ist eine Hauptlokalisation des Myxödems
C) Es geht meist mit Trockenheit der Haut einher.
D) Die Extremitäten sind von den myxödematösen Veränderungen häufig betroffen.
E) Das Myxödem bei Hypothyreose geht meist mit blasser oder gelblicher Hautfarbe einher.

Frage 664
Ordnen Sie dem Untersuchungsbefund in Liste 1 die Erkrankung (Liste 2) zu, bei welcher der Befund als charakteristisches Merkmal am häufigsten auftritt!

Liste 1
teigige Haut, trockenes, struppiges Haar, Kälteintoleranz

Liste 2
A) Hypothyreose
B) Cushing-Syndrom
C) Conn-Syndrom
D) Morbus Addison
E) Morbus Basedow

Frage 665
Eine junge Patientin klagt über schnelle Ermüdung, Herzklopfen, Schweißausbrüche und Gewichtsabnahme bei gutem Appetit. Die Symptome haben sich in den letzten Wochen verstärkt.
Welche der folgenden Diagnosen ist die wahrscheinlichste?

A) Herzinfarkt
B) Endocarditis lenta
C) Hyperthyreose
D) Pneumonie
E) Pleuritis sicca

Frage 666
Eine 30-jährige Patientin kommt wegen allgemeiner Unruhe zur Untersuchung. Sie vermuten eine Hyperthyreose. Der Verdacht auf Hyperthyreose wird verstärkt durch positive (bejahende) Antwort auf folgende Frage(n):

1) Leiden Sie in letzter Zeit an Durchfall?
2) Fallen Ihnen in letzter Zeit die Haare aus?
3) Leiden Sie in letzter Zeit an Schlaflosigkeit?

A) nur 3 ist richtig
B) nur 1 und 2 sind richtig
C) nur 1 und 3 sind richtig
D) nur 2 und 3 sind richtig
E) 1-3, alle sind richtig

Frage 667
Kein typisches Symptom bei Hyperthyreose ist

A) Unruhe und Zittern (Tremor)
B) Bluthochdruck
C) Gewichtszunahme
D) Durchfall
E) Schwäche der Oberschenkelmuskulatur

Frage 668
Zu den typischen Symptomen einer Schilddrüsenüberfunktion gehören

1) struppige Haare
2) Hitzeintoleranz
3) häufiger Lidschlag
4) erniedrigter basaler TSH-Spiegel
5) grobschlägiger Fingertremor

A) nur 2 ist richtig
B) nur 2 und 4 sind richtig
C) nur 1, 2 und 4 sind richtig
D) nur 2, 3 und 4 sind richtig
E) nur 1, 2, 3 und 5 sind richtig

Frage 669
Welches Symptom spricht gegen eine Hyperthyreose?

A) erhöhter Grundumsatz
B) Kälteintoleranz
C) Konvergenzschwäche der Augen
D) erniedrigtes basales TSH
E) Haarausfall

Frage 670
Folgende Symptome lassen auf eine Hyperthyreose schließen:

1) feinschlägiger Tremor
2) Vorliebe für warme Räume
3) trockene Haut
4) Gewichtszunahme
5) Haarausfall

A) nur 1 und 5 sind richtig
B) nur 2 und 4 sind richtig
C) nur 1, 2 und 4 sind richtig
D) nur 1, 3 und 5 sind richtig
E) 1-5, alle sind richtig

Frage 671
Ordnen Sie dem Untersuchungsbefund in Liste 1 die Erkrankung (Liste 2) zu, bei welcher der Befund als charakteristisches Merkmal am häufigsten auftritt!

Liste 1
'Glanz- oder Glotzauge'

Liste 2
A) Hypothyreose
B) Cushing-Syndrom
C) Conn-Syndrom
D) Morbus Addison
E) Morbus Basedow

Frage 672
Hyperthyreose:
Was versteht man unter dem Stellwag-Zeichen?

A) Zurückbleiben des Oberlids bei Blicksenkung
B) Lichtscheue
C) Doppelbilder
D) seltener Lidschlag bei Hyperthyreose
E) Schwächung der Konvergenzbewegung der Augen

Frage 673
Eine erniedrigte Erythropoetin-Plasmakonzentration findet man am ehesten bei einer Anämie infolge

A) Eisenmangel
B) Mangel an Cobalamin (Vitamin B12
C) Niereninsuffizienz
D) Hämolyse
E) Differenzierungsdefekt hämopoetischer Vorläuferzellen

Frage 674
Welche Aussage trifft für die Hyperkalzämie nicht zu?

A) Sie tritt oft nach operativer Entfernung der Epithelkörperchen auf.
B) Sie kann eine metastatische Verkalkung von Geweben verursachen.
C) Sie kann zu einer Nephrolithiasis führen.
D) Sie kann durch osteolytische Metastasen entstehen.
E) Es kann zu Gastroduodenalulzera kommen.

Frage 675
Zu den Auswirkungen der ausgeprägten Hyperthyreose zählt nicht:

A) Gewichtsverlust
B) Hypercholesterinämie
C) Tachykardie
D) gesteigerte Darmmotilität
E) Wärmeintoleranz

Frage 676
Welche Veränderung passt nicht zum M. Cushing, der primär hypothalamisch-hypophysären Form des Cushing-Syndroms?

A) Stammfettsucht
B) Osteoporose
C) diabetische Stoffwechsellage
D) arterielle Hypotonie
E) Nebennierenrindenhyperplasie

Frage 677
Bei einer jungen Frau wird eine diffuse euthyreote Struma beobachtet.
Welche Ursache liegt dieser am wahrscheinlichsten zugrunde?

A) autonomes Adenom der Hypophyse
B) autonomes Adenom der Schilddrüse
C) Jodmangel
D) kalter Knoten
E) Morbus Basedow (Graves' disease)

Frage 678
Ein 38-jähriger Büroangestellter klagt über Schmerzen im Lendenwirbelsäulenbereich und in den Kniegelenken. Er fällt Ihnen durch grobe Gesichtszüge auf.
Welches der Symptome passt am wenigsten zu Verdachtsdiagnose Akromegalie?

A) verstärkte Schweißneigung
B) Verdickung der Haut
C) tastbar vergrößerte Schilddrüse
D) Stirnkopfschmerzen
E) zunehmende Pigmentierung der Handlinien

Frage 679
Die immunogene Hyperthyreose vom Typ Morbus Basedow (Graves' disease) wird hervorgerufen durch Autoantikörper gegen

A) Thyreotropin (TSH)
B) TSH-Rezeptoren
C) TSH bildende Zellen des Hypophysenvorderlappens
D) Thyreoliberin (TRH) bildende Zellen im Hypothalamus
E) Trijodthyronin-Rezeptoren

Frage 680
Was ist ein Gestationsdiabetes?

A) jede Glukosurie in der Schwangerschaft
B) eine Schwangerschaft bei bekanntem Diabetes mellitus
C) eine Blutzuckererhöhung in der Schwangerschaft bei nicht bekanntem Diabetes mellitus
D) eine Hyperglykämie beim Neugeborenen
E) ein Diabetes insipidus in der Schwangerschaft

Frage 681
Eine 32-jährige Frau konsultiert wegen Sehstörungen einen Augenarzt, der eine Scheuklappenblindheit (bitemporale Hemianopsie) feststellt. Im vergangenen Jahr sind der Patientin Schuhe und Fingerringe zu eng geworden, und ihr Gesicht hat sich vergröbert. Es wird die Diagnose eines diese Symptome verursachenden, Hormon produzierenden Tumors gestellt.
Welches der Hormone wird vom Tumor am wahrscheinlichsten vermehrt produziert?

A) adrenocorticotropes Hormon (ACTH)
B) Lutropin (LH, ICSH)
C) Somatomedin C (IGF 1)
D) Somatotropin (STH)
E) Thyreotropin (TSH)

Frage 682
Welche Symptome erwarten Sie regelmäßig beim Morbus Basedow?

1) Enophthalmus
2) Tachykardie
3) weite Lidspalte
4) verkürzte Reflexzeit bei Muskeleigenreflexen
5) Schilddrüsenvergrößerung

A) nur 1 und 5 sind richtig
B) nur 1, 2 und 3 sind richtig
C) nur 2, 3 und 4 sind richtig
D) nur 1, 3, 4 und 5 sind richtig
E) 1-5, alle sind richtig

Frage 683
Bei welcher Krankheit findet sich am ehesten eine vergrößerte Blutdruckamplitude?

A) Pulmonalklappenstenose
B) Aortenklappenstenose
C) Schilddrüsenüberfunktion
D) Herzinfarkt
E) Diabetes mellitus

Frage 684
Welche Symptome erwarten Sie bei einer hyperthyreoten Krise?

1) gesteigerte Herzfrequenz
2) trockene, teigige Haut
3) struppige, brüchige Haare
4) vergrößerte Schilddrüse
5) Durchfälle

A) nur 1 ist richtig
B) nur 1 und 5 sind richtig
C) nur 1, 2 und 4 sind richtig
D) nur 1, 3 und 5 sind richtig
E) 1-5, alle sind richtig

Frage 685
Welche Antwort ist falsch?
Zeichen einer thyreotoxischen Krise sind:

A) hochgradige Tachykardie (>150/min)
B) Anisokorie
C) Fieber (bis über 40°C)
D) Durchfall
E) Adynamie

Frage 686
Zur Hashimoto-Thyreoiditis gehören folgende Befunde:

1) Struma mit Hypothyreose
2) Schilddrüsenverkleinerung
3) Frauen im 4./5. Lebensjahrzehnt sind bevorzugt betroffen.
4) Nachweis von Autoantikörpern

A) nur 2 ist richtig
B) nur 3 ist richtig
C) nur 1 und 3 sind richtig
D) nur 2 und 4 sind richtig
E) nur 1-4, alle sind richtig

Frage 687
Welche(r) der folgenden Befunde lassen den Verdacht aufkommen, dass es sich um ein Schilddrüsenkarzinom handelt könnte?

1) länger bestehende Heiserkeit
2) Schluckbeschwerden
3) kurzfristig entstandener Knoten im Bereich der Schilddrüse der sich vergrößert
4) Struma
5) Stridor

A) nur 1 und 3 sind richtig
B) nur 2, 3 und 4 sind richtig
C) nur 1, 2 und 3 sind richtig
D) nur 1, 2, 3 und 5 sind richtig
E) 1-5, alle sind richtig

Frage 688
Nach einer Schilddrüsenoperation kommt es zu Kribbeln im Mundgebiet und zu Wadenkrämpfen. Was ist die wahrscheinlichste Ursache?

A) Hyperthyreose
B) Hypothyreose
C) Überfunktion der Nebenschilddrüse
D) Kalziummangel
E) Infektion im Wundgebiet

Frage 689

Eine 30-jährige Frau (164 cm, 70 kg) wird Ihnen wegen ihres Übergewichts vorgestellt. Welcher der folgenden klinischen Befunde passt nicht zur Verdachtsdiagnose Cushing-Syndrom?

A) proportionierte Adipositas
B) Stria distensae rubrae
C) Muskelatrophie der Extremitäten
D) multiple Hämatome der Haut
E) Hirsutismus

Frage 690

Ordnen Sie dem Untersuchungsbefund in Liste 1 die Erkrankung (Liste 2) zu, bei welcher der Befund als charakteristisches Merkmal am häufigsten auftritt!

Liste 1
Stammfettsucht

Liste 2

A) Hypothyreose
B) Cushing-Syndrom
C) Conn-Syndrom
D) Morbus Addison
E) Morbus Basedow

Frage 691

Symptome bei M. Cushing:

1) Vollmondgesicht
2) Stiernacken
3) Hypotonie
4) Hypertonie
5) blaurote Striae
6) Hypoglykämie

A) nur 1 und 2 sind richtig
B) nur 2, 4 und 6 sind richtig
C) nur 1, 2, 3 und 5 sind richtig
D) nur 1, 2, 4 und 5 sind richtig
E) nur 1, 3, 5 und 6 sind richtig

Frage 692

Zu den typischen Zeichen eines Morbus Cushing gehören

1) Fettansammlung an Oberschenkeln und Oberarmen
2) diabetische Stoffwechsellage
3) weiße Bindegewebsstreifen in der Bauchhaut
4) psychische Veränderungen
5) Osteoporose der Wirbelkörper

A) nur 2 ist richtig
B) nur 2 und 4 sind richtig
C) nur 1, 2 und 4 sind richtig
D) nur 2, 3 und 4 sind richtig
E) nur 2, 4 und 5 sind richtig

Frage 693

Welche Aussage ist falsch?
Bei einem einseitigen Nebennierenrindenadenom mit Überproduktion von Glukokortikoiden können sich finden:

A) Atrophie der kontralateralen Nebennierenrinde
B) Hypokaliämie
C) erhöhter ACTH-Spiegel im Plasma
D) diabetische Stoffwechsellage
E) Alkalose

Frage 694

Ordnen Sie dem Untersuchungsbefund in Liste 1 die Erkrankung (Liste 2) zu, bei welcher der Befund am häufigsten auftritt!

Liste 1
Pigmentierung von Haut und Schleimhäuten

Liste 2

A) Hypothyreose
B) Cushing-Syndrom
C) Conn-Syndrom
D) Morbus Addison
E) Morbus Basedow

Frage 695
Welcher Befund passt nicht zum Morbus Addison?

A) Erhöhung der extrazellulären K^+-Konzentration
B) arterielle Hypotonie
C) Steigerung der Reninsekretion
D) Hypernatriämie
E) Hypovolämie

Frage 696 X
Die folgenden Symptome bzw. klinisch-chemischen Befunde sind charakteristisch für Nebennierenrinden-Insuffizienz (Morbus Addison):

1) Azidose
2) Hypotonie
3) Amenorrhoe
4) Absinken der Blutglukosekonzentration
5) Hyperkaliämie

A) nur 2 und 3 sind richtig
B) nur 4 und 5 sind richtig
C) nur 1, 2 und 3 sind richtig
D) nur 3, 4 und 5 sind richtig
E) 1-5, alle sind richtig

Frage 697 X
Ordnen Sie dem Untersuchungsbefund in Liste 1 die Erkrankung (Liste 2) zu, bei welcher der Befund als charakteristisches Merkmal am häufigsten auftritt!

Liste 1
hypokaliämische Hypertonie

Liste 2

A) Hypothyreose
B) Cushing-Syndrom
C) Conn-Syndrom
D) Morbus Addison
E) Morbus Basedow

Frage 698 X
Welche der folgenden Aussagen zum Renin-Angiotensin-Aldosteron-System trifft nicht zu?

A) Angiotensin II stimuliert die Aldosteronsekretion.
B) Aldosteron stimuliert die Reninsekretion.
C) Renin katalysiert die Bildung von Angiotensin I.
D) Hohe Natriumzufuhr hemmt im Allgemeinen die Reninsekretion.
E) Hemmung des Angiotensin Converting Enzyme (ACE) vermindert eine blutdrucksteigernde Wirkung von Renin.

Frage 699
Beim Hypoparathyreoidismus

1) kann es zur Tetanie kommen.
2) ist die renale Phosphat-Ausscheidung vermindert.
3) ist die enterale Kalzium-Resorption vermindert.
4) ist die Mobilisation von Kalzium aus dem Knochen vermindert.

A) nur 1 ist richtig
B) nur 4 ist richtig
C) nur 1, 2 und 3 sind richtig
D) nur 1, 3 und 4 sind richtig
E) 1-4, alle sind richtig

Frage 700
Tumoren können mit der Abgabe bestimmter Substanzen in das Blutplasma einhergehen. Ordnen Sie der in Liste 1 aufgeführten Substanz entsprechend den typischen Tumor bzw. das typische Syndrom aus Liste 2 zu.

Liste 1
Katecholamine

Liste 2

A) Dottersacktumor des Hodens
B) Plasmozytom
C) Phäochromozytom
D) Kolonkarzinom
E) Zollinger-Ellison-Syndrom

Frage 701
Welche der genannten Tumoren können typischerweise eine Hypertonie verursachen?

1) Phäochromozytom des Nebennierenmarkes
2) Nebennierenrindenadenome beim Morbus Cushing
3) Aldosteronproduzierende Nebennierenrindenadenome
4) B-Zellen-Adenome des Pankreas

A) 1, 2 und 3 sind richtig
B) nur 1, 2 und 4 sind richtig
C) nur 1, 3 und 4 sind richtig
D) nur 2, 3 und 4 sind richtig
E) 1-4, alle sind richtig

Frage 702
Welche der folgenden Krankheiten bzw. Zustände können mit einer Erhöhung der Blutglukosekonzentration verbunden sein?

1) Hyperkortisolismus
2) Akromegalie
3) Phäochromozytom

A) Keine der Aussagen 1-3 trifft zu.
B) nur 1 und 2 sind richtig
C) nur 1 und 3 sind richtig
D) nur 2 und 3 sind richtig
E) 1-3, alle sind richtig

Frage 703
Welche Erkrankung geht nicht mit einer Hypokaliämie einher?

A) Morbus Addison
B) Morbus Cushing
C) Missbrauch von Wassertabletten (z. B. Thiazid-Diuretika)
D) Missbrauch von Abführmitteln
E) massivem Erbrechen

Frage 704
Insulin hat eine blutzuckersenkende Wirkung,
weil
das gespeicherte Glykogen bei Bedarf wieder in Glukose zurückverwandelt und ins Blut abgegeben wird.

A) Aussage 1 richtig, Aussage 2 richtig, Verknüpfung richtig
B) Aussage 1 richtig, Aussage 2 richtig, Verknüpfung falsch
C) Aussage 1 richtig, Aussage 2 falsch
D) Aussage 1 falsch, Aussage 2 richtig
E) Aussage 1 falsch, Aussage 2 falsch

Frage 705
Welches der folgenden Hormone wird in der hormonproduzierenden Zelle nicht gespeichert?

A) Adrenocorticotropes Hormon(ACTH)
B) Adiuretin(ADH)
C) Aldosteron
D) Insulin
E) Noradrenalin

Frage 706
Welche Aussage zum ACTH trifft nicht zu?

A) Seine Sekretion wird durch CRH gefördert.
B) Es stimuliert die Sekretion von Kortisol aus der Nebennierenrinde.
C) Seine Sekretion unterliegt einer Tagesrhythmik.
D) Seine Sekretion wird durch Kortisol gefördert.
E) Seine Sekretion kann durch psychische Belastung gefördert werden.

Frage 707
Ordnen Sie den aufgeführten Hormonen des Hypophysenvorderlappens das zugehörige Zielorgan zu, und kreuzen Sie die richtige Aussagekombination an:

Liste 1

A. TSH
B. ACTH
C. FSH, LH

Liste 2

1. Nebenniere
2. Schilddrüse
3. Keimdrüsen

A) A1, B3, C2
B) A2,B1, C3
C) A2, B3, C1
D) A3, Bl, C2
E) A3, B2, C1

Frage 708
Für welches Hormon ist der Dünndarm ein wichtiger Produktionsort?

A) Calcitriol
B) Kortisol
C) Insulin
D) Sekretin
E) Parathormon

Frage 709
Patienten mit einem Morbus Addison (Nebennierenrindeninsuffizienz, Unterfunktion der Nebennierenrinde) neigen zur Hyperkaliämie,
weil
bei einer Nebennierenrindeninsuffizienz aus der Nebennierenrinde vermindert Aldosteron ausgeschieden wird.

A) Aussage 1 richtig, Aussage 2 richtig, Verknüpfung richtig
B) Aussage 1 richtig, Aussage 2 richtig, Verknüpfung falsch
C) Aussage 1 richtig, Aussage 2 falsch
D) Aussage 1 falsch, Aussage 2 richtig
E) Aussage 1 falsch, Aussage 2 falsch

Frage 710
Welche Aussage trifft nicht zu?
Bei chronischer primärer Nebennierenrindeninsuffizienz (Addison-Krankheit) besteht im typischen Fall ein(e)

A) Mangel an Kortisol
B) Hyperpigmentation der Haut
C) Mangel an Aldosteron
D) Mangel an ACTH
E) systolischer Blutdruck unter 110 mmHg

Frage 711
Die Konstellation einer reaktiv erhöhten ACTH-Konzentration bei erniedrigter Kortisolkonzentration im Plasma beweist:

A) primäre NNR-Insuffizienz
B) sekundäre NNR-Insuffizienz
C) ektopes Cushing-Syndrom
D) Akromegalie
E) Mikroadenom der Hypophyse

Frage 712

Bei einem Hyperkortisolismus (Cushing-Syndrom) kommt es zu einer Hypoglykämie (Unterzuckerung),
weil
Kortisol als Gegenspieler (Antagonist) zu Insulin wirkt.

A) Aussage 1 richtig, Aussage 2 richtig, Verknüpfung richtig
B) Aussage 1 richtig, Aussage 2 richtig, Verknüpfung falsch
C) Aussage 1 richtig, Aussage 2 falsch
D) Aussage 1 falsch, Aussage 2 richtig
E) Aussage 1 falsch, Aussage 2 falsch

Frage 713

Patienten mit Morbus Cushing neigen zu einer Hypokaliämie,
weil
das Kortisol aus der Nebennierenrinde eine mineralokortikoide (aldosteronähnliche) Restwirkung hat.

A) Aussage 1 richtig, Aussage 2 richtig, Verknüpfung richtig
B) Aussage 1 richtig, Aussage 2 richtig, Verknüpfung falsch
C) Aussage 1 richtig, Aussage 2 falsch
D) Aussage 1 falsch, Aussage 2 richtig
E) Aussage 1 falsch, Aussage 2 falsch

Frage 714

Eine 24-jährige Frau (168 cm groß, 50 kg schwer) kommt wegen allgemeiner Schwäche, einer Gewichtsabnahme von 7 kg in zwei Monaten und einem Durstgefühl in die Sprechstunde.
Für welche der folgenden Erkrankungen kann die Vorgeschichte sprechen?

1) Hyperthyreose
2) Diabetes mellitus
3) primärer Hyperparathyreoidismus
4) Anorexia nervosa

A) nur 4 ist richtig
B) nur 1 und 3 sind richtig
C) nur 2 und 4 sind richtig
D) nur 1, 2 und 3 sind richtig
E) 1-4, alle sind richtig

Frage 715

Ein 38-jähriger Büroangestellter klagt über Schmerzen im Lendenwirbelsäulenbereich und in den Kniegelenken. Er fällt Ihnen durch grobe Gesichtszüge auf. Welches der nachfolgenden Symptome passt nicht zu der Verdachtsdiagnose Akromegalie?

A) verstärkte Schweißneigung
B) Verdickung der Fingerweichteile
C) tastbar vergrößerte Schilddrüse
D) Stirnkopfschmerzen
E) zunehmende Pigmentierung der Handlinien

Frage 716

Welche Aussage trifft nicht zu?
Erhebliche Abnahme des Blutvolumens führt gegenregulatorisch zu

A) vermehrter Reninsekretion
B) vermehrter Sekretion von Atriopeptin (ANP)
C) gesteigerter Aldosteronsekretion
D) Durstgefühl und vermehrter Flüssigkeitsaufnahme
E) gesteigerter Sekretion von Adiuretin (ADH)

Frage 717

Welche Aussage trifft nicht zu?
Beim M. Addison finden sich typischerweise folgende Symptome:

A) Gewichtsverlust
B) Muskelschwäche
C) Hypotonie
D) Hirsutismus
E) psychische Symptome

Frage 718

Welche Aussage trifft nicht zu?
Eine 36-jährige Hausfrau klagt über rasche Ermüdbarkeit. Folgende Symptome sprechen für eine Schilddrüsenunterfunktion:

A) langsame Sprache, raue Stimme
B) raue schuppige Haut
C) kühle Akren
D) eine neuerlich aufgetretene Obstipation
E) eine Ruhefrequenz des Herzens von 96/min

Frage 719

Bei einer Überfunktion der Nebenschilddrüse kommt es zur Hypokalzämie (Verminderung des Kalziumspiegels im Blut),
weil
Parathormon in den Nebenschilddrüsen gebildet wird.

A) Aussage 1 richtig, Aussage 2 richtig, Verknüpfung richtig
B) Aussage 1 richtig, Aussage 2 richtig, Verknüpfung falsch
C) Aussage 1 richtig, Aussage 2 falsch
D) Aussage 1 falsch, Aussage 2 richtig
E) Aussage 1 falsch, Aussage 2 falsch

Frage 720

Gesichts- und Hautröte ist ein typisches Symptom eines Phäochromozytomanfalles,
weil
der Überschuss an kreislaufwirksamen Hormonen (Adrenalin, Noradrenalin) eine arterielle Hypertonie zur Folge hat.

A) Aussage 1 richtig, Aussage 2 richtig, Verknüpfung richtig
B) Aussage 1 richtig, Aussage 2 richtig, Verknüpfung falsch
C) Aussage 1 richtig, Aussage 2 falsch
D) Aussage 1 falsch, Aussage 2 richtig
E) Aussage 1 falsch, Aussage 2 falsch

Frage 721

Bei einer Unterfunktion der Nebenschilddrüse kommt es zur Hypokalzämie (Verminderung des Kalziumspiegels im Blut)
weil
Kalzitonin in den Nebenschilddrüsen gebildet wird.

A) Aussage 1 richtig, Aussage 2 richtig, Verknüpfung richtig
B) Aussage 1 richtig, Aussage 2 richtig, Verknüpfung falsch
C) Aussage 1 richtig, Aussage 2 falsch
D) Aussage 1 falsch, Aussage 2 richtig
E) Aussage 1 falsch, Aussage 2 falsch

Frage 722

Eine vermehrte Ausschüttung des Wachstumshormons nach Schluss der Epiphysenfugen führt zum sog. Gigantismus,
weil
das Wachstumshormon in Hypothalamus gebildet und im Hypophysenhinterlappen gelagert wird

A) Aussage 1 richtig, Aussage 2 richtig, Verknüpfung richtig
B) Aussage 1 richtig, Aussage 2 richtig, Verknüpfung falsch
C) Aussage 1 richtig, Aussage 2 falsch
D) Aussage 1 falsch, Aussage 2 richtig
E) Aussage 1 falsch, Aussage 2 falsch

Frage 723

Mangelnde Wirksamkeit von Adiuretin (ADH) an Nierenepithelzellen verursacht

A) einen Diabetes insipidus renalis
B) eine renal-bedingte arterielle Hypertonie
C) eine renale Azidose
D) eine renale Glucosurie
E) eine renale Proteinurie

Frage 724
Welche Aussage trifft nicht zu?
Folgende Symptome und Befunde bei einem 53-jährigen Patienten mit Diabetes mellitus können durch eine autonome diabetische Neuropathie bedingt sein.

A) dyspeptische Beschwerden
B) Ruhetachykardie
C) eingeschränkte Dunkeladaptation der Augen
D) Kussmaul-Atmung
E) lange Zeitintervalle zwischen den einzelnen Miktionen

Frage 725
Bei welcher der Störungen sind die Plasmakonzentrationen sowohl von Thyreotropin (TSH) als auch von Thyroxin (T4) und Trijodthyronin (T3) erniedrigt?

A) sekundäre Hypothyreose infolge eines Hypophysentumors
B) primäre Hypothyreose infolge einer Immunthyreoiditis
C) autonomes (toxisches) Schilddrüsenadenom
D) Morbus Basedow
E) längerdauernder Jodmangel in der Nahrung

Frage 726
Nicht selten klagen Patienten in der Allgemeinpraxis über Nervosität. Welches der folgenden Symptome spricht im Rahmen einer differentialdiagnostischen Abklärung hierbei am ehesten für eine Hyperthyreose?

A) Antriebsschwäche
B) verstärkter Appetit
C) häufiges Frösteln
D) trockene Haut
E) kühle Akren

Frage 727
Eine 46-jährige Bäuerin bemerkte vor etwa 12 Jahren den Beginn eines allmählichen Verfalls ihrer körperlichen Leistungsfähigkeit mit einem Gewichtsverlust von ca. 9 kg. Die ausgeprägte Hyperpigmentation der Haut wurde mit der Sonnenexposition bei der Feldarbeit erklärt. Bei einem Infekt der oberen Luftwege traten Übelkeit, Erbrechen, abdominelle Schmerzen und Schwindel auf. Welche Verdachtsdiagnose stellen Sie?

A) Gastroenteritis bei Hämochromatose
B) dekompensierte Nebennierenrindeninsuffizienz
C) Hypothyreose
D) vertebrobasiläre Insuffizienz
E) maligner Tumor im Magen-Darm-Trakt

INFEKTIONSKRANKHEITEN

Bitte beachten Sie bei den folgenden Ausführungen und Antworten, dass zum 1.1.2001 ein neues Gesetz in Kraft trat, welches die Bestimmungen des Bundesseuchengesetzes und des Gesetzes zur Bekämpfung der Geschlechtskrankeiten in einem neuen Infektionsschutzgesetz (IfSG; Gesetz zur Verhütung und Bekämpfung von Infektionskrankheiten beim Menschen) zusammenfasste.
Die Fragen und kommentierten Antworten in diesem Multiple-Choice-Fragenbuch wurden nach den Vorgaben dieses neuen Gesetzes überarbeitet.

Frage 728
Welche Begriffe charakterisieren eine Epidemie? Das Auftreten einer Infektionskrankheit ist

1) gehäuft
2) zeitlich begrenzt
3) örtlich begrenzt

A) nur 1 ist richtig
B) nur 2 ist richtig
C) nur 3 ist richtig
D) nur 1 und 2 sind richtig
E) 1-3, alle sind richtig

Frage 729
Ständiges Auftreten einer Infektionskrankheit mit örtlicher, jedoch keiner zeitlichen Begrenzung nennt man:

A) Pandemie
B) Epidemie
C) Endemie
D) Epidemiologie
E) Seuche

Frage 730
Was bezeichnet man als Inkubationszeit?

A) die Zeit von der Ansteckung bis zum Ausbruch der Krankheit
B) den Krankheitsverlauf
C) die Zeit vom Eintritt des Erregers bis zum Ende der Krankheit
D) der Zeitpunkt ab dem keine Antikörper mehr im Blut nachweisbar sind
E) Zeitraum bis andere Menschen angesteckt werden

Frage 731
Passive Immunisierung: was trifft zu?

1) kann beim Säugling durch mütterliche Antikörper bestehen
2) kann durch Impfen mit Antikörpern hervorgerufen werden
3) bietet einen sofortigen Schutz
4) hat nur eine kurze Wirkungszeit (einige Wochen)
5) hat eine sehr lange Wirkungszeit (mehrere Jahre bis Jahrzehnte)
6) Impfseren werden u. a. aus Tierblut (Bsp. Pferde) gewonnen

A) nur 1, 2 und 3 sind richtig
B) nur 2, 3 und 4 sind richtig
C) nur 1, 2, 3 und 5 sind richtig
D) nur 1, 2, 3, 4 und 6 sind richtig
E) 1-6, alle sind richtig

Frage 732
Welche Aussagen treffen für die passive Impfung zu?

1) Es erfolgt eine Injektion abgetöteter Erreger.
2) Es wird ein Anti-Toxin gegeben.
3) Es erfolgt die Injektion von Antigenen, die die Immunabwehr anregen.
4) Es erfolgt die Injektion von Toxoid-Impfstoffen.
5) Es erfolgt die Injektion von fertigen, aus Spenderplasma gewonnenen Antikörpern.

A) nur 2 ist richtig
B) nur 2 und 5 sind richtig
C) nur 1, 2 und 3 sind richtig
D) nur 2, 3 und 5 sind richtig
E) 1-5, alle sind richtig

Frage 733
In welchem Fall gibt es eine gesetzliche Impfpflicht?

A) gar nicht
B) bei der Pockenerstimpfung
C) bei der Tollwutschutzimpfung
D) bei der Rötelnimpfung junger Mädchen
E) bei der Tetanus-Schutzimpfung

Frage 734
Unter 'lytischer Entfieberung' versteht man:

A) Fieber geht unter 34°C mit Autolyse
B) einen plötzlichen Fieberabfall
C) einen langsamen Fieberabfall
D) einen plötzlichen Fieberanstieg
E) das typische Fieber bei Malaria tropica

Frage 735
Wodurch sind Viren charakterisiert?

1) Virale Erkrankungen sind durch Antibiotika nicht zu behandeln.
2) Viren enthalten nur eine der beiden Nukleinsäuren DNS und RNS.
3) Viren vermehren sich in lebensfähigen Zellen.
4) Viren sind häufig Erreger von Kinderkrankheiten.
5) Ein Virus ist der Erreger von AIDS.

A) nur 2 ist richtig
B) nur 2 und 3 sind richtig
C) nur 1, 2 und 4 sind richtig
D) nur 2, 3 und 5 sind richtig
E) 1-5, alle sind richtig

Frage 736
Virale Erkrankungen sind dadurch gekennzeichnet, dass

1) Antibiotika in der Regel wirkungslos sind
2) sie immer eine lange Inkubationszeit haben
3) sie immer zu Epidemien führen
4) sie häufig durch aktive Impfungen verhindert werden können
5) Kinderkrankheiten oft zu dieser Krankheitsgruppe gehören

A) nur 1 und 4 sind richtig
B) nur 2 und 4 sind richtig
C) nur 1, 4 und 5 sind richtig
D) nur 1, 2, 4, und 5 sind richtig
E) 1-5, alle sind richtig

Frage 737
Welche der folgenden Infektionskrankheiten sind durch Viren verursacht?

1) Röteln
2) Mumps
3) Milzbrand
4) Masern
5) Polio

A) nur 1, 2 und 4 sind richtig
B) nur 1, 2 und 5 sind richtig
C) nur 2, 3, 4 und 5 sind richtig
D) nur 1, 2, 4 und 5 sind richtig
E) 1-5, alle sind richtig

Frage 738
Bei welchem Krankheitsbild sind bakterielle Exotoxine keine wichtigen pathogenetischen Faktoren?

A) Gasbrand
B) Cholera
C) Scharlach
D) Diphtherie
E) Meningokokken-Meningitis

Frage 739
Welche Erkrankungen können bereits im Mutterleib bzw. bei der Geburt auf das Kind übertragen werden?

1) Toxoplasmose
2) Zytomegalie
3) AIDS
4) Listeriose
5) Lues

A) nur 3 ist richtig
B) nur 1 und 3 sind richtig
C) nur 1, 4 und 5 sind richtig
D) nur 1, 2, 3, und 5 sind richtig
E) 1-5, alle sind richtig

Frage 740
Wodurch kann eine Embryopathie entstehen?

1) Rötelnerkrankung während der Schwangerschaft
2) Sauerstoffmangel des Embryos
3) Alkoholgenuss der Mutter während der Schwangerschaft
4) Toxoplasmoseerkrankung in der Schwangerschaft

A) nur 1 und 3 sind richtig
B) nur 2 und 4 sind richtig
C) nur 1, 2 und 4 sind richtig
D) nur 1, 3 und 4 sind richtig
E) 1-4, alle sind richtig

Frage 741
Welche der folgenden Krankheiten werden durch Bakterien verursacht und vom Tier auf den Menschen übertragen?

1) Milzbrand
2) Brucellose
3) Tollwut
4) Pest
5) Typhus

A) nur 1, 2 und 3 sind richtig
B) nur 1, 2 und 4 sind richtig
C) nur 1, 4 und 5 sind richtig
D) nur 2, 3 und 4 sind richtig
E) nur 2, 3 und 5 sind richtig

Frage 742
Welche der folgenden Infektionskrankheiten ist/sind direkt von Mensch zu Mensch übertragbar?

1) Zytomegalie
2) Ornithose
3) Fleckfieber
4) Gelbfieber
5) Tetanus

A) nur 1 ist richtig
B) nur 2, 3 und 4 sind richtig
C) nur 1, 4 und 5 sind richtig
D) nur 2, 3 und 5 sind richtig
E) 1-5, alle sind richtig

Frage 743
Welche Infektionskrankheiten wird nicht durch Tröpfcheninfektion übertragen:

A) Gelbfieber
B) Diphtherie
C) Scharlach
D) Masern
E) Windpocken

Frage 744
Welche der folgenden Krankheiten wird nicht durch Insekten übertragen?

A) Gelbfieber
B) Malaria
C) Schlafkrankheit
D) Toxoplasmose
E) Chagas-Krankheit

Frage 745
Welche Aussage ist falsch?
Folgende Infektionskrankheiten werden durch Kontaktinfektion oder Schmierinfektion übertragen:

A) Typhus
B) Hepatitis A
C) Amöbenruhr
D) Poliomyelitis
E) Malaria

Frage 746
Welche Antwort ist falsch?
Zu den Krankheiten, die vorwiegend durch ein Toxin des Erregers verursacht werden, gehören insbesondere

A) Diphtherie
B) Tetanus
C) Botulismus
D) Keuchhusten
E) Tollwut

Frage 747
Welche Antwort ist falsch?
Welche Erkrankungen sind hauptsächlich durch verunreinigtes Trinkwasser übertragbar?

A) Typhus abdominalis
B) Hepatitis A
C) Shigellenruhr
D) Poliomyelitis
E) Tuberkulose

Frage 748
Welche Erkrankungen sind hauptsächlich durch Blut und Blutprodukte übertragbar?

1) Hepatitis B
2) Hepatitis C
3) HIV
4) Hepatitis A
5) Röteln

A) nur 1 ist richtig
B) nur 1, 2 und 3 sind richtig
C) nur 2, 3, und 4 sind richtig
D) nur 1, 2, 3 und 4 sind richtig
E) 1-5, alle sind richtig

Frage 749
Welcher Erreger ist kein Sporenbildner?

A) Clostridium tetani
B) Bacteroides fragilis
C) Bacillus anthracis
D) Clostridium difficile
E) Clostridium perfringens

Frage 750
Welche der folgenden Zuordnungen Krankheit/Erreger ist falsch?

A) Soor — Candida albicans (Pilz)
B) Syphilis — Treponema pallidum (Bakterium)
C) AIDS — Virusinfektion (HIV)
D) Gürtelrose — Varizellen/Zoster-Virus
E) Malaria — Bordetella pertussis (Bakterium)

Frage 751
Welche der folgenden Zuordnungen Krankheit/Erreger ist falsch?

A) Ornithose — Viruserkrankung
B) Lepra — bakterielle Erkrankung
C) Trachom — bakterielle Erkrankung
D) Windelsoor — Pilzerkrankung
E) Fleckfieber — bakterielle Erkrankung

Frage 752
Ein Patient klagt über Durchfälle, Erbrechen, Fieber und Bauchschmerzen.
Welche Erkrankung lässt sich am ehesten ausschließen?

A) Enteritis infectiosa
B) Botulismus
C) Colitis ulcerosa
D) bakterielle Dysenterie
E) Typhus abdominalis

Frage 753
Welche der folgenden Krankheiten hat den größten Kontagionsindex?

A) Lepra
B) Tuberkulose
C) Windpocken
D) Hepatitis A
E) Hepatitis B

Frage 754
Welche Aussage ist falsch?
Eine weder durch Viren noch durch Bakterien bedingte Krankheit ist

A) Soor
B) Poliomyelitis
C) Interdigitalmykose
D) Malaria
E) Toxoplasmose

Frage 755
Welche der im folgenden genannten Inkubationszeiten sind richtig?

1) 2-6 Wochen bei Hepatitis B
2) 3 Wochen bis 3 Monate bei Tollwut
3) 2 Wochen bei Masern
4) 8 Wochen bei Windpocken
5) 2 Wochen bei Mumps

A) nur 1 und 3 sind richtig
B) nur 1 und 4 sind richtig
C) nur 3 und 4 sind richtig
D) nur 2, 3 und 5 sind richtig
E) 1-5, alle sind richtig

Frage 756
Das lange Zeit klinisch symptomlose Überleben von Erregern im Makroorganismus wird als Persistenz bezeichnet.
Sie ist charakteristisch für

1) Zytomegalie-Virus
2) Herpes-simplex-Virus
3) Epstein-Barr-Virus
4) Mycobacterium tuberculosis

A) nur 1 und 2 sind richtig
B) nur 1 und 4 sind richtig
C) nur 1, 2 und 3 sind richtig
D) nur 2, 3 und 4 sind richtig
E) 1-4, alle sind richtig

Frage 757
Welche Aussage ist falsch?

A) Die Röteln gehen mit einer Lymphknotenschwellung einher.
B) Häufige Krankheitsursache für Botulismus ist der Genuss von infiziertem Speiseeis.
C) Bei Masern findet sich häufig eine charakteristische Prodromalerscheinung.
D) Poliomyelitisviren können durch Befall der Vorderhörner des Rückenmarks zu bleibenden schlaffen Lähmungen bei erhaltener Sensibilität führen.
E) Keuchhusten im Säuglingsalter ist eine lebensbedrohliche Erkrankung.

Frage 758
Welche Aussage ist falsch?

A) Die Malaria tropica ist die gefährlichste Form der Malaria.
B) Gegen Poliomyelitis kann geimpft werden.
C) Botulismus ist eigentlich keine Infektionskrankheit.
D) Salmonellen geben ein Endotoxin ab.
E) Die Amöbenruhr hat eine Inkubationszeit von Stunden.

Frage 759
Eine generalisierte Lymphknotenschwellung ist typisch für

1) eine Tuberkulose
2) AIDS
3) die infektiöse Mononukleose
4) die Toxoplasmose
5) die Lymphogranulomatose (M. Hodgkin)

A) nur 2 ist richtig
B) nur 1, 2 und 3 sind richtig
C) nur 2, 3 und 4 sind richtig
D) nur 2, 4 und 5 sind richtig
E) nur 1, 2, 3 und 5 sind richtig

Frage 760
Bei folgenden Infektionskrankheiten ist die Leber mitbeteiligt:

1) Leptospirose
2) Gelbfieber
3) Mononukleose
4) Zytomegalie

A) nur 1 ist richtig
B) nur 2 ist richtig
C) nur 1 und 3 sind richtig
D) nur 1, 3 und 4 sind richtig
E) 1-4, alle sind richtig

Frage 761
Welche der folgenden Erreger können Erkrankungen des ZNS hervorrufen?

1) Masern-Virus
2) Mumps-Virus
3) Herpes-simplex-Virus
4) Varizella-Zoster-Virus
5) Coxsackie-Viren

A) nur 1 und 2 sind richtig
B) nur 1, 3 und 4 sind richtig
C) nur 1, 2, 3 und 4 sind richtig
D) nur 2, 3, 4 und 5 sind richtig
E) 1-5, alle sind richtig

Frage 762
Welche Aussage ist falsch?
Angehörige der folgenden Erregergruppen bzw. -spezies kommen als Erreger einer Diarrhoe in Betracht:

A) Salmonella typhimurium
B) Escherichia coli
C) Clostridium botulinum
D) Staphylokokken
E) Yersinien

Frage 763
Bei welchen Erkrankungen müssen Sie mit Gelenkbeteiligungen rechnen?

1) Rheumatisches Fieber
2) Schuppenflechte (Psoriasis)
3) Gonorrhoe
4) Tuberkulose
5) Hämophilie B

A) nur 1 ist richtig
B) nur 1 und 5 sind richtig
C) nur 1, 3 und 5 sind richtig
D) nur 2, 3 und 4 sind richtig
E) 1-5, alle sind richtig

Frage 764
Das Infektionsschutzgesetzes (IfSG) unterscheidet

1) Kranker
2) Krankheitsverdächtiger
3) Ausscheider
4) Infektiöser
5) Ansteckungsverdächtiger

A) nur 1 und 5 sind richtig
B) nur 2, 3 und 4 sind richtig
C) nur 1, 3 und 5 sind richtig
D) nur 1, 2, 3 und 5 sind richtig
E) 1-5, alle sind richtig

Frage 765
Was versteht man im Sinne des Infektionsschutzgesetzes (IfSG) unter übertragbaren Krankheiten? Im Sinne des Gesetzes sind übertragbare Krankheiten:

A) alle Krankheiten die unmittelbar von Mensch zu Mensch übertragen werden können.
B) durch Krankheitserreger oder deren toxische Produkte, die unmittelbar oder mittelbar auf den Menschen übertragen werden, verursachte Krankheiten.
C) durch Viren, Bakterien oder Parasiten verursachte Erkrankungen, die unmittel-

bar auf den Menschen übertragen werden können.
D) von Tieren oder Menschen auf andere Menschen mittelbar oder unmittelbar übertragbare Krankheiten.
E) alle Infektionskrankheiten, die nach §34 von Heilpraktikern nicht behandelt werden dürfen.

Frage 766
Welche Antwort ist falsch?
Für welche der folgenden Erkrankungen besteht nach §6 des Infektionsschutzgesetzes Meldepflicht bei Verdacht, Erkrankung und Tod?

A) Botulismus
B) Milzbrand
C) Cholera
D) Keuchhusten
E) Poliomyelitis

Frage 767
Welche Antwort ist falsch?
Für welche der folgenden Erkrankungen besteht nach §6 des Infektionsschutzgesetztes Meldepflicht bei Verdacht, Erkrankung und Tod?

A) Diphtherie
B) Tollwut
C) HUS (enteropathisches hämolytisch-urämisches Syndrom)
D) Typhus abdominalis
E) Scharlach

Frage 768
Bei welchen der folgenden Erkrankungen sind Sie schon im Verdachtsfall zur Meldung verpflichtet?

1) Pest
2) Milzbrand
3) Mononucleosis infectiosa
4) Pertussis
5) Scharlach

A) nur 1 ist richtig
B) nur 1 und 2 sind richtig
C) nur 1, 2, 3 und 5 sind richtig
D) nur 1, 2, 3 und 4 sind richtig
E) 1-5, alle sind richtig

Frage 769
Welche Antwort ist falsch?
Was trifft für die Meldepflicht beim Krankheitsbild Tollwut zu (gemäß §6 Infektionsschutzgesetz)? Zu melden ist

A) nur Krankheit und Tod (nicht der Krankheitsverdacht).
B) die Verletzung eines Menschen durch ein tollwutkrankes Tier.
C) die Verletzung eines Menschen durch ein tollwutverdächtiges Tier.
D) die Berührung eines tollwutverdächtigen Tieres.
E) die Berührung eines tollwutverdächtigen Tierkörpers.

Frage 770
Für welche Erkrankung besteht nach §6 des Infektionsschutzgesetzes nur eine Meldepflicht bei Erkrankung und Tod (nicht schon bei Krankheitsverdacht)?

A) behandlungsbedürftige Tuberkulose
B) Masern
C) Diphtherie
D) Typhus abdominalis
E) Meningokokken-Meningitis

Frage 771
Für welche der folgenden Erkrankungen besteht nach §6 des Infektionsschutzgesetzes Meldepflicht bei Erkrankung und Tod?

A) angeborene Zytomegalie
B) Brucellose
C) behandlungsbedürftige Tuberkulose
D) Rötelnembryopathie
E) angeborene Lues (Syphilis)

Frage 772
Welche Antwort ist falsch?
Für welche der folgenden Erkrankungen besteht nach §7 Infektionsschutzgesetz Meldepflicht für den Nachweis von Krankheitserregern?

A) Influenza
B) Ebolavirus
C) Bacillus anthracis
D) Scabies
E) Mycobacterium leprae

Frage 773
Für welche Ausscheider besteht nach nach §6 des Infektionschutzgesetzes Meldepflicht?

1) Cholera
2) Salmonellen
3) Botulismus
4) bakterielle Ruhr

A) Keine der Antworten ist richtig
B) nur 2 und 4 sind richtig
C) nur 1, 2 und 4 sind richtig
D) nur 1, 3 und 4 sind richtig
E) 1-4, alle sind richtig

Frage 774
Welche der folgenden Krankheiten sind nach §7 des Infektionsschutzgesetzes bei direktem oder indirektem Nachweis <u>nicht-namentlich</u> zu melden?

1) Treponema pallidum
2) Legionella sp.
3) Hepatitis-B-Virus
4) HIV
5) Plasmodium

A) nur 3 ist richtig
B) nur 1 und 3 sind richtig
C) nur 1, 4 und 5 sind richtig
D) nur 1, 2, 4, und 5 sind richtig
E) 1-5, alle sind richtig

Frage 775
Welche der aufgeführten Erreger können Enzephalitiden verursachen?

1) Rabiesvirus
2) Herpes simplex-Virus
3) Poliomyelitis-Virus
4) Masernvirus
5) Mumpsvirus

A) nur 1 und 5 sind richtig
B) nur 1, 3 und 4 sind richtig
C) nur 1, 3 und 5 sind richtig
D) nur 2, 3 und 4 sind richtig
E) 1-5, alle sind richtig

Frage 776
Welche Aussage zur Poliomyelitis ist falsch:

A) Die Poliomyelitis verläuft in den meisten Fällen unbemerkt oder unter den Zeichen eines uncharakteristischen Infektes.
B) Der Erreger wird mit dem Stuhl ausgeschieden.
C) Wer einmal an Poliomyelitis erkrankt ist, ist immun und kann nicht nochmals erkranken.
D) Die Poliomyelitis ist in ihrer schweren Form durch schlaffe Lähmungen der Muskulatur gekennzeichnet.
E) Es gibt eine aktive Schutzimpfung gegen Poliomyelitis.

Frage 777
Ordnen Sie dem morphologischen Befund der Liste 1 die entsprechende charakteristische Erkrankung aus Liste 2 zu!

Liste 1
Entzündung der Motoneurone der grauen Substanz des Rückenmarks

Liste 2

A) präsenile Demenz
B) spinale Kinderlähmung
C) alkoholische Enzephalopathie
D) Morbus Parkinson
E) Multiple Sklerose

Frage 778
In ihre Praxis kommt ein Patient, der ein möglicherweise tollwutinfiziertes Tier berührt hat, jedoch nicht gebissen wurde und nicht mit dem Speichel in Berührung gekommen ist. Das Tier wurde dem staatlichen Veterinärdienst zur Klärung der Diagnose übergeben, das Ergebnis liegt noch nicht vor.

A) Sie müssen das zuständige Gesundheitsamt sofort informieren.
B) Sie warten das Ergebnis der Untersuchung ab und informieren das Gesundheitsamt bei positiver Diagnose.
C) Sie sind nicht meldepflichtig, da keine offene Verletzung vorliegt.
D) Sie sind nicht zur Meldung verpflichtet, da kein Speichelkontakt vorliegt.
E) Nur der Veterinärmediziner oder ein anderer Arzt wären zur Meldung verpflichtet.

Frage 779
Welche Aussage über die Tollwut ist falsch?

A) Es gibt einen Impfstoff gegen Tollwut.
B) Ein wichtiges Erregerreservoir in Mitteleuropa ist der Fuchs.
C) Infektionen setzten i. d. R. den Biss durch ein erkranktes Tier voraus.
D) Hunde sind häufig symptomlos, bzw. latent infiziert und können das Virus über lange Zeit verbreiten.
E) Die Impfung des Menschen erfolgt meistens in der Inkubationszeit.

Frage 780
Erreger eines (meldepflichtigen!) hämorrhagischen Fiebers sind:

1) Marburg-Virus
2) Ebolavirus
3) Lassa-Fieber-Virus
4) Denguefiebervirus

A) nur 1 und 2 sind richtig
B) nur 1, 2 und 3 sind richtig
C) nur 1, 3 und 4 sind richtig
D) nur 2, 3 und 4 sind richtig
E) 1-4, alle sind richtig

Frage 781
Welche Aussage zur Tollwut ist falsch?

A) 100% der von tollwutkranken Tieren gebissenen Personen erkranken an Tollwut.
B) 100% der an Tollwut erkrankten Patienten sterben an der Erkrankung ihres Zentralnervensystems.
C) Schluckstörungen, Angst vor Wasser (Hydrophobie) und Angst vor Luftzug (Aerophobie) sind typische Symptome.
D) Die Inkubationszeit liegt zwischen 10 Tagen und 12 Monaten.
E) Tollwut heißt auch Rabies oder Lyssa.

Frage 782
Welche Aussage(n) über das Zytomegalievirus sind richtig?

1) Es kann auch durch Bluttransfusion übertragen werden.
2) Es kann intrauterin übertragen werden und Fetopathien verursachen.
3) Es kann das Krankheitsbild einer infektiösen Mononukleose nachahmen.
4) Es kann lange im Organismus persistieren und nach Aktivierung infolge immunsuppressiver Behandlung eine Pneumonie verursachen.
5) Es verursacht beim gesunden Erwachsenen nach Erstinfektion in der Regel eine manifeste Erkrankung.

A) nur 1, 2 und 5 sind richtig
B) nur 1, 3 und 4 sind richtig
C) nur 2, 3 und 4 sind richtig
D) nur 1, 2, 3 und 4 sind richtig
E) 1-5, alle sind richtig

Frage 783
Welche Aussage zum Krankheitsbild Rötelnembryopathie ist falsch?

A) Die Rötelnimpfung der Mutter (vor der Infektion) bietet keinen Schutz vor der durch Röteln verursachten Embryopathie.
B) Zur Rötelnembryopathie kann es kommen, wenn die Mutter innerhalb der ersten 3 Monate der Schwangerschaft an Röteln erkrankt.
C) Herz, Augen und Ohren des Kindes sind am häufigsten missgebildet.
D) Mikrozephalie (kleiner Schädel) und Minderwuchs werden beobachtet.
E) Kinder, die mit einer Rötelnembryopathie zur Welt kommen, sind monatelang infektiös.

Frage 784
Typische Folgen einer Rötelnembryopathie sind:

1) Extremitätenlähmungen
2) Innenohrdefekte
3) Hirnverkalkungen
4) Retinopathie
5) Herz- und Gefäßmissbildungen

A) nur 1 und 2 sind richtig
B) nur 1, 3 und 5 sind richtig
C) nur 2, 3 und 4 sind richtig
D) nur 2, 4 und 5 sind richtig
E) 1-5, alle sind richtig

Frage 785
Welche Aussage zum Krankheitsbild Röteln ist falsch?

A) Im Erwachsenenalter kann man nicht mehr an Röteln erkranken.
B) Röteln sind eine meist leicht verlaufende Viruserkrankung.
C) Die Übertragung erfolgt durch Tröpfcheninfektion.
D) Die Inkubationszeit beträgt ca. 14-25 Tage.
E) Typisch für das klinische Bild sind geschwollene Lymphknoten im Nacken (nuchal).

Frage 786
Welches ist der Hauptübertragungsweg der Hepatitis A?

A) Tröpfcheninfektion
B) Speichel
C) fäkal-oral
D) über Blutkontakt
E) Insektenstich

Frage 787
Im Vergleich zur Hepatitis B hat die Hepatitis A

A) eine längere Inkubationszeit.
B) eine höhere Letalität.
C) eine größere Tendenz zu chronischem Verlauf.
D) seltener eine Immunität zur Folge.
E) häufiger einen enteralen Infektionsmodus.

Frage 788
Die Übertragung der Hepatitis B erfolgt typischerweise durch:

1) Bluttransfusion
2) Tröpfcheninfektion
3) Schleimhautverletzungen z. B. beim Geschlechtsverkehr
4) ungekochtes Schweinefleisch
5) Stechmücken (tropisches Gebiet)

A) nur 1 ist richtig
B) nur 1 und 3 sind richtig
C) nur 1, 3 und 4 sind richtig
D) nur 1, 3 und 5 sind richtig
E) 1-5, alle sind richtig

Frage 789

Welche Aussage zur Hepatitis-B-Epidemiologie ist falsch?

A) Das Reservoir des HBV ist ausschließlich der Mensch.
B) Das Virus wird i. d. R. fäkal-oral durch Schmierinfektion übertragen.
C) Die Infektion kann durch Geschlechtsverkehr übertragen werden.
D) Durch Gabe von Hyperimmunglobulin innerhalb weniger Stunden nach infektionsverdächtiger Verletzung kann die Gefahr einer Hepatitiserkrankung bei der Kontaktperson verringern.
E) Bei persistierender Hepatitis B-Infektion von Schwangeren wird das Virus vorwiegend perinatal auf das Kind übertragen.

Frage 790

Welche Aussage zum Krankheitsbild Gelbfieber ist falsch?

A) Vorkommen: tropisches Afrika, tropisches Mittel- und Südamerika
B) Eine Impfung gegen diese Krankheit existiert nicht, eine Chemoprophylaxe wird empfohlen.
C) wird durch Viren verursacht und durch Stechmücken der Gattung Aedes (oder Haemagogus) übertragen.
D) Die Inkubationszeit ist 3-6 Tage.
E) Erkrankung und Tod sind meldepflichtig.

Frage 791

Welche Aussage(n) zur Zeckenenzephalitis, hervorgerufen durch das Frühsomme-Meningo-Enzephalitis-Virus (FSME-Virus), ist (sind) richtig?

1) Die aktive Schutzimpfung gegen FSME gehört nicht zu den generell empfohlenen Impfungen der Ständigen Impfkommission (STIKO)
2) Die geographische Verbreitung infizierter Zecken ist in der Bundesrepublik Deutschland einheitlich.
3) Die FSME-Viren gehören zur Toga-Virusgruppe
4) Die Erkrankung kann letal verlaufen oder Restschäden hinterlassen

A) nur 3 ist richtig
B) nur 1 und 3 sind richtig
C) nur 1 und 4 sind richtig
D) nur 2 und 3 sind richtig
E) nur 1, 3 und 4 sind richtig

Frage 792

Virusgrippe

1) Sie tritt in der Regel gehäuft auf.
2) Sie kann tödlich verlaufen.
3) Man kann durch eine aktive Impfung vorbeugen.
4) Die aktive Impfung schützt in der Regel zuverlässig für ca. 10 Jahre.
5) Eine Impfung wird generell für alle Menschen empfohlen.

A) nur 1 und 5 sind richtig
B) nur 1, 2 und 3 sind richtig
C) nur 1, 4 und 5 sind richtig
D) nur 1, 3, 4 und 5 sind richtig
E) 1-5, alle sind richtig

Frage 793

Welche Aussage zur Infektion mit Influenzaviren A und B ist falsch?

A) Die Erreger sind Orthomyxoviren.
B) Grippepandemien beruhen meist auf vorhergehender ‘antigenic shift’ der Erreger.
C) Die Inkubationszeit ist kurz (1-2 Tage).
D) Tödliche Verläufe kommen bei Influenza nicht vor.
E) Komplikationen sind sekundäre bakterielle Bronchopneumonien.

Frage 794
Ein Kind, 4 Jahre alt, Fieber, Husten, kalkspritzerartige Flecken auf der Wangenschleimhaut. Welche Erkrankung am wahrscheinlichsten?

A) Scharlach
B) Masern
C) Mumps
D) Röteln
E) Diphtherie

Frage 795
Unter Koplik-Flecken versteht man

A) punktförmige Blutungen im Endstadium einer Meningokokken-Sepsis.
B) kleine weiße Stippchen mit rotem Randsaum an der Wangenschleimhaut bei Masern.
C) die himbeerartige Verfärbung der Zunge bei Scharlach.
D) juckenden Effloreszenzen (Hautausschläge) bei Varizellen.
E) rötliche Papel mit zentraler schwarzer Nekrose bei Milzbrand.

Frage 796
Zu welcher Erkrankung passen die Symptome: Enanthem vor Exanthem, Lichtscheu, hohes Fieber, Augentränen?

A) Mumps
B) Masern
C) Röteln
D) Windpocken
E) Poliomyelitis

Frage 797
Welche der folgenden Aussagen zum Krankheitsbild der Masern ist falsch?

A) Die Masern sind sehr kontagiös (ansteckend).
B) Die Masern werden durch Viren verursacht.
C) Klinik der Masern: 'Verrotzt, verheult, verschwollen'.
D) Frühzeitige und hochdosierte Antibiotikagabe hilft, Komplikationen zu verhindern.
E) Komplikationen der Masern sind: Masernbronchiolitis, Masernenzephalomyelitis und die seltene subakute sklerosierende Panenzephalitis.

Frage 798
Durch welchen der angegebenen Befunde ist die Diagnose Masern gesichert?

A) Konjunktivitis
B) bellender Husten
C) Koplik-Flecken
D) Exanthem
E) typisches Dromedarfieber

Frage 799
Welche Aussage zu AIDS ist falsch?

A) ist das Endstadium einer durch Viren übertragenen Krankheit.
B) kann u. a. durch eine bösartige Hauterkrankung (Kaposi-Sarkom) gekennzeichnet sein.
C) geht mit einer Abwehrschwäche einher.
D) führt ca. 1 Woche nach der Infektion zu Lymphknotenschwellungen und zu typischen Hauterscheinungen an den Extremitäten.
E) Vom Zeitpunkt der Infektion bis zum Krankheitsbild AIDS vergehen oft Jahre.

Frage 800
Welche Eigenschaft(en) erschwert/ erschweren die Abwehr von AIDS?

1) Die Krankheit betrifft in Deutschland überwiegend gesellschaftlich wenig geachtete Randgruppen
2) Durch die sog. Antigen-Drift ist das AIDS-Virus in der Lage, sein immunologisches Äußeres ständig zu verändern.
3) Das AIDS-Virus ist in der Lage, mit Antikörpern besetzte Oberflächenrezeptoren abzuwerfen.

4) Von der Infektion bis zum Auftreten erster Krankheitssymptome (= Inkubationszeit) kann es mehrere Jahre dauern, in denen der Patient beschwerdefrei, jedoch infektiös ist.
5) Zielzellen des AIDS-Virus sind insbesondere die T-Helferzellen, das ‘Pentagon der körpereigenen Abwehr’.

A) nur 1 und 3 sind richtig
B) nur 1, 2 und 5 sind richtig
C) nur 1, 2 und 3 sind richtig
D) nur 2, 3 und 5 sind richtig
E) 1-5, alle sind richtig

Frage 801
Welche Aussage ist falsch?

A) AIDS ist das Endstadium einer tödlichen Infektionskrankheit, die durch HIV (human immune deficiency virus) verursacht wird.
B) Das LAS (Lymphadenopathiesyndrom) ist gekennzeichnet durch Lymphknotenschwellungen von mindestens dreimonatiger Dauer an mindestens zwei außerhalb der Leiste gelegenen Lokalisationen.
C) Im Laufe der HIV-Erkrankung kommt es zu einer Verminderung der T-Lymphozyten (T-Helferzellen).
D) Ca. 2 - 3 Wochen nach der Infektion kommt es bei den meisten Infizierten zur Ausbildung eines Kaposi-Sarkoms.
E) Eine häufige Komplikation sind die Infektionen der HIV-Kranken mit opportunistischen Erregern (z. B. Pneumocystis carinii).

Frage 802
Welche Aussage zu HIV/AIDS ist falsch?

A) AIDS ist das Endstadium einer erworbene Immunschwächekrankheit, die durch ein RNA-Virus (HIV) verursacht wird.
B) Zu den typischen Bildern der AIDS-Erkrankung gehört das sog. Kaposi-Sarkom, ein bösartiger Hauttumor.
C) Zu den Risikogruppen, die sich mit dem HIV infizieren, zählen Fixer und Homosexuelle.
D) HIV wird in Afrika überwiegend durch Blut saugende Stechmücken übertragen.
E) Typische opportunistische Infektionen, wie sie bei AIDS-Kranken häufig vorkommen, sind Pneumocystis carinii, Herpes zoster, und Mycobacterium tuberculosis.

Frage 803
Welche Aussage zu HIV/AIDS ist falsch?
Charakteristische Infektionswege für HIV sind:

A) Infektion durch Speichel z. B. bei Mitbenutzung von Essgeschirr oder Gläsern
B) Übertragung durch infizierte Kanülen
C) Diaplazentare Übertragung von der Mutter auf das Kind
D) Übertragung durch infizierte Blutkonserven
E) Übertragung durch das Sperma infizierter Männer auf ihre Sexualpartner

Frage 804
Bei einer Patientin entwickelt sich an einem Nervensegment ein Exanthem, einseitig, vom Rücken ausgehend, nach vorne ziehend. Es entwickeln sich Bläschen. Vor längerer Zeit hatte die Patientin die Windpocken.
Welche Krankheit vermuten Sie?

A) Herpes zoster
B) Zeckenbiss
C) Masern
D) Herpes labialis
E) Rezidiv der Windpocken

Frage 805

Ein Patient klagt über einseitig segmentale Thoraxschmerzen.
Sie denken zunächst an:

A) Lungenembolie
B) Herpes zoster
C) Pleuritis sicca
D) Rippenfissur
E) Viruspneumonie

Frage 806

Welche Aussage ist falsch?
Herpes-zoster-Infektionen zeichnen sich aus durch:

A) Starke Schmerzen (Brennen)
B) gelegentlich nur schwach ausgeprägte Hauterscheinungen
C) Bläschenbildung
D) gelegentlich lange Rekonvaleszenz
E) fast immer symmetrische Manifestation

Frage 807

Welche Aussage über eine Mumpsvirus-Infektion trifft nicht zu?

A) Bei der Parotitis epidemica können auch die Glandulae submandibulares mitbefallen sein.
B) Um den 12. Tag nach Krankheitsbeginn kommt es bei ca. 20% der an Mumps erkrankten Adoleszenten zu einer ein- oder doppelseitigen Orchitis mit Epididymitis.
C) Im Verlauf der Erkrankungen kann sich eine Meningitis ausbilden.
D) Eine Mumpsinfektion in der Schwangerschaft ist eine Indikation für einen Schwangerschaftsabbruch, da in hohem Prozentsatz Missbildungen (Hydrozephalus) bei den Neugeborenen feststellbar sind.
E) Differentialdiagnostisch kommen bei Vorliegen einer Parotitis auch andere Erreger als das Mumpsvirus ätiologisch in Betracht.

Frage 808

Welche Aussage zur Parotitis epidemica ist falsch ?

A) Die Parotitis epidemica wird durch ein Virus (Paramyxovirus) verursacht.
B) Die Krankheit ist nicht so ansteckend (kontagiös) wie Masern oder Windpocken.
C) Das Krankheitsbild ist auf die Ohrspeicheldrüse beschränkt, andere Organe werden nicht befallen.
D) Das Krankheitsbild heißt auch Mumps oder 'Ziegenpeter'.
E) Als Komplikation der Parotitis epidemica kann es zur Sterilität kommen.

Frage 809

Welche Aussage zur infektiösen Mononukleose ist falsch?

A) Es kann zur Milzschwellung kommen.
B) Die Lymphknoten im Halsbereich sind häufig geschwollen.
C) Im Differentialblutbild sind mehr als 50% lymphomonozytäre Zellen und mehr als 10% atypische Lymphozyten zu erwarten.
D) Die Erkrankung kommt gleich häufig in jedem Lebensalter vor.
E) Sie kann mit einem Ikterus einhergehen.

Frage 810

Nennen Sie die gefürchtetste Komplikation einer Mononukleose:

A) Milzruptur
B) Herzklappenveränderungen
C) maligne Entartung (Tumor)
D) Diabetes insipidus
E) Leberkoma

Frage 811
Welche der folgenden Erkrankungen bringen Sie mit dem Begriff Windpocken in Zusammenhang?

A) Salmonellen
B) Herpes simplex
C) Gürtelrose
D) Masern
E) Poliomyelitis

Frage 812
Welche Aussage zum Krankheitsbild Windpocken ist falsch?

A) Windpocken heißen auch Rubeola.
B) Nach Erkrankung besteht lebenslange Immunität.
C) Windpocken sind eine hochkontagiöse Viruserkrankung, die hauptsächlich bei Kindern vorkommt.
D) Der gleiche Erreger ist auch für das Krankheitsbild des Herpes zoster verantwortlich.
E) Die Inkubation beträgt ca. 14 Tage.

Frage 813
Warzen werden verursacht durch:

A) Bakterien
B) Viren
C) Allergien
D) physikalische Einflüsse
E) Protozoen

Frage 814
Welche Aussage ist falsch?
Genetische (teratogenetische) Beratung wird häufig während oder nach Virusinfektionen in einer bestehenden Schwangerschaft gewünscht.

A) Viren sind potentiell teratogen wirksam
B) Der Zeitpunkt einer Virusinfektion während der Schwangerschaft ist ohne Bedeutung für eine mögliche teratogene Schädigung
C) Für die Abschätzung eines teratogenen Risikos ist häufig von Bedeutung, ob es sich um eine Erst- oder um eine Reinfektion handelt.
D) Virusinfekte können ein so hohes Risiko für den Embryo bedeuten, dass auf Wunsch ein Schwangerschaftsabbruch im Rahmen der gesetzlichen Bestimmungen durchgeführt werden kann.
E) Virusinfekte in der Frühschwangerschaft können Aborte verursachen

Frage 815
Welche der Aussagen über Vibrio cholerae trifft nicht zu?

A) Cholera wird durch verseuchtes Wasser oder kontaminierte Lebensmittel übertragen.
B) Saurer Magensaft kann große Anteile der Erreger inaktivieren.
C) Die Wirkung des Toxins führt zu einem massiven Elektrolyt- und Flüssigkeitsverlust.
D) In schweren Fällen ist die parenterale Zufuhr von Wasser und Elektrolyten lebensrettend.
E) Die Eindämmung der Cholera ist ein Erfolg der aktiven Impfprophylaxe.

Frage 816
Zu welcher Infektionskrankheit passen folgende Symptome am besten: reiswasserähnliche Durchfälle, Exsikkose, fäkal-oraler Infektionsmodus?

A) Typhus abdominalis
B) Paratyphus
C) Cholera
D) Amöbenruhr
E) Enteritis regionalis Crohn

Frage 817
Welche Aussage ist falsch?

A) Die Übertragung der Cholera erfolgt meist durch fäkalienverschmutztes Wasser.
B) Erreger ist das Bakterium Vibrio cholerae.
C) durch Giftbildung (Toxinbildung) im Dünndarmlumen kommt es zu Wasser- und Elektrolytentgleisungen.
D) Durch eine Impfung ist ein sicherer Schutz möglich.
E) Die Cholera ist eine Erkrankung der 'Armen Länder'.

Frage 818
Welche der folgenden Infektionsquellen erscheint für Salmonellosen untypisch?

A) Tauwasser tiefgefrorener Hähnchen
B) Stuhl
C) Kanülenstichverletzungen
D) Hühnereier
E) Enteneier

Frage 819
Welche Aussage zur Ornithose ist falsch?

A) Die Erkrankung wird meist von Mensch zu Mensch übertragen.
B) Häufig besteht eine interstitielle Pneumonie.
C) Sie wird durch Bakterien übertragen.
D) Meldepflicht für den Erregernachweis.
E) Die Infektion kann nach Kontakt mit Stubenvögeln (z. B. Papageien) erworben werden.

Frage 820
Drei der nachfolgenden Symptome sind typisch für Typhus abdominalis:

1) Milzschwellung
2) relative Bradykardie
3) generalisierte Lymphknotenschwellung
4) Fieber-Kontinua um 40° C
5) Leukozytose

A) nur 1, 2 und 3 sind richtig
B) nur 2, 3 und 5 sind richtig
C) nur1, 4 und 5 sind richtig
D) nur1, 2 und 4 sind richtig
E) nur3, 4 und 5 sind richtig

Frage 821
Eine relative Bradykardie findet sich bei

A) Typhus
B) Furunkulose
C) Interdigitalmykose
D) Tuberkulose
E) Sepsis

Frage 822
Welche Aussage zum Krankheitsbild Typhus abdominalis ist falsch?

A) Der Erreger ist Salmonella typhi, ein Bakterium.
B) Der Infektionsweg ist fäkal-oral (Stuhl-Mund).
C) zunächst langsam ansteigende Temperaturen, dann Fieberkontinua um 40°C.
D) relative Bradykardie, Leukopenie und Roseolen der Bauchhaut sind typische klinische Zeichen.
E) schon in der Anfangsphase ist das Krankheitsbild durch erbsbreiartige Durchfälle gekennzeichnet.

Frage 823
Welche der Aussagen über Listeria monocytogenes trifft nicht zu?

A) Der Erreger ist ein sporenloses, grampositives Stäbchen.
B) Listeriose der Schwangeren kann zur intrauterinen Infektion des Feten führen.
C) Einzige Erregerreservoir ist der Mensch.
D) Bei Verdacht auf Infektion während der Schwangerschaft sollte versucht werden, die Erreger aus dem Blut oder dem Fruchtwasser anzuzüchten.
E) Die Infektion kann medikamentös mit gutem Erfolg behandelt werden.

Frage 824

Keine typische Komplikation der Diphtherie ist:

A) Gaumensegellähmung
B) granulomatöse Hepatitis
C) Verlegung der Trachea
D) Akkomodationslähmung
E) toxische Myokarditis

Frage 825

Welche Aussage über die Diphtherie trifft nicht zu?

A) Eine typische Komplikation ist die Myokarditis.
B) Eine typische Komplikation ist die Neuritis.
C) Eine Kehlkopfdiphtherie erfordert Intubation bzw. Tracheotomie.
D) Die Erreger werden hämatogen in verschiedene Organe disseminiert.
E) Die Erkrankung ist z. Zt. in Deutschland selten.

Frage 826

Die Diphtherie ...

1) erkennt man an der Rachenrötung mit gelblichen, nicht abwischbaren Belägen
2) kann nur durch Antibiotika geheilt werden
3) ist eine Tröpfcheninfektion
4) führt häufig zum Tod durch Herz-Kreislaufversagen

A) nur 4 ist richtig
B) nur 3 ist richtig
C) nur 3 und 4 sind richtig
D) nur 1, 3 und 4 sind richtig
E) 1-4, alle sind richtig

Frage 827

Welcher Infektionsmodus ist für die Tuberkulose typisch?

A) aerogene Infektion
B) Tröpfcheninfektion
C) Schmierinfektion
D) Übertragung durch Vektoren
E) Eindringen des Erregers über die unverletzte Haut

Frage 828

Welche Aussage zur Tuberkulose ist falsch?

A) Primärherd und erkrankter zugehöriger Lymphknoten bilden den Primärkomplex.
B) Erkrankte Lymphknoten können in einen Bronchus durchbrechen und Atelektasen oder Aspirationsinfiltrate verursachen.
C) Der Miliartuberkulose liegt eine hämatogene Streuung zugrunde.
D) Durch eine positive Tuberkulinprobe wird eine bestehende oder bereits durchgemachte Tuberkulose erfasst. Die Tuberkulinprobe wird auch positiv nach BCG-Impfung.
E) Bei tuberkulinpositiven, nicht BCG-geimpften Kleinkindern ist eine tuberkulostatische Therapie bei nachweisbarem Primärherd notwendig.

Frage 829

Symptome der Tuberkulose sind:

1) Husten
2) Gewichtsverlust
3) Nachtschweiß
4) subfebrile Temperaturen

A) nur 1 und 3 sind richtig
B) nur 1 und 4 sind richtig
C) nur 2 und 4 sind richtig
D) nur 1, 3 und 4 sind richtig
E) 1-4, alle sind richtig

Frage 830

Welche Aussage trifft für Tetanus nicht zu?

A) Er tritt wenige Stunden nach Wundinfektion klinisch in Erscheinung.
B) Er wird durch ein bakterielles Ektotoxin verursacht.
C) Er setzt eine Infektion mit Clostridium tetani voraus.
D) Ein Toxin verursacht Spasmen der Skelettmuskulatur
E) Er führt rückläufig entlang von Axonen zur Ausbreitung eines Toxins.

Frage 831

Welche Symptome bestehen bei Gasbrand?

1) schwärzliche Verfärbung
2) Blasenbildung
3) übler Geruch
4) Ikterus
5) Hämatom
6) Bradykardie

A) nur 1 und 2 sind richtig
B) nur 1, 2 und 6 sind richtig
C) nur 1, 2, 5 und 6 sind richtig
D) nur 1, 2, 3 und 4 sind richtig
E) 1-6, alle sind richtig

Frage 832

Welche Aussage zum Scharlach ist falsch?

A) Scharlach ist eine durch Streptokokken hervorgerufene Erkrankung.
B) Die Streptokokken, die Scharlach verursachen, bilden ein Toxin.
C) Die Inkubationszeit schwankt zwischen 2 und 7 Tagen.
D) Die Therapie der Wahl ist Penizillin.
E) Komplikationen wie Glomerulonephritis oder rheumatisches Fieber kommen nicht vor.

Frage 833

Welche Punkte treffen für Scharlach zu?

1) Zweigipflige Fieberkurve
2) bakteriell bedingt
3) Exanthem feinfleckig
4) Exanthem hat Kokardenform
5) Gesicht rot, periorale Blässe
6) blasse Gesichtsfarbe

A) nur 1 und 6 sind richtig
B) nur 2 und 4 sind richtig
C) nur 2, 3 und 5 sind richtig
D) nur 1, 3 und 6 sind richtig
E) 1-6, alle sind richtig

Frage 834

Welche der Aussagen über Treponema pallidum treffen zu?

1) Die Übertragung der Lues kann diaplazentar erfolgen.
2) Lues ist in der Bundesrepublik Deutschland häufiger als Gonorrhoe.
3) Der Erreger kann auf normalen Nährböden kulturell nachgewiesen werden.
4) Wichtigster diagnostischer immunologischer Suchtest ist der TPHA-Test.
5) Therapeutikum der Wahl ist Penicillin G.

A) nur 1 und 3 sind richtig
B) nur 1 und 5 sind richtig
C) nur 1, 4 und 5 sind richtig
D) nur 2, 4 und 5 sind richtig
E) nur 1, 3, 4 und 5 sind richtig

Frage 835

Ein Patient kommt zu Ihnen mit schmerzhafter Kniegelenkentzündung und Ausfluss aus der Harnröhre mit Brennen beim Wasserlassen. Um welche Erkrankung handelt es sich am wahrscheinlichsten?

A) Arthritis
B) Gicht
C) Kniegelenkentzündung bei Gonorrhoe
D) chronische Polyarthritis
E) Lyme-Borreliose

Frage 836

Welche Aussage ist falsch?

A) Eine gefürchtete Komplikation der Angina tonsillaris (Mandelentzündung) ist die Post-Streptokokken-Glomerulonephritis

B) Eine gefürchtete Komplikation der Angina tonsillaris (Mandelentzündung) ist das rheumatische Fieber.

C) Die Mononukleose wird auch als 'kissing disease' (Kuss-Krankheit) bezeichnet, weil sie durch Küssen übertragen werden kann.

D) 95% der Halsentzündungen sind durch Bakterien bedingt und sollten mit Antibiotika behandelt werden.

E) Bei der Mononukleose sind die Tonsillen in der Regel stark geschwollen und von grau-grün-weißlichen Belägen bedeckt.

Frage 837

Welche der folgenden Erkrankungen wird nicht durch Streptokokken der Gruppe A verursacht?

A) Phlegmone

B) Tonsillitis

C) Scharlach

D) Furunkel

E) Erysipel

Frage 838

Welche Lokalisationen sind für Folgeerkrankungen nach Streptokokkeninfekten <u>nicht</u> typisch?

A) Endokard

B) Gehirn

C) Nierenbecken

D) Haut

E) Gelenke

Frage 839

Welches der folgenden Symptome tritt bei einer Streptokokkenangina in der Regel nicht auf?

A) geschwollene Halslymphknoten

B) weiße Stippchen auf den Tonsillen

C) grau-gelbe, nicht abwischbare Beläge

D) Fieber

E) flammend-roter Rachenring mit kleinen, petechialen Blutungen

Frage 840

Charakteristisch für die folgenden Anginaformen ist:

1) Angina catarrhalis: Rötung und Schwellung im Tonsillenbereich
2) Angina lacunaris: Eiterpröpfchen, Kryptenbildung
3) Angina Plaut-Vincenti: beidseitiger geschwüriger schmerzhafter Zerfall
4) Diphtherie: leicht abwischbare Beläge

A) keine der Aussagen 1-4 ist richtig

B) nur 1 und 2 sind richtig

C) nur 2 und 4 sind richtig

D) nur 1, 2 und 3 sind richtig

E) 1-4, alle sind richtig

Frage 841

Welche Aussage zu Borrelia burgdorferi ist falsch?

A) ist Erreger der so genannten Lyme-Borreliose.

B) wird von Zecken auf den Menschen übertragen.

C) ruft eine in Stadien verlaufende Erkrankung hervor.

D) verursacht eine Erkrankung, die durch Nachweis von Antikörpern diagnostiziert werden kann.

E) ist Penicillin-resistent.

Frage 842
Die Lyme-Borreliose

A) wird durch Zecken übertragen
B) führt im ersten Stadium zu einem Katarrh der oberen Luftwege
C) kann durch serologische Untersuchungen diagnostiziert werden
D) muss unter Umständen antibiotisch behandelt werden

A) nur 1 ist richtig
B) nur 1 und 4 sind richtig
C) nur 3 und 4 sind richtig
D) nur 1, 3 und 4 sind richtig
E) 1-4, alle sind richtig

Frage 843
Bei welchen der folgenden Infektionskrankheiten spielt die Übertragung von Mensch zu Mensch in der Regel keine maßgebliche Rolle (die diaplazentare Übertragung auf das Embryo ist nicht zu beachten)?

1) Malaria
2) Toxoplasmose
3) Tetanus
4) Botulismus

A) nur 1 und 3 sind richtig
B) nur 1 und 4 sind richtig
C) nur 2 und 4 sind richtig
D) nur 1, 3 und 4 sind richtig
E) 1-4, alle sind richtig

Frage 844
Welche der folgenden Infektionskrankheiten werden typischerweise vom Tier auf den Menschen übertragen?

1) Brucellose
2) Pertussis
3) Yersiniose
4) Diphtherie
5) Leptospirose

A) nur 2 und 5 sind richtig
B) nur 1, 3 und 4 sind richtig
C) nur 1, 3 und 5 sind richtig
D) nur 1, 4 und 5 sind richtig
E) nur 2, 3 und 5 sind richtig

Frage 845
Welche Erreger bilden Exotoxine, die neurotoxisch wirken?

1) Clostridium botulinum
2) Clostridium perfringens
3) Mycobacterium tuberculosis
4) Salmonella typhimurium
5) Clostridium tetani

A) nur 1 und 5 sind richtig
B) nur 1, 2 und 3 sind richtig
C) nur 1, 3 und 5 sind richtig
D) nur 2, 4 und 5 sind richtig
E) 1-5, alle sind richtig

Frage 846
Welche Aussage ist falsch?

A) Die bakterielle Ruhr ist eine durch Shigellen ausgelöste Infektionskrankheit.
B) Der Nachweis der bakteriellen Ruhr geschieht durch den Stuhltest auf verstecktes Blut (HaemoFec-Test, Haemoccult-Test).
C) Die Ruhr-Erkrankungen sind gekennzeichnet durch schleimig-blutige Durchfälle und schmerzhaft krampfartigen Stuhlgang.
D) Die Amöbenruhr ist eine durch Protozoen ausgelöste Infektionskrankheit.
E) Bei Cholera kommt es über eine Entzündung im Darmlumen schnell zu Wasser- und Elektrolytentgleisungen.

Frage 847
Welche Aussage ist falsch?

A) Die Krankheitsbezeichnung 'Diphtherie' ist, so wie sie hier geschrieben wurde, richtig geschrieben.
B) Röteln sind eine meist leicht verlaufende Viruserkrankung mit Exanthem und Lymphknotenschwellung.
C) Erkrankt eine Schwangere an Röteln, besteht keine Gefahr für Mutter und Kind.
D) Das Virus, welches Windpocken (Varizellen) hervorruft, kann auch eine Gürtelrose (Herpes zoster) verursachen.
E) Der Botulismus ist keine Infektionskrankheit, sondern eine Vergiftung .

Frage 848
Welche Aussage ist falsch?

A) Typhus geht im Anfangsstadium immer mit starken Durchfällen einher.
B) Scharlach verläuft mit einer Angina tonsillaris.
C) Scharlach und Typhus sind bakterielle Erkrankungen.
D) Folgeerkrankungen nach Scharlach können 'Rheumatisches Fieber' und 'Glomerulonephritis' sein.
E) Bei Typhus findet sich eine 'relative Bradykardie'.

Frage 849
Erkrankungen, die durch Lebensmittel, Milch oder Wasser übertragen werden können, sind:

1) Typhus
2) Brucellose
3) Tuberkulose
4) Cholera

A) nur 1 und 3 sind richtig
B) nur 2 und 3 sind richtig
C) nur 1, 2 und 3 sind richtig
D) nur 1, 2 und 4 sind richtig
E) 1-4, alle sind richtig

Frage 850
Symptome einer bakteriellen Meningitis sind:

1) Fieber
2) Nackensteifigkeit
3) Kopfschmerzen
4) Polyneuropathien

A) nur 1 und 3 sind richtig
B) nur 1, 2 und 3 sind richtig
C) nur 1, 2 und 4 sind richtig
D) nur 1, 3 und 4 sind richtig
E) 1-4, alle sind richtig

Frage 851
Candida albicans

1) ist beim gesunden Menschen häufig ein Schmarotzer.
2) ist die häufigste Ursache für Durchfallerkrankungen.
3) hat eine entwicklungshemmende Wirkung bei Säuglingen und Kleinkindern.
4) kann unter Breitbandantibiotika zu starken Infektionen führen.

A) nur 1 ist richtig
B) nur 1 und 4 sind richtig
C) nur 1, 2 und 4 sind richtig
D) nur 2, 3 und 4 sind richtig
E) 1-4, alle sind richtig

Frage 852
Als prädisponierende Faktoren für eine Candida-albicans-Infektion wirken:

1) Schwangerschaft
2) Diabetes mellitus
3) AIDS
4) Therapie mit Breitspektrum-Antibiotika
5) immunsuppressive Therapie

A) nur 4 und 5 sind richtig
B) nur 1, 2 und 3 sind richtig
C) nur 2, 3 und 4 sind richtig
D) nur 2, 4 und 5 sind richtig
E) 1-5, alle sind richtig

Frage 853
Welche Aussage ist falsch?
Die Parasitologie beschäftigt sich mit

A) allen Krankheitserregern und Überträgern die zum Tierreich gehören.
B) mit Helminthen (Würmern).
C) mit Protozoen (Urtierchen, Einzeller).
D) mit Pilzen.
E) mit Arthropoden (Gliederfüßlern).

Frage 854
Welche der nachfolgend aufgeführten Krankheiten wird nicht durch Protozoen hervorgerufen?

A) Malaria
B) Toxoplasmose
C) Amöbiasis
D) Trichomoniasis
E) Syphilis

Frage 855
Welche Aussagen über den Erreger der Malaria sind richtig?

1) Hauptstütze der Malariadiagnostik ist der 'dicke Tropfen'.
2) Bei Patienten mit Sichelzellanämie besteht ein teilweiser Schutz vor Infektionen mit Plasmodium falciparum.
3) Der Erreger wird durch den Stich der weiblichen Anophelesmücke übertragen.
4) Die gefährlichste Form der Malaria ist die Malaria tropica, hervorgerufen durch Plasmodium falciparum.

A) nur 1 und 4 sind richtig
B) nur 2 und 3 sind richtig
C) nur 1, 2 und 3 sind richtig
D) nur 2, 3 und 4 sind richtig
E) 1-4, alle sind richtig

Frage 856
In welchen Zellen können Malariaplasmodien nachgewiesen werden?

A) Erythrozyten
B) Retikulozyten
C) Leukozyten
D) Granulozyten
E) Lymphozyten

Frage 857
Welche Antwort ist falsch?
Zur typischen Symptomatik einer akuten Malaria tropica gehören:

A) Eosinophilie im Differentialblutbild
B) unregelmäßiges Fieber
C) Leberschwellung
D) Kopfschmerzen und Gliederschmerzen
E) weiche Schwellung der Milz

Frage 858
Welche Aussage(n) über Toxoplasma gondii ist (sind) richtig?

1) Wichtiger Überträger der Infektion auf den Menschen ist die Katze.
2) Im Zwischenwirt treten Gewebszysten auf.
3) Die Infektion des Erwachsenen verläuft in der Regel leicht.
4) Pränatale Infektionen können zu Fruchtschäden führen.

A) nur 1 ist richtig
B) nur 2 ist richtig
C) nur 3 und 4 sind richtig
D) nur 1, 2 und 4 sind richtig
E) 1-4, alle sind richtig

Frage 859

Welche Aussage zum Krankheitsbild der Trichomonaden ist falsch?

A) Sie werden durch Geschlechtsverkehr, Badeutensilien, feuchte Toilettensitze usw. übertragen.
B) Sie sind Protozoen.
C) Sie finden sich bei 8-12% aller Frauen und 2-5% aller Frauen im gebärfähigen Alter.
D) Sie können (mit)verantwortlich für Entzündungen im Urogenitalbereich sein (Kolpitis, Prostatitis, Balanitis, Urethritis).
E) Sie sind nur mit Spezialuntersuchungen auf Sondernährböden und elektronenmikroskopisch nachweisbar.

Frage 860

Welche Aussage zu den Würmern ist falsch:

A) Die meisten Würmer vermehren sich im Menschen nicht.
B) Nächtlicher analer Juckreiz bei Kindern kann auf eine Erkrankung mit Oxyuren (Madenwürmern) hindeuten.
C) Wurmerkrankungen gehen häufig mit einer Eosinophilie im Differentialblutbild einher.
D) Typische Krankheitserscheinungen bei Bandwurmbefall sind Herzrasen, Anämie und gürtelförmig ausstrahlende Schmerzen im Oberbauch.
E) Die Larven des Hundebandwurms Echinokokkus granulosus können große Zysten in der Leber bilden.

Frage 861

Welche Antwort ist richtig?
Welcher Erreger verursacht die Krätze (Scabies)?

A) Milben
B) Zecken
C) Wanzen
D) Flöhe
E) Bakterien

Frage 862

Welche Aussage trifft nicht zu?
Hauptkriterien (nach Jones) des akuten rheumatischen Fiebers sind:

A) Karditis
B) Polyarthritis
C) Chorea minor
D) Erythema migrans
E) Noduli rheumatici

Frage 863

Eine 18-jährige Frau hatte vor 14 Tagen eine heftige Angina tonsillaris, die inzwischen abgeklungen ist. Wegen seit 3 Tagen bestehenden Fiebers bis 39°C und eines sehr schmerzhaften rechten Handgelenks wird erstmals der Arzt aufgesucht.
BSG 60/120 mm, neutrophile Leukozytose von 19 000x10^6/l, im Rachenabstrich Nachweis beta-hämolysierender Streptokokken der Gruppe A. Welche Diagnose ist am wahrscheinlichsten?

A) chronische Polyarthritis (rheumatoide Arthritis)
B) rheumatisches Fieber
C) Löfgren-Syndrom (akuter M. Boeck)
D) eitrige Arthritis
E) systemischer Lupus erythematodes

Frage 864

Welche Zuordnung trifft bei Virushepatitiden nicht zu?

A) Hepatitis A - chronische Verlaufsform
B) Hepatitis B - Leberkarzinom
C) Hepatitis C - chronische Verlaufsform
D) Hepatitis D - Superinfektion von HBs-Antigen-Trägern
E) Hepatitis E - Gefährdung von Schwangeren

Frage 865
Hinweise auf eine syphilitische Erkrankung des Nervensystems können sein

1) eine Meningitis
2) Sekunden bis Minuten dauernde stärkste Schmerzen (tabische Krisen)
3) die so genannte reflektorische Pupillenstarre (Argyll-Robertson-Phänomen)
4) nach Jahren ein geistiger Abbau (Demenz)
5) Parästhesien und Sensibilitätsstörungen (Gehen wie auf Watte, Ataxie)

A) nur 2 ist richtig
B) nur 1 und 2 sind richtig
C) nur 1, 2 und 3 sind richtig
D) nur 4, 3 und 5 sind richtig
E) 1-5, alle sind richtig.

Frage 866
Ein 7-jähriges Mädchen wird Ihnen in der Praxis vorgestellt, da es aus voller Gesundheit heraus seit gestern nicht mehr das rechte Auge schließen kann, ihm beim Essen die Suppe aus dem rechten Mundwinkel herausläuft und beim Lachen der rechte Mundwinkel nicht mitgeht. Keine Schmerzen, kein allgemeines Krankheitsgefühl. Bei Ihrer Untersuchung kann das rechte Auge willentlich nur unvollkommen geschlossen werden, dabei weicht der Augapfel nach oben ab, die Stirn kann rechts nicht, wohl aber links gerunzelt werden; beim Versuch, die Oberlippe aktiv hochzuziehen, bleibt die rechte Nasolabialfalte verstrichen, beim Versuch des Pfeifens entweicht die Luft unwillkürlich aus dem rechten Mundwinkel. Sonst bei der eingehenden Ganzkörperuntersuchung keine weiteren Befunde. Welche Krankheit ist die Ursache der beschriebenen Symptomatik?

A) virale Hirnstammenzephalitis
B) Poliomyelitis
C) Tumor im Hirnstammbereich
D) Felsenbeinosteomyelitis, ausgehend von eitriger Otitis media
E) Borreliose

Frage 867
Welche klinischen Symptome können bei Meningitis auftreten?

1) Nackensteifigkeit
2) Fieber
3) Übelkeit und Erbrechen
4) Bewusstseinsstörung

A) nur 1 und 2 sind richtig
B) nur 2 und 4 sind richtig
C) nur 3 und 4 sind richtig
D) nur 1, 2 und 3 sind richtig
E) nur 1-4, alle sind richtig.

Frage 868
Bei einem 10-jährigen Mädchen mit Fieber, Hals und Schluckschmerzen sieht man auf beiden, stark geschwollenen Gaumenmandeln weißlich-gelbliche Stippchen. Die Gaumenmandeln, ihre Umgebung und die Rachenhinterwand sind hochrot.
Palpatorisch finden sich druckschmerzhafte und geschwollene Kieferwinkellymphknoten. Es handelt sich am wahrscheinlichsten um eine

A) Streptokokken - Angina
B) Plaut - Vincent - Angina
C) Herpangina
D) Gingivostomatitis herpetica
E) Diphtherie

Frage 869
Welche Aussage trifft nicht zu?
Folgende Erreger werden durch sexuelle Kontakte übertragen:

A) Neisseria gonorrhoeae
B) Chlamydia trachomatis
C) Listeria monocytogenes
D) Trichomonas vaginalis
E) HIV

Frage 870

Bei Infektionskrankheiten zeigt das Exanthem in der Regel an:

A) die Abheilung
B) das Stadium der Generalisation
C) einen malignen Verlauf der Krankheit
D) den Beginn der Ansteckungsfähigkeit
E) das Ende der Ansteckungsfähigkeit

Frage 871

Unter 1)- 5) sind Arten der Übertragung einer Infektion bestimmten Infektionskrankheiten zugeordnet.
Welche Zuordnungen beschreiben typische Arten der Übertragung?

1) aerogen — Diphtherie
2) verunreinigte Nahrungsmittel — Hepatitis A
3) Übertragung durch Kontakt — Furunkulose
4) sexuell — Lyme-Borreliose
5) Übertragung durch Vektoren — Hepatitis C

A) nur 1 und 2 sind richtig
B) nur 1, 2 und 3 sind richtig
C) nur 1, 2 und 5 sind richtig
D) nur 2, 3 und 4 sind richtig
E) nur 3, 4 und 5 sind richtig

Frage 872

Welche der folgenden Infektionserkrankungen werden in der Regel vorwiegend auf dem Blutweg oder durch Geschlechtsverkehr übertragen?

1) Hepatitis A
2) Hepatitis B
3) Salmonellose
4) AIDS

A) nur 4 ist richtig
B) nur 1 und 4 sind richtig
C) nur 2 und 4 sind richtig
D) nur 1, 2 und 3 sind richtig
E) nur 2, 3 und 4 sind richtig

Frage 873

Welche Aussagen gelten sowohl für die FSME als auch für die Lyme-Borreliose?
Beide Krankheiten

1) werden von Bakterien verursacht
2) treten in Mitteleuropa auf
3) werden durch Zeckenbiss übertragen
4) können mit Antibiotika therapiert werden
5) können in der Bundesrepublik Deutschland durch aktive Immunisierung verhindert werden

A) nur 1 und 2 sind richtig
B) nur 1 und 5 sind richtig
C) nur 2 und 3 sind richtig
D) nur 3 und 4 sind richtig
E) nur 4 und 5 sind richtig

Frage 874

Zu den Zooanthroponosen zählt üblicherweise nicht:

A) Brucellose (Brucella sp.)
B) Psittakose (Chlamydia psittaci)
C) Chlamydienpneumonie (Chlamydia pneumoniae)
D) Hantavirus-Infektionen
E) Leptospirose (Leptospira interrogans)

Frage 875

Welche Aussage trifft nicht zu?
Übertragung von Mensch zu Mensch durch Tröpfcheninfektion ist typisch für

A) Adeno-Viren
B) Masern-Viren
C) Legionella pneumophila
D) Neisseria meningitidis
E) Yersinia pestis (Pestpneumonie)

Frage 876
Welche Aussage zur Creutzfeldt-Jakob-Erkrankung trifft nicht zu?

A) Es ist eine übertragbare progressive Demenz.
B) Die Erkrankung äußert sich in motorischen und sensorischen Störungen.
C) Die Erkrankung ist weltweit verbreitet.
D) Der Erreger ist sehr hitzelabil.
E) Iatrogene Übertragung ist schon mehrfach beobachtet worden.

Frage 877
Welche infektiösen Viren wurden in Blut und Blutprodukten nachgewiesen?

1) Hepatitis-B-Viren
2) Hepatitis-C-Viren
3) Parvo-Viren
4) HIV

A) nur 4 ist richtig
B) nur 1 und 4 sind richtig
C) nur 1, 2 und 3 sind richtig
D) nur 2, 3 und 4 sind richtig
E) 1-4, alle sind richtig

Frage 878
Welche der folgenden Viruserkrankungen werden durch Tiere auf den Menschen übertragen?

1) Tollwut
2) Gelbfieber
3) FSME (Frühsommer-Meningo-Enzephalitis)
4) Hepatitis B

A) nur 1 und 2 sind richtig
B) nur 3 und 4 sind richtig
C) nur 1, 2 und 3 sind richtig
D) nur 1, 2, und 4 sind richtig
E) 1-4, alle sind richtig

Frage 879
Welche Aussagen über Viren treffen zu?

1) Viren vermehren sich durch Zellteilung.
2) Das Genom mancher Viren besteht aus RNA.
3) Retroviren enthalten das Enzym Reverse Transkriptase.
4) Die äußere Hülle von Viren (‚envelope‘) enthält häufig das Protein Murein.

A) nur 4 ist richtig
B) nur 2 und 3 sind richtig
C) nur 3 und 4 sind richtig
D) nur 1, 2 und 3 sind richtig
E) nur 1, 3 und 4 sind richtig

Frage 880
Schutzimpfungen gegen das Hepatitis-B-Virus schützen gleichzeitig gegen die Infektion mit dem Hepatitis-D-Virus,
weil
das Hepatitis-D-Virus als defektes RNA-Virus für seine Replikation auf das Hepatitis-B-Virus angewiesen ist.

A) Aussage 1 richtig, Aussage 2 richtig, Verknüpfung richtig
B) Aussage 1 richtig, Aussage 2 richtig, Verknüpfung falsch
C) Aussage 1 richtig, Aussage 2 falsch
D) Aussage 1 falsch, Aussage 2 richtig
E) Aussage 1 falsch, Aussage 2 falsch

Frage 881
Welche Aussage trifft nicht zu?
Die folgenden Viren werden auf den Menschen fäkal-oral übertragen:

A) Hepatitis-A-Viren
B) FSME-Viren
C) Poliomyelitis-Viren
D) Coxsackie-Viren
E) Rota-Viren

Frage 882
Welche der aufgeführten Viren kommen als Erreger eines hämorrhagischen Fiebers in Betracht?

1) Gelbfieber-Virus
2) Dengue-Virus
3) Ebola-Virus

A) nur 1 ist richtig
B) nur 2 ist richtig
C) nur 1 und 2 sind richtig
D) nur 2 und 3 sind richtig
E) 1-3, alle sind richtig

Frage 883
Welche beiden der folgenden Viren werden typischerweise durch Lebensmittel (inkl. Trinkwasser) übertragen?

1) Hepatitis-A-Virus
2) Hepatitis-E-Virus
3) Hepatitis-C-Virus
4) Influenza-Virus
5) Zytomegalie-Virus

A) nur 1 und 2 sind richtig
B) nur 1 und 3 sind richtig
C) nur 2 und 5 sind richtig
D) nur 3 und 4 sind richtig
E) nur 4 und 5 sind richtig

Frage 884
Durch Aerosole in Warmsprudelbecken und Warmwasserduschen können bestimmte Bakterien auf den Menschen übertragen werden. Das gilt typischerweise für:

1) Legionella pneumophila
2) Chlamydia trachomatis
3) Leptospira icterohaemorrhagiae

A) nur 1 ist richtig
B) nur 2 ist richtig
C) nur 3 ist richtig
D) nur 1 und 2 sind richtig
E) nur 2 und 3 sind richtig

Frage 885
Welche Angaben über Clostridien treffen zu?

1) Erreger der Diphtherie
2) Erreger des toxischen Schocksyndroms
3) Bildung hochgiftiger Exotoxine
4) säurefest
5) streng aerob
6) Sporenbildung

A) nur 1 und 3 sind richtig
B) nur 3 und 6 sind richtig
C) nur 4 und 5 sind richtig
D) nur 2,3 und 5 sind richtig
E) nur 2,3 und 6 sind richtig

Frage 886
Ein Patient kommt von einem Kurztrip in die Tropen (Kenia) mit Fieber bis 40 °C und Oberbauchbeschwerden zurück.
Was könnte die Differentialdiagnose zwischen Malaria und Typhus in der ersten Krankheitswoche erleichtern?

1) Mikroskopie eines ‘dicken Tropfens‘.
2) Blutkultur
3) Stuhlkultur
4) Liquorkultur

A) nur 1 und 2 sind richtig
B) nur 1 und 4 sind richtig
C) nur 2 und 3 sind richtig
D) nur 3 und 4 sind richtig
E) nur 1, 2 und 3 sind richtig

Frage 887
Bei welchen der folgenden Erkrankungen wird der Erreger in der Regel durch Zecken übertragen?

1) Gelbfieber
2) Lyme-Borreliose
3) FSME (Frühsommer-Meningo-Enzephalitis)
4) Dengue-Fieber
5) Fleckfieber

A) nur 2 und 3 sind richtig
B) nur 1, 2 und 3 sind richtig
C) nur 1, 2 und 5 sind richtig
D) nur 1, 3 und 4 sind richtig
E) nur 2, 3 und 5 sind richtig

Frage 888
Ein Toxoid-Impfstoff enthält

A) abgetötete Bakterien
B) Virusbestandteile
C) lebende Bakterien
D) abgewandelte Bakteriengifte
E) Antikörper

Frage 889
Das Infektionsschutzgesetz definiert den Begriff Ausscheider als

A) eine Person, von der anzunehmen ist, dass sie Krankheitserreger aufgenommen hat, ohne krank, krankheitsverdächtig oder Ausscheider zu sein
B) eine Person, bei der Symptome bestehen, welche das Vorliegen einer bestimmten übertragbaren Krankheit vermuten lassen
C) eine Person, die Krankheitserreger ausscheidet und dadurch eine Ansteckungsquelle für die Allgemeinheit sein kann, ohne krank oder krankheitsverdächtig zu sein
D) eine Person, die in der akuten Phase einer Erkrankung Erreger mit dem Stuhl ausscheidet
E) eine Person die an einer übertragbaren Krankheit erkrankt ist

Frage 890
Nur bei Erkrankung und Tod sind nach §6 Infektionsschutzgesetz meldepflichtig:

A) Botulismus
B) Diphtherie
C) virusbedingtes hämorrhagisches Fieber
D) Masern
E) Keines der aufgeführten Krankheitsbilder

Frage 891
Bei welcher Infektionskrankheit hat auch heute noch die Gabe von Antitoxin (in Form von antitoxischem Pferdeserum) absoluten Vorrang vor zusätzlicher Antibiotikagaben?

A) Poliomyelitis
B) Gelbfieber
C) Gasödem
D) Cholera
E) Diphtherie

Frage 892
Welche Aussage zu den Virushepatitiden trifft nicht zu?

A) Fäkal-oral übertragen wird HEV.
B) Infektionen mit HEV sind gefährlich für Schwangere.
C) Chronische Verläufe werden bei Hepatitis A beobachtet.
D) HCV wird durch Blut und Blutprodukte übertragen.
E) Gegen Hepatitis B gibt es eine aktive und eine passive Schutzimpfung

Frage 893
Zu den von der STIKO (Ständige Impfkommission) allgemein im Kindesalter empfohlenen Impfungen gehören: Impfungen gegen

A) Hepatitis B
B) Varizellen
C) Influenza
D) Meningokokken-Meningitis
E) Scharlach

Frage 894
Gegen welche der folgenden Infektionskrankheiten gibt es keine aktive Immunisierung durch Impfung?

A) Hepatitis A
B) Hepatitis B
C) Varizellen
D) Scharlach
E) Pertussis

Frage 895
Herpes zoster: Was trifft zu?

1) Die Erkrankung beginnt mit einem Prodromalstadium mit einem allgemeinen Krankheitsgefühl und neuralgiformen Schmerzen.
2) Einseitig auftretende, in Gruppen angeordnete Bläschen sind charakteristisch für einen Herpes zoster.
3) Der Erreger des Herpes zoster kann bei Kindern Windpocken verursachen.
4) Herpes zoster heißt auch ‘Gürtelrose‘.

A) nur 2 ist richtig
B) nur 1 und 4 sind richtig
C) nur 1, 2 und 3 sind richtig
D) nur 1, 2 und 4 sind richtig
E) 1-4, alle sind richtig

Frage 896
Die subakute sklerosierende Panenzephalitis (SSPE) ist anzusehen als eine

A) hereditäre degenerative Erkrankung
B) nichthereditäre degenerative Erkrankung unbekannter Ätiologie
C) Zecken-Enzephalitis
D) slow-virus-Infektion
E) chronische Verlaufsform einer Herpes-Enzephalitis

Frage 897
Welche Aussage über Windpocken trifft am wenigsten zu?

A) Die Kontagiosität ist hoch.
B) Die Primärinfektion hinterlässt in der Regel eine lebenslange Immunität.
C) Die Inkubationszeit beträgt meist 2-3 Wochen.
D) Die Infektiosität beginnt ca. 1-2 Tage vor Exanthemausbruch.
E) Die Krankheit wird vorwiegend durch Zwischenträger oder Gegenstände übertragen.

Frage 898
Ordnen Sie jeder Infektion aus Liste 1 das typische Symptom bzw. eine typische Komplikation aus Liste 2 zu!

Liste 1
Rabies

Liste 2

A) Hydrophobie
B) Trismus
C) thorakales Aortenaneurysma
D) Risus sardonicus
E) Koplik-Flecken

Frage 899
Der Erreger der Mononukleose

A) Adeno-Viren
B) Mykobakterien
C) Epstein-Barr-Virus
D) Gonokokken
E) Streptokokken der Gruppe A

Frage 900
Welche Aussage trifft nicht zu?
Das Zytomegalie-Virus

A) kann durch Bluttransfusion übertragen werden
B) kann intrauterin übertragen werden und Fetopathien verursachen
C) verursacht bei Gesunden (im späten Kindesalter und bei Erwachsenen) nach Erstinfektion in der Regel eine manifeste Erkrankung
D) kann das Krankheitsbild einer infektiösen Mononukleose hervorrufen
E) persistiert lange im Organismus und kann nach Aktivierung infolge immunsuppressiver Behandlung oder AIDS eine Pneumonie verursachen

Frage 901
Ein Symptom der Poliomyelitis ist

A) Reflexsteigerung
B) schlaffe Parese
C) Tremor
D) Krampfanfälle
E) Sensibilitätsstörungen

Frage 902
Das Masernexanthem

A) ist mit Juckreiz verbunden
B) neigt nicht zur Konfluenz
C) beginnt am Stamm
D) ist makulopapulös
E) heilt häufig narbig ab

Frage 903
Ordnen Sie die aufgeführten Begriffe der beiden Listen einander zu, und kreuzen Sie die richtige Aussagekombination an:

Liste 1
A. Masern
B. Röteln
C. Windpocken

Liste 2
1. juckendes, bläschenförmiges Exanthem
2. großfleckiges, konfluierendes Exanthem
3. mittelfleckiges, hellrotes Exanthem an Kopf und Stamm

A) A1, B2, C3
B) A1, B3, C2
C) A2, B1, C3
D) A2, B3, Cl
E) A3, B2, C1

Frage 904
Eine 57-jährige Patientin erkrankt unter Frösteln, Fremdkörpergefühl in den Augen, Husten, Schnupfen und Brennen beim Einatmen hinter dem Brustbein (retrosternal); Temperatur 39,8°C rektal. Der Auskultationsbefund ist normal.
Die wahrscheinlichste Diagnose ist:

A) Lobärpneumonie
B) Lungenembolie mit nachfolgender Infarktpneumonie
C) Virusgrippe
D) entzündlicher Schub einer Emphysembronchitis
E) Angina pectoris bei Fieber bedingter Tachykardie

Frage 905
Ein 4-jähriges Kind wird Ihnen vorgestellt, das seit 4 Tagen erkrankt ist mit Schnupfen, Husten und Fieber. Bei der Untersuchung finden Sie ein Exanthem, das hinter den Ohren begonnen hatte. Es ist stark gerötet, großfleckig, deutlich erhaben und teilweise zusammenfließend. Welche Erkrankung ist die wahrscheinlichste?

A) Röteln
B) Scharlach
C) Varizellen
D) Ringelröteln
E) Masern

Frage 906
Welche Aussage über Infektionen mit dem Rota-Virus trifft nicht zu?

A) Die Infektion tritt in den gemäßigten Zonen gehäuft in den Wintermonaten auf.
B) Rota-Viren werden fäkal-oral übertragen.
C) Säuglinge und Kleinkinder erkranken besonders häufig.
D) Die Rota-Virus-Nephritis ist als Komplikation gefürchtet.
E) Die Infektion führt zu Diarrhöen.

Frage 907

Welche Aussage zur Rötelninfektion trifft nicht zu?

A) mittelfleckiges Exanthem
B) Die Ansteckungsfähigkeit (Infektiosität) beginnt bei Ausbruch des Exanthems.
C) Rötelnbedingte Embryopathien sind u. a. Missbildungen des Innenohrs, des Herzens und des Auges.
D) generalisierte Lymphknotenschwellung
E) Die Diagnose einer akuten Infektion wird mit Hilfe der Bestimmung von IgM-anti-Rötel-Viren gestellt.

Frage 908

Ein Kleinkind erkrankt mit leichtem Fieber, mittelfleckigem, nicht konfluierendem makulopapulösem Exanthem und Schwellung der zervikalen und okzipitalen Lymphknoten.
Im Blutbild besteht eine Leukozytopenie mit relativer Lymphozytose.
Welche Diagnose trifft am ehesten zu?

A) Masern
B) Röteln
C) Erythema infectiosum
D) Exanthema subitum
E) Scharlach

Frage 909

Welche der genannten klinischen Manifestationen ist beim Vollbild des erworbenen Immundefektsyndroms AIDS am häufigsten?

A) Kaposi-Sarkom
B) Pneumozystispneumonie
C) Zytomegalieretinitis
D) Herpesenzephalitis
E) Zoster generalisatus

Frage 910

Gelbfieber könnte durch die aktive Gelbfieberschutzimpfung ausgerottet werden,
weil
der Mensch der einzige Wirt für die das Gelbfiebervirus übertragenden Mücken ist.

A) Aussage 1 richtig, Aussage 2 richtig, Verknüpfung richtig
B) Aussage 1 richtig, Aussage 2 richtig, Verknüpfung falsch
C) Aussage 1 richtig, Aussage 2 falsch
D) Aussage 1 falsch, Aussage 2 richtig
E) Aussage 1 falsch, Aussage 2 falsch

Frage 911

Welche Aussage zu Impfungen trifft zu?

A) Die Hepatitis-A-Impfung wird für einen gefährdeten Personenkreis und Tropenreisende empfohlen.
B) Eine Hepatitis-C-Impfung wird bei exponiertem Krankenhauspersonal durchgeführt.
C) Die Tetanusimpfung ist nur für besonders gefährdete Personengruppen sinnvoll.
D) Diphtherie- und Tetanusimpfung dürfen nicht simultan verabreicht werden.
E) Die BCG-Impfung gegen Tuberkulose ist gesetzlich vorgeschrieben.

Frage 912

Gegen welche der folgenden Viren ist eine Prophylaxe durch aktive Impfung möglich?

1) Hepatitis A
2) Hepatitis B
3) Hepatitis C
4) Hepatitis E

A) Keine der Aussagen 1-4 ist richtig.
B) nur 1 ist richtig
C) nur 2 ist richtig
D) nur 1 und 2 sind richtig
E) nur 2,3 und 4 sind richtig

Frage 913
Für die Rötelninfektion einer Schwangeren gilt:

1) Je später die Infektion in den ersten drei Schwangerschaftsmonaten erfolgt, desto größer ist das Ausmaß der embryonalen Fehlbildung.
2) Rötelnbedingte Aborte treten gehäuft in den ersten 3 Schwangerschaftsmonaten auf.
3) Bei Verdacht auf Erstinfektion sollte umgehend eine Simultanimpfung zur aktiven und passiven Immunisierung erfolgen.

A) nur 1 ist richtig
B) nur 2 ist richtig
C) nur 3 ist richtig
D) nur 1 und 3 sind richtig
E) 1-3, alle sind richtig

Frage 914
Erreger des weichen Schankers (Ulcus molle) ist:

A) Yersinia pseudotuberculosis
B) Ureaplasma urealyticum
C) Haemophilus ducreyi
D) Treponema pallidum
E) Bordetella Pertussis

Frage 915
Die Inkubationszeit beträgt beim Scharlach meist

A) weniger als 2 Tage
B) 2 bis 5 Tage
C) 8 bis 12 Tage
D) 2 bis 3 Wochen
E) mehr als 3 Wochen

Frage 916
Welche Aussage über Borrelia burgdorferi trifft nicht zu?

A) B. burgdorferi wird durch Zecken übertragen.
B) Einziger Wirt ist der Mensch.
C) B. burgdorferi ist der Erreger des Erythema chronicum migrans.
D) Wochen bis Monate nach der Infektion können neurologische Krankheitserscheinungen auftreten.
E) Eine akute Infektion kann durch Bestimmung spezifischer IgM-Antikörper erkannt werden.

Frage 917
Die Cholera bedroht das Leben des Kranken durch

A) den extremen intestinalen Elektrolyt- und Wasserverlust
B) Einwirkung des Choleratoxins auf Herz und ZNS
C) multiple Perforationen des Dünndarms
D) Invasion des Erregers und Sepsis
E) massive Darmblutungen

Frage 918
Tularämie wird in Europa bevorzugt übertragen von

A) Hunden
B) Feldhasen
C) Meerschweinchen
D) Schweinen
E) Rindern

Frage 919
Welche Aussage trifft nicht zu?
Zu den von Erregern des Genus Chlamydia hervorgerufenen Infektionen zählen:

A) Trachom
B) Urethritis beim Mann
C) Lymphogranuloma venereum
D) epidemisches Fleckfieber
E) Ornithose

Frage 920
Drei der nachfolgenden Symptome sind charakteristisch für den Typhus abdominalis:

1) Milztumor
2) relative Bradykardie
3) urtikarielles Exanthem
4) generalisierte Lymphknotenschwellung
5) Fieber-Kontinua
6) reiswasserartige Durchfälle
7) hohe Leukozytose

A) nur 1, 2 und 5 sind richtig
B) nur 1, 2 und 6 sind richtig
C) nur 1, 5 und 6 sind richtig
D) nur 2, 5 und 7 sind richtig
E) nur 3, 4 und 7 sind richtig

Frage 921
Welche Aussage trifft nicht zu?
Typische Symptome einer akut beginnenden Ornithose sind:

A) hohes Fieber
B) heftige Kopfschmerzen
C) massive Hämoptoe
D) starker Reizhusten
E) Schüttelfrost

Frage 922
Welches der folgenden Symptome ist typisch für Botulismus?

A) Hyperpyrexie
B) Doppelbilder
C) Halluzinationen
D) Nackensteife
E) Trismus

Frage 923
Welche Aussage zum Keuchhusten trifft nicht zu?

A) keine Infektionsgefahr für Neugeborene, da Nestschutz
B) Inkubationszeit: etwa 7-20 Tage
C) Hustenanfälle durch Larynxreizung auslösbar (Druck auf den Zungengrund)
D) im Blutbild häufig Lymphozytose
E) Infektiosität ohne Therapie ca. 4-6 Wochen nach Manifestation

Frage 924
Welche Aussage zum Botulismus trifft nicht zu?

A) Es handelt sich um eine neuromuskuläre Vergiftung.
B) Das Toxin wird durch den Verzehr roher Eier übertragen.
C) Die neurologischen Symptome sind beidseitig und symmetrisch.
D) Klinisch imponieren anfangs Doppelbilder und Akkomodationsstörungen.
E) Die Latenzzeit liegt im allgemeinen bei 12-36 Stunden.

Frage 925
Durch Leptospiren wird folgende Krankheit verursacht:

A) Morbus Bang
B) Morbus Weil
C) Angina Plaut-Vincent
D) Lues connata
E) Schlafkrankheit

Frage 926
Welche Aussage trifft nicht zu?
Für die akute Shigellenruhr gilt:

A) häufig Fieber
B) meist Tenesmen
C) in der Bundesrepublik Deutschland als Todesursache selten
D) durch Viren hervorgerufen
E) charakteristische Ulzerationen der Dickdarmschleimhaut

Frage 927
Der Botulismus

A) wird durch Streptococcus botulinus verursacht
B) ist eine Infektionskrankheit
C) geht mit Erbrechen und Lähmungserscheinungen einher
D) hat häufig einen gutartigen Verlauf
E) geht mit einem typischen Hautausschlag einher

Frage 928
Welchen Wirkungsmechanismus hat Botulinus-Neurotoxin?

A) Blockade postsynaptischer Acetylcholinrezeptoren
B) Hemmung des Natriumeinstroms in Nervenzellen
C) Hemmung der intrazellularen Ca^{++}- Freisetzung
D) Hemmung der Freisetzung von Acetylcholin aus präsynaptischen Speichervesikeln
E) Hemmung der spezifischen Cholinesterase

Frage 929
Als ‚Risus sardonicus' bezeichnet man:

A) Schlucklähmung bei Botulismus
B) Zuckungen der Gesichtsmuskeln bei Tetanie
C) häufiges Grimassieren bei Chorea minor
D) Gesichtsmuskelkrampf bei Tetanus
E) Gesichtsasymmetrie bei Fazialislähmung

Frage 930
Ein 10-jähriges Kind wird Ihnen vorgestellt, das plötzlich mit hohem Fieber erkrankt ist. Das Kind hat alle empfohlenen Impfungen erhalten und war mit Ausnahme einer Scharlacherkrankung im letzten Jahr bislang nicht ernstlich krank.
Bei der Untersuchung finden Sie ein düsterrotes Enanthem an der Rachenhinterwand und am weichen Gaumen, die Wangen sind gerötet bei perioraler Blässe.
Welche ist die wahrscheinlichste Diagnose?

A) Mononukleose
B) durch Impfung mitigierte Masern
C) beginnende Angina Plaut-Vincenti
D) Herpangina
E) Scharlach

Frage 931
Welche der folgenden Erkrankungen im Kindesalter ist eine bakteriell bedingte Hautinfektion?

A) Molluscum contagiosum
B) Impetigo contagiosa
C) Hand-Fuß-Mund-Krankheit
D) Pedikulose
E) Skabies

Frage 932
Ein 4 Jahre altes Kind, bei dem seit 5 Tagen eine z.T. blutige Diarrhö besteht, fällt durch plötzliche Blässe, Oligurie und arteriellen Hypertonus auf. Im Blut ist das Hämoglobin auf eine Konzentration von 98 g/l abgefallen, die Kreatininkonzentration im Serum ist deutlich erhöht. Welche Erreger kommen am ehesten in Betracht?

A) Clostridium perfringens
B) Yersinia enterocolitica
C) Rota-Viren
D) Leptospiren
E) verotoxinbildende E. coli (0 157)

Frage 933

Welche Aussage trifft nicht zu?
Der zur Schutzimpfung gegen Diphtherie verwendete Impfstoff

A) enthält das Toxoid, das durch Zusatz von Formaldehyd aus dem Toxin gewonnen wird.
B) enthält Adjuvantien (z. B. Aluminiumhydroxid), wodurch die Antigenwirkung verbessert wird.
C) kann zusammen mit anderen Impfstoffen verabreicht werden.
D) wird Erwachsenen im Vergleich zu Kindern mit reduzierter Dosis verabfolgt.
E) schützt sicher vor einer Infektion durch Corynebacterium diphtheriae

Frage 934

Welche Aussage zur Toxoplasmose trifft nicht zu?

A) Die Infektion des Menschen ist häufig, es kommt aber nur selten zu klinischen Erscheinungen.
B) Die Erwachsenentoxoplasmose verläuft am häufigsten als Lymphadenitis toxoplasmotica und bedarf beim Immunkompetenten keiner Therapie.
C) Die geschlechtliche Vermehrung der Protozoen erfolgt im Katzendarm.
D) Die konnatale Infektion kann eine Augentoxoplasmose zur Folge haben.
E) Es handelt sich um eine bakterielle Infektion.

Frage 935

Welche sind die zwei Haupttodesursachen bei Malaria tropica?

A) akutes Nierenversagen, zentrales Koma
B) Leberinsuffizienz, Verbrauchskoagulopathie
C) Pneumonie, Schock
D) Exsikkose, Blutverlust
E) Hämolyse, Milzruptur

Frage 936

Malaria tropica kann zu letalen zerebralen Mikrozirkulationsstörungen führen,
weil
bei der Malaria tropica die mit Parasiten besiedelten Erythrozyten die Hirnkapillaren verstopfen können.

A) Aussage 1 richtig, Aussage 2 richtig, Verknüpfung richtig
B) Aussage 1 richtig, Aussage 2 richtig, Verknüpfung falsch
C) Aussage 1 richtig, Aussage 2 falsch
D) Aussage 1 falsch, Aussage 2 richtig
E) Aussage 1 falsch, Aussage 2 falsch

Frage 937

Welche Aussage trifft nicht zu?
Typischerweise werden durch rohes oder nicht ausreichend gegartes Fleisch auf den Menschen übertragen:

A) Salmonella enteritidis
B) Toxoplasma gondii
C) Ascaris lumbricoides
D) Trichinella spiralis
E) Taenia saginata

Frage 938

Wo können Malariaparasiten beim Menschen nachgewiesen werden?

A) in Leukozyten
B) im Sputum
C) in Erythrozyten
D) in Darmepithelien
E) im Urin

Frage 939

Welche Maßnahmen werden zur Zeit weltweit zur Infektionsprophylaxe der Malaria eingesetzt?

1) Repellents (Insektenabwehrmittel)
2) Moskitonetz
3) Schutzimpfung
4) Chemoprophylaxe
5) Abkochen des Trinkwassers

A) nur 1 und 4 sind richtig
B) nur 2 und 3 sind richtig
C) nur 1, 2 und 4 sind richtig
D) nur 1, 2, 4 und 5 sind richtig
E) 1-5, alle sind richtig

Frage 940
Welche Aussage über Plasmide trifft nicht zu?

A) Sie sind extrachromosomale DNA-Moleküle
B) Sie können sich autonom replizieren
C) Sie können Resistenz- und Virulenz-kodierende Sequenzen enthalten
D) Sie können durch Konjugation übertragen werden.
E) Sie können nur zwischen Bakterien der gleichen Spezies übertragen werden.

Frage 941
Welcher der folgenden Erreger wird nicht diaplazentar übertragen?

A) HIV
B) Röteln-Virus
C) Listeria monocytogenes
D) Neisseria gonorrhoeae
E) Toxoplasma gondii

Frage 942
Welche Impfungen werden in der Bundesrepublik Deutschland im 1. Lebensjahr allgemein empfohlen?
Schutzimpfungen gegen

1) Pertussis
2) Haemophilus influenzae Typ b
3) Diphtherie
4) Tuberkulose
5) Röteln

A) nur 1, 2 und 3 sind richtig
B) nur 1, 2 und 4 sind richtig
C) nur 1, 3 und 5 sind richtig
D) nur 2, 3 und 4 sind richtig
E) nur 3, 4 und 5 sind richtig

Frage 943
Welche der folgenden Schutzimpfungen wird in Deutschland nicht öffentlich für alle Säuglinge empfohlen?

A) Schutzimpfung gegen Hepatitis A
B) Schutzimpfung gegen Hepatitis B
C) Schutzimpfung gegen Poliomyelitis
D) Schutzimpfung gegen Diphtherie
E) Schutzimpfung gegen Pertussis

Frage 944
Ein Toxoid wird verwendet für die Impfung gegen

A) Masern
B) Röteln
C) Diphtherie
D) Hepatitis B
E) Malaria

Frage 945
Welcher der folgenden Impfstoffe ist kein Lebendimpfstoff?

A) Poliomyelitis-Impfstoff nach Salk (IPV)
B) Röteln-Impfstoff
C) Mumps-Impfstoff
D) Masern-Impfstoff
E) BCG-Impfstoff

Frage 946
Die Folgen einer Impfung werden nach Impfreaktion, Impfkomplikation und Impfschaden unterteilt. Was entspricht am ehesten einer Impfreaktion?

A) fleckiges Exanthem und Fieber 9-12 Tage nach einer Masernimpfung
B) Rötung, Schwellung, Schmerzen an der Injektionsstelle 1 Tag nach einer Tetanusimpfung
C) persistierende spinale Paresen erstmals 2 Wochen nach einer Poliomyelitis-Impfung (OPV) aufgetreten

D) Krampfanfall 3 Wochen nach einer Masernimpfung
E) allergische Reaktion auf Hühnereiweiß nach Grippeschutzimpfung

Frage 947
Eine Schwangere (12. SSW) hatte Kontakt mit ihrem Neffen, bei dem am folgenden Tag eine exanthematische Rötelnerkrankung diagnostiziert wird.
Was ist zuerst zu tun?

A) Nichts, da der Neffe noch nicht infektiös war.
B) Bei fehlender Röteln-Immunität der Schwangeren muss sofort eine passive Immunisierung vorgenommen werden.
C) Die Problematik eines Schwangerschaftsabbruches muss mit der Schwangeren offen und ausführlich besprochen werden.
D) Die aktive Immunisierung der Schwangeren ist unverzüglich durchzuführen.
E) Die passive und aktive Immunisierung der Schwangeren ist unverzüglich durchzuführen.

Frage 948
Nach dem Infektionsschutzgesetz begründet bei einigen Krankheiten bereits der Verdacht eine namentliche Meldepflicht.
Welche Erkrankung zählt jedoch nicht hierzu?

A) Tollwut
B) Milzbrand
C) HIV-Infektion
D) Poliomyelitis
E) Botulismus

Frage 949
Folgende Aussage(n) zur Meldepflicht nach dem Seuchenrechtsneuordnungsgesetz (Infektionsschutzgesetz vom 20.07.2000) ist / sind richtig:

1) Namentlich ist in jedem Fall der Krankheitsverdacht, die Erkrankung sowie der Tod an Botulismus zu melden.
2) Namentlich ist in jedem Fall der Krankheitsverdacht, die Erkrankung sowie der Tod an Masern zu melden.
3) Namentlich ist in jedem Fall die Verletzung eines Menschen durch ein tollwutkrankes, - verdächtiges oder ansteckungsverdächtiges Tier sowie die Berührung eines solchen Tieres oder Tierkörpers zu melden.
4) Namentlich ist in jedem Fall der Verdacht auf die Erkrankung an einer mikrobiell bedingten Lebensmittelvergiftung oder an einer akuten infektiösen Gastroenteritis zu melden.
5) Namentlich ist auf jeden Fall der direkte oder indirekte Nachweis von HIV-Krankheitserregern zu melden.

A) nur 1 ist richtig
B) nur 2 und 4 sind richtig
C) nur 1, 2 und 3 sind richtig
D) nur 2, 3, 4 und 5 sind richtig
E) 1-5, alle sind richtig

Frage 950
Die folgenden Begriffsbestimmung(en) nach § 2 des Seuchenrechtsneuordnungsgesetzes (Infektionsschutzgesetz vom 20.07.2000) ist/sind richtig?

1) Krankheitserreger sind ein vermehrungsfähiges Agens (Virus, Bakterien, Pilz, Parasit) oder ein sonstiges biologisch transmissibles Agens, das beim Menschen eine Infektion oder übertragbare Erkrankung auslösen kann.
2) Eine Infektion ist die Aufnahme eines Krankheitserregers und seine nachfolgende Entwicklung oder Vermehrung im menschlichen Organismus.
3) Ein Krankheitsverdächtiger ist eine Person, bei der Symptome bestehen, welche

das Vorliegen einer bestimmten übertragbaren Krankheit vermuten lassen.
4) Ein Ansteckungsverdächtiger ist eine Person, von der anzunehmen ist, dass sie Krankheitserreger aufgenommen hat, ohne krank, krankheitsverdächtig oder Ausscheider zu sein.
5) Ein Ausscheider ist eine Person, die krank oder krankheitsverdächtig ist oder Krankheitserreger ausscheidet und dadurch eine Ansteckungsquelle für die Allgemeinheit sein kann.

A) nur 1 ist richtig
B) nur 2 und 4 sind richtig
C) nur 1, 3 und 5 sind richtig
D) nur 1, 2, 3 und 4 sind richtig
E) 1-5, alle sind richtig

Frage 951
Bei Prionen handelt es sich nach heutigem Kenntnisstand wahrscheinlich um

A) ein RNA-Virus
B) ein DNA-Virus
C) nukleinsäurefreies Protein
D) eine Zwischenstufe in der Virusreplikation
E) die infektiöse Form des Polyoma-Virus

Frage 952
Für welchen Erreger ist die Schädigung des Fötus oder des Kindes nach Infektion der Mutter während der Schwangerschaft am wenigsten typisch?

A) Rubella-Viren
B) Hepatitis-A-Virus
C) Treponema pallidum
D) Listeria monocytogenes
E) Toxoplasma gondii

Frage 953
Die Mumps-Masern-Röteln-Schutzimpfung hat im Impfplan eine Sonderstellung (Durchführung in der Regel zwischen dem 12. und 15. Lebensmonat) wegen

A) Terminmangel im ersten Lebensjahr
B) Unreife des Immunsystems im ersten Lebensjahr
C) neutralisierender mütterlicher Antikörper im ersten Lebensjahr
D) Häufigkeit von Impfkomplikationen im ersten Lebensjahr
E) geringer Wahrscheinlichkeit der Exposition im ersten Lebensjahr

Frage 954
Gemäß Infektionsschutzgesetz besteht eine Meldepflicht beim Gesundheitsamt für den Nachweis bestimmter Krankheitserreger, soweit die Nachweise auf eine akute Infektion hinweisen.
Zu diesen Erregern zählt/zählen nicht

A) Choleravibrionen Serovar 01
B) Salmonellen vom Typ der Enteritiserreger
C) Shigellen
D) Amöben
E) Trichinella spiralis

Frage 955
Bei welcher der folgenden Impfungen wird in der Regel kein Lebendimpfstoff verwendet?
Impfung gegen:

A) Frühsommermeningoenzephalitis (FSME)
B) Varizellen
C) Gelbfieber
D) Röteln
E) Masern

Frage 956
Passive Immunisierung wird erreicht durch

A) die Impfung mit lebenden Erregern
B) die Impfung mit abgetöteten Erregern
C) die Gabe von Penicillin
D) die Gabe von Antikörpern
E) die Gabe von Erregertoxinen

Frage 957

Welche Aussage über Infektionen mit dem Rotavirus trifft nicht zu?

A) Es werden vor allem Säuglinge und Kleinkinder infiziert.
B) Als Komplikation ist die Rotavirus-nephritis gefürchtet.
C) Die Infektion trifft in der Bundesrepublik Deutschland gehäuft in den Wintermonaten auf.
D) Das Virus vermehrt sich in den Dünndarmzotten.
E) Das Krankheitsbild ist durch Diarrhoe, Erbrechen und Fieber gekennzeichnet.

Frage 958

Condylomata lata werden verursacht durch

A) Herpes-Viren Typ II
B) Chlamydien
C) Gonokokken
D) humanes Papillomavirus Typ 6
E) Treponema pallidum

Frage 959

Ein 20 Monate altes Mädchen erkrankt akut mit Fieber um 40 °C ohne fassbare Ursache. Am 4. Tag fällt das Fieber ab und es tritt ein makulopapulöses Exanthem auf, das sich über den ganzen Körper, weniger im Gesicht ausbreitet.
Es handelt sich am wahrscheinlichsten um:

A) Röteln
B) Bornholm-Krankheit
C) Exanthema subitum
D) Erythema infectiosum
E) Scharlach

Frage 960

Ordnen Sie jeder Infektion in Liste 1 den typischen Befund bzw. eine typische Komplikation aus Liste 2 zu!

Liste 1

Rabies

Liste 2

A) Hydrophobie
B) Trismus
C) thorakales Aortenaneurysma
D) schlaffe Lähmungen ohne Sensibilitätsstörungen
E) Epiglottitis

Frage 961

Ordnen Sie den Erkrankungen in Liste 1 die am ehesten charakteristischen Symptome/ Befunde aus Liste 2 zu!

Liste 1
Varizellen

Liste 2
A) Milzruptur
B) grobfleckiges konfluierendes Exanthem, hinter den Ohren beginnend
C) feinfleckiges Exanthem, periorale Blässe
D) Exanthem mit juckenden Papeln, Vesikeln und verschorften Erosionen, Verlauf in Schüben (sog. Sternenhimmel)
E) retroaurikuläre Lymphknotenvergrößerung

Frage 962

Welches Bakterium stammt im Regelfall aus einem tierischen Reservoir und wird durch einen Vektor (tierischen Überträger) auf den Menschen übertragen.

A) Coxiella burnetii
B) Borrelia burgdorferi
C) Leptospira icterohaemorrhagiae
D) Listeria monocytogenes
E) Brucella abortus

Frage 963
Im Prodromalstadium (Stadium catarrhale) des Keuchhustens bestehen die Zeichen eines Infektes der oberen Luftwege mit geringer Körpertemperaturerhöhung, jedoch noch nicht die charakteristischen Keuchhustenanfälle.
Dieses Prodromalstadium dauert in der Regel

A) wenige Stunden
B) 2-4 Tage
C) 1-2 Wochen
D) 3-4 Wochen
E) über einen Monat

Frage 964
Welche der folgenden Aussagen ist nicht richtig?
Kardinalsymptome der Cholera sind

A) Brechdurchfälle.
B) Herz-Kreislauf-Störungen
C) Nierenversagen
D) Ödeme
E) Exsikkose

Frage 965
Folgende Aussage(n) zur Tuberkulose trifft/treffen zu:

1) Die Tuberkulose befällt ausschließlich die Atmungsorgane.
2) Die Häufigkeit ist wesentlich von sozialen Faktoren abhängig.
3) Inkubationszeit vom Eindringen der Tbc-Bakterien bis zur Tuberkulinkonversion: 18-24 Wochen.
4) Der Verlauf einer Primär-Tbc ist typischerweise symptomarm.
5) Die Tuberkulose ist nach dem Infektionsschutzgesetz nur noch bei Tod meldepflichtig.

A) nur 1 ist richtig
B) nur 2 und 4 sind richtig
C) nur 1, 3 und 5 sind richtig
D) nur 2, 3, 4 und 5 sind richtig
E) 1-5, alle sind richtig

Frage 966
Folgende Aussage zum Typhus abdominalis trifft zu:

A) Die Erkrankung ist nach dem Infektionsschutzgesetz nicht namentlich bei Krankheitsverdacht, Erkrankung und Tod zu nennen.
B) Die Inkubationszeit beträgt durchschnittlich 4 Tage.
C) Die Übertragung erfolgt durch orale Aufnahme der Erreger mit Nahrungsmitteln (Wasser, Milch).
D) Es treten typische Roseolen (Roseola typhosa) im Bereich des Rückens auf.
E) Keine der Aussagen ist richtig.

Frage 967
Welche der folgenden Bakterien sind Sporenbildner?

A) Staphylokokken
B) Streptokokken
C) Clostridien
D) Mykobakterien
E) Treponemen

Frage 968
Was tritt bei Scharlach regelmäßig im Krankheitsverlauf auf und kann insofern am ehesten als typisch für diese Erkrankung bezeichnet werden?

A) Schnupfen
B) Konjunktivitis
C) großfleckiges konfluierendes Exanthem am gesamten Körper
D) Hautschuppung an Händen und Füßen
E) Splenomegalie

Frage 969
Bei der Meningokokken-Meningitis findet sich am häufigsten folgender der genannten Befunde:

A) Diabetes insipidus
B) kutane Blutungen
C) Stomatitis aphthosa
D) Erythema nodosum an den Armen
E) Erythema exsudativum multiforme

Frage 970
Erstes Hautsymptom der Syphilis ist

A) Condyloma acuminata
B) vulgäre Warzen
C) Ulcus molle
D) Ulcus durum
E) Condylomata lata

Frage 971
Welche Aussage zu Skabies trifft nicht zu?

A) Ursächlich sind Milben.
B) Die Übertragung erfolgt typischerweise durch engen körperlichen Kontakt.
C) Die weiblichen Parasiten graben Gänge in der Epidermis.
D) Pruritus gehört zu den Hauptsymptomen.
E) Nach Überstehen der Krankheit herrscht lebenslange Immunität.

Frage 972
Welche Aussage zur Toxoplasmose trifft nicht zu?

A) Der Mensch wird durch Entwicklungsstadien des Erregers infiziert, die sich im Katzenkot befinden.
B) Die Infektion des Immunkompetenten verursacht meistens Fieber, Kopfschmerzen und Myalgien.
C) Die Infektion wird während der Schwangerschaft vorwiegend im letzten Trimenon auf den Feten übertragen.
D) Die serologische Diagnose einer akuten Toxoplasmose beruht auf dem Nachweis von IgG- und IgM-Antikörpern.
E) Der Erreger der Toxoplasmose ist ein tierischer Einzeller (Protozoon).

Frage 973
Welche Aussage über Cryptosporidien trifft nicht zu?

A) Es sind Protozoen.
B) Sie werden u. a. durch Trinkwasser auf den Menschen übertragen.
C) Sie verursachen Diarrhöen, deren Schweregrad und Verlauf vom Immunstatus des Infizierten abhängig ist.
D) Sie werden lichtmikroskopisch im gefärbten Stuhlausstrich nachgewiesen.
E) Zur Therapie gibt es eine Reihe wirksamer Mittel.

ANTWORTEN

ALLGEMEINE PATHOLOGIE

Antwort 1
Die Antwort B) ist richtig.
Eiterbildung gehört zum Bild einer bakteriellen Entzündung. Eiter ist das Endprodukt des Abwehrkampfes zwischen bakteriellen Erregern und Granulozyten. Da es jedoch auch eine Vielzahl von abakteriellen Entzündungen gibt, gehört Eiterbildung nicht zur allgemeinen Definition der Entzündung.
Definition: Eine Entzündung ist eine komplexe Reaktion des Gefäßbindegewebes auf Zell- bzw. Gewebsschäden. Eine Vielzahl von unterschiedlichen Ursachen ruft eine solche Entzündungsreaktion hervor. Die 5 klassischen Zeichen einer Entzündung sind:

- Rötung = Rubor,
- Schwellung = Tumor,
- Überwärmung = Calor,
- Schmerz = Dolor,
- Funktionseinschränkung= Functio laesa.

Antwort 2
Die Antwort B) ist richtig.
zu A: Empyem: Eiteransammlung in einer vorgebildeten Höhle (z. B. Gallenblasenempyem)
zu C: Abszess: Eiteransammlung in einer nicht vorgebildeten Höhle.
zu D: feuchte Gangrän: Mit Gangrän oder 'Brand' bezeichnet man Nekrosen mit schwarzer Verfärbung, die wie verbrannt aussehen. Wird die trockene Gangrän von Bakterien besiedelt, wird sie zur feuchten Gangrän.
zu E: Atrophie: Größenabnahme eines Körperteils, eines Organs, eines Gewebes oder einer Zelle

Antwort 3
Die Antwort E) ist richtig.

Antwort 4
Die Antwort D) ist richtig.

Antwort 5
Die Antwort D) ist richtig.
Ein Abszess ist eine 'Eiteransammlung in einer nicht vorgebildeten Höhle'. Eine Eiteransammlung in einer vorgebildeten Höhle heißt Empyem. Fließt Eiter in die Pleurahöhle so handelt es sich um ein Pleuraempyem.

Antwort 6
Die Antwort E) ist richtig.
Ein Empyem ist eine Eiteransammlung in einer vorgebildeten Körperhöhle.

Antwort 7
Die Antwort A) ist richtig.
Als Hypertrophie bezeichnet man die Vergrößerung von Geweben oder Organen durch Zunahme des Zellvolumens bei gleich bleibender Zellzahl. Die Vergrößerung beruht auf Mehrbeanspruchung (wie z. B. durch „body building").
Demgegenüber bezeichnet man die Vergrößerung eines Gewebes oder Organs durch Zunahme der Zellzahl - bei unveränderter Zellgröße - als Hyperplasie (z. B. benigne Prostatahyperplasie).

Antwort 8
Die Antwort E) ist richtig.
Ribsomen sind winzige, nur elektronenmikroskopisch darstellbare Partikel im Inneren einer Zelle, an denen die Proteinsynthese erfolgt.
zu A: Dem Zusammenhalt von Epithelzellen dienen sog. Desmosomen (Haftplatten). (Beim Zellkontakt Verschmelzen die jeweils

äußeren Schichten der Zellmembranen, damit ist der Raum zwischen zwei Zellen verschlossen (Permeabilitätsschranke), sog. Tight junction. Dagegen ermöglichen Zellkontakte ohne Membranverschmelzung den Stoffaustausch und die Erregungsleitung, sog. Gap junktion.

zu B: Die Zellverdauung, der intrazelluläre Abbau von organischen Substanzen, die von der Zelle z. B. durch Phagozytose aufgenommen werden, erfolgt durch Enzym enthaltende Zellorganellen, sog. Lysosomen.

zu C: Die Energiegewinnung der Zelle durch ATP-Bildung ist Aufgabe der Mitochondrien („Kraftwerke der Zelle").

zu D: Die Vererbung ist an die DNA des Zellkerns gebunden.

Antwort 9

Die Antwort C) ist richtig.

In den Bronchien und im Respirationstrakt findet sich ein mehrreihiges Flimmerepithel mit Schleim bildenden Drüsenzellen, den sog. Becherzellen. Flimmerepithel findet sich auch im Eileiter (Tuba uterina) und in der Gebärmutter (Uterus).

zu A: Aus einschichtiges Plattenepithel besteht z. B. das Bauchfell (Peritoneum).

zu B: Aus einschichtigem hochprismatischen (Säulen-)Epithel bestehen z. B. Magen, Gallenblase, Darmkanal.

zu D: Mehrschichtiges unverhorntes Plattenepithel findet sich z. B. in Mundhöhle, Ösophagus und Vagina.

zu E: Das Übergangsepithel ist eine besondere Form des mehrschichtigen Epithels, welches Hohlorgane mit sich ändernder Ausdehung auskleidet: z. B. Nierenbecken, Ureter und Harnblase.

Antwort 10

Die Antwort D) ist richtig.

Die TNM-Klassifikation ist eine international anerkannte Stadieneinteilung bösartiger Tumoren. Dabei beschreibt

- T (Tumor) die Ausdehnung des Primärtumors,
- N (Nodulus) das Fehlen bzw. Vorhandensein von regionären Lymphknotenmetastasen und
- M (Metastase) das Fehlen bzw. Vorhandensein von Fernmetastasen.

Antwort 11

Die Antwort D) ist richtig.

Als sichere Todeszeichen gelten:

- Totenflecke (Leichenflecke) = <u>Livores,</u>
- Leichenstarre = <u>Rigor mortis,</u>
- Selbstandauung = <u>Autolyse.</u>

Nur bei Vorliegen mindestens eines sicheren Todeszeichens kann der Tod bescheinigt werden.

Die <u>Totenflecke</u> sind rosarote Flecken, die sich an den abhängigen (tiefsten) Partien der Haut bilden. Während der ersten zehn Stunden nach dem Tod lassen sich die Totenflecke noch wegdrücken.

Die <u>Totenstarre</u> beginnt ca. 4 Stunden nach Todeseintritt (abhängig von der Außentemperatur usw.) und erreicht nach ca. 6 Stunden ihr Maximum. Sie beginnt an Unterkiefer-, Hals- und Nackenmuskulatur und löst sich nach 1-6 Tagen in der gleichen Reihenfolge.

Bei der <u>Autolyse</u> wird das Organeiweiß durch die beim Zelltod freiwerdenden Enzyme abgebaut.

Atemstillstand, Bewusstlosigkeit, Pulslosigkeit, Herz-Kreislauf-Stillstand, Abfall der Körpertemperatur und Erlöschen der Reflexe sind keine sicheren, sondern unsichere Todeszeichen. Einen Patienten in diesem Zustand bezeichnet man als „klinisch tot".

Patienten mit diesen unsicheren Todeszeichen müssen nicht irreversibel biologisch tot sein. Sie können unter Umständen durch geeignete Wiederbelebungsmaßnahmen (Herz-Lungen-Wiederbelebung = kardiopulmonale Reanimation) ins Leben zurückgeholt werden.

Antwort 12

Die Antwort E) ist richtig.

Als Fetus wird die ungeborene Leibesfrucht ab der achten vollendeten Woche nach der Befruchtung bis zur Geburt bezeichnet.

Vom ersten Tag der letzten Menstruation an gemessen (post menstruationem) dauert die Fetalperiode ab dem 70. vollendeten Tag (bzw. der 10. vollendeten Woche) bis zur Geburt.

Rechnet man vom Zeitpunkt der Befruchtung ab (post conceptionem) so dauert die Fetalperiode ab der 8 vollendeten Woche bis zur Geburt.

Während der Fetalzeit differenzieren sich die während der Embryonalperiode gebildeten Organe und werden funktionell aktiv (Fetogenese).

Die Organogenese, das Wachstum und die Differenzierung von Zellen zu Organanlagen geschieht während der Embryonalperiode.

Die Definition des Wortes Embryo (und damit auch die Embryonalperiode) ist nicht einheitlich. Nach der juristischen Definition des § 8 des Embryonenschutzgesetzes gilt als Embryo *„die bereits befruchtete, entwicklungsfähige menschliche Eizelle vom Zeitpunkt der Kernverschmelzung an ...“*

Die Embryonalperiode geht demnach vom Tag der Befruchtung (post conceptionem) bis zur vollendeten 8 Woche der Schwangerschaft.

(In vielen deutschsprachigen naturwissenschaftlichen Lexika und Abhandlungen wird auch viele Jahre nach In-Kraft-Treten des Embryonenschutzgesetzes diese Definition ignoriert: Dort spricht man weiterhin in den ersten 14 Tagen - von der Befruchtung der Eizelle bis zur Einnistung in die Gebärmutter und der Ausbildung des Primitivstreifens - von der Furchungsphase oder Präembryonalphase, und erst ab der dritten Woche nach der Befruchtung wird der Keimling als Embryo bezeichnet).

Antwort 13

Die Antwort C) ist richtig.

Der pH-Wert im Blut ist ein Maß für die Wasserstoffionenkonzentration (H). Der pH-Wert zeigt die saure (pH kleiner 7), neutrale (pH gleich 7) oder alkalische (pH größer 7) Reaktion einer Lösung an. Der normale pH-Wert im arteriellen Blut liegt zwischen 7,36 und 7, 44.

Antwort 14

Die Antwort D) ist richtig.

Als Autosomen werden alle Chromosomen bezeichnet, die keine Geschlechtschromosomen (Heterosomen) sind.

In den normalen Körperzellen besitzt der Mensch 22 Autosomenpaare und 2 Geschlechtschromosomen (XX oder XY), also insgesamt 46 Chromosomen.

Eizelle und Spermium haben aufgrund der Reifeteilung (Meiose) nur einen halben Chromosomensatz.

Die Eizelle hat den Chromosomensatz 22 Autosomen und das weibliche X-Geschlechtschromosom (Heterosom), das Spermium besitzt den Chromosomensatz 22 Autosomen und das männliche Y-Geschlechtschromosom (Heterosom).

HÄMATOLOGIE

Antwort 15
Die Antwort D) ist richtig.
Bildung von Blutzellen:
Erythrozyten (rote Blutkörperchen), Leukozyten (weiße Blutkörperchen) und Thrombozyten (Blutplättchen) werden beim Erwachsenen im roten Knochenmark der platten Knochen, der kurzen Knochen und der Epiphysen der Röhrenknochen aus einer gemeinsamen Stammzelle (multipotente Stammzelle) gebildet. Lymphozyten werden außerdem in den Lymphknoten, im lymphatischen Gewebe, in der Milz und beim Kind im Thymus gebildet.
Funktionen des Blutes sind:

- Transport von Nährstoffen, Wirkstoffen (Hormone, Vitamine), Abbauprodukten, Sauerstoff (O_2) und Kohlendioxid (CO_2)
- Wärmeverteiler (Aufrechterhaltung der Körpertemperatur),
- allgemeine Milieuregulation (Ionenzusammensetzung, pH-Wert, osmotischer Druck),
- Schutz vor Blutverlust durch Blutstillung und Blutgerinnung,
- Abwehrfunktion.

Antwort 16
Die Antwort B) ist richtig.
Die Blutmenge eines Erwachsenen beträgt ca. 1/12 (6-8%) seines Körpergewichtes. Bei einem 70 kg schweren Menschen 5-6 l.

Antwort 17
Die Antwort E) ist richtig.
Kohlendioxid wird im Blut an das Hämoglobin (den Blutfarbstoff) der roten Blutkörperchen (Erythrozyten) gebunden.

Antwort 18
Die Antwort C) ist richtig.
Die Blutplättchen heißen Thrombozyten. Sie dienen der Blutstillung.
Die Lymphozyten gehören zu den weißen Blutkörperchen (Leukozyten). Sie haben spezifische Rezeptoren für Antigene und dienen der spezifischen Abwehr. In Abhängigkeit von ihrer Funktion werden T-Lymphozyten (zellvermittelte Immunität) und B-Lymphozyten (Träger der spezifischen humoralen Immunität und Vorläufer der Plasmazellen) unterschieden.

Antwort 19
Die Antwort B) ist richtig.
Die Erythrozyten und Thrombozyten im Blut enthalten keinen Zellkern.

Antwort 20
Die Antwort A) ist richtig.
Die Blutstillung ist eine Funktion der Thrombozyten (die Blutgerinnung ist eine Funktion der Gerinnungsfaktoren im Plasma).
Granulozyten, Monozyten, Lymphozyten und Eosinophile (eine Untergruppe der Granulozyten) dienen der unspezifischen und spezifischen Abwehr. Bei der Blutstillung spielen sie keine entscheidende Rolle.

Antwort 21
Die Antwort B) ist richtig.
Phagozyten sind Fresszellen. Fresszellen besitzen die Fähigkeit zur Phagozytose, das heißt, sie können fester Partikel ins Zellinnere aufnehmen, um sie dort enzymatisch oder oxidativ abzubauen. Die Phagozytose ist eine wichtige Teilfunktion der unspezifischen Abwehr. Die Fähigkeit zur Phagozytose haben die sesshaften Makrophagen (z. B. Histiozyten im Bindegewebe, Kupffer-Sternzellen in der Leber) sowie die mobilen Monozyten und die Granulozyten.

Antwort 22
Die Antwort E) ist richtig.
Leukozyten können durch ihre amöboide Beweglichkeit die Gefäßwände durchdringen und aktiv an den Ort der Entzündung gelangen.

Antwort 23
Die Antwort A) ist richtig.
Durchführung einer Blutsenkung nach WESTERGREN:
In eine 2 ml Spritze werden 0,4 ml 3,8%ige Natriumzitratlösung (evtl. auch EDTA) als Gerinnungshemmer und anschließend 1,6 ml Venenblut aufgezogen und durch Kippen (kein Schütteln) gemischt. Die Blutprobe wird in einem mit einer Millimetergraduierung versehenen Glas- oder Kunststoffröhrchen bis zur Höhe von 200 mm aufgezogen.
In senkrechter Position des Röhrchens wird die Sedimentation des Erythrozyten in mm/Std. nach einer und nach zwei Stunden abgelesen (Methode nach WESTERGREN).

Antwort 24
Die Antwort E) ist richtig.
Die Blutsenkungsreaktion ist eine sehr unspezifische Suchreaktion. Eine normale Blutsenkung schließt eine Erkrankung jedoch prinzipiell nicht aus. Auch die erwähnten Krankheitsbilder können im Einzelfall mit einer normalen Blutsenkungsreaktion einhergehen.

Antwort 25
Die Antwort B) ist richtig.
Die Laborwerte schwanken je nach Bestimmung von Labor zu Labor. Wir lieben solche Fragen nicht, da eine allgemein gültige Aussage schwer zu treffen ist: In einigen Lehrbüchern wären 4000 Leukozyten pro µl z. B. normal.
Als gängigen Standard empfehlen wir notgedrungen die Blutbild-Normalwerte aus dem Pschyrembel (Klinisches Wörterbuch) zu lernen. Hier werden die Normalwerte für Leukozyten mit 4800 bis 10 000/µl angegeben.

Antwort 26
Die Antwort C) ist richtig.
Wenn man die verschiedenen Reifestadien der neutrophilen Granulozyten tabellarisch auf der Abszisse und die Häufigkeit des Vorkommens auf der Ordinate anordnet, so ergibt sich beim Gesunden eine 'Normalverteilung', eine Normalkurve der Häufigkeitsverteilung.
Von einer Linksverschiebung wird gesprochen, wenn Frühformen der neutrophilen Granulozyten (stabkernige = jugendliche Granulozyten) im Differentialblutbild verstärkt auftreten. (Die Normalkurve der Häufigkeitsverteilung verschiebt sich nach links). Eine Linksverschiebung findet man bei vielen Infektionskrankheiten, Entzündungen und Eiterungen.

Antwort 27
Die Antwort C) ist richtig.

Antwort 28
Die Antwort C) ist richtig.
zu 1: Normwert der neutrophilen Granulozyten im Blut: 55-70%
zu 3: Antikörpern werden von Plasmazellen gebildet, die von B-Lymphozyten abstammen.
zu 4: Im Differentialblutbild finden sich mit zeitlichem Verzug (nacheinander) eine:
- neutrophile Kampfphase,
- monozytäre Überwindungsphase,
- lymphozytär-eosinophile Heilungsphase (sog. 'Morgenröte der Genesung').

Antwort 29
Die Antwort E) ist richtig.
zu 1-3) Unter Eosinophilie versteht man die Vermehrung der eosinophilen Granulo-

zyten im Blut. Sie findet sich (Nachweis im Differentialblutbild):

- bei parasitären Erkrankungen (Wurmbefall),
- bei allergischen Erkrankungen und Reaktionen: Asthma bronchiale, Urtikaria, Arzneimittelexanthem,
- bei beginnender Heilung von Infektionen (eosinophil-lymphozytäre Heilphase: 'Morgenröte der Genesung'),
- bei den sog. flüchtigen Lungeninfiltraten (Askariden-Wurmlarven in der Lunge, Inhalation von pflanzlichen oder bakteriellen Allergenen),
- nach Insektenstichen und -bissen,
- bei bestimmten Hautkrankheiten (Pemphigus vulgaris, Ekzem),
- bei Lymphogranulomatose (M. Hodgkin),
- bei Kollagenosen,
- bei Nebennierenrindeninsuffizienz (M. Addison),
- bisweilen bei: chronisch-myeloischer Leukämie, Erythrämie, Polycythaemia rubra vera, metastasierendem Karzinom.

Antwort 30
Die Antwort C) ist richtig.
Antikörper (Immunglobuline) werden von Plasmazellen gebildet. Plasmazellen entwickeln sich nach Kontakt mit dem Antigen aus B-Lymphozyten. Sie sind Träger der sog. 'humoralen Immunität'.
Die T-Lymphozyten sind Träger der sog. zellvermittelten Immunität. Sie werden u. a. durch Antigenkontakt zu Immunoblasten aktiviert. Es bilden sich immunologisch aktive T-Lymphozyten, die sog. Effektorzellen und funktionell inaktive Gedächtniszellen. Lymphozyten stammen von pluripotenten (lymphoiden) Stammzellen im Knochenmark ab und werden in Knochenmark, Lymphknoten, Thymus und Milz gebildet und gelangen hauptsächlich über die Lymphbahnen ins Blut.

Antwort 31
Die Antwort C) ist richtig.

Antwort 32
Die Antwort C) ist richtig.
Nach Kontakt des Organismus mit einem Antigen bilden B-Lymphozyten und Plasmazellen als Antwort des Immunsystems sog. Antikörper. Diese 'humoralen' (die Körperflüssigkeit betreffenden) Antikörper gehören zur Eiweißfraktion der Gammaglobuline und werden in die Körperflüssigkeiten sezerniert. Sie reagieren spezifisch und hochselektiv mit ihrem entsprechenden Antigen (Antigen-Antikörper-Reaktion), gehören also nicht zum unspezifischen, sondern zum spezifischen Abwehrsystem.

Antwort 33
Die Antwort B) ist richtig.
Die Frage verwirrt. Produktionsstätten der Antikörper sind die Plasmazellen. Diese entstehen durch Antigenkontakt aus B-Lymphozyten. Die B-Lymphozyten wiederum sind eine Untergruppe der Leukozyten. Man könnte also A, B, und D ankreuzen. Die Lösung Plasmazelle ist am genauesten.

Antwort 34
Die Antwort E) ist richtig.
Antikörper dienen der körpereigenen Abwehr. Antikörpermangel führt zur Abwehrschwäche z. B. gegenüber Infektionskrankheiten.
Blutstillung ist eine Funktion der Thrombozyten, Blutgerinnung ist eine Funktion der Blutgerinnungsfaktoren. Blutstillung und Blutgerinnung sind also durch Antikörpermangel nicht entscheidend beeinflusst.

Antwort 35
Die Antwort D) ist richtig.
Bei allergischen Reaktionen und bei Parasitenbefall sind die Eosinophilen erhöht. Im

Differentialblutbild findet sich eine so genannte Eosinophilie.

Antwort 36

Die Aussage D) ist richtig. Diese Frage ist deshalb eigentlich nicht eindeutig zu beantworten. D) und E) wären richtige Lösungen.

Die Erythrozyten des Erwachsenen werden im Knochenmark der platten Knochen (z. B. Becken) gebildet.

zu E: Diese Antwort ist u. E. falsch. Beim Erwachsenen werden im Mark der Röhrenknochenenden noch Erythrozyten gebildet.

Antwort 37

Die Antwort A) ist richtig.

Die Lebensdauer der Erythrozyten beträgt ca. 120 Tage (4 Monate).

zu B: Die Erythrozyten (und Thrombozyten) sind die einzigen Körperzellen die keinen Zellkern besitzen.

Antwort 38

Die Antwort A) ist richtig.

Die Größe der Erythrozyten beträgt ca. 7µm.

Antwort 39

Die Antwort E) ist richtig.

Normwert der Erythrozyten im peripheren Blut: ca. 5,0 Millionen/mm^3.

Antwort 40

Die Antwort B) ist richtig.

Der durch Thrombozyten hervorgerufene Wundverschluss ('Blutstillung') ist nicht stabil. Stabil wird der Wundverschluss erst durch die Fibrinauflagerung nach Ablauf der Gerinnungskaskade (Blutgerinnung).

Antwort 41

Die Antwort B) ist richtig.

Thrombozyten haben eine Lebensdauer von 9-10 Tagen und werden dann in der Milz (Leber, Lunge) abgebaut.

Antwort 42

Die Antwort D) ist richtig.

Antigene sind Substanzen, die von der körpereigenen Abwehr als fremd erkannt werden und dort die Bildung von Antikörpern (durch Plasmazellen) induzieren. Es wäre widersinnig, wenn die Plasmaeiweiße Antigene - also 'Feindsubstanzen' - produzieren würden.

Antwort 43

Die Antwort A) ist richtig.

Der Rhesusfaktor ist einer von vielen Faktoren der Erythrozyten mit Antigencharakter. Eine rh-negative-Person bildet erst nach Kontakt mit Rh-positivem Blut Antikörper gegen diesen Rhesusfaktor.

Zur Blutgruppenunverträglichkeit zwischen Mutter und Kind kann es kommen, wenn die Mutter rh-negativ (Antwort B, D und E kommen deshalb nicht in Frage), das erste Kind aber Rh-positiv ist. Wenn die Mutter rh-negativ ist, muss der Vater Rh-positiv sein, damit das Kind Rh-positiv von diesem Elternteil erben kann (Antwort B und C kommen deshalb nicht in Frage).

Die Mutter kommt bei Geburt des ersten Kindes in Kontakt mit Rh-positivem Blut und bildet dagegen Antikörper. Ist das zweite Kind nun auch Rh-positiv, werden die Erythrozyten dieses zweiten Kindes von den zirkulierenden Antikörpern der Mutter vernichtet.

Antwort 44

Die Antwort A) ist richtig.

Vitamin K wird für die Biosynthese der Gerinnungsfaktoren II, VII, IX und X benötigt („1972"). Fibrinogen, der Gerinnungsfaktor I, wird Vitamin K unabhängig produziert.

Antwort 45

Die Antwort D) ist richtig.

Akute-Phase-Proteine sind vorwiegend in der Leber gebildete Plasmaproteine, deren Serumkonzentration bei akuten entzündlichen Prozessen und in der akuten Phase chronisch progredient verlaufender entzündlicher Erkrankungen erhöht ist (sog. Akute-Phase-Reaktion). Sie dienen wahrscheinlich der Infektionsabwehr.

- C-reaktives Protein (CRP; Anstieg innerhalb von 18-24 Stunden bis zum 1000fachen),
- Serum-Amyloid-A-Protein (SAA, Erhöhung bis auf das 1000fache des Referenzwerts),
- Alpha-1-Antitrypsin (Erhöhung auf das 2-3fache),
- Caeruloplasmin (Erhöhung um das 1,5fache),
- saures Alpha-1-Glykoprotein,
- Haptoglobin,
- Fibrinogen.

Die Normalisierung der Serumkonzentration im Verlauf der Krankheit deutet auf eine Heilung der Erkrankung hin.

Als klassisches „Akute-Phase-Protein" gilt das C-reaktive Protein (CRP).

Es wird als generelle, unspezifische Antwort auf entzündliche Prozesse und Tumoren gebildet (Referenzbereich unter 5 mg/l). Von Leukozyten produzierte Botenstoffe wie Interleukin-6 regen die CRP-Bildung in der Leber an. Der diagnostische Wert entspricht in etwa dem der BSG, jedoch ist CRP weniger störanfällig.

Eine Beeinflussung durch erythrozytäre Faktoren und Schwangerschaft besteht nicht. Ferner reagiert CRP schneller im Beginn einer Erkrankung und normalisiert sich auch nach deren Beendigung schneller (ca. 2 Wochen) als die BSG (4 Wochen).

Insbesondere für:

- bakterielle Infekte
- Nekrosen und
- zur postoperativen Verlaufskontrolle

ist CRP der dominierende Marker. Ein normaler CRP-Wert schließt eine systemische bakterielle Infektion praktisch aus. Akute unkomplizierte Virusinfektionen zeigen keinen CRP-Anstieg (hier findet sich ein Anstieg von Neopterin).

Nach neueren Studien wird CRP auch als Prognosefaktor für kardiovaskuläre Erkrankungen angesehen. Schon mehrere Jahre vor einem kardiovaskulären Ereignis zeigen sich erhöhte CRP-Werte.

Antwort 46

Die Antwort D) ist richtig.

zu A: Ein Vitamin-B12-Mangel führt zur megaloblastären Anämie (z. B. perniziöse Anämie).

zu B: Eisenmangel führt zur Eisenmangelanämie (häufigste Anämieform).

zu C: Chronische Blutungen führen zum Eisenmangel und damit zur Eisenmangelanämie.

zu D: Ein Teil des Hämoglobin wird beim Raucher in eine nicht mehr Sauerstoff transportierende Form umgewandelt. Dies führt zur Verminderung der Sauerstoffversorgung in den Geweben. Zum Ausgleich werden nun vermehrt Erythrozyten gebildet. Es kommt zur Vermehrung der roten Blutkörperchen (Polyglobulie), nicht zur Anämie.

zu E: Unter einer Hämolyse versteht man den (beschleunigten) Abbau der roten Blutkörperchen. Dadurch kann es zu Anämien, sog. hämolytischen Anämien, kommen.

Antwort 47

Die Antwort C) ist richtig.

Als Zyanose wird eine bläuliche Verfärbung von Haut und Schleimhäuten bezeichnet. Eine Zyanose tritt auf, wenn die Konzentra-

tion an reduziertem ('sauerstoffarmem') Hämoglobin mehr als 5 g/dl beträgt. Für das Auftreten einer Zyanose ist somit die Absolutmenge des reduzierten Hämoglobins entscheidend.
zu 4: Eine Anämie geht mit einem verminderten Hämoglobingehalt des Blutes einher. Der Absolutwert des reduzierten Hämoglobins in g/l ist immer vermindert. Selbst bei schwersten Anämien (Hb < 6 g/dl) mit lebensbedrohlicher O_2-Untersättigung tritt keine Zyanose auf.

Antwort 48

Die Antwort E) ist richtig.
Ein Verminderung des Hämoglobin-Wertes unter die Norm gehört zur Definition der Anämie.

Antwort 49

Die Antwort B) ist richtig.
Bei Verminderung der korpuskulären Blutbestandteile kommt es zur Verbesserung der Fließeigenschaften des Blutes (Verbesserung der Viskosität).
zu D: Dyspnoe = Atemnot. Hervorgerufen durch die Verminderung der roten Blutkörperchen und des Hämoglobins (Sauerstoffträger).
zu E: Um den Sauerstoffmangel durch die verminderte Zahl der roten Blutkörperchen auszugleichen, wird die Herzfrequenz und das Herzzeitvolumen angehoben. Dies kann zu einem systolischen Strömungsgeräusch führen.

Antwort 50

Die Antwort A) ist richtig.
Die häufigste Anämieform ist die Eisenmangelanämie. Etwa 80% der Anämien sind Eisenmangelanämien. Merke: Eine Eisenmangelanämie ist prinzipiell noch keine zufrieden stellende Diagnose, sie ist ein Symptom. Es gibt viele Ursachen für eine Eisenmangelanämie (starke Regelblutung, blutender Tumor im Darmtrakt, usw). Ursachenabklärung ist vor Therapiebeginn!

Antwort 51

Die Antwort A) ist richtig.
Der Hämatokrit ist der prozentuale Anteil der zellulären Bestandteile am gesamten Blutvolumen. Normalwerte: weiblich 37-48%; männlich 40-52%. (Dreierregel: Erythrozytenzahl x 3 = Hämoglobin, Hämoglobin x 3 = Hämatokrit).
Eine Vermehrung der Zellzahl (Polyglobulie, Polycythaemia vera), bzw. eine Verminderung des Plasmavolumens (z. B. durch starkes Schwitzen oder massive Diarrhoe) führt zu einem Anstieg des Hämatokrit-Wertes.
In der Schwangerschaft kommt es normalerweise eher zur Ausbildung einer Anämie. Damit verringert sich die Zellzahl und der Hämatokrit nimmt ab.
Ab einem Hämatokrit > 60% kommt es aufgrund der hohen Zellzahl zu einem kritischen Anstieg der Blutviskosität (Viskosität = "Zähigkeit") mit der Gefahr thromboembolischer Komplikationen.

Antwort 52

Die Antwort D) ist richtig.
Eine Anämie führt zu einer Minderversorgung der Zellen mit Sauerstoff (Gewebehypoxie). Dies führt zu einer vermehrten Ausschüttung von Erythropoetin in der Niere. Erythropoetin beschleunigt die Bildung und Entwicklung neuer roter Blutkörperchen (Erythropoese).

Antwort 53

Die Antwort C) ist richtig.
Als gefürchtete Komplikation nach Infektion mit Verotoxin bildenden enterohämorrhagischen Escherichia-coli-Bakterien (EHEC) kann es, bedingt durch starke Bakteriengifte, nach Abklingen der Durchfälle, insbesondere bei Kleinkindern und Men-

schen mit geschwächtem Abwehrsystem, zu schweren Schädigungen der Blutzellen und der Nieren kommen, dem sog. hämolytisch-urämischen Syndrom (HUS; Gasser-Syndrom). Diese Komplikation der Infektion mit EHEC-Bakterien zeigt sich bei 6-8% der erkrankten Kinder. Das Krankheitsbild verläuft als hämolytische Anämie und Thrombozytopenie und akutem Nierenversagen (Letalität: bis 10%).

Antwort 54

Die Antwort D) ist richtig.

Bei der perniziösen Anämie, einer Vitamin-B12-Mangelanämie, werden die megaloblastären (großzelligen) Erythrozyten vermehrt in der Milz abgebaut. Dies kann zu einer Milzvergrößerung (Splenomegalie) führen.

zu A: Trotz der verminderten Blutbildung im Knochenmark kommt es bei der perniziösen Anämie zu einem vermehrten Abbau der megaloblastären Erythrozyten in der Milz. Somit hat diese Anämie auch eine hämolytische Komponente. Der beschleunigte Abbau führt zu einem Anstieg des indirekten Bilirubins. Der Anstieg des indirekten Bilirubins führt zu der, für Vitamin-B12-Mangel typischen, „strohgelben Blässe".

zu B: Mangel an Vitamin B12 führt u. a. zum Bild der sog. funikulären Myelose (funikuläre Spinalerkrankung). Durch Störung der Myelinsynthese kommt es zur Entmarkung markhaltiger Nervenfasern vor allem im Bereich der Seiten- und Hinterstränge des Rückenmarks. Neben dem Ausfall des Vibrationsempfindens kommt es zu Sensibilitätsstörungen, Parästhesien, Ataxie, Abschwächung von Reflexen, motorischen Lähmungen, Polyneuropathie und Pyramidenbahnzeichen. Auch psychische Symptome können auftreten.

zu C: LDH ist die Abkürzung für das Zellenzym Laktatdehydrogenase. Bei vermehrtem Zelluntergang steigt LDH im Serum an. Da die perniziöse Anämie auch mit einem erhöhten Erythrozytenabbau in der Milz einhergeht, kommt es zum LDH-Anstieg.

zu E: Bei der für die perniziöse Anämie typischen Hunter-Glossitis (Glossitis atrophicans) kommt es zu einer Rötfärbung von Zungenspitze und -rücken aufgrund einer Zungenpapillenatrophie. Die Patienten klagen über Gefühlsstörungen (Parästhesien) und Zungenbrennen.

Antwort 55

Die Antwort A) ist richtig.

Vitamin-B12 (Extrinsic factor) wird - zusammen mit dem Intrinsic factor aus den Belegzellen des Magens - im terminalen Ileum resorbiert. (Merke: nur Vitamin B12 und Gallensäuren werden im terminalen Ileum resorbiert!) Müssen aufgrund von Komplikationen eines M. Crohn Ileumanteile operativ entfernt werden, kann es zur Vitamin-B12-Mangelanämie und zum sog. enteralen Gallensäureverlustsyndrom (Auftreten wässriger Durchfälle) kommen.

zu B, C und D: Im Rahmen einer chronischen Blutung aus den entzündlichen Arealen des M. Crohn oder durch einen Tumor käme es zu einer Eisenmangelanämie. Genau wie bei Eisenresorptionsstörungen wären Eisen und Ferritin im Serum dann vermindert.

Melaena: Blutbeimengung im Stuhl.

zu E: Eine Hämolyse würde mit einem Anstieg der Retikulozyten einhergehen.

Antwort 56

Die Antwort D) ist richtig.

Die Kugelzellanämie (hereditäre Sphärozytose) ist eine autosomal-dominant erbliche hämolytische Anämie infolge eines Defektes

der Erythrozytenmembran. Die Erythrozyten quellen auf, nehmen Kugelform an und werden vorzeitig in der Milz abgebaut.
zu A: Der Glukose-6-phosphat-Dehydrogenasemangel ist eine X-chromosomal vererbte Form einer Enzymstörung der Erythrozyten (Erythrozytenenzymopathie). Bestimmte Medikamente und Nahrungsmittel (z. B. Favabohnen) können eine akute Hämolyse auslösen.
zu B: Zu megaloblastären (großzelligen) Anämien führen Vitamin-B12- oder Folsäuremangel. Sie werden u. a. zur DNA-Synthese und damit zur Zellteilung benötigt.
zu C: Bei der Eisenmangelanämie ist die Biosynthese vom Häm des Hämoglobins durch den Eisenmangel verzögert.
zu E: Die Thalassämie ist eine autosomal-rezessiv vererbte, quantitative Hämoglobinopathie, die zu einer hämolytischen Anämie führt. Globin kann nur in ungenügender Menge produziert werden.

Antwort 57

Die Antwort C) ist richtig.
zu 1 und 4: Der Ikterus bei Hepatitis und nach Medikamenteneinnahme ist meist ein sog. Exkretionsikterus, d. h. es kommt zu einer Vermehrung des direkten, konjugierten Bilirubins durch Störung der Ausscheidung in die Gallengänge.
zu 2: Der Ikterus bei Hämolyse wird durch einen verstärkten Abbau von Hämoglobin hervorgerufen (Produktionsikterus). Durch den erhöhten Anfall von indirektem, unkonjugiertem Bilirubin wird das Glukuronyltransferasesystem der Leber funktionell überfordert und das unkonjugierte Bilirubin steigt im Serum an.
zu 3: Der Neugeborenenikterus ist ein physiologischer Konjugationsikterus: Er hat im Wesentlichen 2 Ursachen:
a) Das Glukuronyltransferasesystem der Leber ist noch nicht ausgereift (relativer Enzymmangel),
b) das fetale Hämoglobin (HbF) wird nach der Geburt rasch abgebaut und durch adultes Hämoglobin (HbA) ersetzt.
Der vermehrte Anfall von Häm, bei noch nicht ausgereiftem Glukuronyltransferasesystem der Leber, führen zu einem Anstieg des unkonjugierten, indirekten, nicht wasserlöslichen Hämoglobins im Serum.
zu 5: Der Morbus Meulengracht (Icterus juvenilis intermittens) ist eine autosomal-dominant erbliche Erkrankung mit Erhöhung des indirekten, unkonjugierten Bilirubins. Wahrscheinlich liegt eine Störung der Aufnahme des unkonjugierten Bilirubins in die Leberzellen (Transportikterus) und eine leicht verminderte Aktivität der Glukuronyltransferase zugrunde. Leitsymptom ist der intermittierende Ikterus und die Erhöhung des indirekten Bilirubins im Serum.

Antwort 58

Die Antwort D) ist richtig.
Der Glukose-6-phosphat-Dehydrogenasemangel (Favismus) ist eine X-chromosomal vererbte Enzymstörung der Erythrozyten. Das Krankheitsbild findest sich vor allem im Mittelmeergebiet. Favabohnen (Vicia fava, Saubohnen) können innerhalb von Stunden oder wenigen Tagen zu einer schweren, u. U. lebensbedrohlichen hämolytischen Anämie mit Hämoglobinurie (Dunkelfärbung des Urins) führen.

Antwort 59

Die Antwort C) ist richtig.
Eisen wird oral, in Einzelfällen auch intravenös (Ausnahme!) gegeben. Eine intramuskuläre Anwendung verbietet sich. Es kommt zu irreversiblen Hautverfärbungen durch Einlagerung von Eisenkomplexen.

Antwort 60

Die Antwort B) ist richtig.

Ursachen einer Eisenmangelanämie können sein:

- mangelnde Zufuhr: Tagesbedarf: Männer 1 mg, Frauen 2 mg, Schwangere: 3 mg,
- mangelnde Resorption im Dünndarm durch Säuremangel im Magen (Anazidität), Magenresektion, Malassimilation,
- erhöhter Bedarf bei Wachstum, Schwangerschaft (Gravidität), Stillperiode,
- Eisenverluste (in 70% d. F. durch chronische Blutungen aus Verdauungstrakt, bei Frauen in 10-15% d. F. durch genitale Blutung).

Antwort 61

Die Antwort E) ist richtig.

Antwort 62

Die Antwort E) ist richtig.

Antwort 63

Die Antwort D) ist richtig.

Der Rhesusfaktor ist einer von vielen Faktoren des Blutes mit Antigencharakter, wobei eine rh-negative-Person erst nach Kontakt mit Rh-positivem Blut Antikörper gegen den Rhesusfaktor bildet. (Blutgruppenunverträglichkeit zwischen Mutter und Kind: Mutter rh-negativ, erstes Kind Rh-positiv. Mutter kommt bei Geburt in Kontakt mit Rh-positivem Blut und bildet Antikörper. Ist das zweite Kind nun auch Rh-positiv, werden die Erythrozyten dieses zweiten Kindes von den zirkulierenden Antikörpern der Mutter vernichtet.)

Anti-D ist ein Präparat zur Ausschaltung der geschilderten Immunreaktion einer rh-negativen Mutter, die gerade ein Rh-positives Kind geboren hat. Damit bei der nächsten Schwangerschaft mit einem Rh-positiven Kind keine mütterlichen Antikörper gegen den Rhesusfaktor vorliegen, werden der Mutter sofort nach Geburt 'Fremdantikörper' (Anti-D) gegen den Rhesusfaktor gespritzt. Dadurch werden die ins mütterliche Blut übergetretenen kindlichen Rh-positiven Erythrozyten sofort vernichtet, ohne dass es bei der Mutter zu einer aktiven Antikörperbildung gegen Rh-positive Erythrozyten kommt. Bis zur nächsten Schwangerschaft sind die passiv verabreichten Antikörper längst abgebaut, und es existieren nun keine Antikörper gegen Rh-positive Erythrozyten mehr.

Antwort 64

Die Antwort A) ist richtig.

Eisenmangel entwickelt sich in 3 Stadien:

- 1. Stadium: Prälatenter Eisenmangel: Nur Speichereisen (Ferritin) vermindert, Serumeisen (Fe) und Hämoglobin (Hb) normal;
- 2. Stadium: Latenter Eisenmangel: Speichereisen und Serumeisen vermindert, Hämoglobin noch normal;
- 3. Stadium: Manifester Eisenmangel: Eisenmangelanämie.

Um auch die Eisendepots aufzufüllen muss die Eisengabe - über die Normalisierung des Hämoglobin-Wertes hinaus - weitergeführt werden.

Antwort 65

Die Antwort A) ist richtig.

Aufgrund des geringeren Sauerstoffpartialdrucks kommt es bei Aufenthalt in großen Höhen zur Sauerstoffunterversorgung. Die sich daraus ergebende Erythropoetinausschüttung der Niere führt zur vermehrten Produktion von roten Blutkörperchen, zur Polyglobulie.

Antwort 66

Die Antwort C) ist richtig.

Teilt man man den Hämoglobinwert des Blutes (Einheit: g/l) durch die Erythrozytenzahl (Einheit: 10 hoch 12/l) so errechnet sich der Hämoglobingehalt des einzelnen Erythrozyten (HbE, MCH = mean corpuscular haemoglobin, Färbekoeffizient). Referenzbereich (= normochrom): 1,74-1,98fmol Hb (28-32pg). Erythrozyten mit einem MCH <1,74fmol Hb werden als hypochrom, bei MCH >1,98fmol Hb als hyperchrom bezeichnet. Normochrome Anämien (z.B. Anämie nach akutem Blutverlust, Tumor- oder Infektanämie, renale Anämie, bei chronischen Erkrankungen) werden von hypochromen (z.B. Eisenmangel-, sideroachrestische Anämie und Thalassämie) und von hyperchromen Anämien (z.B. perniziöse Anämie, Folsäuremangelanämie) unterschieden.

Antwort 67

Die Antwort A) ist richtig.

Die Eisenmangelanämie ist gekennzeichnet durch eine Verminderung von Hämoglobin, Hämatokrit und Erythrozyten. Die Zellen sind mikrozytär und hypochrom (klein und vermindert mit Hämoglobin beladen). MCH (auch HBE) und MCV - die Erythrozytenindizes - sind vermindert.

Antwort 68

Die Antwort C) ist richtig.

Bei chronischen Blutungen kommt es zu einem Eisen- und Ferritinmangel. Es entwickelt sich eine mikrozytäre (kleine Zellen), hypochrome (vermindert mit Hämoglobin beladene Zellen) Blutarmut (Anämie).

zu C: Megaloblasten sind vergrößerte (makrozytäre) und hyperchrome (vermehrt mit Hämoglobin beladene) Erythrozyten. Sie kommen bei Vitamin-B12- und Folsäuremangel vor.

Antwort 69

Die Antwort A) ist richtig.

Die Erythrozyten bei Eisenmangelanämie sind hypochrom und mikrozytär.

Antwort 70

Die Antwort D) ist richtig.

Bei megaloblastären Anämien fehlen Vitamin B12 und/oder Folsäure. Diese Substanzen werden zur Biosynthese von RNA und DNA - und damit zum Aufbau aller Körperzellen - benötigt. Ein Mangel an Vitamin B12 u./o. Folsäure betrifft deshalb zuerst Zellen mit hoher Zellteilungsrate (z. B. Blutzellen). Beim Vollbild megaloblastärer Anämien sind deshalb auch die Leukozyten und die Thrombozyten erniedrigt.

zu B: Die perniziöse Anämie ist eine Sonderform der megaloblastären Vitamin-B12-Mangelanämie. Die Ursache des Vitamin-B12-Mangels bei perniziöser Anämie ist eine Magenschleimhautatrophie. Dies führt zum Mangel des in den Magenzellen gebildeten 'intrinsic factor'. Dieser Faktor wird zur Resorption des Vitamin B12 im terminalen Ileum benötigt.

Antwort 71

Die Antwort B) ist richtig.

Vitamin B12 wird im Endstück des Ileum resorbiert. Zur Resorption wird außerdem der im Magen gebildete 'intrinsic factor' benötigt. Die Gallensäuren werden zwar auch im terminalen Ileum resorbiert, jedoch unabhängig von der Vitamin-B12-Resorption. Die Antwort B) ist also falsch.

zu A: Bei atrophischer Gastritis fehlt der 'intrinsic factor' der nötig ist, um Vitamin B12 im Endstück des Ileum (im terminalen Ileum) zu resorbieren.

zu C: In äußerst seltenen Fällen ('Orchidee') kann sich dieser Bandwurm im terminalen Ileum ansiedeln und seinem Wirtsorganismus dort das Vitamin B12 entziehen.

zu D: Nach 2/3 Entfernung des Magens (Operation nach Billroth) fehlen auch die 'intrinsic factor' bildenden Zellen des Magens.

Antwort 72

Die Antwort E) ist richtig.

Der Mangel an Vitamin B12 u./o. Folsäure führt zur Bildungsstörung der DNS und zur Kernreifungsstörung der Zellen. Dies führt zu einer Verminderung aller Blutzellen, auch der Leukozyten (Leukozytopenie) und Thrombozyten (Thrombozytopenie) und zu einer verminderten Lebenszeit der roten Blutkörperchen.

Im Differentialblutbild und Knochenmark sind die Erythrozyten sehr groß (Megaloblasten, megaloblastäre Anämie) und vermehrt mit Hämoglobin beladen (MCH erhöht: hyperchrom).

Antwort 73

Die Antwort C) ist richtig.

Erythropoetin (EPO) ist ein zu 90% in der Niere gebildetes Hormon das bei seiner Ausschüttung die Blutbildung (Erythropoese) beschleunigt. Die Synthese von Erythropoetin wird durch eine Unterversorgung des Gewebes mit Sauerstoff (Gewebehypoxie) stimuliert.

Antwort 74

Die Antwort E) ist richtig.

Der Vitamin-B12-Mangel zeigt einen schleichenden Krankheitsbeginn mit der klinischen Trias):

- Anämiesymptome: strohgelbe Blässe (Anämie und diskreter Ikterus: Kombination aus einer Blutbildungsstörung und einem verstärkten Abbau der Erythrozyten im Knochenmark), allgemeine Anämiesymptome.
- Gastrointestinale Symptome: atrophische Magenschleimhautentzündung (Typ A), Entzündung der Zunge (Hunter-Glossitis) mit Zungenbrennen und Lackzunge (glatte, tiefrote Zunge), Schleimhautveränderungen.
- Neurologische und psychiatrische Symptome: Gangunsicherheit, spastische Lähmungen, schmerzhafte Empfindungsstörungen (Parästhesien) an Händen und Füßen, evtl. Fehlen der Eigenreflexe, Störung der Tiefensensibilität bzw. des Vibrationsempfindens (Stimmgabelversuch), organisches Psychosyndrom.

Im Labor sind Hämoglobin, Erythrozyten und Hämoglobin vermindert (Anämie), MCV und MCH sind erhöht. Da die Anämie durch eine Bildungsstörung verursacht wird (und im Wesentlichen nicht durch einen vermehrten Zelluntergang) sind die Retikulozyten erniedrigt. Eine verstärkter Zelluntergang (Hämolyse) führt zu einem leichten Anstieg des indirekten unkonjugierten Bilirubins mit diskretem Sklerenikterus.

Antwort 75

Die Antwort B) ist richtig.

Allergische Erkrankungen (Asthma bronchiale, Urtikaria, allergische Vaskulitis) und Parasitosen (Echinokokkose = Fuchsbandwurmbefall) zeigen im Differentialblutbild eine Eosinophilie.

Eine Nebennierenüberfunktion (Hyperkortisolismus, Cushing-Syndrom) zeigt eine Verminderung der Eosinophilen (Eosinopenie).

Antwort 76

Die Antwort D) ist richtig.

Unter Hämolyse versteht man die Verkürzung der Erythrozytenlebenszeit (normal 120 Tage) auf wenige Wochen oder Tage. Eine hämolytische Anämie ist charakterisiert durch beschleunigten Erythrozytenzerfall und -abbau. Bei hämolytischen Anämien ist die Retikulozytenzahl - als Zeichen einer gesteigerten Blutneubildung - erhöht. Das indirekte (unkonjugierte) Bilirubin ist - aufgrund des gesteigerten Abbaus von Häm (Bestandteil des Hämoglobins) - erhöht.

Der vermehrte Zellzerfall führt zum Anstieg von LDH (Laktatdehydrogenase: Enzym der Glykolyse) und zum Abfall des Haptoglobins (da dieses das freie Hämoglobin im Serum bindet). Durch den vermehrten Anfall von Bilirubin (Abbauprodukt des Häm) kommt es zum Anstieg von Urobilinogen, welches im enterohepatischen Kreislauf vermehrt rückresorbiert wird und im Urin ansteigt.

Antwort 77

Die Antwort D) ist richtig.
Ein Morbus Cushing führt zu einer Verminderung der Eosinophilen im Blutbild, zur Eosinopenie.

Antwort 78

Die Antwort B) ist richtig.
Bei chronischen Erkrankungen kommt es häufig zur Anämie (sekundäre Anämie, Entzündungsanämie).
Es handelt sich um eine mäßig ausgeprägte, normochrome, seltener hypochrome Anämie. Der Serumeisenspiegel ist vermindert, die Eisenspeicher sind aber voll (Speichereisen = Ferritin erhöht).

Antwort 79

Die Antwort B ist richtig.
Bei vermehrtem Abbau von Erythrozyten (Blutungen, hämolytische Anämien) kommt es zu einer hyperregenerativen Blutbildung im Knochenmark. Die hohe Bildungsrate führt zu einem Anstieg der Frühformen der Erythrozyten, der Retikulozyten.
zu 2 und 3: Bei Mangelanämien (Eisenmangel, Folsäuremangel, Vitamin-B12-Mangel) ist die Blutbildung im Knochenmark gehemmt (hyporegenerativ). Es kommt zu einer Verminderung der Retikulozytenzahl.

Antwort 80

Die Antwort B) ist richtig.
Die perniziöse Anämie ist eine megaloblastäre Anämie, bedingt durch Vitamin-B12-Mangel. Durch eine Magenschleimhautatrophie kommt es zum Mangel des in den Magenzellen gebildeten 'intrinsic factor'. Dieser wird zur Resorption des Vitamin B12 im terminalen Ileum benötigt. Es kommt zum Vitamin-B12-Mangel. Vitamin B12 wird zur Biosynthese von RNA und DNA - und damit zum Aufbau der Erythrozyten - benötigt. Es handelt sich bei der perniziösen Anämie um eine Anämie, die durch eine Bildungsstörung der Erythrozyten bedingt ist (nicht um eine hämolytische Anämie, die mit einem vermehrten Abbau der Erythrozyten einhergeht).

Antwort 81

Die Antwort C) ist richtig.
Nur einige der hämolytischen Anämien sind erythrozytär bedingt und erblich (z. B. Sichelzellanämie, Sphärozytose, Elliptozytose, Thalassämie, Akantho- und Stomatozytose, Hämoglobinopathien und Erythrozytenenzymopathien).
Die Gruppe der extraerythrozytären hämolytischen Anämien ist dagegen nicht erblich. Zur Hämolyse führen hier eine Vielzahl von erworbenen Erkrankungen: Infektionen (Malaria), mechanische Schädigungen (Herzklappen), chemische Schädigungen, immunologisch bedingter Erythrozytenuntergang (Erythrozytenautoantikörper).

Antwort 82

Die Antwort D) ist richtig.
zu A: Mononukleose (Pfeiffer-Drüsenfieber = Kissing disease): bei 30-50% der Patienten findet sich eine Milzvergrößerung (gefürchtet: Milzruptur).
zu B: Die CML (chronische myeloische Leukämie) verursacht die größte Milzvergrößerung überhaupt. Die Milz kann bis in den rechten Unterbauch reichen.
zu C: Bei einer Sepsis ('Blutvergiftung') gelangen, von einem infektiösen Streuherd

ausgehend, Mikroorganismen (Bakterien, Pilze), periodisch oder konstant in die Blutbahn und führen dort zu Krankheitserscheinungen.

zu D: Bei einer eitrigen Bauchfellentzündung (Peritonitis) kommt es zum Bild des 'akuten Abdomens'. Eine Milzvergrößerung wird bei diesem Krankheitsbild i. d. R. nicht beobachtet.

zu E: Bei einer Pfortaderthrombose kommt es zu einem Rückstau des Blutes in die Milz (über die V. lienalis) und damit zur Splenomegalie.

Antwort 83

Die Antwort C) ist richtig.

Hämoglobin wird zunächst zu Häm und Globin abgebaut. Das Häm wird über Biliverdin zu indirektem, unkonjugierten, nichtwasserlöslichem Bilirubin umgewandelt, dann an Eiweiß gebunden und zur Leber transportiert, dort biochemisch in direktes, konjugiertes, wasserlösliches Bilirubin verändert und über die Gallenwege in den Darm ausgeschieden.

Antwort 84

Die Antwort D) ist richtig.

Eine Polyglobulie ist definiert als Anstieg von roten Blutkörperchen, Hämoglobin (Hb) und Hämatokrit (Hkt) über die Norm.

Jeder chronische Sauerstoffmangel führt zur Polyglobulie. (Akuter Sauerstoffmangel wird kurzfristig durch Erhöhung des Herzzeitminutenvolumens ausgeglichen).

zu A: Aufgrund des Abfalls des Sauerstoffpartialdruckes in großen Höhen kommt es zu einer verminderten Sauerstoffsättigung des Hämoglobins der roten Blutkörperchen. Der chronische Sauerstoffmangel führt zur Erythropoetinausschüttung in der Niere und dadurch zu einer vermehrten Bildung der roten Blutkörperchen im Knochenmark.

zu C: Ein Shunt ist eine Kurzschlussverbindung vom arteriellen zum venösen Gefäßsystem. Mischblut führt zur Sauerstoffunterversorgung. Erythropoetinausschüttung führt zu verstärkter Erythrozytenbildung.

E) Rauchen führt über eine Verminderung der Transportkapazität des Hämoglobins für Sauerstoff zum Sauerstoffmangel und dadurch zur Steigerung der Erythrozytenbildung.

Antwort 85

Die Antwort E) ist richtig.

Bei der Polyglobulie kommt es - aufgrund verschiedener Grundkrankheiten - sekundär reaktiv zu einem Anstieg der roten Blutkörperchen, des Hämatokrits und des Hämoglobins. Ursachen sind z. B.

- Krankheiten mit einer Sauerstoffunterversorgung (Hypoxämie):
  - physiologisch: Aufenthalt in großen Höhen (niedriger Sauerstoffpartialdruck),
  - Erkrankungen der Lunge (z. B. Lungenemphysem),
  - Erkrankungen des Herzens,
  - Hämoglobinstörungen bei Rauchern (CO-Hämoglobin),
  - (angeborene Methämoglobinämie).
- Hormonale Stimulation der Blutbildung (Erythropoese):
  - M. Cushing, Therapie mit Kortikoiden oder Androgenen.
- Autonome Stimulation der Blutbildung bei anderen Erkrankungen (pO_2 normal):
  - bei verschiedenen Tumoren, als sog. 'paraneoplastische Syndrome' (erythropoetinbildendes Nierenkarzinom, Eierstockkarzinom, Kleinhirntumoren, Lebertumoren),
  - Nierenerkrankungen (z. B. Zystennieren),
  - familiäre Erythrozytose (autosomal-rezessiv vererbt).

Antwort 86

Die Antwort E) ist richtig.

Definiert ist die Agranulozytose (= das Fehlen der Granulozyten) als medikamentös induzierte Immungranulozytopenie mit plötzlicher Zerstörung aller Granulozyten und z. T. auch der Granulozytenvorstufen. Die Aussagen B) und C) können deshalb nicht richtig sein.

Viele Analgetika - z. B. Metamizol und andere Pyrazolonderivate - können eine Agranulozytose hervorrufen. Eine besondere Gefahr durch Aspirin® (Acetylsalicylsäure) ist unseres Wissens nicht bekannt. Auch Antikonzeptiva ('Pille') stehen nicht im Ruf Agranulozytosen auszulösen.

Medikamente, die Agranulozytosen auslösen können: Analgetika (Schmerzmittel) und Antipyretika (fiebersenkende Mittel), besonders Pyrazolonderivate (wie Metamizol = Novalgin®), nichtsteroidale Antiphlogistika (Entzündungshemmer), Thyreostatika (Schilddrüsenhormonsenker) und Sulfonamide (als Antibiotika und als Sulfonylharnstoffe = Antidiabetika).

Antwort 87

Die Antwort C) ist richtig.

Eine Verminderung der weißen Blutzellen (Leukopenie) findet sich bei vielen Virusinfektionen und bei einigen wenigen bakteriellen Erkrankungen (z. B. Miliartuberkulose). (Normalerweise gehen bakterielle Infektionen mit einer Vermehrung der weißen Blutkörperchen einher.)

zu 1 und 3: Schwere körperliche Arbeit und Stressreaktionen (z. B. Herzinfarkt) rufen eine Vermehrung der weißen Blutzellen (= Leukozytose) hervor.

Antwort 88

Die Antwort E) ist richtig.

Eine Eosinophilie findet sich u. a.

- nach überstandenem Infekt ('Morgenröte der Genesung'),
- bei allergischen Krankheitsbilder (Heuschnupfen, Asthma),
- bei Wurmbefall,
- bei M. Addison (Nebennierenrindeninsuffizienz),
- bei anaphylaktischen Zuständen,
- bei Scharlach,
- bei Lymphogranulomatose (M. Hodgkin),
- nach bestimmten Medikamenten.

Antwort 89

Die Antwort C) ist richtig.

Antwort 90

Die Antwort E) ist richtig.

zu 1: Petechien sind kleine punktförmige (etwa stecknadelkopfgroße) Haut- und Schleimhautblutungen. Petechien finden sich u. a. typischerweise bei Thrombozytopenien oder -pathien. Bei Leukämien kommt es häufig durch Metastasierung ins Knochenmark zur Verdrängung der Blut bildenden Zellreihen und damit zur Thrombopenie mit entsprechenden Blutungen.

zu 2: Die Knochenmarkverdrängung durch Leukämiezellen führt zur Störung der normalen Blutzellbildung, zur Blutarmut (Anämie) und Blässe.

zu 5: Auch die Abwehrschwäche erklärt sich durch die Knochenmarkverdrängung, die zu verminderter Bildung 'gesunder' Leukozyten führt.

Antwort 91

Die Antwort E) ist richtig.

Die Heilungsrate der akuten lymphoblastischen Leukämie im Kindesalter wird mit über 70% angegeben.

Antwort 92

Die Antwort E) ist richtig.

Für die Therapie der chronischen lymphatischen Leukämie (CLL) gilt: „So spät wie möglich und so schonend wie möglich."

In späten Stadien kommen evtl. zum Einsatz: Chemo- und Strahlentherapie, Splenektomie, Knochenmarktransplantation (selten zu erwägen, aber einziger Therapieansatz mit Hoffnung auf Heilung).

Antwort 93

Die Antwort A) ist richtig.

Im Frühstadium äußert sich der M. Hodgkin zunächst als lokalisierte Lymphknotenerkrankung, im fortgeschrittenen Stadium als Systemerkrankung, die sich auch an extralymphatischen Organen manifestiert (Leber, Lunge, Haut, Knochenmark, Skelett).

zu B: Das Pel-Ebstein-Fieber ist eine manchmal bei Lymphogranulomatose auftretende wellenförmige Temperaturschwankung.

zu D: Sternberg-Reed-Riesenzellen sind auffällig große, mehrkernige Zellen, die sich bei der histologischen Untersuchung in den von Lymphogranulomatose befallenen Lymphknoten nachweisen lassen.

zu D: Die Lymphknotenschwellungen finden sich meist im Hals-Kopfgebiet, aber auch im Brust- und Bauchraum. Es handelt sich um schmerzlose, zu Paketen verbackene Lymphknoten, die sich anfühlen „wie ein Kartoffelsack".

zu E: Bei einigen Patienten (bis 40%) mit Lymphogranulomatose findet sich als typisches Symptom der sog. Alkoholschmerz: Wenige Minuten nach Genuss kleiner Alkoholmengen treten bis Stunden dauernde schmerzhafte, brennende Empfindungen in den erkrankten Geweben (besonders Lymphknoten und Knochen) auf.

Antwort 94

Die Antwort D) ist richtig.

zu 1: Die Leukozytenzahl im peripheren Blut ist bei akuter Leukämie kein verlässlicher diagnostischer Parameter. Sie kann bei akuter Leukämie normal, erhöht oder sogar erniedrigt sein! (Sichere diagnostische Hinweise geben unreifzellige Elemente im Blutbild oder Knochenmark).

zu 2: Anämie und Blässe: ca. 20-25% der Patienten mit akuter Leukämie.

zu 3: Eine Lymphknotenschwellung: ca. 10-30% der Patienten mit akuter Leukämie.

zu 4: Eine Abwehrschwäche: ca. 10-20% der Patienten mit akuter Leukämie.

zu 5: Fieber zeigen ca. 30-40% der Patienten mit akuter Leukämie.

Antwort 95

Die Antwort A) ist richtig.

Ein akutes Herzversagen gehört nicht zu den typischen Symptomen der akuten Leukämie.

Klinik der akuten Leukämie:

- Müdigkeit, Abgeschlagenheit, Fieber, Nachtschweiß, Gewichtsverlust,
- bei Kindern: 'Bauchschmerzen', Knochenschmerzen, Appetitmangel,
- Lymphknotenschwellung (30%), evtl. Milz- und Lebervergrößerung,
- Symptome infolge Verdrängung der Blutbildungsreihen im Knochenmark,
  - Anämie: Blässe, Dyspnoe, Müdigkeit (Erythrozyten vermindert),
  - Abwehrschwäche: Infekte, Pilze, Haut- und Schleimhautentzündungen (Leukozyten vermindert),
  - Blutungen (Thrombozyten vermindert),
- neurologische Symptome (Meningiosis leucaemica bei ALL),
- leukämische Haut- und Organinfiltrationen.

Die Leukozytenzahl im Blutbild kann normal, erhöht oder sogar erniedrigt sein!

Über die Leukozyten lässt sich die Diagnose also nicht stellen!

Antwort 96

Die Antwort E) ist richtig.

Antwort 97

Die Antwort E) ist richtig.

zu 4: Bei der CLL findet sich zwar bisweilen eine Splenomegalie, auch eine leichte Lebervergrößerung, ein Ikterus gehört jedoch nicht zur klassischen Symptomatik.

Nachtschweiß, Juckreiz (Pruritus) und Anämie (Blutarmut) sind, zusammen mit den nahezu immer anzutreffenden Lymphknotenschwellung, die wichtigsten Symptome einer chronisch lymphatischen Leukämie (CLL).

Antwort 98

Die Antwort D) ist richtig.

Typisch für die Lymphogranulomatose (M. Hodgkin) sind Lymphknotenpakete am Hals ('Kartoffelsacklymphknoten': hart, verbacken, schmerzlos) und der Alkoholschmerz. Nach Alkoholgenuss schmerzen die erkrankten Lymphknoten. Der Alkoholschmerz findet sich zwar nur bei 10% der Patienten mit M. Hodgkin, ist dann aber sehr typisch für diese Erkrankung.

Antwort 99

Die Antwort E) ist richtig.

Das Plasmozytom ist ein Non-Hodgkin-Lymphom vom niedrigen Malignitätsgrad. Ausgehend von einer einzigen, bösartig veränderten, Plasmazelle bildet sich eine Gruppe von identischen Plasmazellen (= Plasmazellklon), die dann regellos im Überschuss den gleichen Antikörper produzieren (monoklonaler Antikörper oder monoklonales Immunglobulin). Es kommt zur Anreicherung monoklonaler Immunglobuline im Plasma u./o. Urin: 'Paraproteinämie', (Immunelektrophorese). Eine Vermehrung neutrophiler Granulozyten ist nicht typisch. Im weiteren Verlauf der Erkrankung kommt es zur Infiltration des Knochenmarks.

Antwort 100

Die Antwort E) ist richtig.

Antwort 101

Die Antwort A) ist richtig.

Antwort 102

Die Antwort B) ist richtig.

Der M. Hodgkin ist ein bösartiges Lymphom. Im Frühstadium handelt es sich um eine lokalisierte Lymphknotenerkrankung. Im fortgeschrittenen Stadium ist es eine Systemerkrankung, die sich auch an Organen (z. B. Knochenmark, Leber) manifestieren kann.

zu B: Die Therapie richtet sich dann nach dem Verteilungsmuster der befallenen Lymphknoten bzw. Organe: Strahlentherapie, kombinierte Strahlen- und Chemotherapie, nur Chemotherapie. Eine radikale operative Entfernung befallener Lymphknoten wird nicht durchgeführt.

zu C: Die Lymphknoten beim M. Hodgkin fühlen sich an 'wie ein Kartoffelsack' (hart, verbacken). Sie sind nicht druckschmerzhaft.

zu E: Die Stadieneinteilung des M. Hodgkin (Stadium I-IV) wird in A und B untergliedert. Treten die sog. 'B-Symptome' Fieber, Nachtschweiß und Gewichtsabnahme, handelt es sich um ein Stadium I-IV B. Die Prognose verschlechtert sich durch diese Zusatzsymptome.

Antwort 103

Die Antwort B) ist richtig.

zu B: 2-4 pro 100 000 Personen entwickeln jährlich einen M. Hodgkin. Männer sind im Verhältnis zu Frauen wie 10:6 betroffen. Die Erkrankung hat zwei Häufigkeitsgipfel: im 3. und im 7. Lebensjahrzehnt.

Antwort 104
Die Antwort B) ist richtig.
B-Symptomatik bei M. Hodgkin (und anderen Lymphomen):
- Fieber,
- Nachtschweiß,
- Gewichtsverlust.

Antwort 105
Die Antwort E) ist richtig.
Die mittlere Überlebenszeit der Plasmozytompatienten beträgt - je nach Stadium - zwischen 6 und 64 Monate. Eine Atherosklerose der Koronararterien ist keine typische Todesursache beim Plasmozytom.
Die häufigste Todesursache ist das nephrotische Syndrom mit Nierenversagen. Die vermehrt gebildeten Immunglobuline können die Niere schädigen. Auch der durch Knochenuntergang hervorgerufene Kalziumanstieg im Blut (Hyperkalzämie) führt zu Nierenschäden (Nephrokalzinose).
Weitere gefährliche Komplikationen sind: hyperkalzämische Krisen, Antikörpermangelsyndrom mit Infektanfälligkeit, Hyperviskositätssyndrom (Erhöhung der Blutviskosität mit Durchblutungsstörungen), Gerinnungsstörungen, Verdrängung des Blut bildenden Knochenmarks, Zweittumoren.

Antwort 106
Die Antwort B) ist richtig.
Der Terminus 'Neoplasie' ist ein Synonym für 'bösartiger Tumor'.
zu A: Bei HIV/AIDS sind die T-Lymphozyten vermindert und funktionsgestört.
zu B: Beim Plasmozytom produziert eine bösartig veränderte Plasmazelle ungehemmt den immer gleichen Antikörper. Die Plasmazellen enstehen nach Antigenkontakt aus den B-Lymphozyten (B-Zellen). Die B-Lymphozyten sind eine Untergruppe der weißen Blutkörperchen (Leukozyten).
zu C: Die akute myeloische Leukämie ist eine Erkrankung der Granulozyten (Untergruppe der Leukozyten).
zu D: Die Polycythaemia vera ist eine Erkrankung der roten Blutkörperchen. (Eine bösartige Erkrankung des Knochenmarks, die zur Vermehrung aller drei Zellreihen des Knochenmarks - Erythrozyten, Leukozyten, Thrombozyten - führt. Hauptsächlich betroffen sind jedoch die Erythrozyten.)
zu E: Unter Agranulozytose versteht man den Mangel bzw. das Fehlen der Granulozyten. Meist wird die Zerstörung aller Granulozyten (Untergruppe der weißen Blutkörperchen) durch Medikamente ausgelöst.

Antwort 107
Die Antwort B) ist richtig.
Klinik der akuten Leukämie vgl. S. 197

Antwort 108
Die Antwort B) ist richtig.
Das Plasmozytom ist ein Non-Hodgkin-Lymphom vom niedrigen Malignitätsgrad. Ausgehend von einer einzigen bösartig veränderten Plasmazelle (B-Zelle) bildet sich eine Gruppe von identischen Plasmazellen (= Plasmazellklon), die dann regellos im Überschuss den gleichen Antikörper produzieren. Es kommt u. a. zu einer Infiltration des Knochenmarks. Lymphknotenvergrößerungen sind für dieses Krankheitsbild nicht typisch.
Differentialdiagnose der Lymphknotenschwellung:
1. Infektionen: Toxoplasmose, infektiöse Mononukleose, lokaler Infekt, Röteln, HIV;
2. Maligne Lymphome: M. Hodgkin, Non-Hodgkin-Lymphome (z.B. CLL);
3. Leukosen: AML, ALL, CML;
4. Systemerkrankungen: Rheumatoide Arthritis, Speicherkrankheiten.

Antwort 109

Die Antwort B) ist richtig.

Knochenschmerzen, Hautblutungen, Anämie und Fieber bei einem Kind lenken den Verdacht auf eine akute Leukämie.

zu C: Bei Purpura Schoenlein-Henoch finden sich (häufig 1-2 Wochen nach Infekt der oberen Luftwege) gefäßbedingte hämorrhagische Hautveränderungen (Exanthem) bei älteren Kleinkindern und Schulkindern; ursächlich ist eine allergische Gefäßentzündung (Vaskulitis) der kleinen Blutgefäße und Kapillaren, Immunreaktion mit Ablagerung von Immunkomplexen ('Hypersensitivitäts-Vaskulitis').

zu D: Als idiopathische thrombozytopenische Purpura wird eine Thrombozytopenie infolge einer verkürzten Thrombozytenlebensdauer verstanden. Diese ist bedingt durch gegen die Thrombozyten gerichtete Autoantikörper. 2 Verlaufsformen:

- akute ITP: bevorzugt Kinder, meist nach Virusinfekten (ca. 1-2 Wochen nach Masern, Windpocken, Hepatitis, banalen Infekten), gute Prognose (Normalisierung innerhalb 6 Wochen),
- chronische ITP (= M. Werlhof): bevorzugt Erwachsene, Letalität ca. 4%.

Antwort 110

Die Antwort C) ist richtig.

Bei akuter lymphatischer Leukämie besteht häufig eine Anämie und Thrombozytopenie. (Wenn Leukozyten, Erythrozyten und Thrombozyten normal sind, so schließt dies eine Leukämie mit 95%iger Sicherheit aus).

Die Leukozytenzahl im Blutbild kann normal, erhöht oder sogar erniedrigt sein! Über die Leukozyten lässt sich die Diagnose nicht stellen (sicheren Hinweis geben unreifzellige Elemente im Blutbild und Knochenmark).

Antwort 111

Die Antwort E) ist richtig.

Die Milzentfernung (Splenektomie) ist zwar Mittel der letzten Wahl, kann aber bei chronischen Verläufen (mindestens 6 Monate unter Behandlung) zur Besserung des Krankheitsbildes führen.

Antwort 112

Die Antwort C) ist.

Die Hämophilie oder Bluterkrankheit ist die häufigste erbliche Koagulopathie. Es handelt sich um eine Blutgerinnungsstörung mit ungenügender Bildung des Gerinnungsfaktors VIII (Hämophilie A: 85% d. Fälle) oder des Gerinnungsfaktors IX (Hämophilie B: 15% d. Fälle). Die Blutgerinnung ist verzögert (= langes Nachbluten), die Blutstillung ist normal (Thrombozytenfunktion intakt).

Die Erbkrankheit wird über ein 'defektes' X-Chromosom (X) der Mutter (XX) auf männliche Nachkommen (XY) vererbt wird (X-chromosomal geschlechtsgebunden rezessiv). Es erkranken männliche Nachkommen, Frauen sind Überträgerin und selbst gesund. Der Vater ist gesund. Weibliche Nachkommen können nur dann erkranken, wenn die Mutter Überträgerin (XX) und der Vater selbst Bluter ist (XY) ist. Das weibliche Kind hat dann zwei 'defekte' X-Chromosomen (XX) und kann das kranke X-Chromosom der Mutter nicht durch ein gesundes Chromosom (X) eines gesunden Vaters (XY) kompensieren.

Antwort 113

Die Antwort C) ist richtig.

Die Ursache der Hämophilie ist ein genetisch bedingter Defekt in der Synthese der Gerinnungsfaktoren VIII (Hämophilie A) oder IX (Hämophilie B). Die Blutungen kommen durch eine Fehlfunktion der Blutgerinnung und nicht durch eine Fehlfunktion der Blutstillung (Thrombozyten) zustande.

zu A: Das Krankheitsbild wird X-chromosomal-rezessiv vererbt.

zu B und D: Der Defekt der zur Hämophilie führt, liegt auf dem X-Chromosom (Geschlechtschromosom). Frauen (XX) sind Überträger auf die männlichen Nachkommen (XY), sind jedoch selbst nicht krank, da die Bildung der Gerinnungsfaktoren bei der rezessiv-vererbten Erkrankung bei Frauen mit ihren zwei XX-Chromosomen immer vom gesunden X-Chromosom übernommen werden kann.

Antwort 114

Die Antwort A) ist richtig.

Intramuskuläre Injektionen können bei Patienten, die gerinnungshemmende Medikamenten nehmen, starke Blutungen auslösen. Sie sind deshalb kontraindiziert.

Antwort 115

Die Antwort D) ist richtig.

Der M. Werlhof ist gekennzeichnet durch eine isolierte Thrombopenie infolge verkürzter Thrombozytenlebensdauer durch antithrombozytäre Autoantikörper. Eine gefürchtete Komplikation ist die akute intrakranielle Blutung, 1-4% der Patienten versterben daran.

Antwort 116

Die Antwort B) ist richtig.

Aufgrund des X-chromosomal-rezessiven Erbgangs sind Frauen Überträgerinnen (Konduktorinnen; sie haben 2 X-Chromosomen und können die Information für die Herstellung des Gerinnungsfaktors vom gesunden X-Chromosom ablesen), Männer erkranken (sie haben nur ein krankes X-Chromosom und das männliche Y-Chromosom).

KARDIOLOGIE

Antwort 117

Die Antwort D) ist richtig.

Das Herz besteht histologisch aus drei Schichten. Von innen nach außen:

- Endokard = Herzinnenhaut (eine Duplikatur des Endokards bildet die Herzklappen),
- Myokard = Muskelwand,
- Epikard = Herzaußenhaut (bindegewebige Umhüllung, inneres Blatt des Herzbeutels. (Das äußere Blatt des Herzbeutels wird Perikard genannt.)

Antwort 118

Die Antwort D) ist richtig.

Antwort 119

Die Antwort C) ist richtig.

Der Erb-Punkt liegt am linken Brustsbeinrand im 3. Interkostalraum (ICR).

Antwort 120

Die Antwort B) ist richtig.

Das Herzzeitvolumen (oder Herzminutenvolumen) ist die in 1 Minute vom linken Ventrikel ausgeworfene Blutmenge (Herzzeitvolumen = Schlagvolumen x Herzschläge/min). Beim ruhenden Menschen beträgt sie ca. 5 L/min (70 ml Schlagvolumen x 70 Schläge pro Minute). Beim Hochleistungssportler beträgt die maximale Pulsfrequenz ca. 200 Schläge pro Minute und das Herzschlagvolumen kann auf über 150 ml ansteigen.

Antwort 121

Die Antwort E) ist richtig.

Als Segelklappen werden die Trikuspidal- und die Bikuspidal- (oder Mitral-)Klappe bezeichnet. Sie liegen zwischen Vorhöfen und Kammern und sind während der diastolischen Ventrikelfüllung geöffnet. Die Phase der Vorhofkontraktion liegt am Ende der Diastole.

Antwort 122

Die Antwort C) ist richtig.

Antwort 123

Die Antwort A) ist richtig.

Antwort 124

Die Antwort B) ist richtig.

Kleiner Kreislauf = Lungenkreislauf

Das venöse Blut des Körpers, das sich zunächst im rechten Vorhof befindet, gelangt durch die Trikuspidalklappe in die rechte Kammer, von dort durch die Pulmonalklappe in die Pulmonalarterie (Lungenarterie) und in den Lungenkreislauf. Das sauerstoffarme venöse Blut aus dem rechten Herzen wird in den Lungenkapillaren mit Sauerstoff beladen ('arterialisiert') und fließt dann durch die vier Lungenvenen in den linken Vorhof.

Großer Kreislauf = Körperkreislauf

Das in der Lunge arterialisierte Blut, das sich zunächst im linken Vorhof befindet, gelangt durch die Mitralklappe in die linke Kammer, von dort durch die Aortenklappe in die Hauptschlagader (Aorta). Über die Gefäßäste der Hauptschlagader gelangt das sauerstoffreiche Blut zu Organen und Geweben, gibt dort Sauerstoff ab und nimmt Kohlendioxid auf.

Das sauerstoffarme, venöse Blut der unteren Extremitäten gelangt über die untere Hohlvene (V. cava inferior), das der oberen Extremitäten über die obere Hohlvene (V. cava superior) zum rechten Vorhof zurück.

Antwort 125

Die Antwort A) ist richtig.

Antwort 126
Die Antwort A) ist richtig.
Die Taschenklappen (Aortenklappen und Pulmonalklappe) öffnen sich während der Systole.

Antwort 127
Die Antwort A) ist richtig.

Antwort 128
Die Antwort D) ist richtig.

Antwort 129
Die Antwort B) ist richtig.
Eine Hypertrophie ist eine Vergrößerung von Geweben oder Organen durch Zunahme des Zellvolumens bei gleich bleibender Zellzahl.
zu A: Eine Entzündung des Herzmuskels wäre eine Myokarditis.
zu C: Eine Volumenabnahme des Herzmuskels wäre eine Atrophie.
zu D: Eine Herzwandschwäche wäre eine Dilatation.

Antwort 130
Die Antwort D) ist richtig.
Bei rezidivierenden Lungenembolien kommt es zu einer Widerstandserhöhung im kleinen Kreislauf. Um den Widerstand zu überwinden, muss das rechte Herz vermehrt Arbeit leisten, es kommt zur Rechtsherzhypertrophie.
Bei arterieller Hypertonie und Aortenisthmusstenose kommt es aufgrund einer Druckbelastung zur Hypertrophie des linken Herzens.
Bei Mitralklappeninsuffizienz und Aortenklappeninsuffizienz kommt es aufgrund einer Volumenbelastung zur Hypertrophie des linken Herzens.

Antwort 131
Die Antwort E) ist richtig.
Zu Überdosierung von Digitalis kommt es bei ca. 10-15% der Behandlungen. Symptomatik der Digitalisvergiftung (-intoxikation):

- Kardiale Symptome: in 90% d. F. kommt es zu Herzrhythmusstörungen (eine Digitalisüberdosierung kann nahezu jede Rhythmusstörung vom AV-Block bis zum Kammerflimmern auslösen).
- Gastrointestinale Symptome: in ca. 70% d. F. kommt es zu Übelkeit, Erbrechen und Durchfall.
- Neurozerebrale Symptome: Reizbarkeit, Kopfschmerzen, Verwirrtheit, Neuralgien, Augenflimmern, Wolkensehen, Farbensehen (rot-gelb-grün).

Antwort 132
Die Antwort B) ist richtig.
Das rheumatische Fieber leckt die Gelenke und beißt das Herz.
Die rheumatische Karditis kann als Endo-, Myo- und Perikarditis auftreten und ist lebensbedrohlich! Sie kann zu Klappenveränderungen, Rhythmus- oder Erregungsleitungsstörungen führen und ist die häufigste Ursache für erworbene Herzfehler (und dadurch bedingte Herzklappenoperationen).

Antwort 133
Die Antwort E) ist richtig.
zu 1: Der Ductus arteriosus Botalli ist eine fetale Kurzschlussverbindung zwischen der Lungenarterie (A. pulmonalis) und der Körperschlagader (Aorta) zur Umgehung des Lungenkreislaufes. Er schließt sich ca. 3 Wochen nach der Geburt.
Beim offenen Ductus arteriosus Botalli bleibt die fetale Verbindung über diesen Zeitpunkt hinaus bestehen (ca. 17% aller angeborenen Herzfehler), es kommt zu einem Links-Rechts-Shunt: Aufgrund der nach der Geburt veränderten Druckverhältnisse fließt das Blut nun umgekehrt von der Aorta zurück in die A. pulmonalis und erneut in die Lunge. Es kommt zu einer Vo-

lumenüberlastung des linken Herzens und über einen Lungenhochdruck (pulmonale Hypertonie) zur Druckbelastung des rechten Herzens (und zur Shunt-Umkehr = Eisenmenger-Reaktion).

zu 2: Fallot-Tetralogie (ca. 11% aller Herzfehler, häufigster zyanotischer Herzfehler), gekennzeichnet durch:

- Pulmonalstenose,
- Rechtsherzhypertrophie (durch Pulmonalstenose verursacht),
- Ventrikelseptumdefekt (Rechts-Links-Shunt wegen Pulmonalstenose),
- 'Reitende Aorta' (= Fehllage der Aorta: sie 'reitet' über dem Ventrikelseptumdefekt).

Die Verengung (Stenose) der Pulmonalklappe bestimmt das klinische Bild. Je enger die Pulmonalklappe, umso größer der Druck des hypertrophierten rechten Ventrikels, umso größer das Shuntvolumen von rechts nach links.

zu 3: Ein Loch in der Kammerscheidewand (Ventrikelseptumdefekt). Entscheidend für die Pathophysiologie und die Klinik ist die Defektgröße. Je größer der Defekt, umso größer ist die Volumenbelastung des rechten Herzens (Rückfluss des schon in der Lunge arterialisierten Blutes aus der linken Herzkammer). Die zusätzliche Blutmenge in der Lungenarterie führt außerdem zur pulmonalen Hypervolämie (Lungenüberdurchblutung).

zu 4: TGA = Transposition der großen Arterien (8% aller angeborenen Herzfehler). Die Hauptschlagader (Aorta) entspringt pathologisch aus der rechten Kammer, die Lungenarterie (Truncus pulmonalis) aus der linken Kammer. Bei vollständiger Trennung dieser beiden fehlgeschalteten Kreisläufe ist der Organismus nicht lebensfähig (venöses Blut wird in den Körperkreislauf gepumpt). Erst weitere Missbildungen (Vorhof u./o. Ventrikelseptumdefekt, offener Ductus arteriosus Botalli) ermöglichen eine Vermischung von venösem und arteriellem Blut und damit ein Überleben.

zu 5: Ein Loch in der Trennwand der Vorhöfe (ca. 7% aller angeborenen Herzfehler) verursacht eine Volumenbelastung des rechten Herzens (Rückfluss des schon in der Lunge arterialisierten Blutes aus dem linken in den rechten Vorhof). Die zusätzliche Blutmenge in der Lungenarterie führt zur pulmonalen Hypervolämie (Lungenüberdurchblutung).

Antwort 134

Die Antwort A) ist richtig.

Ohne konsequente Behandlung der rheumatischen Endokarditis drohen Komplikationen: bleibende Klappenfehler durch feine Auflagerungen und Narbenbildung am Klappenschließrand, meist als kombinierte Insuffizienz (Schließunfähigkeit) und Stenose (narbige Verengung, Öffnungsunfähigkeit). Auf rheumatisch veränderte Herzklappen setzen sich häufig sekundäre bakterielle Infekte (bakterielle Endokarditis, gefürchtet!) Antibiose (Penizillin) und Rezidivprophylaxe ('Endokarditisprophylaxe') mit Penizillin über mindestens 5 Jahre (Herzklappenfehler drohen mit jedem Rezidiv!), Antiphlogistika (Acetylsalicylsäure, Glukokortikoid). Herzklappenoperationen sind aufgrund der konsequenten Antibiotikatherapie und -prophylaxe bei rheumatischer Endokarditis selten geworden.

Antwort 135

Die Antwort C) ist richtig.

zu A: z. B. Pleuritis,

zu B: z. B. Pankarditis im Rahmen eines rheumatischen Fiebers,

zu D: z. B. Lungentuberkulose (DD: Bronchialkarzinom),

zu E: z. B. Spontanpneumothorax.

Antwort 136

Die Antwort E) ist richtig.

Die Fallot-Tetralogie ist der häufigste zyanotischer Herzfehler (ca. 11% aller Herzfehler), gekennzeichnet durch Pulmonalstenose, Rechtsherzhypertrophie, Ventrikelseptumdefekt und 'Reitende Aorta' (= Fehllage der Aorta).

Antwort 137

Die Antwort A) ist richtig.

Eine Aortenstenose ist eine Verengung der Aortenklappe. Durch diese Klappe fließt das Blut in der Kontraktionsphase (Systole) von der Kammer in die Körperschlagader (Aorta). Das Strömungsgeräusch muss also während der Systole zu hören sein. Der Auskultationspunkt für die Aortenklappe ist der 2. Zwischenrippenraum (Interkostalraum, ICR) rechts neben dem Brustbein (parasternal).

Antwort 138

Die Antwort A) ist richtig.

zu A: Tastet man mit dem Finger ins Jugulum ('Drosselgrube', Halsgegend direkt über dem Brustbein) spürt man bei einer Aortenstenose ein Schwirren unter dem Finger.

zu B: Bei der Auskultation mit dem Stethoskop werden Mitralfehler in die Achselhöhle (Axilla), Aortenfehler in die Halsschlagadern (Karotiden) fortgeleitet.

zu C: Lungenstauung und Lungenödem sind Endstadien einer Linksherzinsuffizienz.

zu D: Ein paukender 1. Herzton ist ein typischer Auskultationsbefund bei der Mitralstenose (Öffnungsproblem der Mitralklappe).

zu E: Lebervergrößerung und Ödeme sind Zeichen einer Rechtsherzinsuffizienz (oder einer Leberschädigung).

Antwort 139

Die Antwort B) ist richtig.

Eine <u>Aorteninsuffizienz</u> ist eine Schlussunfähigkeit der Aortenklappe. Normalerweise fließt das Blut in der Kontraktionsphase (= Systole) des Herzens durch diese Klappe von der linken Kammer in die Aorta. Bei Schlussunfähigkeit der Klappe fließt das Blut nun auch während der Diastole von der Aorta zurück in die Kammer. Es kommt deshalb zu einen Strömungsgeräusch in der Diastole. Der Auskultationspunkt für die Aortenklappe ist der 2. Interkostalraum rechts neben dem Brustbein.

Antwort 140

Die Antwort B) ist richtig.

GERÄUSCH	**AUSFLUSSBAHN (Taschenklappen)**
systolisch	**Stenose** der Aorten- u./o. der Pulmonalklappe
diastolisch	**Insuffizienz** der Aorten- u./o. der Pulmonalklappe

GERÄUSCH	**EINFLUSSBAHN (AV-Segelklappen)**
systolisch	**Insuffizienz** der Mitral- u./o.Trikuspidalklappe
diastolisch	**Stenose** von Mitral- u./o. Trikuspidalklappe

zu C: Ein systolisch-diastolisches Maschinengeräusch ist typisch für einen offenen Ductus arteriosus Botalli (PDA).

D) Schwirren über den Jugulum ('Drosselgrube', oberhalb des Brustbeins) bei der Palpation spricht für eine Aortenstenose. Schwirren unter der, links vom Sternum (Brustbein), auf den Thorax aufgelegten Handfläche, spricht für einen Ventrikelseptumdefekt.

zu E: 'Lederknarren' ist das Auskultationsgeräusch bei trockener Pleuritis.

Antwort 141

Die Antwort D) ist richtig.

zu A: Schwirren im Jugulum spricht für eine Aortenstenose.

zu B: Mitralfehler werden in die Achselhöhle (Axilla), Aortenfehler in die Halsschlagadern fortgeleitet.

zu C: Lungenstauung und Lungenödem sind das Endstadien einer Linksherzinsuffizienz. Sowohl bei der Mitralstenose als auch bei der Mitralinsuffizienz werden Lungenödeme sehr selten beobachtet. Die Antwort C) wäre nicht falsch, allerdings ist die Antwort D) eindeutiger. Wir haben uns deshalb für D) entschieden.

zu D: Ein paukender 1. Herzton ist ein typischer Auskultationsbefund bei der Mitralstenose.

zu E: Lebervergrößerung und Ödeme sind Zeichen einer Rechtsherzinsuffizienz (oder einer Leberschädigung).

Antwort 142

Die Antwort C) ist richtig.

Eine Pulmonalstenose ist eine Verengung der Pulmonalklappe. Durch diese Klappe fließt das Blut in der Kontraktionsphase (Systole) von der rechten Kammer in die Lungenarterie (A. pulmonalis). Das Strömungsgeräusch muss also während der Systole zu hören sein. Der Auskultationspunkt für die Pulmonalklappe ist der 2. Zwischenrippenraum (Interkostalraum, ICR) links neben dem Brustbein (parasternal).

Antwort 143

Die Antwort D) ist richtig.

Eine Pulmonalinsuffizienz ist eine Schlussunfähigkeit der Pulmonalklappe. Normalerweise fließt das Blut während der Systole von der rechten Kammer durch die Pulmonalklappe in die Pulmonalarterie. Bei Schlussunfähigkeit der Klappe fließt das Blut nun auch während der Diastole von der Pulmonalarterie zurück in die Kammer. Es kommt deshalb bei Pulmonalinsuffizienz zu einem Strömungsgeräusch in der Diastole. Der Auskultationspunkt für die Pulmonalklappe ist der 2. Zwischenrippenraum links neben dem Brustbein.

Antwort 144

Die Antwort C) ist richtig.

Als Caput medusae (Medusenhaupt) wird eine um den Nabel herum gelegene (paraumbilikale) Venenerweiterung in der Bauchdecke mit deutlich sichtbarer Venenzeichnung bezeichnet. Es handelt sich um einen seltenen Umgehungskreislauf von der Pfortader zur V. cava inferior bei Pfortaderstauung, meist im Rahmen einer länger bestehenden Leberzirrhose.

Nur ca. 1 % der Patienten mit Leberzirrhose können die nach der Geburt verschlossenen Umbilikalvenen als Umgehungskreislauf wieder ausbilden. (Der sehr viel häufiger ausgebildete Umgehungskreislauf läuft über Ösophagusvarizen).

Zwar kann es auch bei einem Cor pulmonale zu einer Leberzirrhose (Cirrhose cardiaque) und theoretisch auch zur Ausbildung eines Caput medusae kommen, dies wäre aber eine Rarität und sehr viel seltener als die anderen in der Frage angeführten Symptome der Rechtsherzinsuffizienz.

zu E: Als heptatojugulärer Reflux wird die Füllung der Jugularvenen bei Druck auf die infolge Herzinsuffizienz oder Pericarditis constrictiva gestaute Leber des mit dem Oberkörper um 30-45° hochgelagerten Patienten bezeichnet. Der Druck auf die Leber führt bei diesen Patienten zu einem vermehrten Blutangebot vor dem rechten Herzen (Verstärkung der Einflussstauung).

Antwort 145
Die Antwort D) ist richtig.
Eine isolierte Pulmonalklappenstenose würde zu einer Rechtsherzinsuffizienz führen. Da durch die verengte Pulmonalklappe wenig Blut in die Lunge und zum linken Herzen fließt, wird das linke Herz durch die Pulmonalklappenstenose eher ent- als belastet.

Antwort 146
Die Antwort D) ist richtig.
Die Emboli bei Patienten mit akuter Lungenembolie stammen zu 90% aus Thrombosen im Einflussgebiet der unteren Hohlvene (V. cava inferior): 30% aus Thrombosen der Beckenvenen und 60% aus Thrombosen der unteren Extremitäten.

Antwort 147
Die Antwort A) ist richtig.
Das Quincke-Ödem (Angioödem) ist ein akutes Ödem des tieferen Bindegewebes, meist der Lippen, Augenlider, der Zunge und des Rachens. Es kommt u. a. im Rahmen einer Urtikaria bzw. eines anaphylaktischen Schocks vor. Es wird u. a. durch allergische Mechanismen (IgE-vermittelter anaphylaktischer Reaktionstyp der Allergie) ausgelöst.

Antwort 148
Die Antwort C) ist richtig.
Als Perikard- oder Herzbeuteltamponade wird eine Flüssigkeitsansammlung im Herzbeutel durch entzündliche, traumatisch oder infarktbedingte Schädigung des Herzens verstanden. Durch die Flüssigkeitsansammlung im Herzbeutel kommt es zu einer Behinderung der Ventrikelfüllung, einem erhöhten Füllungsdruck und einem verminderten Schlagvolumen.

Da das rechte Herz aufgrund der Füllungsbehinderung zu wenig Blut erhält (Einflussstauung vor dem rechten Herz), kann es nicht zu einer Rechtsherzüberlastung kommen.

Antwort 149
Die Antwort D) ist richtig.
Die Symptomatik der Linksherzinsuffizienz (Zyanose, Dyspnoe, Lungenstauung mit feinblasigen Rasselgeräuschen) wird durch eine Zunahme des hydrostatischen Druckes in der Lungenstrombahn hervorgerufen. Diese Zunahme des hydrostatischen Drucks führt dann im Endstadium zum lebensgefährlichen Bild des Lungenödems. Ödeme der Augenlider werden dagegen durch Erkrankungen ausgelöst, die zur gesteigerten Permeabilität (Durchlässigkeit) der Kapillaren führen. Dazu zählen:
1) Generalisiert: akute postinfektiöse Glomerulonephritis, Quincke-Ödem.
2) Lokalisiert: allergisches und entzündliches Ödem, posttraumatisches Ödem u. a.

Antwort 150
Die Antwort E) ist richtig.
Blutig tingierter Schaum vor dem Mund und auskultatorisch grobblasige Rasselgeräusche sind typische Zeichen eines Lungenödems (Endstadium der Linksherzinsuffizienz).

Antwort 151
Die Antwort A) ist richtig.
Die Pulmonalarterienembolie (Lungenembolie) führt über einen Verschluss der Arteria pulmonalis zu einer Rechtsherzbelastung (-insuffizienz), nicht zu einer Linksherzüberlastung.

Antwort 152
Die Antwort A) ist richtig.
zu 2: Eine Schocklagerung würde den Blutfluss zum Herzen vergrößern und das schon überlastete Herz weiter belasten. Die richtige Lagerung bei Herzinfarkt wäre in Rückenlage mit erhöhtem Oberkörper.
zu 3: Ein intravenöser Zugang ist im Notfall immer richtig, allerdings wäre eine Infusion

von 1000 ml Ringerlösung bei kardiogenem Schock durch die weitere Belastung des linken Herzens mit Volumen evtl. tödlich.
zu 4: Weitere Maßnahmen wären z. B. Beruhigung, intravenöser Zugang, Sauerstoffgabe, ggf. unblutigen Aderlass, 500 mg Acetylsalicylsäure zur Thrombozytenaggregationshemmung (später vom Notarzt: Schmerzbekämpfung und Beruhigungsmittel i. v).
zu 5: Nitro-Präparate erweitern die Venen, vermindern dadurch den Blutrückstrom zum Herzen und führen zu einer Herzentlastung und zur Blutdrucksenkung.

Antwort 153
Die Antwort A) ist richtig.
zu 4: Die isolierte Linksherzinsuffizienz führt zum Lungenödem.
zu 5: Eine Rechtsherzinsuffizienz führt über einen Rückstau in den großen venösen Kreislauf u. a. zu einem Pfortaderhochdruck und zur Stauungsgastritis.

Antwort 154
Die Antwort A) ist richtig.
zu 3: Der Blutdruck bei einem Herzinfarkt kann zu hoch, normal oder zu niedrig sein. Deshalb ist der Blutdruck kein geeignetes Kriterium für die Diagnostik eines Herzinfarktes.
zu 4 und 5: In 95% aller Fälle finden sich beim Herzinfarkt Herzrhythmusstörungen. Die gefährlichste Rhythmusstörung und die häufigste Todesursache beim Herzinfarkt ist das Kammerflimmern. Der gefährlichste Zeitraum des Herzinfarktes sind die ersten Stunden.

Antwort 155
Die Antwort A) ist richtig.
Aortenklappenstenose, Mitralklappeninsuffizienz und Trikuspidalklappeninsuffizienz führen zu einem systolischen Geräusch. Eine Anämie führt über eine Tachykardie evtl. zu einem systolischen Strömungsgeräusch.
Die Pulmonalklappeninsuffizienz führt zu einer Schlussunfähigkeit der Pulmonalklappe. Während der Diastole sollte die Klappe eigentlich geschlossen sein. Aufgrund der Insuffizienz des Klappenschlusses fließt jedoch während der Diastole Blut zurück in den rechten Ventrikel. Dieser Blutfluss zeigt sich auskultatorisch als diastolisches Geräusch.

Antwort 156
Die Antwort D) ist richtig (vgl. Antwort **862**).
Das rheumatische Fieber betrifft meist Kinder und Jugendliche zwischen 5 und 15 Jahren.

Antwort 157
Die Antwort D) ist richtig.
Der Ductus arteriosus Botalli ist eine Verbindung zwischen der Teilungsstelle des Truncus pulmonalis (Pulmonalarterie) und dem Aortenbogen. Während der Embryonal- und Fetalzeit dient er als physiologischer Kurzschluss zur Umgehung der noch funktionsunfähigen Lunge. Mit dem Einsetzen der Lungenatmung nach der Geburt kommt es innerhalb von 10-15 Stunden zu einem funktionellen Verschluss des Ductus arteriosus Botalli, nach zwei bis drei Wochen hat er sich zum Ligamentum arteriosum zurückgebildet.

Antwort 158
Die Antwort C) ist richtig.
Definition der Polyurie: pathologisch erhöhtes Harnvolumen (mehr 2000 ml pro 24 Stunden). Bei Herzinsuffizienz kommt es zu einer Verminderung der Blutversorgung der Kreislaufperipherie und der Organe. Auch die Niere wird vermindert durchblutet. Die Urinmenge fällt deshalb eher ab.
Dyspnoe ist ein Leitsymptom der Linksherzinsuffizienz, eine Hepatomegalie findet sich - durch Blutrückstau in den venösen großen

Körperkreislauf - bei Rechtsherzinsuffizienz; Nahrungsverweigerung und eine Herzvergrößerung (Hypertrophie) können sich bei Rechts- und Linksherzinsuffizienz zeigen.

Antwort 159

Die Antwort B) ist richtig.

Ein akuter ausgedehnter Vorderwandinfarkt führt zu einem Pumpversagen des Herzens.

Zwar kann eine hypertensive Krise Ursache eines Vorderwandinfarktes sein, nicht aber ein akuter ausgedehnter Vorderwandinfarkt Ursache einer hypertensiven Krise.

zu A: Das Lungenödem ist das Endstadium der Linksherzinsuffizienz.

zu C und E: Durch Nekrosen kann es sowohl zur Ventrikelseptumruptur als auch zur Herzwandruptur mit Herzbeuteltamponade kommen.

zu D: Die Segel der Mitralklappe sind über Sehnenfäden an sog. Papillarmuskeln - das sind kegelförmige Muskelvorsprünge an der Innenwand der Herzkammern - befestigt. Ein Infarkt kann durch eine Nekrose des Papillarmuskels zum Abriss der Sehnenfäden und damit zu einer akuten Mitralinsuffizienz führen.

Antwort 160

Die Antwort D) ist richtig.

Die Symptomentrias Angina pectoris, Schwindel oder Synkope und Dyspnoe (Atemnot) sind typisch für das Krankheitsbild einer Aortenklappenstenose. Vor allem die Angina-pectoris-Beschwerden deuten auf die Aortenklappenstenose:

Durch Abgang der Herzkranzgefäße genau hinter der gestörten Klappe kann es zu Durchblutungsstörungen der Herzkranzgefäße, zu Symptomen der koronaren Herzkrankheit, z. B. Angina pectoris, kommen. Die Druckbelastung der linken Kammer führt zur Hypertrophie des linken Ventrikels und endet in der Linksherzinsuffizienz. Das Leitsymptom der Linksherzinsuffizienz ist die Atemnot (Dyspnoe). Weitere Symptome:

- Beschwerden oft jahrelang unscheinbar, dann: plötzliche Dekompensation unter Belastung,
- Blässe,
- Schwindel, kurz dauernder Bewusstseinsverlust (Synkope) unter Belastung,
- Herzschmerzen (Angina pectoris) und Atemnot bei Belastung,
- niederer Blutdruck mit kleiner Blutdruckamplitude (= geringe Differenz zwischen systolischen und diastolischen Blutdruckwerten),
- Komplikationen: Rhythmusstörungen, plötzlicher Herztod (20% d. F.), Synkopen, Linksherzinsuffizienz, Mikroembolien (aus verkalktem Klappensegel),
- Palpation: Schwirren im Jugulum, Auskultation: Systolikum über der Aortenklappe im 2. ICR rechts, Geräuschfortleitung in die Halsschlagadern (Karotiden).

Antwort 161

Die Antwort C) ist richtig.

Eine Aortenisthmusstenose ist eine Verengung (Stenose) der Aorta im Bereich des Aortenbogens. Die Enge ist meist hinter dem Abgang der Arterien der oberen Extremität. Es kommt zum Blutdruckabfall nach der Verengung und damit zur Minderdurchblutung der unteren Extremität. Die Aortenenge führt zu einem Strömungsgeräusch in der Systole.

Es gibt verschiedene erfolgreiche Operationsverfahren für die Aortenisthmusstenose. Die Prognose ist günstig: Die Operationssterblichkeit ist < 1%. Bei rechtzeitiger Operation kann man von einer normalen Lebenserwartung ausgehen.

Antwort 162

Die Antwort B) ist richtig.

Der Myokardinfarkt (Herzinfarkt) ist eine sehr häufige Erkrankung. Ca. 30-35% der Todesfälle in Deutschland werden durch Herz-Kreislauf-Erkrankungen hervorgerufen. Anamnese und klinischer Befund diese Patienten sind typisch für einen Myokardinfarkt. Die Bewusstlosigkeit ist sicher durch eine Herzrhythmusstörung bedingt, eine häufige - und oft tödliche - Komplikation beim Myokardinfarkt. Der Bluthochdruck des Patienten gibt möglicherweise einen Hinweise auf die Ursache der Koronarsklerose (Herzkranzgefäßverengung), die ja die häufigste Ursache eines Herzinfarktes ist.

zu A: Eine Lungenembolie ist nicht gänzlich auszuschließen. Sie muss differentialdiagnostisch beachtet werden.

zu C: Ein Spontanpneumothorax bietet ein weniger bedrohliches Krankheitsbild: bei normaler Belastung kann ein Gesunder problemlos mit nur einer funktionsfähigen Lunge zurechtkommen.

zu D: Die Schmerzsymptomatik und die Extrasystolen würden zu diesem Krankheitsbild nicht passen.

zu E: Beim Adams-Stokes-Anfall kommt es zu einem Aussetzen des Sinusknotens. Der AV-Knoten, der nun die Reizbildung im Herzen übernehmen müsste, versagt zunächst. Das Herz hört auf zu schlagen. Es kommt zur Bewusstlosigkeit. Erst dann setzt wieder ein Sinusrhythmus - oder nun der AV-Rhythmus - ein. Schmerzen gehören nicht zum Krankheitsbild des Adams-Stokes-Anfalls.

Antwort 163

Die Antwort B) ist richtig.

Unserer Meinung nach wäre eher die Antwort C) richtig. Auch Herzrhythmusstörungen und plötzlicher Herztod müssen als Manifestationsformen der ischämischen Herzkrankheiten gelten:

Zur Gruppe ischämischer Herzerkrankungen gehören Krankheiten, bei der unterschiedliche Ursachen zu einer ungenügenden Durchblutung der Herzkranzgefäße (= Koronarinsuffizienz) führen. Es kommt zu einem Missverhältnis zwischen O_2-Angebot und -bedarf im Herzmuskel.

Die koronare Herzkrankheit kann zu folgenden Krankheitsbildern führen:

1. Angina pectoris (= Enge der Brust, Brustschmerz durch vorübergehende Minderdurchblutung = Ischämie des Herzens),
2. Herzinfarkt: irreversibler Untergang von Herzmuskelgewebe durch einer Minderdurchblutung (= ischämische Myokardnekrose),
3. ischämische Herzmuskelschädigung mit Linksherzinsuffizienz,
4. Herzrhythmusstörungen,
5. plötzlicher Herztod (20% d. F).

Antwort 164

Die Antwort C) ist richtig.

Antwort 165

Die Antwort C) ist richtig.

zu 1: Eine Schmerzausstrahlung in den Oberbauch kann bei diaphragmalen (nahe am Zwerchfell gelegenen) Hinterwandinfarkten durchaus vorkommen.

Antwort 166

Die Antwort E) ist richtig.

zu 2: Ein Nachlassen des Schmerzes (z. B. unter Gabe von Nitrat) würde für einen Angina-pectoris-Anfall sprechen.

zu 3: Während eines Herzinfarkts kann der Blutdruck normal, zu hoch (eine Hochdruckkrise kann den Herzinfarkt auslösen) und zu nieder sein (z.B: im kardiogenen Schock).

Antwort 167

Die Antwort C) ist richtig.

zu 1: Ein Herzinfarkt ist ein irreversibler Untergang von Herzmuskelgewebe (Myokardnekrose) aufgrund einer koronaren Herzkrankheit. (dagegen ist eine Angina pectoris eine reversible Sauerstoffunterversorgung des Herzens aufgrund einer koronaren Herzkrankheit)

zu 2: Ca. 20% der Infarkte laufen stumm ab (vor allem bei Diabetikern und bei älteren Menschen).

zu 3: In der Stärke des Schmerzes bestehen normalerweise zwischen Herzinfarkt und Angina pectoris keine Unterschiede.

zu 4: Nitro = Nitroglyzerin (Nitro-Spray u.a). Ein Angina-pectoris-Anfall kann evtl. durch Nitrate ('Nitro-Spray') gestoppt werden, beim Herzinfarkt zeigen Nitrate keine Wirkung.

zu 5: Ein Herzinfarkt führt häufig zur elektrischen Instabilität mit Rhythmusstörungen bis hin zum Kammerflimmern. Kammerflimmern ist die häufigste Todesursache bei Herzinfarkt.

Antwort 168

Die Antwort D) ist richtig.

zu 1: Arrhythmie: Tod durch Kammerflimmern in den ersten Stunden nach dem Herzinfarkt ist die häufigste Todesursache.

zu 2: Apoplektischer Insult (Hirnschlag, Apoplexie): Die Nekrosen im Herzmuskel können zu Hirnembolien aus der linken Herzkammer führen.

zu 3: Herzinsuffizienz: Der irreversible Untergang des Herzmuskelgewebes beim Herzinfarkt kann ein Pumpversagen des Herzens zur Folge haben.

zu 4: Pneumonie: auch eine (abakterielle, autoimmun-bedingte) Pneumonie kann sich als Komplikation eines Herzinfarktes einstellen (Dressler- oder Postmyokardinfarktsyndrom: Fieber, Perikarditis, hämorrhagische Pleuritis, Pneumonie mit blutigem Sputum, Herzinsuffizienz). Das Dressler-Syndrom ist allerdings keine akute Komplikation, sondern es tritt erst 10 Tage bis mehrere Wochen nach dem Infarkt auf.

zu 5: Schocksyndrom: kardiogener Schock durch Pumpversagen des Herzens bei ausgedehntem Infarkt oder bei Kammerflimmern ist eine häufige Komplikation des Herzinfarktes.

Antwort 169

Die Antwort E) ist richtig.

Eine Schilddrüsenüberfunktion ist kein Risikofaktor für die Entstehung einer Atherosklerose (wohl aber eine Schilddrüsenunterfunktion: Cholesterinanstieg!).

Risikofaktoren für die Entstehung einer Atherosklerose (diese äußert sich z. B. als koronare Herzkrankheit mit Angina pectoris oder Herzinfarkt, als arterielle Verschlusskrankheit oder als Apoplexie):

Unbeeinflussbare Risikofaktoren

- Lebensalter,
- männliches Geschlecht,
- familiäre Disposition.

Beeinflussbare Risikofaktoren

Risikofaktoren 1. Ordnung

- Zigarettenrauchen,
- Bluthochdruck,
- Hypercholesterinämie,
- Diabetes mellitus,
- Infektion mit Chlamydia pneuomoniae (?).

Risikofaktoren 2. Ordnung

- Übergewicht,
- Bewegungsmangel,
- emotioneller Stress (Ehrgeiz, Aggression, Hektik).

Antwort 170

Die Antwort E) ist richtig.

Bei Diabetikern und bei älteren Menschen ist häufiger mit einem schmerzlosen ('stummen') Infarkt zu rechnen als bei jüngeren Patienten.

Antwort 171
Die Antwort A) ist richtig.
zu A: Hämatemesis heißt Bluterbrechen. Bluterbrechen ist kein typisches Symptom für einen Herzinfarkt.
zu B: Rhythmusstörungen sind sehr häufig beim Herzinfarkt. Bei tödlichem Ausgang des Infarkts sind meistens Rhythmusstörungen ursächlich (Kammerflimmern).
zu E: Ein Herzinfarkt kann sowohl mit einem Blutdruckanstieg als auch mit einem Blutdruckabfall (verminderte Pumpfunktion) einhergehen. Fällt der Druck ab, und steigt der Puls an, ist dies häufig der Vorbote des gefürchteten kardiogenen Schocks.

Antwort 172
Die Antwort A) ist richtig.
Die häufigste Todesursache innerhalb dieser ersten Stunden ist Kammerflimmern, eine tödliche Rhythmusstörung des Herzens.

Antwort 173
Die Antwort E) ist richtig.
zu 1: Ein Aneurysma ist eine Ausweitung eines arteriellen Blutgefäßes oder des Herzens infolge angeborener oder - wie in Falle des Herzinfarktes - erworbener Wandveränderungen.
zu 2: Herzbeuteltamponade: bei Herzwandeinriss kann es zur sog. Herzbeuteltamponade kommen: Große Blutmengen im Herzbeutel verhindern eine diastolische Erweiterung des Herzens und machen die Blutfüllung der Herzkammern unmöglich (häufig tödlich).
zu 3: Eine Perikarditis ist eine Entzündung des Herzbeutels. Sie kommt als Komplikation des Herzinfarktes recht häufig vor.
zu 4: Durch den Herzinfarkt kann es zur Nekrose von Papillarmuskelgewebe kommen. An diesem inserieren die Sehnenfäden der Mitralklappe. Der Ausriss der Sehnenfäden kann eine akute Mitralklappeninsuffizienz verursachen.

Antwort 174
Die Antwort D) ist richtig.
zu 4: Strophanthin ist unseres Erachtens nicht das richtige Notfallmedikament. Außerdem ist es verschreibungspflichtig.

Antwort 175
Die Antwort B) ist richtig.
Bei Herzkreislauf-Stillstand gilt die 2x ABC-Regel:

Erste ABC-Regel Überprüfen von

- Atmung,
- Bewusstsein,
- Circulation.

(Um die Sache unnötig zu komplizieren wird sie oft als BCA-Regel gelehrt - die Atmung wird dann zuletzt überprüft). Fehlt Atmung, Bewusstsein und Circulation so folgt sofort:

Zweite ABC-Regel:

- Atemwege frei machen und frei halten,
- Beatmen,
- Circulation wieder herstellen.

Antwort 176
Die Antwort E) ist richtig.
Der Rhythmus bei der Ein-Helfer-Methode und bei der Zwei-Helfer-Methode ist der gleiche: Zunächst wird zweimal beatmet, dann folgen 15 Herzdruckmassagen, dann weiter immer abwechselnd 2x Beatmung, 15x Herzdruckmassage, 2x Beatmung, 15x Herzdruckmassage usw.

Antwort 177
Die Antwort D) ist richtig.
Feuchte basale Rasselgeräusche sind Ausdruck einer Lungenstauung durch Linksherzinsuffizienz.

Antwort 178

Die Antwort E) ist richtig.

A) Sichtbare Jugularvenen im Sitzen sind ein Indiz für einen Rückstau vor dem rechten Herzen (z. B. Rechtsherzinsuffizienz).

B) Ursachen für kardial bedingte Wassereinlagerungen:

- Rückstau vor dem rechten Herzen mit erhöhtem hydrostatischen Druck.
- Vermindertes Herzzeitvolumen mit Einschränkung der Nierendurchblutung und damit Verminderung der Wasserausscheidung durch die Nieren.
- Eingeschränkte Pumpfunktion mit Hypovolämie und Druckabfall. Dadurch Aktivierung des Renin-Angiotensin-Aldosteron-Mechanismus mit Rückresorption von Natrium und Wasser.

zu C: Ungenügende Sauerstoffversorgung durch verminderte Pumpleistung.

zu D: Durch Blutstau vor dem rechten Herzen (V. cava inferior, V. renalis).

zu E: Hypalbuminämie ist kein typisches Symptom der Herzinsuffizienz.

Antwort 179

Die Antwort D) ist richtig.

Eine Einflussstauung der oberen Hohlvene (Vena cava superior) führt zu einem verminderten Blutstrom zum rechten Herzen. Das rechte Herz hat somit weder eine zusätzliche Druck- noch eine Volumenbelastung, es ist vom Volumen her sogar eher entlastet.

Antwort 180

Die Antwort D) ist richtig.

Reingefallen? Die Lungenvenen befördern das Blut aus der Lunge in den linken Vorhof. Zu einer Stauung in die Lungenvenen ('Lungenstauung', Extremform: Lungenödem) kommt es bei Linksherzinsuffizienz.

Antwort 181

Die Antwort E) ist richtig.

Uns ist nicht ganz klar, was der Fragesteller unter 'noch kompensierter Rechtsherzinsuffizienz' versteht. Solange sie 'kompensiert' ist, zeigt sie - nach unserem Verständnis - keine klinischen Symptome. Wir gehen davon aus, dass nach der 'normalen' Rechtsherzinsuffizienz gefragt sein soll:

<u>Klinik der Rechtsherzinsuffizienz</u> (Rückstau in den Körperkreislauf):

- sichtbare Venenstauung (Halsvenen, Unterzungenvenen),
- Gewichtszunahme und Ödeme (Knöchel, Unterschenkel, bei liegenden Patienten am Kreuzbein (tiefster Körperpunkt),
- Stauungsergüsse (Aszites, Pleuraerguss),
- Stauungsleber, Stauungsgastritis (durch Blutrückstau in die Pfortader),
- Stauungsnieren mit Proteinurie (= Eiweiß im Urin),
- Nykturie (nächtliches Wasserlassen),
- Tachykardie (schneller Herzschlag > 100 Schläge pro Minute),
- Herzvergrößerung (Hypertrophie),
- kardiogener Schock.

Antwort 182

Die Antwort E) ist richtig.

zu 1: <u>Nykturie</u> bedeutet 'nächtliches Wasserlassen', ein typisches Symptom für eine Rechtsherzinsuffizienz. Die während der Belastung tagsüber gebildeten Wassereinlagerungen werden nachts wieder ausgeschwemmt (verminderte Belastung, geringerer hydrostatischer Druck im Liegen).

zu 3: Durch Stauung vor dem rechten Herzen kommt es zu einer sichtbaren Stauung der V. jugularis externa.

zu 4: Das <u>Lungenödem</u> ist ein klassisches Symptom der Linksherzinsuffizienz. Durch Rückstau vor dem linken Herzen kommt es zur Wasseransammlung in den Lungenalveolen.

zu 5: Angina pectoris = Enge der Brust. Brustenge ist ein typisches Symptom für die koronare Herzkrankheit (KHK), also ein Krankheitsbild, welches durch Verengung der Herzkranzgefäße (Koronararterien) bedingt ist.

zu 6: Ein typisches Zeichen der Rechtsherzinsuffizienz sind Wassereinlagerungen (Ödeme) an den tiefsten Stellen des Körpers (Beginn: Knöchelödeme). Die Gewichtszunahme ist durch die Wassereinlagerungen bedingt.

Antwort 183

Die Antwort C) ist richtig.

Die Lungenstauung (Extremform: Lungenödem) ist ein typisches Symptom der Linksherzinsuffizienz.

Bei Rechtsherzinsuffizienz kommt es zum Rückstau in den venösen Schenkel des großen Kreislaufes. Unter anderem durch Zunahme des Volumens und des hydrostatischen Drucks kommt es zu Ödemen (Wassereinlagerung ins Gewebe), Aszites (Bauchwassersucht), zum Rückstau von Blut in die Leber (Lebervergrößerung) und zur Druckerhöhung in den Halsvenen.

Antwort 184

Die Antwort D) ist richtig.

Antwort 185

Die Antwort C) ist richtig.

Das Cor pulmonale ist definiert als Hypertrophie und/oder Dilatation des rechten Ventrikels als Folge einer Struktur-, Funktions- oder Zirkulationsstörung der Lunge mit pulmonaler Hypertonie ('Lungenhochdruck').

Durch eine Widerstandserhöhung im Lungenkreislauf ('kleiner Kreislauf') kommt es zur Druckbelastung des Herzens. Es werden unterschieden:

- Akutes Cor pulmonale (meist Lungenembolie, auch: akuter Asthma-bronchiale-Anfall)
- Chronisches Cor pulmonale (chronische Bronchitis, Lungenemphysem, Lungenfibrose)

zu C: Die Mitralinsuffizienz führt zu einer Volumenbelastung des linken Herzens (Rückfluss von Blut durch die nicht schließende Mitralklappe in Richtung Vorhof und Vv. pulmonales). Es kommt zur Linksherzhypertrophie/-dilatation bzw. zur Linksherzinsuffizienz.

Antwort 186

Die Antwort D) ist richtig.

Rezidivierende Lungenembolien führen zu einer Widerstandserhöhung im kleinen Kreislauf (Lungenkreislauf) und belasten dadurch das rechte Herz. Sie würden also zu einer chronischen Rechtsherzinsuffizienz führen.

Antwort 187

Die Antwort A) ist richtig.

Ödeme, Aszites und gestaute Halsvenen sind typische Symptome einer Rechtsherzinsuffizienz.

Antwort 188

Die Antwort C) ist richtig.

Antwort 189

Die Antwort A) ist richtig.

Maßnahmen bei Lungenödem:

- Notarzt anfordern,
- Sofortmaßnahmen:
  - sitzende Lagerung mit herabhängenden Beinen,
  - bei hypertoner Krise: Senkung des Blutdrucks (Nitrospray, Nifedipin-Zerbeißkapsel),
  - unblutiger Aderlass: Eine venöse Stauung an den Extremitäten vermindert den Blutfluss zum Herzen. Bei Polyglobulie evtl. blutiger Aderlass.,

- Beruhigung des Patienten (keine Medikamente i. m., s. c. oder oral),
- Sauerstoff über Nasensonde und Sekretabsaugung,
- peripherer venöser Zugang (mit Ringer-Lactat-Infusion: langsam! Nur zum Offenhalten des Zugangs! Kein Volumen geben!),
- weitere Behandlung durch Arzt, Notarzt oder Klinik: Nitroglyzerin, Furosemid, Glukokortikoide (beim toxischen Lungenödem), Intubation und Überdruckbeatmung; Behandlung einer hypertonen Krise, einer Linksherzinsuffizienz oder einer Herzrhythmusstörung, bei Niereninsuffizienz mit Überwässerung: Dialyse.

Antwort 190

Die Antwort E) ist richtig.

Eine Herzneurose ist eine psychosomatische-neurotische Erkrankung ohne feststellbare Organschäden. Vorhofflimmern ist Ausdruck einer Störung im Reizleitungs- oder Reizbildungssystem des Herzens. Eine Neurose kommt hierfür nicht in Frage.

Antwort 191

Die Antwort D) ist richtig.

Bei Vorhofflimmern ist der normale Sinusrhythmus des Herzens ausgefallen. Das Herz 'flimmert' mit einer Frequenz zwischen 300 und 600 Impulsen pro Minute. Es kommt zur regellosen Überleitung einzelner Impulse, zur absoluten Arrhythmie (völlig unregelmäßiger Puls).

Antwort 192

Die Antwort C) ist richtig.

Eine Perikarditis ist eine Entzündung des Herzbeutels.

Antwort 193

Die Antwort D) ist richtig.

Selbstverständlich würden wir beim normalen Untersuchungsgang auch die Palpation anwenden. Vielleicht wäre also die Antwort E) richtig. Allerdings gibt uns die Palpation bei Perikarditis keine entscheidenden Hinweise, so dass Sie zur Diagnosestellung wenig hilfreich ist. Wir nehmen deshalb an, dass D) die richtige Antwort gewesen ist.

zu 1: z. B. gestaute Halsvenen bei chronisch konstriktiver Perikarditis.

zu 2: Eine Palpationsuntersuchung zur Perikarditisdiagnose ist uns nicht geläufig.

zu 3: z. B. herzschlagsynchrone Schmerzen hinter dem Brustbein

zu 4: herzschlagsynchrone Reibegeräusche: typisch für Perikarditis sicca.

Antwort 194

Die Antwort D) ist richtig.

Ätiologie der Extrasystolen (Überblick):

- Physiologisch: Extrasystolen kommen häufig auch bei Gesunden vor. Als Auslöser gelten: vegetative Labilität, emotionale Erregung, Übermüdung, Alkohol, Kaffee, Nikotin.
- Organische Herzerkrankungen:
  z. B. koronare Herzkrankheit, Myokarditis, Kardiomyopathie
- Extrakardiale Ursachen:
  z. B. Kaliummangel, Medikamente (Digitalis, Antiarrhythmika, Antidepressiva), Hyperthyreose, Roemheld-Syndrom (geblähtes Abdomen mit Druck auf das Zwerchfell).

zu 2: Typischerweise macht eine Hyperthyreose (Schilddrüsenüberfunktion) Rhythmusstörungen, nicht die Hypothyreose.

Antwort 195

Die Antwort E) ist richtig.

zu 2: Als Pulsdefizit wird eine Differenz zwischen peripher palpabler Pulsfrequenz (Palpation an der A. radialis) und auskultatorisch über dem Herz zu hörender (oder im EKG abzuleitenden) Herzfrequenz bezeichnet. Zu einem solchen Pulsdefizit kommt es

durch hämodynamisch wirkungslose Kontraktionen des Herzmuskels. (Bei kurzer diastolischer Füllungszeit der Kammern erzeugt die nachfolgende Systole infolge des verminderten Auswurfvolumens keine in der Peripherie tastbare Pulswelle.) Ursachen für ein peripheres Pulsdefizit: z. B. Vorhofflimmern mit absoluter Arrhythmie, frühzeitig einfallende Extrasystolen.
zu 3: zwischen 1. Herzton (Schluss der Mitral- und Trikuspidalklappe) und dem 2. Herzton (Schluss der Pulmonal- und Aortenklappe) liegt die (Extra-) Systole.

Antwort 196
Die Antwort C) ist richtig.
Die Trikuspidalklappe oder Valva tricuspidalis verhindert während der Systole der Kammer den Rückfluss des venösen Blutes aus der Kammer in den rechten Vorhof.

Antwort 197
Die Antwort C) ist richtig.
Der 1. Herzton (S1) entsteht im Wesentlichen als Klappenschluss- bzw. Anspannungston der Herzklappen zwischen Vorhof und Herzkammer (besonders der Mitralklappe) sowie durch Anspannung der Herzmuskulatur um das Blut in der Herzhöhle. Der 2. Herzton (S2) entsteht durch den Klappenschluss der Aortenklappe und Pulmonalklappe.

Antwort 198
Die Antwort E) ist richtig.
Der Ductus arteriosus Botalli ist eine fetale Kurzschlussverbindung zwischen der Lungenarterie (A. pulmonalis) und der Körperschlagader (Aorta) zur Umgehung des Lungenkreislaufs. Er schließt sich ca. 3 Wochen nach der Geburt. Beim offenen Ductus arteriosus Botalli bleibt die Verbindung bestehen. Es kommt zu einem Links-Rechts-Shunt: Aufgrund der nach der Geburt veränderten Druckverhältnisse fließt das Blut nun umgekehrt von der Aorta zurück in die A. pulmonalis und erneut in die Lunge. Es kommt zu einer Volumenüberlastung des linken Herzens. Erst im weiteren Verlauf der Erkrankung führt dann der Lungenhochdruck (pulmonale Hypertonie) zur Druckbelastung des rechten Herzens.

Antwort 199
Die Antwort C) ist richtig.
Eine Druckerhöhung im kleinen Kreislauf und das Lungenödem sind typische Komplikationen der Linksherzinsuffizienz.

Antwort 200
Die Antwort E) ist richtig.
Atemnot bei Belastung (Belastungsdyspnoe), Zyanose und Husten sind typische Symptome einer Linksherzinsuffizienz.

Antwort 201
Die Antwort C) ist richtig.
Eine Blutdruckdifferenz zwischen linkem und rechtem Arm ist kein Zeichen der Rechtsherzinsuffizienz.
Normalerweise kann zwischen den beiden Armen eine Blutdruckdifferenz bis zu 10 mm Hg bestehen.
Höhere Werte deuten auf Kompression oder Obstruktion der Arterien hin.
Ursachen: Atherosklerose, Syphilis, Thoraxtraumen, Aortenaneurysma u. a.

Antwort 202 X
Die Antwort B) ist richtig.
Die Einteilung der angeborenen Herzfehler richtet sich nach dem Vorliegen einer Kurzschlussverbindung (sog. Shunt) zwischen arteriellem und venösem System, entweder im Herzen selbst (intrakardial) oder auf Gefäßebene. Unterschieden werden:

- Links-Rechts-Shunt: Kurzschluss vom Hochdrucksystem des linken Herzens zum Niederdrucksystem des rechten Herzens,

- Rechts-Links-Shunt: Kurzschluss vom Niederdrucksystem des rechten Herzens zum Hochdrucksystem des linken Herzens,
- Herzfehler ohne Shunt.

zu 2 und 4: Die Transposition der großen Arterien (TGA) geht mit Rechts-Links-Shunt einher, die Aortenisthmusstenose ist ein angeborener Herzfehler ohne Shunt.

Antwort 203

Die Antwort B) ist richtig.

Bei den Herzklappenfehlern werden Klappenverengungen (Stenosen) von Schlussunfähigkeiten (Insuffizienzen) unterschieden. Eine Stenose führt zu einem Öffnungsproblem der Klappe und damit zu einer Druckbelastung des Herzens. Eine Insuffizienz führt durch Schlussunfähigkeit zum Rückfluss von Blut (Pendelblut) und damit zu einer Volumenüberlastung des Herzens.

Eine Aortenklappeninsuffizienz führt zur Volumenbelastung des linken Ventrikels.

Antwort 204

Die Antwort A) ist richtig.

Bei der koronaren Herzerkrankung führen unterschiedliche Ursachen zu einer ungenügenden Durchblutung der Herzkranzgefäße (= Koronarinsuffizienz). Es kommt zu einem Missverhältnis zwischen O_2-Angebot und -bedarf im Herzmuskel.

Sie kann zu folgenden Krankheitsbildern führen:

1. Angina pectoris (= Enge der Brust, Brustschmerz infolge vorübergehender Minderdurchblutung = Ischämie des Herzens),
2. Herzinfarkt: irreversibler Untergang von Herzmuskelgewebe aufgrund einer Minderdurchblutung (= ischämische Myokardnekrose),
3. ischämische Herzmuskelschädigung mit Linksherzinsuffizienz,
4. Herzrhythmusstörungen,
5. plötzlicher Herztod (20% d. F).

zu A: Als Kardiomyopathien werden im klinischen Alltag die Herzmuskelerkrankungen bezeichnet, die nicht durch Koronarsklerose, Erkrankungen des Perikards, arterielle oder pulmonale Hypertonie oder angeborene bzw. erworbene Herzfehler bedingt sind. (Bei der hypertrophischen Kardiomyopathie besteht eine Störung der Dehnbarkeit des Herzmuskels in der Diastole).

Antwort 205

Die Antwort B) ist richtig.

Das Cor pulmonale ist eine Hypertrophie u./o. Dilatation des rechten Ventrikels als Folge einer Struktur-, Funktions- oder Zirkulationsstörung der Lunge. Dies führt zur Druckbelastung des rechten Herzens.

Die Lungenstauung ist ein Symptom der Linksherzinsuffizienz (Endstadium: Lungenödem).

Antwort 206

Die Antwort A) ist richtig.

Antwort 207

Die Antwort B) ist richtig.

zu D: Anasarka: ein über große Gebiete des Körpers ausgedehntes Ödem des Unterhautzellgewebes (z. B. bei Nieren- oder Herzversagens).

Antwort 208

Die Antwort D) ist richtig.

Eine isolierte Mitralklappenstenose führt zu einem verminderten Blutfluss zur linken Kammer. Dies führt nicht zu einer Linksherzhypertrophie.

Antwort 209

Die Antwort C) ist richtig.

Ein Shunt ist eine Kurzschlussverbindung zwischen arteriellem und venösem System vgl. S. 216.

Herzfehler ohne Shunt (20-30%):

- Pulmonal(klappen)stenose,
- Aorten(klappen)stenose,
- Aortenisthmusstenose.

Herzfehler mit Links-Rechts-Shunt (ca. 50%):

- Vorhofseptumdefekt (Vorhofscheidewanddefekt, ASD, 10%),
- Ventrikelseptumdefekt (Kammerscheidewanddefekt, VSD, 30%),
- Persistierender Ductus arteriosus Botalli (PDA, Offenbleiben der embryonalen Verbindung von Truncus pulmonalis = Lungenarterie und Aorta = Körperschlagader; 10%).

Herzfehler mit Rechts-Links-Shunt (Leitsymptom: Zyanose, 20-30%):

- Transposition der großen Arterien (TGA, 4%),
- Fallot-Tetralogie (6%).

Antwort 210

Die Antwort E) ist richtig.

Fast immer befällt die infektiöse bakterielle Endokarditis einen bereits defekten Klappenapparat. Aufgrund eines angeborenen Klappenfehlers, einer künstlichen Herzklappe oder einer vorangegangenen rheumatischen Endokarditis (Anamnese!) sind die Klappen vorgeschädigt und können von Mikroorganismen besiedelt werden.

- Allgemeinsymptome: Fieber (90%), Nachtschweiß, Tachykardie, Schüttelfrost, schlechtes Allgemeinbefinden, Gelenkbeschwerden,
- Herz: Herzgeräusche (je nach Klappenfehler), zunehmende Herzinsuffizienz,
- Haut: Petechien (punktförmige Einblutungen), Osler-Knötchen (schmerzliche, linsengroße rötliche Knötchen an Finger und Zehen; immunkomplexbedingte Gefäßentzündung),
- bakterielle Mikroembolien, sog. 'Oslersplits' (z. B. an Händen, Zehen, Netzhaut, Gehirn: Halbseitenlähmung),
- Splenomegalie (Milzvergrößerung),
- Niere: Hämaturie (Blut im Urin), Proteinurie (Eiweiß im Urin); Niereninfarkte, Herdnephritis.

Antwort 211

Die Antwort B) ist richtig.

Da Infarkte durch Zerstörung der Kammermuskulatur zu einer Einschränkung der Pumpleistung führen, sind Blutdruckkrisen i..d.R. nicht zu erwarten. Beim Vorderwandinfarkt (VWI) liegt meist ein Verschluss des Ramus interventricularis anterior der linken Kranzarterie zugrunde.

Beim Hinterwandinfarkt ist meist die rechte Kranzarterie verschlossen.

Die typischen Komplikationen des Vorderwandinfarktes sind:

- Herzrhythmusstörungen,
- Kardiogener Schock,
- Lungenödem,
- Papillarmuskelabriss,
- Herzwandruptur,
- Herzwandaneurysma,
- Pericarditis epistenocardica,
- Thrombembolische Komplikationen,
- Dressler-Syndrom.

Die Mitralklappeninsuffizienz kommt bei Myokardinfarkten vor, die den linken Ventrikel betreffen (Sehnenfadenabriss).

Antwort 212

Die Antwort E) ist richtig.

Synkope: kurze Bewusstlosigkeit (Ohnmacht; Sekunden bis Minuten dauernd).

Die vagovasale Synkope (psychovegetatives Syndrom) wird zu den funktionellen Kreislaufstörungen gerechnet. Sie ist gekennzeichnet durch eine anfallartig auftretende Funktionsstörungen des Herz-Kreislauf-Systems ohne nachweisbare organische Erkrankung. Es kommt zu einem Bewusstseinsverlust bei plötzlichem Blutdruck- und Pulsfrequenzabfall infolge vegetativ oder reflektorisch ausgelöster peripherer Gefäßerweiterung (Vasodilatation).

Antwort 213

Die Antwort D) ist richtig.

Eine verminderte Ausschüttung von Renin würde über eine verminderte Angiotensin-Bildung zum Widerstandsabfall in den Gefäßen und über die verminderte Aldosteronsekretion der Nebennierenrinde zu einer Hypovolämie führen (Renin-Angiotensin-Aldosteron-Mechanismus). Dies würde die Schocksymptomatik fördern und nichts zu deren Kompensation beitragen.

Antwort 214

Die Antwort E) ist richtig.

Ursache eines Cor pulmonale ist eine Erkrankung der Lunge. Eine Endokarditis ist keine pulmonale Erkrankung und kann deshalb definitionsgemäß nicht zu einem Cor pulmonale führen.

Antwort 215

Die Antwort E) ist richtig.

Als Aszites wird die Ansammlung seröser Flüssigkeit in der freien Bauchhöhle bezeichnet.

Ursachen:

- Leberzirrhose,
- Pfortaderhochdruck (z.B Pfortaderthrombose),
- Bauchspeicheldrüsenentzündung,
- Bauchfellentzündung,
- Tumoren,
- Rechtsherzinsuffizienz,
- Eiweißmangel im Blut (Hypalbuminämie),
- Nephrotisches Syndrom (renaler Eiweißverlust),
- Budd-Chiari-Syndrom (Abflussstörung im Bereich der Vv. hepaticae als Form der portalen Hypertension; Ursachen: Thrombose, Tumor, Vaskulitis, Trauma, Rechtsherzinsuffizienz).

zu E: Beim Conn-Syndrom (primärer Hyperaldosteronismus) führt die vermehrte Natrium- und Wasserresorption der Regel nicht zu Ödembildung. Das atriale natriuretische Peptid (ANP) wirkt hier einer Hypernatriämie entgegen (sog. Escape-Phänomen). Dieses Hormon steigert die Natriumausscheidung und die Diurese, führt zur Gefäßdilatation, senkt den arteriellen Blutdruck und das Herzschlagvolumen.

Antwort 216

Die Antwort A) ist richtig.

Als Kapillarpuls wird die sichtbare Pulsation der kapillären Hautgefäße bezeichnet. Ein Kapillarpuls findet sich bei Krankheitsbildern, die mit einer großen Blutdruckamplitude einhergehen (z. B. Aortenklappeninsuffizienz). Der Kapillarpuls zeigt sich als so genannter Nagelpuls unter den Fingernägeln oder auch an den Lippen beim Aufpressen eines Glasspatels oder eines Objektträgers.

Antwort 217

Die Antwort B) ist richtig.

Unter Pulsdifferenz versteht man die Differenz zwischen am Radialispuls getasteter peripherer Pulsfrequenz und über dem Herzen auskultierter zentraler Herzfrequenz infolge frustraner Herzkontraktionen.

Antwort 218

Die Antwort A) ist richtig.

Kälteexposition, körperliche Belastung, Essen und psychische Belastung sind typische Auslöser von Angina-pectoris-Beschwerden bei koronarer Herzkrankheit.

Atemabhängige Thoraxschmerzen sprechen eher gegen eine Koronarsklerose.

Ursache für atemabhängige Thoraxschmerzen sind z. B:

- Lungenembolie,
- Pleuropneumonie, Pleuritis,
- vertebragene Thoraxschmerzen/Interkostalneuralgie,
- Tietze-Syndrom (schmerzhafte Verdickung der Rippenknorpel am Sternalansatz unklarer Ursache),
- Pleurodynie (Enterovirusinfektion mit Coxsackie-Viren führt u. a. zu anfallsweisen Schmerzen im Brustbereich).

Antwort 219
Die Antwort E) ist richtig.
Trikuspidalstenose, Herzbeutelerguss und Rechtsherzinsuffizienz bei Asthma bronchiale führen zu einem venösen Rückstau in den großen Körperkreislauf und damit zu einer sichtbaren Stauung der Halsvenen.

Antwort 220
Die Antwort E) ist richtig.
Die Aortenklappe wird im 2. ICR (Intercostalraum, Zwischenrippenraum) rechts auskultiert. Ein systolisches Geräusch über diesem Auskultationspunkt spricht für eine Aortenklappenstenose. Die Geräusche der Aortenklappenstenose werden in die Halsschlagadern (Karotiden) fortgeleitet.
zu A: Auskultationsbefund: Zusatztöne während der Systole (‚systolische Klicks', evtl. spätsystolisches Geräusch).
zu B: Auskultationsbefund: Systolikum über der Herzspitze mit Fortleitung in die Axilla.
zu C: Auskultationsbefund: Diastolikum
zu D: Diastolikum

Antwort 221
Die Antwort A) ist richtig.
Bei einer instabilen Angina pectoris (Präinfarktsyndrom) beträgt das Infarktrisiko ca. 20%. Sofortige stationäre Überwachung ist angezeigt.
Als instabile Angina pectoris gelten: jede Erstangina, zunehmende Schwere und Häufigkeit der Schmerzanfälle, Ruheangina sowie zunehmender Nitratbedarf.

Antwort 222
Die Antwort D) ist richtig.

- Herzinfarkt - Vernichtungsschmerz,
- Lungenödem - Linksherzinsuffizienz,
- Kammerflimmern - Defibrillation,
- Angina pectoris - Nitroglycerin.

zu 1: Die Defibrillation ist ein elektrisches Verfahren zur Durchbrechung eines Herz-Kreislauf-Stillstands infolge Kammerflimmerns. Prinzip: über zwei auf dem Brustkorb platzierte Plattenelektroden wird Gleichstrom mit Energie von 50 bis max. 400 Joule aus Kondensatoren entladen. Dies führt zu einer simultanen Entladung aller zu diesem Zeitpunkt nicht refraktären Herzmuskelfasern. Evtl. setzt die rhythmische Herzaktion nach Defibrillation wieder ein.

Antwort 223
Die Antwort D) ist richtig.
Die kardiopulmonale Reanimation beginnt mit dem Freimachen der Atemwege, es folgt die Beatmung, erst dann wird durch äußere Herzmassage die Circulation wieder hergestellt (ABC-Regel).

Antwort 224
Die Antwort D) ist richtig:
Rasselnde oder brodelnde Atmung und rötlich-schaumiger Auswurf sind typische Zeichen des Lungenödems. Das Lungenödem ist das Endstadium eines Linksherzversagens. Die wahrscheinlichste Ursache für das akute Linksherzversagen ist bei diesem Patienten ein Herzinfarkt.
zu A: Ein akuter Asthmaanfall geht auskultatorisch meistens mit Giemen, Pfeifen und Brummen einher. In der Anamnese finden sich Angaben über rezidivierende Zustände plötzlicher Atemnot.
zu B und C: Gegen die Tracheobronchitis und die Pneumonie spricht der akute Ver-

lauf, das Fehlen von Fieber und der schaumige Auswurf.
zu E: Ein Pneumothorax führt zum einseitig abgeschwächten Atemgeräusch und zum hypersonoren Klopfschall auf der betroffenen Seite.

Antwort 225
Die Antwort B) ist richtig.
Weißdorn wird phytotherapeutisch bei koronarer Herzkrankheit eingesetzt.
Wirkungsvollster Inhaltsstoff sind die Flavonoide.

Antwort 226
Die Antwort A) ist richtig.
zu A: Zum Adams-Stokes-Anfall (auch: Morgagni - Adams - Stokes - Anfall = MAS) kommt es, wenn zwischen dem Beginn eines totalen Herzblocks und Einsetzen des Kammerersatzrhythmus (z. B. AV-Rhythmus) eine zu lange Pause (= Asystolie) resultiert:
Je nach Dauer der Asystolie äußert sich dieser in Blässe und Schwindel (Asystoliedauer: 3-5 Sekunden), Bewusstseinsverlust (10-15 s), Krämpfen (Fehldiagnose: Epilepsie; 20-30 s), Atemstillstand (30-60 s), irreversiblen Hirnschäden oder Tod (> 3 Minuten). Im Anfall sind die Pupillen weit, die Reflexe abgeschwächt oder nicht auslösbar. Ein Präkordialschmerz besteht nicht.

Differentialdiagnose der Brustschmerzen:

- Kardiale Brustschmerzen:
  - Angina pectoris, Herzinfarkt,
  - Hypertone Krise,
  - Aortenklappenfehler,
  - Mitralklappenprolapssyndrom,
  - Hypertrophische Kardiomyopathie,
  - Perikarditis u. a.
- Nichtkardiale Brustschmerzen:
  - Pleurale und pulmonale Ursachen:
    - → Lungenembolie,
    - → Pleuritis,
    - → Pleurodynie (Coxsackie-Virusinfektion),
    - → Pneumothorax.
  - Ösophaguserkrankungen:
    - → Refluxkrankheit,
    - → Achalasie.
  - Erkrankungen an Rippen und Wirbelsäule:
    - → wirbelbedingte (vertebragene) Thoraxschmerzen,
    - → Tietze-Syndrom (schmerzhafte Schwellung der Knorpel-Knochen-Grenze der oberen Rippen).
  - Abdominalerkrankungen mit thorakaler Schmerzausstrahlung:
    - → Akute Pankreatitis,
    - → Gallenkolik.
  - Funktionelle Thoraxschmerzen (Da Costa-Syndrom).

Antwort 227
Die Antwort D) ist richtig.
Beim Mitralklappenprolaps kommt es zu einer Vorwölbung eines oder beider Mitralklappensegel in den linken Vorhof während der Systole. Der Mitralklappenprolaps ist die häufigste Form der Klappenveränderung im Erwachsenenalter (4-10%). Er hat meist keine hämodynamische Bedeutung und dann auch keinen Krankheitswert. In einzelnen Fällen jedoch kommt es zu Rhythmusstörungen, Schwindel, Synkopen und Brustschmerzen.
Auskultation: ein oder zwei Zusatztöne während der Systole (‘systolische Klicks‘), häufig ein spätsystolisches Geräusch.

Antwort 228
Die Antwort D) ist richtig.
Ein erhöhter Vagotonus (= vermehrte parasympathische Aktivität) würde die Herzfrequenz verlangsamen (Bradykardie)

Antwort 229
Die Antwort B) ist richtig.
Eine Halsvenenstauung kann durch eine Rechtsherzinsuffizienz oder durch eine Kompression der Vena jugularis bzw. der oberen Hohlvene (z. B. durch eine retrosternale Struma oder ein Bronchialkarzinom) verursacht sein.
zu 1: Das Altersemphysem geht in der Regel nicht mit einer Rechtsherzinsuffizienz einher.
zu 4: Eine Pfortaderthrombose führt zum Pfortaderhochdruck mit Milzvergrößerung.
zu 5: Ein erhöhtes Herzzeitminutenvolumen führt nicht zu einem Rückstau in den großen Venenkreislauf und damit nicht zu einer Halsvenenstauung.

Antwort 230
Die Antwort C) ist richtig.
Zur Klinik der bakteriellen Endokarditis vgl. S. 218.
zu A: Der Schüttelfrost spricht eher für eine bakterielle als für eine virale Ursache der Erkrankung.
zu B: Auch der Lupus erythematodes kann mit einer Perikarditis und/oder Endokarditis einhergehen (Libmann-Sacks-Syndrom). Die Anamnese, der Schüttelfrost und die übrige Klinik sprechen jedoch eher gegen diese Diagnose.
zu D: Die rheumatische Endokarditis ist im akuten Krankheitsstadium nur selten zu diagnostizieren. Schüttelfrost deutet eher auf bakterielle als auf rheumatische Genese der Endokarditis.
zu E: Die hier beschriebenen Herzgeräusche sind für eine Legionella-Pneumonie (Legionärskrankheit) nicht typisch.

Antwort 231
Die Antwort D) ist richtig.
Ein atemabhängiger und nicht belastungsabhängiger retrosternaler Schmerz, der zusätzlich ein lageabhängiges schabendes Systolikum aufweist, deutet auf eine Perikarditis hin. Bei dem schabenden Systolikum handelt es sich um das typische Perikardreibegeräusch. Dieses Geräusch ist durch Angina pectoris, Lungenödem, Myokardinfarkt oder Lungenembolie nicht zu erklären.

Antwort 232
Die Antwort B) ist richtig.
Beim Karotissinus-Syndrom kommt es durch Schädigung der Pressorezeptoren in der A. carotis durch Druck auf den Karotissinus zu einer Bradykardie, evtl. zur Hypotonie und zum Herzstillstand.
Die Symptome werden durch Kopfwendung ausgelöst (insbesondere wenn enge Hemdkragen getragen werden).

Antwort 233
Die Antwort A) ist richtig.
Der 2. ICR (Intercostalraum) links ist der Auskultationsort für die Pulmonalklappe. Mit dem systolischen Geräusch, dem frühsystolischen Öffnungsklick und dem gespaltenen 2. Herzton spricht dies für eine Pulmonalklappenstenose.
zu B, C und E: Auskultationsort für die Aortenklappe wäre der 2. ICR rechts, das Systolikum der Mitralklappeninsuffizienz wäre am deutlichsten über der Herzspitze, das der Trikuspidalklappeninsuffizienz am Ansatz der 5. Rippe rechts parasternal zu hören.
zu D: Die Mitralklappenstenose verursacht ein diastolisches Geräusch.

GEFÄßSYSTEM

Antwort 234

Die Antwort C) ist richtig.

Es gibt unterschiedliche Einteilungen der Hypertonie. Allgemein gelten als arterielle Hypertonie Blutdruckwerte größer/gleich 140 mmHg systolisch u./o. größer/gleich 90 mmHg diastolisch.

Der diastolische Blutdruckwert ist mit 100 mmHg also zu hoch. Er müsste unter 90 mmHg sein.

Antwort 235

Die Antwort B) ist richtig.

Die rechte und die linke Koronararterie entspringen oberhalb der Aortenklappe aus der Aorta.

Antwort 236

Die Antwort C) ist richtig.

Die Pulmonalarterie geht aus dem rechten Ventrikel ab. Ein Gerinnsel, welches aus dem linken Ventrikel kommt, müsste das Kapillarsystem passieren, um in den venösen Körperkreislauf zu gelangen. Dies ist natürlich nicht möglich.

Gerinnsel, die die Pulmonalarterie verlegen, stammen meisten aus den Venen der unteren Extremität (nicht aus dem arteriellen System des linken Herzens).

Antwort 237

Die Antwort A) ist richtig.

Das Atriopeptin (auch: ANP, atriale natriuretische Peptid , natriuretisches Hormon) ist ein Gegenspieler des Aldosterons. Es wird vor allem in den Herzmuskelzellen des linken Herzvorhofs gebildet und nach Vorhofdehnung ins Blut sezerniert. Es fördert die Natrium- und Wasserausscheidung, wirkt gefäßerweiternd, blutdrucksenkend und vermindert das Herzschlagvolumen.

Angiotensin II führt zu einer Erhöhung des totalen peripheren Widerstandes mit daraus resultieren Blutdruckerhöhung.

Das in der Nebennierenrinde gebildete Aldosteron führt über eine verstärkte Rückresorption von Natrium (und Wasser) zu mehr Volumen und damit zum Blutdruckanstieg.

Das im Hypothalamus gebildete und im Hypophysenhinterlappen gespeicherte Adiuretin erhöht bei Ausschüttung in die Blutbahn in der Niere die Rückresorption von Wasser und wirkt zudem gefäßverengend.

Antwort 238

Die Antwort C) ist richtig,

Die Aortenisthmusstenose führt zu einer Druckerhöhung vor der Stenose (also Gehirn und obere Extremitäten). Die Patienten klagen über „warme Hände und kalte Füße", der Radialispuls ist bei Aortenisthmusstenose deutlicher zu tasten als der Femoralispuls. Zudem findet sich ein systolisches Herzgeräusch, welches man am besten am Rücken abhören kann.

Die Nierenarterienstenose führt über den Druckabfall hinter der Stenose und damit zu einem verminderten Blutdruck in der betroffenen Niere. Dies wird mit einer vermehrten Ausschüttung von Renin beantwortet. Renin wandelt Angiotensinogen in Angiotensin I um, dieses wiederum wird durch ACE (Angiotensin-converting-Enzym) in Angiotensin II umgewandelt. Die gefäßverengende (vasokonstriktorische) Wirkung dieser beiden Enzyme führt über eine Erhöhung des peripheren Widerstandes zu einem schnellen Blutdruckanstieg.

Angiotensin stimuliert außerdem die Freisetzung von Aldosteron in der Nebennierenrinde. Natrium wird mit Wasser vermehrt rückresorbiert, Kalium vermehrt ausgeschieden. Die vermehrte Wasserrückresorption führt zur Hypervolämie und zum

Blutdruckanstieg. Bei Nierenarterienstenose ist der Blutdruckanstieg selbstverständlich nicht nur an den Armen, sondern an generalisiert im ganzen Körper also auch an Armen und Beinen.

Antwort 239

Die Antwort D) ist richtig,

Unter Addison-Krankheit wird eine primäre Insuffizienz der Nebennierenrinde verstanden. Durch Ausfall der in der Nebennierenrinde gebildeten Hormone Kortisol und Aldosteron kommt es zu einer verminderten Rückresorption von Wasser in der Niere. Der Wasserverlust führt zur Hypovolämie und zum Blutdruckabfall.

zu B: Als Conn-Syndrom wird der primäre Hyperaldosteronismus bezeichnet. Die pathologische Überproduktion von Aldosteron führt über eine vermehrte Natrium- und Wasserrückresorption zur Hypervolämie und zum Blutdruckanstieg.

Der Morbus Cushing führt über eine vermehrte Produktion von Kortisol aufgrund der mineralokortikoiden Restwirkung (wirkt u. a. ähnlich wie Aldosteron) ebenfalls zum Blutdruckanstieg.

Das Phäochromozytom ist ein Noradrenalin oder Adrenalin produzierender Tumor des Nebennierenmarks.

Bei der Akromegalie kommt es aufgrund einer Überproduktion von Wachstumshormon (GH, Somatotropin, STH) bei geschlossenen Wachstumsfugen der Knochen zu einem vermehrten Wachstums der Akren und der Organe. In ca. 20-30 % der Fälle kommt es zu einer pathogenetisch unklaren Hypertonie.

Antwort 240

Die Antwort C) ist richtig.

Der Schellong-Test ist eine Kreislauffunktionsprüfung zur Beurteilung funktioneller Kreislaufstörungen und orthostatischer Hypotonie: Pulsfrequenz und Blutdruck werden zunächst liegend in Ruhe, dann in regelmäßigen Abständen im Stehen oder nach Kniebeugenbelastung sowie nach Ende der Belastung bestimmt. Beim Gesunden zeigt sich eine leichte Pulsfrequenzzunahme bei anfangs gleich bleibenden oder vorübergehend leicht absinkenden systolischen (maximal 15 mmHg) und gleich bleibenden bzw. leicht ansteigenden diastolischen Werten (Anstieg < 10 mmHg).

Nach dem Verhalten von Puls und Blutdruck werden im Schellong-Test 3 Reaktionstypen unterschieden:

- Sympathikotone Kreislaufreaktion (häufigster Typ, 2/3 der Fälle): Abnahme des systolischen Blutdrucks um mehr als 20 mmHg bei unterschiedlichem Verhalten des diastolischen Drucks, Anstieg der Herzfrequenz um mehr als 16/min.
- Asympathikotone Kreislaufreaktion: beim Wechsel vom Liegen zum Stehen fallen systolischer und diastolischer Druck ab, die Herzfrequenz steigt nicht an.
- Orthostase-Intoleranz: Pulsanstieg um mehr als 30 Schläge pro Minute ohne Hypotonie.

Antwort 241

Die Antwort C) ist richtig

Der Spider nävus (Sternnävus, Spinnennävus, Eppinger-Sternchen) ist eine arterielle Gefäßneubildung mit zentralem stecknadelkopfgroßen, evtl. pulsierendem Gefäßknötchen und davon ausstrahlenden radiären feinen Gefäßen. Die Spider nävi zeigen sich vor allem im Gesicht. Sie sind meist ohne pathologische Bedeutung. Sie finden sich gehäuft bei chronischen Lebererkrankungen und Sklerodermie.

Antwort 242

Die Antwort C) ist richtig.

Erst bei Einengungen der Arterie > 90% ist der Puls unterhalb der Einengung nicht mehr tastbar. Haben sich Umgehungskreisläufe (Kollateralen) gebildet, kann der Patient noch beschwerdefrei gehen (Stadium I nach Fontaine). Kommt es aufgrund der arteriellen Minderdurchblutung zu belastungsabhängigen Schmerzen unterhalb der Stenose, muss der Patient nach einer gewissen Gehstrecke stehen bleiben, um sich zu erholen („Schaufensterkrankheit", Claudicatio intermittens, intermittierendes Hinken; Stadium II).

Später kommt es zu Ruheschmerzen (Stadium III) und Nekrosen (Stadium IV).

Eine Bewegungstherapie ist nur im Stadium II nach Fontaine sinnvoll, die Stadien III und IV sind Kontraindikationen für ein Gehtraining.

Für das Stadium II wird ein 1-2stündiges Gehtraining empfohlen (Gehen bis zur Schmerzgrenze, dann Pause).

zu B: Die Kälte- oder Kryotherapie wird entweder lokal durch Eisbehandlung (bei Schmerzen, Prellungen, Distorsionen) oder als Ganzkörperkältetherapie in einer Kältekammer (bei rheumatischen Erkrankungen) durchgeführt. Bei arterieller Verschlusskrankheit findet die Kältetherapie keine Anwendung.

zu E: Bei der Hochfrequenz- oder Kurzwellentherapie wird hochfrequente elektromagnetische Energie angewandt, die im Körper in Wärme übergeht.

Antwort 243

Die Antwort A) ist richtig.

Attackenartige arterielle Blutdruckkrisen sind das typische Symptom eines Phäochromozytoms.

Das Phäochromozytom ist ein Tumor des Nebennierenmarks (in 90% d. F. einseitig und gutartig, in 10% d. F. bösartig). Er produziert vermehrt Adrenalin u./o. Noradrenalin („Katecholamine"). Der Überschuss dieser kreislaufwirksamen Hormone bewirkt eine arterielle Hypertonie (ca. 0,1% aller arteriellen Hypertonien). Die Hypertonie kann kontinuierlich oder auch anfallsweise auftreten. Gesichts- und Hautblässe ist im Zusammenhang mit dieser Hypertonie ein wichtiges Zeichen, da die „normale" Hypertonie zu Gesichtsröte führt.

Der Hinweis auf ein C-Zell-Karzinom der Schilddrüse deutet auf ein autosomal-dominant erbliches MEN-Syndrom (multiple endokrine Neoplasie: Sipple-Syndrom). Bei diesem Syndrom findet sich ein kombiniertes Auftreten von Phäochromozytom, C-Zellkarzinom und Adenomen der Nebenschilddrüse.

zu B: Ein Prolaktinom ist ein seltenes Makro- oder Mikroadenom (kleiner als 1 cm) des Hypophysenvorderlappens mit autonomer Sekretion von Prolaktin; Klinik: Amenorrhö, Galaktorrhö, Libido- und Potenzstörungen; bei lokaler Raumforderung evtl. Hypophysenvorderlappen-Insuffizienz, Sehstörungen (Druck im Bereich des Chiasma opticum) und Kopfschmerz.

zu C und D: Der Morbus Basedow ist eine immunogene Hyperthyreose (Bildung von TSH-Rezeptor-Antikörpern), der Morbus Cushing ein ACTH-produzierender Tumor des Hypophysenvorderlappens. Durch Stimulation der Glukokortikoidsynthese in der Nebennierenrinde führt er zu einer erhöhten Konzentration von Kortisol im Plasma.

zu E: „Adrenogenitales Syndrom" ist ein Sammelbegriff für verschiedene, meist autosomal-dominant erbliche Enzymstörungen, die in der Nebennierenrinde infolge einer gestörten Biosynthese von Glukokortikoiden zur vermehrten Bildung von Androgenen führen.

Antwort 244

Die Antwort B) ist richtig.

Die Angina intestinalis (Angina abdominalis, Ortner-Syndrom II, Claudicatio intermittens abdominalis, Dysbasia intestinalis) bezeichnet die klinische Symptomatik bei einer chronischen intestinaler Durchblutungsstörung meist aufgrund einer Arteriosklerose der A. mesenterica superior, A. mesenterica inferior oder des Truncus coeliacus. Die intestinale Minderdurchblutung führt zunächst zu intermittierenden postprandial (nach der Nahrungsaufnahme) auftretenden Schmerzen.

zu E: Als paradoxe Diarrhoe wird der sog. Verstopfungsdurchfall bezeichnet: die Entleerung eines Gemisches von festem Kot und dünnflüssigen Massen. Die paradoxe Diarrhoe kann s auf einen bösartigen Tumor oder eine Stenose im Dickdarm hinweisen.

Antwort 245

Die Antwort A) ist richtig.

Die Rötung der Haut und die Schwellung gehören nicht zu den typischen Zeichen der arteriellen Verschlusskrankheit (vgl. Antwort auf Frage **262**).

Antwort 246

Die Antwort A) ist richtig.

zu 2: Der Ratschow-Lagerungstest ist eine Funktionsprüfung zum Nachweis von arteriellen Durchblutungsstörungen der unteren Extremität.

Der auf dem Rücken liegende Patient hebt beide Beine senkrecht nach oben und rollt mit den Füßen. Dem Gesunden ist dies 10 Minuten problemlos möglich. Beim Patienten mit arterieller Durchblutungsstörung treten fleckförmiges oder diffuses Abblassen der Hautfarbe (vor allem Fußsohle) und evtl. Schmerzen im Bereich der Wade auf. Der Zeitpunkt des Auftretens dieser Symptome wird dokumentiert. Danach setzt sich der Patient auf und lässt die Beine nach unten hängen. Beim Gesunden kommt es innerhalb von 8 Sekunden zu einer diffusen Hautrötung (reaktive Hyperämie) und einer Wiederauffüllung der Venen. Bei Patienten mit arteriellen Durchblutungsstörungen erscheinen Nachröte wie auch Venenfüllung verzögert. Dafür ist die Nachröte deutlich überschießend (düsterrot).

Der positive Ratschow-Lagerungstest besteht also aus zwei Teilen:

1) Hochlagerung der Beine: Abblassen des ischämischen Fußes,
2) Herabhängen der Beine: verspätet auftretende und verstärkte reaktive Hyperämie.

zu 4: Bei einem vollständigen Arterienverschluss findet sich kein Strömungsgeräusch mehr hinter dem Verschluss. Das Strömungsgeräusch kommt durch Wirbelbildung an der Engstelle (Stenose) zustande.

Antwort 247

Die Antwort B) ist richtig.

Als „Synkope" wird ein plötzlicher kurzzeitiger Bewusstseinsverlust („Ohnmacht") bezeichnet. Die vagovasale Synkope (auch: neurokardiogene Synkope oder) ist die häufigste Form der Synkope bei im allgemeinen gesunden Personen.

Stress, Schmerz, Angst o. Ä. lösen eine Reflexkaskade aus, die mit Verminderung der Sympathikus- und Zunahme der Parasympathikus-Aktivität endet. Dies führt zu Blutdruckabfall, Bradykardie, Hautblässe, Abnahme des peripheren Gefäßwiderstandes und zum kurzzeitigen Bewusstseinsverlust.

Antwort 248

Die Antwort D) ist richtig.

Die Aortenisthmusstenose ist eine angeborene Verengung von unterschiedlicher Ausprägung und Längenausdehnung, meist am Übergang vom Aortenbogen zur Aorta descendens.

- Präduktal (infantile Form = kindliche Form, Säuglingsform, seltenere Form): Aufgrund der Niederdrucksituation hinter der Stenose bleibt der Ductus arteriosus Botalli offen.
- Postduktal (adulte Form = Erwachsenenform, häufigere Form, 75%): Ductus Botalli geschlossen.

Etwa. 7% aller angeborenen Herzfehler sind Aortenisthmusstenosen. Sie finden sich überwiegend bei Knaben.

Klinik:

- warme Hände, kalte Beine,
- fehlender oder abgeschwächter Puls der A. femoralis bei normalem oder erhöhtem Puls der A. radialis (Hypotonie der unteren Extremität bei Hypertonie der oberen Extremität),
- Palpation: evtl. tastbare Kollateralgefäße (Interkostalarterien), Auskultation: systolisches Geräusch 2. ICR links parasternal und links neben der Wirbelsäule am Rücken (!) hörbar,
- Komplikationen: Hypertonie (Nasenbluten, Kopfschmerzen, Hirnschlag), Linksherzversagen.

Diagnose:

Anamnese, Klinik, Echokardiografie, Linksherzkatheter

Therapie:

Operation im frühen Säuglingsalter nur wenn unbedingt nötig (erhöhtes Risiko). Die adulte Form der Aortenisthmusstenose wird nach Möglichkeit nicht vor dem 6. Jahr operiert.

Antwort 249

Die Antwort E) ist richtig.

Die Nebenniereninsuffizienz (M. Addison) führt zu arterieller Hypotonie.

Antwort 250

Die Antwort E) ist richtig.

Ursachen einer sekundären Hypertonie:

- Renale Hypertonie (häufigste sekundäre Form): durch Verengung der Nierenarterien erfolgt reaktiv eine Reninausschüttung, z. B. bei Glomerulonephritis, Pyelonephritis, Nierentumoren..
- Endokrine Hypertonie: bei M. Cushing, Phäochromozytom, Akromegalie, bei Antikonzeptivaeinnahme ('Pille'),
- Aortenisthmusstenose.

Viele andere Ursachen arterieller Hypertonien werden nicht zur chronischen arteriellen Hypertonie gezählt, können jedoch einen arteriellen Bluthochdruck verursachen und sind differentialdiagnostisch in Erwägung zu ziehen:

- Erkrankungen des Zentralnervensystems (Enzephalitis, Poliomyelitis, Hirndruck),
- akute Vergiftungen (Kohlenmonoxid),
- gesteigertes Herzschlagvolumen: Aortenklappeninsuffizienz, Bradykardie, Hyperthyreose,
- Pharmaka (Ovulationshemmer, Carbenoxolon, Kortikosteroide, Amphetamin u. a.)
- Sonderform: Schwangerschaftshypertonie.

Antwort 251

Die Antwort D) ist richtig.

Eine Pulmonalstenose vermindert den Blutstrom zur Lunge, hat also eher eine pulmonale Hypotonie zur Folge.

Antwort 252

Die Antwort D) ist richtig.

zu 2: Eine Tachykardie (Puls über 100) gehört i.d.R. nicht zum Krankheitsbild der Hypertonie.

Antwort 253
Die Antwort C) ist richtig.
Bauchschmerzen und das Sehen von Doppelbildern sind keine typischen Symptome bei arterieller Hypertonie.
Hypertoniker fühlen sich gesund (sie 'stehen unter Druck', 'treiben die Welt um').
Beschwerden können lange Zeit fehlen.
Typisch sind frühmorgendliche Kopfschmerzen, Schwindel, Ohrensausen, Nervosität, Herzklopfen, Brustschmerzen vor dem Herzen ('Präkordialschmerz'), Nasenbluten und Atemnot bei Belastung.

Antwort 254
Die Antwort D) ist richtig.
Nierenklopfschmerz ist ein typisches Symptom für eine Pyelonephritis. Zwar kann auch eine arterielle Hypertonie zu Nierenerkrankung führen (atherosklerotische Schrumpfniere mit Einschränkung der Nierenfunktion), ein Nierenklopfschmerz ist dann allerdings kein typisches Symptom.

Antwort 255
Die Antwort A) ist richtig.

Antwort 256
Die Antwort D) ist richtig.
Leber und Magen werden durch den Bluthochdruck normalerweise nicht in Mitleidenschaft gezogen.
Bei einem Patienten mit chronischem Bluthochdruck finden sich typischerweise folgende Schäden:

- Gefäßsystem:
  In 50-60% d.F. frühzeitige Atherosklerose (Das Stadium ist am Augenhintergrund abzulesen, z. B. Kaliberunregelmäßigkeiten, Blutungen, Papillenödem).
- Herz:
  - Druckhypertrophie, die zur Linksherzinsuffizienz führt,
  - koronare Herzkrankheit (als Angina pectoris, Herzinfarkt, plötzlicher Herztod, Linksherzinsuffizienz).
- Gehirn:
  - Infarkt aufgrund der Atherosklerose,
  - hypertone Massenblutung,
  - akute Hochdruckenzephalopathie (durch Versagen der Autoregulation der Hirngefäße erfolgt druckpassive Erweiterung der Hirnarteriolen, dadurch kommt es zumHirnödem).
- Nieren:
  Die atherosklerotische Schrumpfniere führt zur Einschränkung der Nierenfunktion.
- Bauchaortenaneurysma:
  Bei 10% der männlichen Hypertoniker > 65 Jahre (Rupturgefahr).

Antwort 257
Die Antwort B) ist richtig.
Der Schellong-Test ist eine Kreislauffunktionsprüfung zur Beurteilung von hypotonen und hypodynamischen Kreislaufregulationsstörungen; bestimmt werden die Veränderungen von Pulsfrequenz und Blutdruck (sowie der QRS-Dauer im EKG) in Ruhe und bei orthostatischer Belastung (Stehtest) und bei Kniebeugenbelastung.

Antwort 258
Die Antwort A) ist richtig.
zu A: Ursache einer Lungenembolie ist in den meisten Fällen eine tiefe Beinvenenthrombose.

Antwort 259
Die Antwort B) ist richtig.
Die Herzkranzgefäße entspringen direkt oberhalb der Aortenklappe aus der Aorta.

Antwort 260
Die Antwort B) ist richtig.
Der Windkesseleffekt ist hauptsächlich in den herznahen großen Arterien lokalisiert.

Die dehnbare Körperschlagader (Aorta) und ihre großen Äste fangen aufgrund ihrer elastischen Eigenschaften die Druckstöße des Herzens auf und wandelt sie in gleichmäßigen Blutfluss um ('Windkesselfunktion').

Antwort 261
Die Antwort B) ist richtig.
Die A. tibialis posterior ist hinter dem Innenknöchel zu tasten (nicht hinter dem Außenknöchel).
zu A: Die A. carotis ist am Hals zu tasten.
zu C: Die A. brachialis ist an der Innenseite des Oberarms zu tasten.
zu D: Die A. dorsalis pedis ist am Fußrücken zu tasten.
zu E: Die A. temporalis ist an der Schläfe zu tasten.

Antwort 262
Die Antwort B) ist richtig.
Symptome eines akuten Beinarterienverschlusses:

1. blitzartig einschießender, sehr starker Schmerz,
2. Blässe der Extremität (unterhalb des Verschlusses),
3. Missempfindung,
4. Pulslosigkeit,
5. Bewegungsunfähigkeit,
6. Schock.

(Englischsprachig 6x 'p': pain, paleness, paresthesia, pulslessness, paralysis, prostration.)

Antwort 263
Die Antwort D) ist richtig.

Antwort 264
Die Antwort A) ist richtig.
Aufgrund des fehlenden arteriellen Zuflusses sind die Venen nicht gefüllt sondern kollabiert.

Antwort 265
Die Antwort C) ist richtig.
Sofortmaßnahmen beim akuten arteriellen Verschluss:
Schnelle Klinikeinweisung zur operativen Thrombusentfernung! Der Patient darf nichts mehr essen und trinken (Nulldiät). Extremität tief lagern und in Watte packen. Keine Kälte, keine Wärme, Venenverweilkatheter, Schockprophylaxe, Infusion (Vorsicht bei Herzinsuffizienz) und Schmerzmittel i.v.
Später: Emboliequellen suchen und möglichst beseitigen, Risikofaktoren einer Atherosklerose ausschalten, medikamentös: Acetylsalicylsäure niedrig dosiert (Thrombozytenaggregationshemmung).

Antwort 266
Die Antwort A) ist richtig.
Der Patient hat die typische Symptomatik einer Claudicatio intermittens (auch: 'Schaufensterkrankheit', intermittierendes Hinken; Stadium II der chronischen arteriellen Verschlusskrankheit).

Antwort 267
Die Antwort D) ist richtig.
Die Verdachtsdiagnose lautet periphere arterielle Verschlusskrankheit Stadium II, Claudicatio intermittens (intermittierendes Hinken).
zu C: Ratschow-Lagerungsprobe: Funktionsprüfung zum Nachweis von arteriellen Durchblutungsstörungen der unteren Extremitäten. Der auf dem Rücken liegende Patient hebt beide Beine senkrecht nach oben und rollt mit den Füßen. Dem Gesunden ist dies 10 min problemlos möglich. Beim Patienten mit arterieller Durchblutungsstörung treten Abblassen der Hautfarbe und Schmerzen auf. Der Zeitpunkt des Auftretens dieser Symptome wird dokumentiert. Danach setzt sich der Patient auf und lässt die Beine nach

unten hängen. Beim Gesunden zeigt sich in wenigen Sekunden eine Rötung (reaktive Hyperämie), nach weiteren 5 sek. sind die Venen wieder gefüllt. Bei Patienten mit arteriellen Durchblutungsstörungen ist die Nachröte und die Wiederauffüllung der Venen verzögert.

Der positive Ratschow-Lagerungstest besteht also aus zwei Teilen:

1. Hochlagerung der Beine → Abblassen des ischämischen Fußes
2. Herabhängen der Beine → verspätet auftretende und verstärkte reaktive Hyperämie

zu D: Lasègue-Test: Bei Anheben des gestreckten Beines des liegenden Patienten wird im positiven Fall ein Dehnungsschmerz des N. ischiadicus ausgelöst (Gesäß und Oberschenkel). Der Test ist positiv z. B. bei Bandscheibenvorfall, Ischiassyndrom und Hirnhautreizungen. Zum Nachweis einer Claudicatio intermittens ist dieser Test nicht geeignet.

Antwort 268

Die Antwort E) ist richtig.

Symptomatik bei chronischer peripherer arterieller Verschlusskrankheit:

Bei Einengungen der Arterie > 90% ist der Puls unterhalb der Einengung nicht mehr tastbar. Haben sich Umgehungskreisläufe (Kollateralen) gebildet, kann der Patient noch beschwerdefrei gehen (Stadium I). Kommt es aufgrund der arteriellen Minderdurchblutung zu belastungsabhängigen Schmerzen unterhalb der Stenose, muss der Patient nach einer gewissen Gehstrecke stehenbleiben, um sich zu erholen ('Schaufensterkrankheit' oder Claudicatio intermittens, Stadium II). Später kommt es zu Ruheschmerzen (Stadium III) und Nekrosen (Stadium IV).

Stadien der arteriellen Verschlusskrankheit (nach Fontaine)

I. Beschwerdefreiheit,
II. Belastungsschmerz (Claudicatio intermittens),
  a) Gehstrecke > 200 m,
  b) Gehstrecke < 200 m,
III. ischämischer Ruheschmerz,
IV. Nekrose, Gangrän.

Antwort 269

Die Antwort E) ist richtig.

zu 1: Unter 'Raucherbein' versteht man die bei starken Rauchern an den unteren Extremitäten auftretenden, auf Gefäßveränderungen beruhenden, schweren Durchblutungsstörungen.

zu 2 und 3: Claudicatio intermittens oder 'intermittierendes Hinken' oder 'Schaufensterkrankheit': Stadium II der arteriellen Verschlusskrankheit.

zu 5: Angina pectoris: Ursache der Angina pectoris ist meist eine Herzkranzgefäßverengung.

Antwort 270

Die Antwort E) ist richtig.

Das venöse Blut der Leber fließt über die Vv. hepaticae zur V. cava inferior.

Antwort 271

Die Antwort B) ist richtig.

zu 1: Die Lebervenen treten nicht in der Leberpforte aus, sondern münden direkt in die untere Hohlvene ein.

zu 2: Ductus thoracicus (Milchbrustgang): sammelt die Lymphe der gesamten unteren und der linken oberen Körperhälfte, entsteht vor dem zweiten Lendenwirbel aus dem Zusammenfluss dreier Lymphstämme zur Cisterna chyli, verläuft durch den Hiatus aorticus des Zwerchfells ins hintere Mediastinum, mündet in den linken Venenwinkel, der durch den Zusammenfluss von V. subclavia und V. jugularis interna gebildet wird.

zu 5: Der Ductus pancreaticus mündet i. d. R. zusammen mit dem Ductus choledochus in der Papilla Vateri in den Dünndarm.

Antwort 272

Die Antwort D) ist richtig.

Das venöse Blut der Bauchhöhle sammelt sich im Pfortadersystem (V. mesenterica inferior, V. mesenterica superior, V. lienalis) und wird zur weiteren Verstoffwechselung innerhalb der Leber erneut kapillarisiert.

Die Hoden und die Ovarien drainieren nicht in die Pfortader sondern direkt in die Vena cava inferior bzw. in die Nierenvene.

Antwort 273

Die Antwort E) ist richtig.

Der Venendruck in den oberhalb des rechten Herzvorhofs gelegenen Venen kann negativ sein, sog. 'Saugvenen' (z. B. V. jugularis: 0 mmHg, Sinus sagittalis: -10 mmHg). Auch bei Hypovolämie kann es zu einem Unterdruck der zentralen Venen kommen.

Antwort 274

Die Antwort D) ist richtig.

Klinik des Erysipels (auch: Wundrose):

Entzündung der Haut und des Unterhautzellgewebes (mit Ausbreitung auf dem Lymphweg). Die häufigsten Eintrittspforten sind Ulcus cruris, Fußpilz, Rhagaden am Naseneingang u. Ä. Klinik:

- Schüttelfrost, hohes Fieber
- scharf begrenzte, schmerzhafte, ödematöse Rötung mit flammenförmigen Ausläufern, oft mit Bläschen und Blasen, Gangrän oder Vordringen in die Subkutis

Antwort 275

Die Antwort C) ist richtig.

Ursachen einer tiefen Beinvenenthrombose:

1. Mangel an physiologischen Hemmstoffen (Inhibitoren) der Blutgerinnung:
   - Antithrombin III-Mangel,
   - Mangel an gerinnungshemmenden Faktoren Protein S und Protein C.
2. Störung der Fibrinolyse (sehr selten),
3. Therapie mit Östrogenen (vor allem in Kombination mit Rauchen),
4. Thrombozytosen,
5. erhöhte Blutviskosität (bei Polyglobulie, Exsikkose),
6. Zirkulationsstörungen:
   z. B. Immobilisation (Bettlägrigkeit), Abknicken der V. poplitea durch längeres Sitzen ('Flugzeugthrombose', Autositzthrombose),
7. internistische Erkrankungen:
   Herzinsuffizienz, Herzinfarkt, Schock, Schlaganfall (Apoplexie), Malignome, wassertreibende Medikamente (Diuretika), Thrombozytosen, Mangel an: Antithrombin III, Protein C oder Protein S, Varikosis, Phlebitiden, hohes Lebensalter, Adipositas, Malignome u. a.

Antwort 276

Die Antwort C) ist richtig.

Strikte Bettruhe ist bei oberflächlicher Thrombophlebitis kontraindiziert.

Antwort 277

Die Antwort C) ist richtig.

zu A, B, D, und E: Diese Krankheitsbilder können alle Ödeme (Wassereinlagerungen) hervorrufen. Bei A) und E) kommt es aufgrund von Eiweißverlusten zum Eiweißmangel und damit zum Absinken des onkotischen Druckes der das Wasser in den Gefäßen hält. Bei der Rechtsherzinsuffizienz es durch kompliziertere Pathomechanismen und durch Ansteigen des hydrostatischen Druckes ebenfalls zur Ödembildung.

Alle diese Ödeme sind generalisiert, das heißt, sie treten immer beidseitig an den Extremitäten auf. Einseitige Beinödeme können durch diese Krankheitsbilder nicht hervorgerufen werden.

zu C: Eine Phlebothrombose ist eine tiefe Beinvenenthrombose. Eine Blutgerinnselbildung in den tiefen Beinvenen verhindert oder stört den venösen Rückfluss zum rechten Herzen. Es kommt zum Anschwellen des betroffenen Beines und zur Ödembildung an diesem Bein.

Antwort 278

Die Antwort A) ist richtig.

Die V. saphena magna ist eine oberflächliche Vene der unteren Extremität. Die fulminanten tödlichen Lungenembolien haben ihren Ursprung in Thrombosen der tiefen Beinvenen (z. B. V. femoralis, V. iliaca)

Antwort 279

Die Antwort B) ist richtig.

zu 5: Intermittierendes Hinken (Claudicatio intermittens) findet sich im Stadium II der peripheren arteriellen Verschlusskrankheit.

Klinik der akuten tiefen Oberschenkelvenenthrombose (TBVT = tiefe Beinvenenthrombose = Phlebothrombose):

- Die Beinvenenthrombose ist oft völlig symptomlos! Lungenembolie meist erstes Symptom. Das Fehlen von Symptomen schließt eine Phlebothrombose nicht aus! Nur bei 1/3 aller Lungenembolien ist eine Phlebothrombose klinisch nachweisbar. Nur ca. 10% zeigen die klassische Trias Schwellung, Schmerz, Zyanose.
- Schwere und Spannungsgefühl im Bein, ziehende Schmerzen (Leiste, Poplitea, Wade),
- Überwärmung (Temperaturdifferenz), Schwellung (Umfangsdifferenz messen!), zyanotische Glanzhaut, sog. Pratt-Warnvenen: Kollateralvenen an der Schienbeinkante,
- Fieber oder subfebrile Temperaturen, Pulsanstieg,
- Druckempfindlichkeit im Verlauf der tiefen Venen,
- Wadenkompressionsschmerz (Mayr-Zeichen),
- Wadenschmerz bei Dorsalflexion im Sprunggelenk (Homann-Zeichen),
- Fußsohlendruckschmerz (Payr-Zeichen),
- Meyer-Druckpunkte entlang der inneren (medialen) Schienbeinkante.

Komplikationen:

1. Lungenembolie: fast die Hälfte aller Patienten mit tiefer Beinvenenthrombose haben überwiegend asymptomatische (aber szintigrafisch nachweisbare) Lungenembolien!
2. Postthrombotisches Syndrom (PTS) mit chronisch venöser Insuffizienz (CVI).

Antwort 280

Die Antwort D) ist richtig.

Sensibilitätsstörungen finden sich bei arteriellen Verschlüssen der Extremitäten.

zu A: Wadendruckschmerz ist stets verdächtig auf eine Phlebothrombose.

zu B: Ein Anstieg der BSG, der Herzfrequenz und subfebrile Temperaturen sind wichtige Indizien für eine Phlebothrombose (Schmerzen fehlen häufig).

Antwort 281

Die Antwort E) ist richtig.

zu 3: Venektasie (Phlebektasie): diffuse Erweiterung bzw. Weitstellung von Venen durch Erschlaffung ohne morphologisch nachweisbare Wandveränderung (im Gegensatz zu Varizen).

Antwort 282

Die Antwort A) ist richtig.

Spider naevi ('Gefäßsternchen') gelten als Zeichen für chronische Lebererkrankungen (z. B. Leberzirrhose).

Klinik beim varikösen Symptomenkomplex:

- müde, schwere Beine, Wadenkrämpfe,
- Schwellung, Ödembildung,
- Schmerz, Kribbeln und Hitzegefühl,
- Schuppung, Hyperkeratose, Juckreiz,

- häufig Entwicklung eines Ekzems,
- Zeichen der chronisch-venösen Insuffizienz (CVI, postthrombotisches Syndrom).

Gradeinteilung:

I. Venenerweiterung an den Seiten der Füße, abends Knöchelödeme,

II. Hyper- und Depigmentierung (der erhöhte Venendruck führt zu Kapillarblutungen, die zu gelb-bräunlichen oder blauvioletten Verfärbung führen: Hämosiderinablagerungen),

III. florides oder abgeheiltes, venöses Geschwür (Ulcus cruris venosum).

Antwort 283

Die Antwort E) ist richtig.

Antwort 284

Die Antwort D) ist richtig.

zu A: z. B. Angina pectoris

zu B: z. B. Spontanpneumothorax (hier wird der Klopfschall häufiger als hypersonor bezeichnet).

zu C: z. B. Myokardinfarkt

zu E: z. B. Lungentuberkulose

Antwort 285

Die Antwort E) ist richtig.

Lungenarterienembolie = Verschluss einer Lungenarterie durch einen Embolus (meist ein losgerissener Thrombus, selten: Fett-, Luft- oder Fremdkörperembolie). Klinik:

Merke: Nur 1/4 der zur Lungenembolie führenden tiefen Beinvenenthrombosen) zeigt klinische Symptome vor dem Auftreten der Lungenembolie. Plötzlich, meist nach dem morgendlichen Aufstehen, beim Stuhlgang oder bei plötzlicher Anstrengung (Druckerhöhung):

- Atemnot/schnelle Atmung (Tachypnoe),
- Brustschmerzen,
- schneller Puls (Tachykardie),
- Husten,
- Angst, Beklemmungsgefühl,
- Schweißausbruch,
- Bewusstlosigkeit (Synkope) und Schock.

Die Mehrzahl tödlicher Lungenembolien verläuft in Schüben! Typisch für rezidivierende Lungenembolien sind: Schwindelanfälle, kurze Bewusstlosigkeiten, unklares Fieber und Tachykardie. Todesursache ist eine akute Rechtsherzinsuffizienz aufgrund der Widerstandserhöhung im kleinen Kreislauf.

Antwort 286

Die Antwort B) ist richtig.

Eine Luftembolie setzt die Eröffnung eines Gefäßes zur Lunge oder zur Außenwelt voraus. Dies ist bei einer Lungenembolie nicht gegeben.

zu A: Durch Verschluss einer Lungenarterie kann es zum Absterben von Lungengewebe, zum Lungeninfarkt kommen.

zu C: Durch den Verschluss einer Lungenarterie arbeitet das Herz gegen einen plötzlich stark erhöhten Gefäßwiderstand an. Dies kann schnell zur Entwicklung einer akuten Rechtsherzinsuffizienz mit Abfall des Herzzeitvolumens führen.

zu D und E: Die Pleuritis ('Rippenfellentzündung') und die Lungenentzündung sind häufig Komplikationen einer Lungenembolie.

Antwort 287

Die Antwort D) ist richtig.

Das Lymphgefäßsystem dient der Flüssigkeitsdrainage aus dem Zwischenzellraum (Interstitium) in das venöse Gefäßsystem. Auf diesem Weg werden körpereigene und körperfremde großmolekulare Stoffe (Stoffwechselprodukte, Zelltrümmer, großmolekulare Eiweißstoffe, Fremdkörper, Bakterien) abtransportiert. Die in die Strombahn der Lymphgefäße eingeschalteten Lymphknoten 'filtern' die Lymphe: Retikulumzellen der Lymphknoten vernichten durch Phagozytose

Mikroorganismen, Gifte, Zellbruchstücke und andere Antigenstrukturen. In den Lymphknoten werden die T-Lymphozyten und die Antikörper der B-Lymphozyten in die Lymphe (und damit in die Blutbahn) geschwemmt.

Antwort 288

Die Antwort C) ist richtig.

zu 4: Rote Blutkörperchen (Erythrozyten) werden beim Erwachsenen im roten Knochenmark der platten Knochen und der Epiphysen der Röhrenknochen gebildet.

zu 5: Die roten Blutkörperchen werden hauptsächlich in der Milz abgebaut.

Antwort 289

Die Antwort B) ist richtig.

zu C: z. B. kann die Filariasis zum Lymphödem führen: Lymphgefäßverschlüsse durch Filarien führen zur chronischen Lymphstauung mit unförmiger Anschwellung der Extremitäten (Elephantiasis tropica).

Antwort 290

Die Antwort C) ist richtig.

Therapie bei akutem Beinarterienverschluss vgl. S. 229

Antwort 291

Die Antwort C) ist richtig.

Anamnese und Befundes spricht für das Krankheitsbild einer tiefen Beinvenenthrombose. Zur Klärung muss eine Phlebographie durchgeführt werden.

Antwort 292

Die Antwort A) ist richtig.

Bekannte Risikofaktoren für eine AVK sind Alter, männliches Geschlecht, familiäre Disposition, Bluthochdruck, Nikotinabusus, Hypercholesterinämie, Diabetes mellitus, Infektion mit Chlamydia pneumoniae (?) Adipositas, Bewegungsmangel und Dysstress.

Auch ein erhöhter (nicht ein verminderter) Fibrinogenspiegel gilt als Risikofaktor für die Entwicklung einer Atherosklerose.

Antwort 293

Die Antwort C) ist richtig.

Die Erregung der Pressorezeptoren in der Wand des Karotissinus führt (über Afferenzen von N. glossopharyngeus und N. vagus) zur Erregung des Parasympathikus. Dies führt zu einer reflektorischen Bradykardie und Hypotonie, evtl. zum Herzstillstand (Karotissinus-Reflex).

Antwort 294

Die Antwort E) ist richtig.

Klinik der tiefen Beinvenenthrombose vgl. S. 232.

Antwort 295

Die Antwort D) ist richtig.

Im Stadium II der peripheren arteriellen Verschlusskrankheit wird u. a. die Bewegungstherapie durchgeführt: 1-2-stündiges Gehtraining bis zur Schmerzgrenze, dann Pause. (Die Stadien III und IV sind Kontraindikationen für ein Gehtraining!)

Antwort 296

Die Antwort D) ist richtig.

Die Pfortader sammelt das aus der Bauchhöhle zurückfließende venöse Blut. Die arterielle Versorgung der Leber übernimmt die A. hepatica communis aus dem Truncus coeliacus der Aorta.

Antwort 297

Die Antwort D) ist richtig.

Der M. Addison (Nebennierenrindeninsuffizienz) geht mit einer arteriellen Hypotonie einher.

Hyperthyreose, Cushing-Syndrom (Hyperkortisolismus), Conn-Syndrom (primärer Hyperaldosteronismus) und Nierenarterienstenose sind Ursachen einer arteriellen Hypertonie.

Antwort 298

Die Antwort C) ist richtig.

Als Anisokorie wird die seitendifferente Weite der Pupillen bezeichnet. Eine Anisokorie findet sich u. a. als Frühsymptom bei z.B. bei Augenerkrankungen (Iritis, Glaukom), bei Neurosyphilis und als einseitige Mydriasis bei (gleichseitigem) Druck auf die parasympathischen Anteile des N. oculomotorius (z.B. subdurales oder epidurales Hämatom, tumoröse Raumforderung).

Antwort 299

Die Antwort D) ist richtig.

Die Arteriitis temporalis Horton ist eine mit sehr hoher Blutsenkungsgeschwindigkeit (BSG) einhergehende, abakterielle, autoimmune Entzündung der Arteria temporalis (Schläfenarterie), aber auch der Arteria ophthalmica (führt zur Erblindung) und anderer intrakranieller Gefäße.

Klinik:

- meist ältere Menschen (> 65 Jahre),
- allgemeines Krankheitsgefühl, hohe BSG (oft über 100 mm in der ersten Stunde),
- Kopfschmerz im Bereich der druckschmerzempfindlichen, hart-verdickten Schläfenarterie,
- zunächst einseitig, später beidseitig,
- In der Hälfte der (unbehandelten) Fälle Übergreifen auf die A. ophthalmica mit rasch einsetzendem irreversiblen Sehverlust bis zur beidseitigen Erblindung.

Vorsicht! Wird häufig als Migräne verkannt. Plötzlicher Kopfschmerz und hohe Blutsenkungsreaktion bei älteren Menschen bedarf sofortiger Abklärung (Erblindungsgefahr!).

Antwort 300

Die Antwort C) ist richtig.

Ratschow-Lagerungsprobe vgl. S. 229

Antwort 301

Die Antwort D) ist richtig.

Beim Vena-cava-Kompressionssyndrom (Vena-cava-inferior-Syndrom, Rückenlage-Schock-Syndrom) wird bei der Hochschwangeren in Rückenlage die untere Hohlvene durch die Gebärmutter zusammengepresst.

Dies führt zum hypovolämischen Schock mit Blutdruckabfall, Pulsanstieg, Blässe und Schweißausbruch, Sauerstoffunterversorgung des Feten. Therapie: Linksseitenlage der Schwangeren.

Antwort 302

Die Antwort D) ist richtig.

Lagerung bei hypertensiver Krise und Lungenödem: Hochlagerung des Oberkörpers, Tieflagerung der Beine.

Antwort 303

Die Antwort C) ist richtig.

Antwort 304

Die Antwort B) ist richtig.

Eine Erhöhung der Plasma-Albumin-Konzentration hätte eine Erhöhung des kolloidosmotischen (onkotischen) Drucks zur Folge. Dieser ist dem hydrostatischen Druck entgegengerichtet und zieht somit Wasser aus dem Gewebe in die Gefäße zurück.

ATMUNGSSYSTEM

Antwort 305
Die Antwort C) ist richtig.
Die Lungenverschieblichkeit in der Medioklavikularlinie beträgt 4 bis 6 cm.

Antwort 306
Die Antwort B) ist richtig.
Die Luftmenge, die nach stärkster Einatmung maximal ausgeatmet werden kann, wird Vitalkapazität (ca. 4000-5000 ml) genannt.
Weitere Lungen- und Atemvolumina:
Die Atemgrößen sind abhängig von Körperbau, Körpergröße, Lebensalter, Geschlecht und Trainingszustand. Ein Erwachsener in körperlicher Ruhe atmet ca. 14-16 mal pro Minute jeweils ca. 500 ml Luft ein und aus: Das normale Ein- und Ausatmungsvolumen in Ruhe wird Atemzugvolumen genannt.
Das Volumen, welches nach normaler Inspiration zusätzlich eingeatmet werden kann (ca. 2100-3000 ml), wird inspiratorisches Reservevolumen genannt. Die Luftmenge, die nach normaler Ausatmung noch zusätzlich ausgeatmet werden kann (ca. 800-1200 ml), wird exspiratorisches Reservevolumen genannt. Auch nach stärkster Ausatmung bleibt Luft in den Lungen zurück: Residualluft (Restluft, ca. 1200 ml) oder Residualvolumen der Lunge. Unter Inspirationskapazität wird das Volumen verstanden, das nach normaler Ausatmung maximal eingeatmet werden kann. Die funktionelle Residualkapazität ist das Volumen, das nach normaler Ausatmung noch in der Lunge vorhanden ist. Das Produkt aus Atemzugvolumen (= Volumen des einzelnen Atemzugs) und Atemfrequenz (= Anzahl der Atemzüge/min) ergibt das Atemzeitvolumen.

Antwort 307
Die Antwort D) ist richtig.
Das Atemvolumen, das nach maximaler Inspiration maximal ausgeatmet werden kann, heißt Vitalkapazität.

Antwort 308
Die Antwort C) ist richtig.
Die Biot-Atmung (auch intermittierende Atmung) ist eine Form der periodischen Atmung bei der kräftige Atemzüge von gleicher Tiefe von plötzlich auftretenden Atempausen unterbrochen werden. Diese Atmung findet sich bei Störungen des Atemzentrums durch direkte Hirnverletzung oder Hirndrucksteigerung
zu A: Orthopnoe: höchste Atemnot, die nur in aufrechter Haltung und unter Einsatz der Atemhilfsmuskulatur kompensiert werden kann.
zu B: Apnoe: fehlende Atmung (Atemstillstand).
zu D: Paradoxe Atmung: Bei Rippenserienfrakturen bzw. bei pathologischen Instabilitäten des Thorax kommt es zu einer inspiratorischen Einwärts- und exspiratorischen Auswärtsbewegung des instabilen Thoraxteils.
zu E: Inverse Atmung: Bei Atemwegsverlegungen (z. B. Fremdkörper) der Luftröhre kommt es zu maximaler Bewegung des Zwerchfells ohne Beteiligung der Thorax-Zwischenrippenmuskulatur. Dadurch kommt es zur Einziehung des Abdomens während der Einatmung und Vorwölbung des Abdomens während der Ausatmung, ohne das eine Ventilation stattfindet.

Antwort 309
Die Antwort D) ist richtig.

Antwort 310
Die Antwort E) ist richtig.

Antwort 311
Die Antwort B) ist richtig.
(Vgl. Antwort auf Frage **306**).
zu D: Der anatomische Totraum ist der Teil des Respirationstrakts, der am Gasaustausch nicht teilnimmt. Er erstreckt sich vom Mund bis zu den Broniolen und hat ein Volumen von ca. 150 ml.

Antwort 312
Die Antwort A) ist richtig.
„Lederknarren" oder pleuritisches Reiben ist das Geräusch der aneinander reibenden entzündlich veränderten Pleurablätter bei Pleuritis sicca (Pleuritis fibrinosa).

Antwort 313
Die Antwort D) ist richtig.
Der Stimmfremitus ist beim generalisierten Lungenemphysem abgeschwächt.
zu A: Unter „Schachtelton" versteht man den sehr lauten, stark tympanitischen Perkussionsschall beim Pneumothorax oder Lungenemphysem. Von vielen Autoren wird „Schachtelton" auch mit „hypersonorem Klopfschall" gleichgesetzt.
zu B: Beim ausgeprägten Lungenemphysem findet sich ein sog. „Fassthorax". Darunter versteht man einen kurzen starren Brustkorb ohne Atemexkursionen mit vergrößertem Tiefendurchmesser von vorne nach hinten („Sagittaldurchmesser").
zu C: Da das Herz beim Lungenemphysem stärker vom überblähten Lungengewebe überdeckt wird, ist die relative Herzdämpfung beim Emphysematiker größer, die absolute kleiner.

Antwort 314
Die Antwort C) ist richtig.
Das amphorische Atmen wird auch als Höhlenatmen oder Krugatmen bezeichnet.
Man versteht darunter ein sausendes, metallisch klingendes Atemgeräusch (ähnlich dem Geräusch, das entsteht, wenn man über die Öffnung einer großen Flasche bläst). Das Geräusch findet sich über großen glattwandigen Hohlräumen (Kavernen) bei Tuberkulose.
zu E: Als Ellis-Damoiseau-Linie wird die obere Begrenzungslinie eines Pleuraergusses bezeichnet. Sie lässt sich als bogenförmige nach oben konvexe Linie von der medialen unteren Lungenbasis nach lateral außen oben (mit dem höchsten lateralen Punkt in der mittleren Axillarlinie) perkutieren.

Antwort 315
Die Antwort E) ist richtig.

Antwort 316
Die Antwort E) ist richtig.
Vor allem bei Häftlingen russischer und amerikanischer Gefängnisse finden sich immer häufiger multiresistente Tuberkulose-Bakterien, die gegen alle Antituberkulotika resistent sind. Von dort ausgehend verbreiten sich diese multiresistenten Erreger nun immer weiter in andere Bevölkerungsgruppen.

Antwort 317
Die Antwort B) ist richtig.
Rasselgeräusche basal über beiden Lungen sind Zeichen einer Lungenstauung bei Linksherzinsuffizienz.
zu D: Der Spannungspneumothorax führt über eine Druckerhöhung zu einer Verdrängung der gesunden Lunge und verhindert den Blutrückstrom in die obere und untere Hohlvene (venöse Einflussstauung).

Antwort 318
Die Antwort D) ist richtig.
Bei einem unkomplizierten Verlauf wird über 6-9 Monate mit einer Kombination mehrerer (3-4) Antituberkulotika behandelt.
zu A: Die Tuberkulose ist in Europa immer noch eine der häufigsten bakteriellen Infektionskrankheiten und nimmt durch multi-

resistente Erreger sicher im Moment wieder an Bedeutung zu.
zu B: Nach Paragraph 6 des Infektionsschutzgesetzes besteht für die Tuberkulose Meldepflicht bei Erkrankung und Tod (nicht schon bei Verdacht).

Antwort 319
Die Antwort C) ist richtig.
Die Symptomatik spricht für einen Spannungs- oder Ventilpneumothorax der linken Lunge. Die lebensrettende Sofortmaßnahme ist die linksseitige Pleurapunktion am Oberrand der unteren Rippe des 3. Interkostalraumes in der Medioklavikularlinie (Entlastungspunktion).

Antwort 320
Die Antwort E) ist richtig.
Beim Pleuraerguss ist ein abgeschwächter Stimmfremitus zu erwarten.

Antwort 321
Die Antwort C) ist richtig.
Ca. 30% der Krebserkrankungen in den USA lassen sich nach dieser Studie auf das Tabakrauchen zurückführen.

Antwort 322
Die Antwort D) ist richtig.
Als Stimmfremitus wird das tastbare Vibrieren (Schwirren) der Brustwand des Patienten bezeichnet, welches der Untersucher mit aufgelegten Händen palpiert, während der Patient/die Patientin mit tiefer Stimme '99' sagt.

Antwort 323
Die Antwort C) ist richtig.
Als Bronchophonie wird die auskultatorische Untersuchung der Fortleitung der Sprache des Patienten über die Brustwand bezeichnet. Hierzu lässt man den Patienten mit scharfer Flüsterstimme die Zahl „66" sprechen. Bei Verdichtung des zwischen Stimmbildung und Auskultationsort liegenden Lungengewebes (z. B. bei Pneumonie) ist die vom Patienten gesprochene Zahl im Vergleich zur Gegenseite bei der Auskultation deutlicher und schärfer zu hören.

Antwort 324
Die Antwort D) ist richtig.
Die Symptomatik spricht für ein Lungenödem. Vier Stadien des Lungenödems:

1. Ödem des Lungengewebes (interstitielles Lungenödem, nur radiologisch nachweisbar),
2. Exsudation und Transsudation von seröser Flüssigkeit in Alveolen und Bronchiolen (alveoläres Lungenödem): schwere Atemnot, Angst, Zyanose, Blässe, Auskultation: (grobes „feuchtes" Rasseln und Kochen über der Brust, z. T. ohne Stethoskop hörbar), schaumiges Sputum,
3. Schaumbildung,
4. Asphyxie (Atemstillstand).

Antwort 325
Die Antwort C) ist richtig.
Klinik des „Pseudo-Krupp-Syndroms" (Laryngitis subglottica):

- im (Klein-)Kindesalter auftretend (bis 6 Jahre),
- oft Infekt in der Vorgeschichte,
- meist nachts auftretend,
- bellender Husten,
- inspiratorischer Stridor (ziehendes, pfeifendes Atemgeräusch bei der Einatmung),
- Atemnot,
- Fieber.

Antwort 326
Die Antwort C) ist richtig.
Im Endstadium eines Asthma bronchiale, bei völliger Lungenüberblähung kann sich eine „trügerische Ruhe" über der Lunge zeigen. Es sind dann kaum noch Lungengeräusche zu hören (sog. „silent chest"). Im vorliegenden Fall muss man den Befund als „silent

chest" werten und der Patient sollte mit dem Notarzt sofort in stationäre Behandlung gebracht werden.

Antwort 327
Die Antwort A) ist richtig.

Antwort 328
Die Antwort B) ist richtig.
Bei Rippenbrüchen und Pleuritis kommt es zum Nachschleppen einer Thoraxhälfte während der Atmung.

Antwort 329
Die Antwort D) ist richtig (vgl. Antwort zu Frage **322**).

Antwort 330
Die Antwort A) ist richtig.
Der normale Klopfschall über der Lunge heißt sonorer Klopfschall.
zu B: tympanitischer Klopfschall: nennt man den Schall über glattwandigen, luftgefüllten Hohlräumen (z. B. Darmschlingen)
zu C: Schachtelton: sehr lauter oder tympanitischer Perkussionsschall bei Haut- oder Lungenemphysem (von manchen Autoren auch mit dem hypersonoren Klopfschall gleichgesetzt.)
zu D: Dämpfung: dumpfer Perkussionsschall über luftleeren Körperteilen
zu E: Schenkelschall: völlig gedämpfter Klopfschall (z. B. über Muskulatur)

Antwort 331
Die Antwort B) ist richtig.
Der Klopfschall bei Lungenemphysem und Pneumothorax ist hypersonor.
zu 1: Pleuraschwarte: gedämpfter Klopfschall.
zu 3: Pneumonie: gedämpfter Klopfschall.
zu 5: Trockene Pleuritis: sonorer Klopfschall (bei Ergussbildung: gedämpfter Klopfschall).

Antwort 332
Die Antwort B) ist richtig.
Beim Emphysematiker ist u. a. ein Schachtelton und ein abgeschwächtes Atemgeräusch zu erwarten.
zu 1: Schachtelton: sehr lauter oder tympanitischer Perkussionsschall bei Haut- oder Lungenemphysem
zu 3: Die Atemexkursion des Brustkorbs ist beim Emphysematiker eingeschränkt.
zu 4: tympanitischer Klopfschall: Schall über glattwandigen, luftgefüllten Hohlräumen (z. B. Darmschlingen)
zu 5: Giemen, Pfeifen und Brummen sind typische Auskultationsbefunde beim Asthma bronchiale.

Antwort 333
Die Antwort E) ist richtig.
Beim Pneumothorax ist bei der Auskultation das Atemgeräusch abgeschwächt oder nicht mehr zu hören (aufgehobenes Atemgeräusch).
zu E: Feinblasige Rasselgeräusche über den Lungenbasen hört man als Zeichen der Lungenstauung bei Linksherzinsuffizienz.

Antwort 334
Die Antwort B) ist richtig.
zu 1: Grobblasige feuchte Nebengeräusche (grobes Rasseln): bei Lungenödem, bei nicht abgehustetem Sekret und bei Bronchiektasen.
zu 2: Pueriles Atmen: normales Atmungsgeräusch bei (schlanken) Kindern mit deutlich hörbarer Ausatmung (Exspirium) infolge geringer Dicke der Thoraxwand.
zu 3: Vesikuläratmen: normales Atmungsgeräusch über normalen Lungenanteilen beim Gesunden, nur bei der Inspiration zu hören.
zu 4: Giemen und Brummen (kontinuierliche Nebengeräusche) findet sich typischerweise in- und exspiratorisch bei Asthma bronchiale (auch: exspiratorisch bei

chronischer Bronchitis, bei Tumoren und Asthma cardiale).

Antwort 335
Die Antwort B) ist richtig.
Leitsymptome der Pleuritis sicca sind der atemabhängige Schmerz (bessert sich, wenn Erguss auftritt) und das atemsynchrone Reibegeräusch über den basalen Lungenabschnitten (sog. 'Lederknarren') bei der Auskultation.

Antwort 336
Die Antwort B) ist richtig.
Beim Pneumothorax dringt Luft in den Pleuraspalt. Dadurch wird der dort normalerweise herrschende Unterdruck aufgehoben und der Lungenflügel kollabiert.
Eine Atmung ist mit diesem Lungenflügel nicht mehr möglich, ein Atemgeräusch dort nicht auskultierbar.

Antwort 337
Die Antwort E) ist richtig.
Ein leises abgeschwächtes Atemgeräusch hört man beim Lungenemphysem. Ein Lungenemphysem ist die irreversible Erweiterung der Lufträume distal der Bronchioli terminales infolge Destruktion ihrer Wand. Luft leitet Atemgeräusche schlechter als Gewebe. Da das Emphysem durch vermehrt Luft und vermindert Gewebe gekennzeichnet ist, wird das Atemgeräusch leiser.

Antwort 338
Die Antwort C) ist richtig.
Giemen, Pfeifen und Brummen sind typische Auskultationsphänomene bei obstruktiven ('die Atemwege verschließenden') Atemwegserkrankungen, wie Asthma bronchiale und chronisch obstruktive Bronchitis.

Antwort 339
Die Antwort C) ist richtig.
Der Stimmfremitus wäre beim Pneumothorax aufgehoben.

Antwort 340
Die Antwort A) ist richtig.
Beim Lungenemphysem erwartet man ein abgeschwächtes Atemgeräusch.

Antwort 341
Die Antwort A) ist richtig.
Bronchiektasen sind sackförmige oder zylindrische irreversible Ausweitung der Bronchien.

Antwort 342
Die Antwort C) ist richtig.
Genau genommen ist keine der Angaben richtig: Die WHO-Definition verlangt Husten und Auswurf zur Definition der chronischen Bronchitis:
Eine chronische Bronchitis ist dann anzunehmen, wenn bei einem Patienten in 2 aufeinander folgenden Jahren während mindestens 3 Monaten pro Jahr Husten und Auswurf (= produktiver Husten) bestanden.

Antwort 343
Die Antwort B) ist richtig.
zu 5: Auskultation bei chronischer Bronchitis: trockene u./o. feuchte Rasselgeräusche (je nach Sekretmenge).

Antwort 344
Die Antwort E) ist richtig.
zu A: Diese Aussage passt zum Emphysem.
zu D: Diese Aussage passt zum Asthma bronchiale.
zu E: WHO-Definition der chronischen Bronchitis.

Antwort 345

Die Antwort D) ist richtig.

Antwort 346
Die Antwort B) ist richtig.
Klinik des Asthma bronchiale:

- Leitsymptom: anfallsweise auftretende Atemnot mit exspiratorischem Stridor (= während der Ausatmung auftretenden Atemgeräusches),

- quälender Hustenreiz,
- Atemnot mit Orthopnoe (aufrechtes Sitzen mit Anspannung der Atemhilfsmuskulatur),
- verlängerte Ausatmung (Exspirium),
- Tachykardie (schnelle Herzfrequenz),
- Auskultation: trockene Rasselgeräusche (bzw. kontinuierliche Nebengeräusche): Giemen, Pfeifen, Brummen, Vorsicht: im Endstadium, bei völliger Lungenüberblähung, 'trügerische Ruhe' über der Lunge, es sind dann kaum noch Lungengeräusche zu hören ('silent chest'),
- Auswurf: Das Sputum ist zäh, spärlich, glasig.

Antwort 347

Die Antwort B) ist richtig.

Respiratorische Arrhythmie: bei Jugendlichen und vegetativ übererregbaren Patienten nachweisbare Pulsbeschleunigung beim Einatmen und Pulsverlangsamung beim Ausatmen. Sie ist physiologisch und hat keinen Krankheitswert.

zu D: Die Ausatmungszeit (Exspirium) dauert bei Asthma bronchiale länger als die Einatmungszeit (Inspirium).

Antwort 348

Die Antwort C) ist richtig.

zu B und C: Unter 'Stridor' versteht man ein pfeifendes Atemgeräusch bei Verengung oder Verlegung der Luftwege.

Zu einem inspiratorischen - also während der Einatmungsphase auftretenden - Stridor kommt es bei Einengungen der oberen Luftwege (zwischen Hauptbronchus und Larynx: z. B. entzündliche Erkrankungen, Fremdkörper, Tumoren).

Zu einem exspiratorischen - also während der Ausatmungsphase auftretenden - Stridor kommt es durch Verengung (Obstruktion, Spasmus) der unteren Luftwege (unterhalb des Hauptbronchus).

zu D: Wichtige Nebenwirkungen des Morphins sind die Dämpfung des Atemzentrums und die vermehrte Schleimsekretion. Morphin wird hauptsächlich als Schmerzmittel (Analgetikum) eingesetzt. Zur Beruhigung stehen sehr viel wirksamere Substanzen zur Verfügung (z. B. Tranquilizer, Neuroleptika). Wegen der Dämpfung des Atemzentrums ist ihr Einsatz im Status asthmaticus umstritten (bzw. wird von der Mehrzahl der Pneumologen abgelehnt).

Antwort 349

Die Antwort A) ist richtig.

Ein Lungenemphysem ist eine irreversible Erweiterung der Lufträume distal der Bronchioli terminales infolge Destruktion ihrer Wand.

Antwort 350

Die Antwort D) ist richtig.

Durch die Lungenüberblähung beim Emphysem kommt es zu einem hypersonoren Klopfschall (bisweilen auch als 'Schachtelton' bezeichnet). Einen gedämpften Klopfschall erwartet man bei Pleuraerguss und Pleuraschwarte.

Antwort 351

Die Antwort C) ist richtig.

Die Sarkoidose (auch: M. Boeck, M. Besnier-Boeck-Schaumann) ist eine granulomatöse Systemerkrankung des mesenchymalen Gewebes, die sich in 90% der Fälle an der Lunge manifestiert, aber auch andere Organe befallen kann. Das Stadium I dieser Erkrankung ist durch eine Schwellung der Lymphknoten am Lungenhilus gekennzeichnet (nur auf dem Lungenröntgenbild zu sehen).

Antwort 352

Die Antwort E) ist richtig.

Die Klinik des Primärkomplexes der Tuberkulose ist meist stumm. Es kann auch zu Symptomen kommen:

- subfebrile Temperaturen, Husten, Nachtschweiß, Appetitverlust,
- Erythema nodosum: rotblaue schmerzhafte Flecken an den unteren Extremitäten (auch bei: Sarkoidose, rheumatischem Fieber, Colitis ulcerosa, M. Crohn, nach Yersinieninfektion u. a.),
- Keratokonjunktivitis.

Antwort 353

Die Antwort C) ist richtig.

zu 3: Bei der typischen (heute seltenen) Lobärpneumonie besteht meist starker Hustenreiz und ein zunächst uncharakteristischer Auswurf. Ab dem 2. Tag wird das Sputum typisch rostbraun mit Fibringerinnseln und Blutbeimengungen, evtl. kommt es auch zu Bluthusten und Blutspucken (Hämoptysis).

zu 4: Die Lungenstauung ist ein Symptom der Linksherzinsuffizienz. Das Blut staut sich vor dem linken Herzen in die Lungenvenen zurück (Endstadium: Lungenödem). Auskultatorisch finden sich bei der Lungenstauung feinblasige basale Rasselgeräusche über beiden Lungenflügeln.

Antwort 354

Die Antwort E) ist richtig.

zu A: Blut - aus welcher Körperhöhle auch immer - ist solange karzinomverdächtig, bis das Gegenteil bewiesen ist.

zu B: Der Lungenhilus (besser: Lungenhilum) ist das Gebiet der Lunge, wo Venen, Arterien und Hauptbronchien in die Lunge eintreten und zusammen mit den dortigen Lymphknoten im Röntgenbild den sog. 'Hilumschatten' bewirken. Sitzt der Tumor in diesem Gebiet, kommt es im Röntgenbild zur Hilumvergrößerung.

zu C: Unter einer Atelektase wird ein nicht mit Luft gefüllter Lungenabschnitt verstanden, bei denen die Alveolen leer sind, so dass ihre Wände aneinanderliegen. Durch Druck von außen können Tumoren das Lumen der Bronchien oder Bronchiolen verlegen und so zu Atelektasen führen.

zu D: Durch tumorbedingte Verlegung von Bronchien, und durch Keimbesiedlung von Tumornekrosen kann es bei Bronchialtumoren zu begleitenden Lungenentzündungen (Pneumonien) kommen.

Antwort 355

Die Antwort D) ist richtig.

Die Horner-Trias (auch: Horner-Symptomenkomplex, Horner-Syndrom) ist gekennzeichnet durch Miosis (= Engstellung der Pupille durch Lähmung des sympathisch innervierten M. dilatator pupillae), Ptosis (Herabhängen des Augenlids durch Lähmung des sympathisch innervierten M. levator palpebrae superioris) und Enophthalmus (= tiefes Zurücksinken des Augapfels in die Orbita durch Sympathikuslähmung).)

Ursache: z. B. Einwachsen eines in den Lungenspitzen lokalisierten Bronchialkarzinoms (Pancoast-Tumor) in den Sympathikusgrenzstrang am Hals.

Antwort 356

Die Antwort B) ist richtig.

Das geschilderte Krankheitsbild entspricht am ehesten einem Spontanpneumothorax. Diese häufigste Form des Pneumothorax tritt meist zwischen dem 30. und 40. Lebensjahr auf (häufig nach Platzen von angeborenen Emphysembläschen).

Beim Pneumothorax dringt Luft in den Pleuraspalt. Dadurch wird der negative intrapleurale Druck im Pleuraspalt aufgehoben. Es kommt zum teilweisen oder kompletten Kollaps des betroffenen Lungenflügels.

Antwort 357

Die Antwort E) ist richtig.

Antwort 358

Die Antwort A) ist richtig.

Den meisten Patienten ist ihre zu schnelle Atemfrequenz ‘Hyperventilation’ nicht bewusst.

zu B und E: Da die Patienten vermehrt CO_2 und damit saure Valenzen abatmen, kommt es zu einer Alkalose. Die Alkalose führt zu einer Verminderung der Kalziumionenaktivität. Ursache der Krämpfe ist also kein Kalziummangel sondern eine Alkalose.

zu D: Durch Rückatmung in einen Plastikbeutel steigt zunächst im Plastikbeutel der CO_2-Gehalt. Vom Patienten wird nun CO_2 rückgeatmet. Es kommt zum CO_2-Anstieg im Blut und damit zum Ausgleich der Alkalose.

Antwort 359

Die Antwort A) ist richtig.

Bei der Hyperventilation kommt es durch zu starkes Abatmen von CO_2 zu einer Alkalose. Diese verursacht die geschilderten Symptome. Bei jungen Menschen ist dieses Krankheitsbild deutlich häufiger als die unter B), C), D) und E) erwähnten.

zu B: Dumping-Syndrome: bei Patienten nach Magen(teil)-resektionen

- Frühdumping: 20 min nach dem Essen Darmbeschwerden wie Schmerzen im Leib, Diarrhoe, Brechreiz. Kreislaufprobleme wie Herzklopfen, Schwitzen, Schwäche und Schwindel.
  Ursache: Sturzentleerung des Magenstumpfes (besonders nach Billroth-II-Operation) mit Überdehnung der abführenden Schlinge und vorübergehenden Volumenmangel. Der Volumenmangel wird durch leicht lösliche Kohlenhydrate im Nahrungsbrei ausgelöst, die Wasser an sich ziehen und zur Hypovolämie führen.
- Spätdumping: (selten) 1,5 bis 3 Stunden nach dem Essen Symptome einer Hypoglykämie (Schwäche, Schwitzen, Unruhe, Heißhunger). Ursache: Reaktive Hypoglykämie durch überschießende Insulinausschüttung bei schnell resorbierten kohlenhydratreichen Mahlzeiten.
  (Die Portionierungsfunktion des Magenpförtners ist nach Magenresektion weggefallen.)

zu C, D und E: Völlig ausschließen kann man diese Diagnosen selbstverständlich nicht. Das jugendliche Alter und das ‘Kribbeln’ in den Händen (Parästhesie) sprechen jedoch am ehesten für eine Hyperventilation (aber Vorsicht: Es gibt auch sehr junge Patienten mit Herzinfarkt).

Antwort 360

Die Antwort E) ist richtig.

Es handelt sich hier um das typische Bild einer Hyperventilationstetanie. Bei eindeutig Diagnosestellung muss kein Notarzt hinzugezogen werden, da das Krankheitsbild leicht zu behandeln und nicht lebensbedrohlich ist. Die Gabe von Kalzium ist unnötig, da keine Hypokalzämie besteht (durch die vermehrte Abatmung von CO_2 kommt es zur Alkalose, dadurch wird das ‘normale’ Kalzium im Blut vermehrt in inaktiver Form gebunden). Wenn sich die Atmung normalisiert und die Alkalose dadurch beendet wird, ist der Kalziumspiegel im Blut wieder normal.

Antwort 361

Die Antwort E) ist richtig.

Ursachen für eine Pleuritis:

- Maligne Pleuritis (mit Exsudat; 60% d.F.) Ein blutiger Pleuraerguss ist tumorverdächtig!
  - metastasierendes Mammakarzinom,
  - Bronchialkarzinom,
  - Mesotheliom,
  - maligne Lymphome.

- Bakterielle Pleuritis (mit Exsudat; 30%):
  - Tuberkulose,
  - bronchopulmonale Infekte,
  - iatrogen (vom Arzt ausgelöst), nach Pleurapunktion.
- Kardiale Pleuritis (Stauungstranssudat; 5%) bei dekompensierter Herzinsuffizienz unterschiedlicher Genese.
- Seltenere Ursachen (5%):
  - nach einem Unfall ('posttraumatisch'),
  - bei abdominellen Erkrankungen (z. B. Pankreatitis),
  - bei rheumatischen Erkrankungen und Kollagenosen (Rheumatoide Arthritis, Lupus erythematodes),
  - Transsudat durch Störungen im onkotischen Druck (Albuminverlust): z. B. bei nephrotischem Syndrom, Urämie, Leberzirrhose, Malassimilationssyndrom (exsudative Enteropathie),
  - Meigs-Syndrom: gutartige Ovarialgeschwülste mit Aszites und Pleuraerguss. Pseudo-Meigs-Syndrom: 75% der Ovarialkarzinome gehen mit Aszites und/oder Pleuraerguss einher.

Antwort 362

Die Antwort E) ist richtig.

Restriktive Ventilationsstörungen sind durch verminderte Ausdehnungsfähigkeit der Lunge (des Brustkorbs, des Zwerchfells) bedingt. Es kommt es zu einer Verkleinerung des maximalen Lungenvolumens.

Ursachen:

- Intrapulmonale Restriktion: z. B. Lungenfibrose,
- pleurale Restriktion: z. B. Kyphoskoliose, Zwerchfellhochstand,
- thorakale Restriktion: z. B. Adipositas,
- andere Ursachen: z. B. neuromuskuläre Störung der Atemmuskulatur, Pneumothorax.

Antwort 363

Die Antwort D) ist richtig.

Beim Lungenemphysem kommt es durch die Überblähung der Lungenalveolen zu einer Zunahme der Lungengröße. Dadurch wird mehr Herzgewebe von Lungengewebe überlagert. Dies führt zu einer Vergrößerung der relativen und zu einer Verkleinerung der absoluten Herzdämpfung.

Als Cor pulmonale wird die Hypertrophie u./o. Dilatation des rechten Ventrikels als Folge einer Struktur-, Funktions- oder Zirkulationsstörung der Lunge mit pulmonaler Hypertonie ('Lungenhochdruck': > 20 mm Hg in Ruhe) verstanden. Durch eine Widerstandserhöhung im Lungenkreislauf ('kleiner Kreislauf') kommt es zur Druckbelastung des rechten Herzens.

Antwort 364

Die Antwort D) ist richtig.

Ein Spannungspneumothorax führt über eine Einflussstauung vor dem rechten Herzen zum Blutdruckabfall und zum kardiogenen Schock.

Antwort 365

Die Antwort B) ist richtig.

Zur Diagnose einer Mukoviszidose dient ein Schweißtest der Haut: Der Salzgehalt des Schweißes ist erhöht (Pilokarpin-Iontophorese-Schweißtest).

Antwort 366

Die Antwort C) ist richtig.

Zur Prüfung des Stimmfremitus legt der Untersucher seine Handteller symmetrisch über die Lungenareale des Brustkorbs. Der Patient sagt mit tiefer lauter Stimme '99'. Die dadurch ausgelösten Vibrationen sind tastbar und Ausdruck der Leitfähigkeit des darunter liegenden Gewebes.

Der Stimmfremitus über einem Erguss ist abgeschwächt.

Antwort 367

Die Antwort C) ist richtig.

Als bronchiales Atemgeräusch wird das Atemgeräusch über den Bronchien bezeichnet. Es ist hell und scharf und bei der Ein- und Ausatmung hörbar.

Ist ein bronchiales Atemgeräusch über peripherem Lungengewebe zu hören (physiologisch ist hier Vesikuläratmen zu hören) so spricht das für verdichtetes Lungengewebe, für Infiltrate (Pneumonien, Atelektasen, Lungenkarzinome).

zu A: Das Atemgeräusch beim Lungenemphysem ist abgeschwächt.

zu B und D: Bei Schleimfäden hört man über der Lunge Giemen, Pfeifen und Brummen.

zu E: Bei akuter Bronchitis sind evtl. trockene Rasselgeräusche zu hören bzw. auch die kontinuierlichen Nebengeräusche: Giemen, Pfeifen und Brummen.

Antwort 368

Die Antwort A) ist richtig.

zu 2: Tympanitischer Perkussionsschall findet man über Luft gefüllten Darmschlingen.

zu 3: Unter amphorisches Atmen (auch: 'Krugatmen'): versteht man das, wie beim Blasen in einen Krug, hohl klingende Atemgeräusch mit hohen metallischen Obertönen über einer großen Lungenkaverne oder -abszesshöhle.

Antwort 369

Die Antwort C) ist richtig.

Beim Lungenemphysem ist der Stimmfremitus abgeschwächt.

Antwort 370

Die Antwort E) ist richtig.

Unter Hämatothorax versteht man die Ansammlung von Blut im Pleuraraum, meist in Kombination mit einem Pneumothorax.

Aufgrund der Blutansammlung im Brustkorb ist der Klopfschall gedämpft und das Atemgeräusch ist abgeschwächt. Der Blutverlust führt zur Hypovolämie und Tachykardie.

Antwort 371

Die Antwort B) ist richtig.

Bei Atemwegobstruktion im Bereich von Kehlkopf oder Luftröhre durch Fremdkörper, Schwellung oder Laryngospasmus kommt es durch maximale Zwerchfellexkursionen zur inversen ('umgekehrten') Atmung. Der Patient macht ruckartige Atembewegungen ohne effektiven Atemstoß mit Einziehung der Supraklavikulär- und Interkostalregion.

zu A: Als Schnappatmung wird eine langsame, von größeren Pausen unterbrochene Atmung bei Schädigung des Atemzentrums infolge zerebraler Sauerstoffunterversorgung verstanden (z.B. als agonale Atmung kurz vor dem Tode).

zu C: eine paradoxe Atmung entsteht nach schweren Thoraxwandtraumen mit Thoraxwandbruchstücken: Bei Inspiration kommt es im Bereich der betroffenen Thoraxpartie zu einer 'paradoxen' Einziehung der Brustwand.

zu D: Als Orthopnoe bezeichnet man den Zustand höchster Atemnot (Dyspnoe), der nur in aufrechter Haltung und unter Einsatz der Atemhilfsmuskulatur kompensiert werden kann.

zu E: Unter Bradypnoe wird eine verlangsamte Atmung (4-8 Atemzüge pro Min.) verstanden wie sie z.B. zentraler Atemdepression bei Opiatvergiftungen vorkommt.

Antwort 372

Die Antwort E) ist richtig.

Spannungs- oder Ventilpneumothorax:

Durch einen Ventilmechanismus kann bei der Atmung Luft in die Pleurahöhle eindringen, jedoch nicht mehr entweichen. Dies führt zu einem Überdruck in der Pleurahöhle der verletzten Thoraxseite. Aufgrund zunehmender Druckentwicklung in der Pleurahöhle wird das Mediastinum zur gesunden Lungenseite hin verdrängt und nun auch diese Lunge in ihrer Funktion behindert.

Klinik:

- akutes lebensbedrohliches Krankheitsbild,
- Leitsymptom: rasch zunehmende Atemnot (Dyspnoe) und schnelle Atmung (Tachypnoe),
- Todesangst, hochgradige Unruhe,
- Blässe, Zyanose,
- Halsvenenstauung (obere Einflussstauung vor dem rechten Herzen),
- Tachykardie, Hypotonie, Schock,
- schlürfende Atemgeräusche (beim nach außen offenen Spannungspneumothorax),
- Inspektion: Halsvenenstauung, Zyanose, eingeschränkte Atemexkursionen; Perkussion: hypersonorer Klopfschall; Auskultation: abgeschwächtes oder fehlendes Atemgeräusch.

Periphere Ödeme gehören nicht zum Bild des Spannungspneumothorax.

Antwort 373

Die Antwort C) ist richtig.

Als paradoxe (widersinnige) Atmung wird die inspiratorische Einwärts- und die exspiratorische Auswärtsbewegung eines pathologisch beweglichen Thoraxwandanteils bezeichnet, wie sie z. B. bei Unfällen mit Rippenserienfrakturen vorkommt.

Antwort 374

Die Antwort C) ist richtig

Antwort 375

Die Antwort D) ist richtig.

Bronchiektasen sind sackförmige oder zylindrische irreversible Ausweitung der Bronchien

Ursachen:

- angeboren: z. B. zystische Fibrose
- erworben durch: chronische Bronchitiden, Bronchusverengungen (Tumor, Fremdkörper), Lungentuberkulose und andere Lungenerkrankungen

Klinik:

- 'Maulvoller' Auswurf, produktiver Husten (besonders morgens),
- dreischichtiges Sputum (Schaum, Schleim, Eiter; süßlich-fade riechend),
- Kinder bleiben oft in ihrer Leistung und intellektuellen Entwicklung zurück,
- Auskultation: feuchte Rasselgeräusche (bzw. grobes Rasseln).

GASTROENTEROLOGIE

Antwort 376
Die Antwort C) ist richtig.
zu 2: Im Speichel findet sich zwar Ptyalin (alpha-Amylase) zur Kohlenhydratverdauung, der Speichel enthält jedoch keine Enzyme zur Fettverdauung (die Fettverdauung beginnt erst im Dünndarm).
zu 3: Sollten sie in dieser abenteuerlichen Anatomie ein Körnchen Wahrheit entdeckt haben (also diese Antwort als 'richtig' bewertet haben) müssen sie dringend Ihr verhasstes Anatomiebuch wieder hervorholen und es noch mal fleißig durcharbeiten ...

Antwort 377
Die Antwort D) ist richtig.
zu A: Gastrin wird als Gewebshormon in der Antrumschleimhaut des Magens gebildet. Es wird bei Vagusreiz, Dehnung im Bereich des Antrums (durch Nahrungsbrei), pH-Anstieg, Alkohol und Kaffee ins Blut abgegeben. Es regt im Magenfundus die Salzsäureproduktion in den Belegzellen an.
zu B: Insulin wird in der Bauchspeicheldrüse gebildet. Es hat die Aufgabe, die Glukoseverwertung in den Geweben des Körpers zu verbessern.
zu C: Trypsin: Die Bauchspeicheldrüse stellt u. a. mehrere Enzyme her, die für die Spaltung der Eiweiße notwendig sind (z. B. Trypsin, Chymotrypsin).

Antwort 378
Die Antwort E) ist richtig (?). Je nach Lehrbuch könnte auch die Antwort D) richtig sein (siehe Bemerkungen zu Punkt 3, unten).
zu 2: Die Milz bekommt ihr Blut aus der Arteria lienalis (splenica). Diese stammt aus dem Truncus coeliacus, der etwa in Höhe des 12. Brustwirbels aus der Aorta abzweigt.
zu 3: Genau genommen liegt der Zwölffingerdarm sekundär retroperitoneal und nicht extraperitoneal. Diese Unterscheidung wird jedoch von einigen Autoren nicht gemacht, so dass diese Frage nicht eindeutig zu beantworten ist. Wir haben die Aussage 3) als richtig gewertet. Sekundär retroperitoneale Organe (Duodenum, Pankreas, Colon ascendens, Colon descendens) entstehen während der Embryonalphase intraperitoneal, in der Fetalzeit verklebt jedoch ein Teil des viszeralen Bauchfells (Peritoneums) des Organs mit dem parietalen Bauchfell der hinteren Bauchwand, so dass das Organ bei der Geburt retroperitoneal erscheint.

Antwort 379
Die Antwort C) ist richtig.
zu 1: Der Magenausgang heißt Pylorus (nicht der Mageneingang).
zu 3: Die Länge des Zwölffingerdarms oder Duodenums entspricht in etwa der Breite von 12 Fingern (25-30 cm).
zu 4: Der Wurmfortsatz (die Appendix) ist eine Ausstülpung aus dem Blinddarm.

Antwort 380
Die Antwort C) ist richtig.
zu 2 und 3: Der Wurmfortsatz (Appendix vermiformis, fälschlich: 'Blinddarm') ist eine Ausstülpung aus dem Blinddarm-Teil des Dickdarms (Kolon).

Antwort 381
Die Antwort D) ist richtig.
zu 4: Unter Extrinsic-Faktor wird das mit der Nahrung aufgenommene Vitamin B12 verstanden. Die Magenzellen bilden den Intrinsic-Faktor, der zur Resorption des Vitamin B12 im terminalen Ileum notwendig ist.

Antwort 382
Die Antwort A) ist richtig.
Sekretin hemmt die Magensekretion und die Magenmotilität. (Es erhöht außerdem die

Bikarbonatproduktion der Bauchspeicheldrüse und steigert die Galle- und Bikarbonatproduktion in der Leber).

zu B: Histamin erhöht u. a. durch Stimulation der H_2-Rezeptoren des Magens die Magensäuresekretion.

zu C und E: Gastrin ist ein Gewebshormon, welches im Magen die Salzsäureproduktion der Belegzellen anregt. Es wird in der Antrumschleimhaut des Magens gebildet und bei Vagusreiz, Dehnung des Magens, pH-Anstieg des Magensaftes sowie Einwirkung von Alkohol und Koffein gebildet.

zu D: Eine Hypoglykämie führt zu vermehrter Sekretion von Magensäure.

Antwort 383

Die Antwort E) ist richtig.

Die Schleimhaut des Magens ist sehr drüsenreich. Neben den Schleim produzierenden Kardia- und Pylorusdrüsen dominieren die in der Korpus- und Fundusschleimhaut liegenden Hauptdrüsen. Diese beherbergen drei Zelltypen:

- Nebenzellen: Sie bilden den alkalischen Magenschleim (schützt den Magen vor der Salzsäure).
- Belegzellen: Sie bilden Salzsäure und „Intrinsic factor".
- Hauptzellen: Sie bilden Pepsinogen (eiweißspaltendes Enzym).

Antwort 384

Die Antwort C) ist richtig.

Cholecystokinin (CCK, Pancreozymin, Cholecystokinin-Pankreozymin) ist ein in Zellen der Dünndarmschleimhaut gebildetes gastrointestinales Hormon. Es wird hauptsächlich durch Fette (Lipide) aus dem Duodenum freigesetzt. Es stimuliert die Sekretion von Pankreasenzymen und fördert die Gallenblasenkontraktion.

zu E: In den Langerhans-Inseln des Pankreas finden sich 3 verschiedene Zelltypen:

Die A-Zellen (15-20%): Sie bilden Glukagon.

Die B-Zellen (60-80%): Sie bilden Insulin.

Die D-Zellen (5-15%): Sie bilden Somatostatin.

Antwort 385

Die Antwort D) ist richtig.

Cholezystokinin (auch: CCK, Pankreozymin) ist ein in der Dünndarmschleimhaut gebildetes Hormon, welches durch Fett (auch: Proteine, H^+-Ionen, Kalzium u. a.) freigesetzt wird. Es fördert die Enzymproduktion der Bauchspeicheldrüse und die Kontraktion der Gallenblase. (Es hemmt außerdem die Magenmotorik und stimuliert die Dünndarmperistaltik)

Antwort 386

Die Antwort A) ist richtig.

zu B: Die Nieren liegen im Retroperitonealraum unterhalb des Zwerchfells, nicht im kleinen Becken.

zu C: Der Kopf der Bauchspeicheldrüse liegt in der C-Schlinge des Zwölffingerdarms (Duodenums).

zu D: Das Leberblut fließt über die Vv. hepaticae in die V. cava inferior.

zu E: Die Gallensäuren werden im terminalen Ileum (Endstück des Ileum) resorbiert.

Antwort 387

Die Antwort C) ist richtig.

Merkwort für fettlösliche Vitamine: EDeKA

Antwort 388

Die Antwort B) ist richtig.

Ein mechanischer Ileus ist ein inkompletter oder kompletter Verschluss der Darmpassage infolge eines mechanischen Verschlusses der Darmlichtung.

Auskultation: Hyper- und Widerstandsperistaltik (Pressstrahlgeräusch). Die Geräusche sind 'hoch gestellt', spritzend und metallisch klingend.

Antwort 389

Die Antwort C) ist richtig.

Der paralytische Ileus (Darmverschluss) entspricht einer neuroreflektorischen, einer neurotoxischen oder einer durch Elektrolytverschiebung bedingten Muskellähmung des Dünn- u./o. Dickdarms.

Auskultation: 'Totenstille über dem Abdomen', das 'Ticken der Totenuhr' (Puls der Aorta) ist gelegentlich zu hören.

Antwort 390

Die Antwort D) ist richtig.

Peritonitis (Bauchfellentzündung) ist eine Sammelbezeichnung für eine lokalisierte oder generalisierte (diffuse) Entzündung des Bauchfells.

Aufgrund der Entzündung kommt es zu einer Abwehrspannung der Bauchdecken ('brettharte Bauchdecken' oder 'bretthartes Abdomen').

Antwort 391

Die Antwort C) ist richtig.

Bei Blutungen aus dem Magen oder den oberen Darmabschnitten zeigt sich ein schwärzlich gefärbter, evtl. teerartig-klebriger Stuhl ('Teerstuhl'). Die Verfärbung kommt vor allem durch Abbau des Hämoglobins (im Kontakt mit Salzsäure) zustande. Bei Blutungen aus unteren gastrointestinalen Abschnitten ist das Blut dem Stuhl dunkel- oder hellrot beigemischt ('Blutstuhl'). Bei sehr starken Blutungen aus oberen Darmabschnitten kann es auch zu Blutstuhl (und nicht Teerstuhl) kommen.

Antwort 392

Die Antwort E) ist richtig.

zu 4: Ein tief sitzender ('diaphragmaler') Herzinfarkt kann - ebenso wie Nierensteine - im Einzelfall auch Oberbauchbeschwerden verursachen. (Der Herzinfarkt ist die wichtigste Differentialdiagnose zur Bauchspeicheldrüsenentzündung.)

Antwort 393

Die Antwort D) ist richtig.

Kaffeesatzartiges Erbrechen ('Hämatinerbrechen') setzt den Kontakt des Blutes mit der Salzsäure des Magens voraus. Nur so erfolgt die Hämatinbildung, die dem Blut das kaffeesatzartige Aussehen verleiht.

zu D: Achylie ist kein sonderlich gebräuchlicher Begriff. Unter der Achylia gastrica wird das Fehlen der gesamten Sekretbildung im Magen verstanden (Säure und Enzyme). Klinisch wird es meist im Sinne von 'Salzsäuremangel' benutzt (z. B. bei chronisch atrophischer Gastritis).

Wenn keine Säure im Magen vorhanden ist, kann es auch keine Hämatinbildung geben. Selbst bei einer Blutung in den Magen kommt es dann nicht zum 'kaffeesatzartigen Hämatinerbrechen'.

Antwort 394

Die Antwort D) ist richtig.

Die Beschwerden sind typisch für eine Hiatus-Gleithernie. 90% der Patienten mit Gleithernie sind allerdings beschwerdefrei. Ca. 10% leiden an der sog. Refluxkrankheit. Diese ist gekennzeichnet durch:

- Sodbrennen und Schmerzen hinter dem Brustbein.
- Luftaufstoßen, Schluckbeschwerden, Hervorwürgen von Nahrungsresten, Schmerzen in der Mitte des Oberbauches (Epigastrium), salziger oder seifiger Geschmack im Mund nach Aufstoßen, Übelkeit, Erbrechen.
- verstärkte Beschwerden in Rückenlage, beim Bücken und Pressen.

Antwort 395

Die Antwort E) ist richtig.

Unter Regurgitation wird das Zurückströmen - hier von Speisen in den Mund - verstanden. Da die Speisen noch nicht mit der Salzsäure des Magens vermischt sind, können sie den Magen noch nicht erreicht haben. Eine das Lumen nicht verengende Entzündung der Speiseröhre (Ösophagitis) kann nicht die Ursache dafür sein, dass Speisen den Magen nicht erreichen. Das geschilderte Symptom (Regurgitation von Speisen ohne Säurebeimengung) ist typisch für eine Aussackung der Speiseröhre, ein Ösophagusdivertikel. Hier sammelt sich Nahrung, die dann in den Mund zurückströmt.

Antwort 396
Die Antwort E) ist richtig.
Die Achalasie ist eine Öffnungsstörung des unteren Speiseröhrenverschlusses (mangelnde Erschlaffung des unteren Speiseröhrensphinkters). Hervorgerufen wird das Krankheitsbild durch den Untergang parasympathischer Nervenfasern des Plexus myentericus (Auerbach-Plexus).

Antwort 397
Die Antwort C) ist richtig.
Bei chronisch-atrophischer Gastritis wird in der Magenschleimhaut kein Intrinsic-Faktor mehr gebildet. Intrinsic-Faktor ist jedoch nötig, damit Vitamin B12 im terminalen Ileum des Dünndarms resorbiert werden kann. Der Vitamin-B12-Mangel führt zur Perniziösen Anämie (megaloblastäre Vitamin-B12-Mangelanämie). Die Erythrozyten sind bei dieser Anämie groß (makrozytär, MCV erhöht) und vermehrt mit Hämoglobin beladen (hyperchrom, HbE erhöht).

Antwort 398
Die Antwort C) ist richtig.
zu 4: Bei chronisch-atrophischer Gastritis wird von den Belegzellen der Magenschleimhaut kein Intrinsic-Faktor mehr gebildet. Um im terminalen Ileum resorbiert werden zu können, benötigt Vitamin B12 diesen Intrinsic-Faktor. Eine orale Gabe von Vitamin B12 ist sinnlos, da es ohne Intrinsic-Faktor nicht resorbiert wird. (Neuere Untersuchungen haben gezeigt, dass bei Gabe sehr hoher oraler Dosen von Vitamin B12 dieses, zumindest zum Teil, auch ohne Intrinsic-Faktor resorbiert werden kann).

Antwort 399
Die Antwort B) ist richtig.
Eine starke Blutung ist immer ein Notfall. Vor weiterer Anamnese- und Befunderhebung sollte in diesem Fall der Notarzt informiert und ein venöser Verweilzugang (eventuell Infusion mit Ringer-Laktat) angelegt werden. Beim Legen des Zugangs evtl. schon Blutabnahme zur Blutgruppenbestimmung (Vorbereitung einer Bluttransfusion).

Antwort 400
Die Antwort C) ist richtig.
Unter einem Divertikel wird die sackförmige Ausstülpung umschriebener Wandteile eines Hohlorgans verstanden. Magendivertikel haben keinen kausalen Bezug zum Magengeschwür (Ulcus ventriculi).
zu B: Bei der Magenperforation bricht das Magengeschwür durch die Wand des Magens in die freie Bauchhöhle und führt dort, unter dem Bild des akuten Bauches (‘akutes Abdomen‘), zur Bauchfellentzündung (Peritonitis).
zu D: Aufgrund der anatomischen Beziehungen kommt es bei tief sitzenden Magengeschwüren und bei Zwölffingerdarmgeschwüren nicht selten zum Durchdringen (penetrieren) des Magengeschwürs in dieses Organ.
zu E: Ein Magenkarzinom ist von einem Magengeschwür nur schwer zu unterscheiden. Ein Karzinom kann aus einem Magengeschwür hervorgehen.

Antwort 401
Die Antwort E) ist richtig.
Ein Divertikel ist eine umschriebene Ausstülpung im Verdauungstrakt, die entweder

aus der gesamten Wand besteht (echtes Divertikel) oder nur eine Ausstülpung der Schleimhaut (Mukosa) durch Muskellücken darstellt (Pseudodivertikel).

Divertikel werden im Ösophagus, im Ileum (Meckel-Divertikel) und im Kolon gefunden (selten: Magen, Dünndarm), am häufigsten sind sie im Kolon. Sie entarten nicht.

zu A: Perniziöse Anämie: megaloblastäre Anämie bei chronisch-atrophischer Gastritis. Aufgrund der Schleimhautatrophie des Magens wird kein Intrinsic-Faktor mehr gebildet. Im terminalen Ileum kann Vitamin B12 bei fehlendem Intrinsic-Faktor nicht mehr aufgenommen werden: Da Vitamin B12 zur Blutbildung benötigt wird, kommt es zur Vitamin-B12-Mangelanämie (perniziöse Anämie).

zu C: Bei der Riesenfaltengastritis Ménétrier-Syndrom) handelt es sich um eine Schleimhauthypertrophie ('Riesenfalten') im Magenkorpus. In der Folge kommt es zur Hyp- bzw. Anazidität (Fehlen von Salzsäure) im Magensaft und zum Eiweißverlust in den Magen-Darm-Trakt sowie zu Oberbauchbeschwerden, Erbrechen und Durchfallneigung.

zu D: Magenresektion nach Billroth: 2/3 Entfernung des Magens mit Magen-Duodenum-Verbindung (Billroth I) oder Magen-Jejunum-Verbindung und Duodenum Blindverschluss (Billroth II)

Antwort 402

Die Antwort D) ist richtig.

zu 3: Gewichtszunahme: typisch für Karzinome sind Gewichtsabnahme und Leistungsknick.

zu 5: Schwellung in der linken Schlüsselbeingrube: Die Virchow-Drüse ist ein Lymphknoten an der linken vorderen äußeren Halsseite. Bei bösartigen Tumoren der Bauchhöhle, vor allem beim Magenkarzinom, schwillt dieser Lymphknoten durch Metastasen des Primärtumors an.

Antwort 403

Die Antwort D) ist richtig.

Die Symptome scheinen uns etwas dürftig, um daraus eine genaue Diagnose ableiten zu können. Gallenbeschwerden wären kolikartig bzw. eher im rechten Oberbauch. Beim Ulcus duodeni würden die Schmerzen nach Nahrungsaufnahme eher besser als schlechter. Wir haben uns also zwischen A) und D) zu entscheiden. Im Zweifelsfalle würden wir uns in der Praxis immer für das gefährlichere Krankheitsbild (also das Magenkarzinom) entscheiden. Typisch wäre diese Symptomatik jedoch für das Magengeschwür (Ulcus ventriculi). Dies ist die wahrscheinlichste Diagnose.

Antwort 404

Die Antwort A) ist richtig.

Das Ulcus duodeni (Zwölffingerdarmgeschwür) zeigt typischerweise Spät- (nach dem Essen), Nacht- und Nüchternschmerz im Oberbauch. Die Schmerzen bessern sich nach Nahrungsaufnahme.

zu B: Das Magengeschwür, Ulcus ventriculi, zeigt typischerweise Sofortschmerz ('beim Essen') oder nahrungsabhängige Schmerzen.

zu C: Schmerzen bei rezidivierenden Gallenkoliken verschlechtern sich durch Nahrungsaufnahme.

zu D: Bei einer Hiatushernie verschlechtern sich Probleme wie Aufstoßen, Druckgefühl usw. nach der Nahrungsaufnahme.

zu E: Eine Cholestase (Gallestau) kann vielfältige Ursachen haben, zeigt jedoch meistens keine enge Beziehung zur Nahrungsaufnahme. Falls die Cholestase durch Gallensteine verursacht wird, verschlechtert sich das Beschwerdebild bei Nahrungsaufnahme.

Antwort 405
Die Antwort A) ist richtig.
Zwölffingerdarmgeschwüre entarten i.d.R. nicht.

Antwort 406
Die Antwort A) ist richtig.

Antwort 407
Die Antwort E) ist richtig.

- Ulcus ventriculi: Sofortschmerz nach Nahrungsaufnahme oder nahrungsunabhängige Schmerzen,
- Ulcus duodeni: Spät-, Nacht-, Nüchternschmerz im Oberbauch, Besserung nach Nahrungsaufnahme,
- Gallenkolik: Rechtsseitige Oberbauchschmerzen mit Ausstrahlung in die rechte Schulter (oder zwischen die Schulterblätter),
- Pankreatitis: Gürtelförmiger Oberbauchschmerz.

Antwort 408
Die Antwort A) ist richtig.
Unter Malabsorption versteht man die Störung der Resorption der Spaltprodukte der Nahrung aus dem Darmlumen u./o. die Störung des Abtransportes über die Blut- und Lymphbahnen.

Antwort 409
Die Antwort C) ist richtig.
Im terminalen Ileum werden nur noch Gallensäuren und Vitamin B12 resorbiert. Die Resorption aller anderen Stoffe ist schon in höher liegenden Dünndarmabschnitten abgeschlossen.

Antwort 410
Die Antwort D) ist richtig.
Yersinien sind Bakterien, die unter Umständen das klinische Bild einer akuten Appendizitis ('Wurmfortsatzentzündung', fälschlich auch: 'Blinddarmentzündung') imitieren können. Durch Entzündungsreaktionen im Gebiet des terminalen Ileum (Lymphadenitis mesenterica) kommt es zu rechtsseitigen Unterbauchschmerzen.

Antwort 411
Die Antwort B) ist richtig.
Im Gegensatz zur Colitis ulcerosa ist der Stuhl bei M. Crohn in der Regel nicht blutig.
zu A: Fistel: röhrenförmige mit Granulations- oder Epithelgewebe ausgekleidete Verbindung zwischen Körperhöhlen bzw. Hohlorganen untereinander oder zur Körperoberfläche. Fistelbildung im Körperinnern (z. B. Dünndarm-Blasenfistel) bzw. nach außen (perianale = um den Anus herum gelegene Fisteln) sind immer verdächtig auf das Krankheitsbild des M. Crohn (bzw. auf einen Tumor).
zu C: Der diskontinuierliche segmentale entzündliche Befall der Wandschichten des Darms ist typisch für den M. Crohn. Zwischengeschaltet sind immer wieder nicht entzündete, unveränderte Darmstücke.
zu D: Der M. Crohn kann im gesamten Gastrointestinaltrakt, von den Lippen bis zum Anus, auftreten.
zu E: Verengungen (= Stenosen) der entzündeten Darmabschnitte sind eine typische Komplikation des M. Crohn.

Antwort 412
Die Antwort B) ist richtig.
Der M. Crohn heißt auch 'Ileitis terminalis': Entzündung des terminalen (Ende des...) Ileum. Er kann zwar von den Lippen bis zum Anus jede Stelle des Magen-Darm-Traktes (Gastrointestinaltraktes) befallen, findet sich jedoch bevorzugt im Endstück des Dünndarms, im terminalen Ileum.

Antwort 413
Die Antwort B) ist richtig.
Typische Klinik bei Appendizitis:

- Bauchschmerzen (im typischen Fall beginnen die Schmerzen in der Nabel-

gegend oder im Oberbauch und wandern nach Stunden in den rechten Unterbauch).
Typisch ist ein Nachlassen des Schmerzes beim Anziehen des rechten Beines.
- Psoas-Zeichen: Anheben des rechten Beines gegen Widerstand führt zu Schmerzen.
- Druckschmerz und Abwehrspannung über dem McBurney- u./o. Lanz-Punkt
- Loslassschmerz (LLS) über dem Blumberg-Punkt (liegt McBurney-Punkt gegenüber),
- Rovsing-Verschiebeschmerz,
- lokale Abwehrspannung im rechten Unterbauch (lokale Peritonitis),
- Appetitlosigkeit, Übelkeit, Erbrechen, belegte Zunge, Schluckauf,
- Tachykardie,
- Fieber 37,5-39°C (axillär/rektale Temperaturdifferenz im typischen Fall > 1°C).

Antwort 414
Die Antwort E) ist richtig.

Antwort 415
Die Antwort A) ist richtig.
Es handelt sich bei diesem Krankheitsbild um die klassische Symptomatik einer akuten Appendizitis. Eine sofortige Krankenhauseinweisung zur Operation ist indiziert. Auf die Gabe von Medikamenten sollten Sie verzichten, da Sie das klinische Bild verfälschen und eine Diagnostik in der Klinik erschweren.

Antwort 416
Die Antwort A) ist richtig.
Leukozyten und Erythrozyten im Urin schließen eine Appendizitis zwar nicht aus, sollten jedoch auch an eine Nieren- oder Harnleiterkolik oder an eine Nierenbecken- oder Blasenentzündung denken lassen.
zu C: Typische Punkte und Zeichen bei Appendizitis:
- McBurney-Punkt: halbe Entfernung zwischen Spina iliaca anterior superior und Nabel,
- Lanz-Punkt: rechter Drittelpunkt der Verbindungslinie Spina iliaca anterior superior rechts und Spina iliaca anterior superior links,
- Blumberg-Punkt: liegt dem McBurney-Punkt gegenüber,
- Loslassschmerz = LLS: bei tiefem langsamen Eindrücken der Bauchdecke und plötzlichen Nachlassen des Druckes gibt der Patient bei beginnender Bauchfellentzündung Schmerzen im rechten Unterbauch an, obwohl der LLS über dem Blumberg-Punkt - also links - geprüft wird.)
- Rovsing-Verschiebeschmerz: mit der Hand wird tief in den linken, absteigenden Dickdarmrahmen (Colon descendens) gedrückt und dieser wird kreisförmig in Richtung Querkolon, Appendix verschoben: bei Appendizitis Schmerzäußerung im rechten Unterbauch.

zu D: Leitsymptom ist der allmählich oder plötzlich einsetzende Spontanschmerz im Oberbauch oder in der Magen- oder Nabelgegend, der dann in wenigen Stunden in den rechten Unterbauch herunterwandert.

Antwort 417
Die Antwort E) ist richtig.

Antwort 418
Die Antwort B) ist richtig.

Antwort 419
Die Antwort C) ist richtig.
zu 1: Die diskontinuierliche Ausbreitung im gesamten Gastrointestinaltrakt wäre typisch für das Krankheitsbild des M. Crohn. Für das Krankheitsbild der Colitis ulcerosa ist eine kontinuierliche Ausbreitung typisch. Das Krankheitsbild ist - im Gegensatz zum M. Crohn - auf den Dickdarm begrenzt. Die

Erkrankung beginnt meist im Rektum und breitet sich dann in Richtung Ileozökalklappe im Kolon aus.

Antwort 420
Die Antwort A) ist richtig.
zu 3 und 4: Diese Merkmale wären typisch für einen M. Crohn (Ileitis terminalis).

Antwort 421
Die Antwort E) ist richtig.

Antwort 422
Die Antwort D) sind richtig.
Die chronisch entzündliche Dickdarm-Erkrankung ist die Colitis ulcerosa.
zu 5: Sie ist auf den Dickdarm beschränkt.

Antwort 423
Die Antwort D) ist richtig.
Blutbeimengungen sind solange karzinomverdächtig, bis das Gegenteil bewiesen ist. Um rein funktionelle Beschwerden - wie beim Colon irritabile - kann es sich bei Blutbeimengung nicht handeln.

Antwort 424
Die Antwort E) ist richtig.
Polypen sind Krebsvorstufen (Präkanzerosen). Die Entwicklung zum Karzinom geht sehr häufig über zunächst gutartige Polypen (‘Adenom-Karzinom-Sequenz‘). Polypen im Darm sind also trotz der meist sehr geringen Klinik potentiell lebensbedrohlich und bedürfen der endoskopischen Abtragung bzw. der Operation. Regelmäßige Nachsorge (Koloskopie) ist angezeigt.

Antwort 425
Die Antwort B) ist richtig.
Auf der rechten Kolonseite ist der aus dem Dünndarm kommende Stuhl noch sehr wässrig und dünn und kann deshalb Hindernisse (Tumorstenosen) noch leicht passieren. Auf der linken Seite ist der Stuhl dagegen wasserarm und eingedickt. Es kommt an Tumor bedingten Hindernissen schnell zu einer Obstipation bzw. zum Ileus (Darmverschluss).

Antwort 426
Die Antwort E) ist richtig.
zu B: Jede Änderung der Stuhlgewohnheiten ist karzinomverdächtig.
zu C: Durch chronischen Blutverlust haben die Patienten häufig eine Eisenmangelanämie.
zu D: Etwa 80% der kolorektalen Tumoren sind im Rektum oder Sigma.
zu E: Eigentliche klinische Frühsymptome gibt es nicht. Als Screening-(Such)methode dient die Untersuchung des Stuhls auf okkultes Blut.

Antwort 427
Die Antwort C) ist richtig.
zu 1: Änderungen beim Stuhl- und Wasserlassen sind immer karzinomverdächtig.
zu 2: Ein latenter Diabetes mellitus kann theoretisch durch die, durch das Tumorwachstum ausgelöste, körperliche Belastung zum Ausbruch kommen. Ein typisches Symptom ist dies allerdings nicht.
zu 3: Mikroblutungen (‘Mikromelaena’, okkultes Blut im Stuhl) führen zu einer chronischen Eisenmangelanämie.
zu 4: Die Atherosklerose ist kein Symptom eines Dickdarmtumors.
zu 5: Gewichtsverlust ist solange karzinomverdächtig bis das Gegenteil bewiesen ist.

Antwort 428
Die Antwort E) ist richtig.
Diese Fragen sind wieder etwas lieblos gestellt und nicht eindeutig zu beantworten.
zu 1: Anamnestisch fällt das Rektumkarzinom, zumindest im Anfangsstadium, nicht durch Schmerzen und auch nicht unbedingt durch Blutungen auf. Im fortgeschrittenen Stadium kann es dann zu Schmerzen kommen. Aber: Blut im Stuhl ist solange ein Karzinom, bis das Gegenteil bewiesen ist.

zu 2: Geht das Rektumkarzinom aus einem Rektumpolypen hervor, kann diese Beschreibung stimmen. Man tastet dann aber den (entarteten) Polypen, nicht das Rektumkarzinom. Die Diagnose Karzinom stellt erst der Pathologe/Histologe unter dem Mikroskop. Ein Rektumkarzinom kann sich im Tastbefund auch ganz anders, z. B. in Form eines Geschwürs mit hartem Randwall zeigen (vgl. 3). Wir haben uns dennoch entschlossen, 2) als richtig anzukreuzen, da Rektumkarzinome sehr häufig aus Polypen hervorgehen.

Antwort 429

Die Antwort C) ist richtig.

Stuhl- und Windverhalt bei auskultatorischer Stille über dem Abdomen sind klassische Symptome eines paralytischen Ileus.

Antwort 430

Die Antwort A) ist richtig.

Ein mechanischer Ileus (Darmverschluss) ist ein inkompletter oder kompletter Stopp der Darmpassage infolge eines mechanischen Verschlusses der Darmlichtung.

Klinik des mechanischen Ileus:

- Allmählich zunehmender Schmerz oder plötzlich auftretende peristaltiksynchrone Kolik (krampfartig an- und abschwellender Schmerz) mit basalem Dauerschmerz,
- Stuhl- und Windverhalt,
- Aufstoßen, Erbrechen,
- Pulsanstieg (Tachykardie),
- reflektorische Abwehrspannung,
- Meteorismus,
- Überlauferbrechen ('Miserere').

zu 3: Stuhl- und Windverhalt ist ein Leitsymptom des Darmverschlusses.

zu 4: Eine Darmlähmung führt zum paralytischen Ileus.

zu 5: Blutiger Stuhl ist kein typisches Symptom für einen Ileus.

Antwort 431

Die Antwort E) ist richtig.

Auch mit dieser Aufgabe hatten wir Probleme: Unseres Erachtens zeigt sich ein Ileus nicht durch ein bretthartes Abdomen. Das brettharte Abdomen ist das typische Zeichen für eine Peritonitis. Ein Ileus mit Perforation würde eine Peritonitis nach sich ziehen. Dies wäre - wie übrigens auch ein alleiniger Ileus - ein lebensbedrohliches Krankheitsbild. Eine sofortige Klinikeinweisung mit Notarztbegleitung ist erforderlich.

Antwort 432

Die Antwort D) ist richtig:

Typisch für Cholera sind 'reiswasserähnliche Stühle'. Sie führen zur Exsikkose (Austrocknung), Anurie, Wasser- und Elektrolytentgleisung.

zu A und C: Shigellen (Bakterien) und Amöben (Protozoen) haben als Leitsymptom blutig-schleimig-eitrigen Stuhl.

zu B: Blut im Stuhl ist typisch für Colitis ulcerosa (im Unterschied zum M. Crohn).

Antwort 433

Die Antwort A) ist richtig.

Vor allem bei Säuglingen und Kleinkindern, aber auch bei Jugendlichen und Erwachsenen, führen starke Durchfälle schnell zu starken Wasserverlusten (Austrocknung = Exsikkose) und zu gefährlichen Elektrolytverlusten. Aus diesen Gründen kann bei Säuglingen und Kleinkindern starker Durchfall durchaus eine Klinikeinweisung nötig machen.

Antwort 434

Die Antwort C) ist richtig.

zu A: Diese Symptome würden z. B. zu einer Colitis ulcerosa passen.

zu B: Diese Symptome sprechen eher für eine Amöben- oder Shigellenruhr.

zu D: Reiswasserähnliche Durchfälle sind typisch für Cholera.

zu E: Erbsbreiartige Durchfälle, relative Bradykardie und Roseolen sind klassische Symptome des Typhus abdominalis.

Antwort 435

Die Antwort D) ist richtig.

Starker Blutverlust ist nicht typisch für eine Analfissur.

Antwort 436

Die Antwort B) ist richtig.

Eine Anus praeter (auch: 'künstlicher Ausgang') ist ein operativ hergestellter Darmausgang im Bereich des Abdomens zur Stuhlentleerung in einen Auffangbeutel. Indikation: zur Entlastung oder zeitweisen Ausschaltung eines Darmabschnittes (Ileitis, Peritonitis, Kolitis, nach Darmresektionen usw.) bzw. zur definitiven Stuhlableitung (z. B. bei inoperablen Rektum- oder Kolonkarzinomen).

Antwort 437

Die Antwort E) ist richtig.

Antwort 438

Die Antwort C) ist richtig.

Die Achalasie ist eine Öffnungsstörung des unteren Speiseröhrenverschlusses (mangelnde reflektorische Erschlaffung des unteren Speiseröhrensphinkters). Ursache ist der Untergang parasympathischer Nervenfasern des Plexus myentericus (Auerbach-Plexus).

Bei der radiologischen Diagnostik ('Ösophagusbreischluck'): zeigt sich eine deutliche Weitstellung der Speiseröhre vor der Verengung im Gebiet des unteren Sphinkters: sog. 'Sektglasform'.

Antwort 439

Die Antwort A) ist richtig.

Das Reizdarmsyndrom ist eine funktionelle (nicht organisch bedingte) abdominelle Störung, die durch Bauchschmerzen, das Gefühl des Aufgeblähtseins (Flatulenz) und Stuhlunregelmäßigkeiten (Wechsel von Obstipation und Diarrhoe) gekennzeichnet ist. Es geht häufig mit anderen Beschwerden (z. B. Migräne, Herzrasen) einher und wird zu den psychosomatischen Erkrankungen gerechnet.

Das Krankheitsbild ist sehr häufig! Nahezu 50% aller Patienten mit Magen-Darm-beschwerden haben ein Reizdarmsyndrom, Frauen doppelt so häufig wie Männer. In den Industrieländern leiden 10-20% an der Erkrankung (eine der häufigsten Ursachen krankheitsbedingter Arbeitsausfälle).

Antwort 440

Die Antwort C) ist richtig.

zu 1: Bei über 90% der Patienten mit Ulcus duodeni lässt sich Helicobacter pylori im Magen nachweisen.

zu 2: Hyperazidität ist neben dem Helicobacter-pylori-Befall der wichtigste pathogenetische Faktor für ein Duodenalgeschwür.

zu 3: Eine karzinomatöse Entartung eines Ulcus duodeni kommt praktisch nicht vor.

zu 4 und 5: Das Ulcus duodeni ist vorwiegend im Bulbus duodeni (meist Vorderwand) lokalisiert. Der aggressive saure Speisebrei wird im weiteren Verlauf des Dünndarms durch die Gallen- und Pankreasflüssigkeit weitgehend neutralisiert. Distal der Papilla Vateri sind Ulzera deshalb selten und sollten den Verdacht auf ein Zollinger-Ellison-Syndrom lenken (Gastrin produzierender Tumor, Gastrinom).

Antwort 441

Die Antwort B) ist richtig.

Beim Morbus Crohn handelt es sich um eine Entzündung aller (auch der tiefen, nicht nur der Mukosa) Wandschichten des gesamten Magen-Darm-Traktes (vom Mund bis zum Anus). Am häufigsten finden sich die entzündeten Darmareale am Ende des Dünndarms (terminales Ileum) und am Beginn des Kolons.

Im Gegensatz zur Colitis ulcerosa, die meist vom Rektum aus kontinuierlich fortschreitet, zeigt der M. Crohn einen segmentalen diskontinuierlichen Befall mit zwischengeschalteten unveränderten Darmstücken.

Antwort 442
Die Antwort D) ist richtig.
Fisteln (40-50%) und anorektale Abszesse sind häufige Komplikationen eines Morbus Crohn. Analfisteln sind in 40% d. F. das erste Symptom eines M. Crohn.

Antwort 443
Die Antwort E) ist richtig.
In allen genannten Organen ist eine Divertikelbildung möglich. Am häufigsten jedoch sind sie im Colon sigmoideum.

Antwort 444
Die Antwort D) ist richtig.
Ein isolierter Befall des Rektums muss den Verdacht eher auf das Krankheitsbild der Colitis ulcerosa lenken:
Diese Erkrankung beginnt meist im Rektum und breitet sich in Richtung Dünndarm im Kolon aus. Das Rektum ist stets befallen, ein Befall des ganzen Kolons findet sich in 20-50% d. F.
Beim Morbus Crohn finden sich die entzündeten Darmareale am häufigsten am Ende des Dünndarms (terminales Ileum: Ileitis terminalis Crohn) und am Beginn des Kolons.

Antwort 445
Die Antwort D) ist richtig.
Ipecacuanhawurzel findet in der Phytotherapie Verwendung als Brechmittel (Emetikum) und als Mittel gegen Amöbenruhr.

Antwort 446
Die Antwort A) ist richtig.
Die typische Lokalisation der Darmentzündung beim M. Crohn ist das terminale Ileum (deshalb auch: Ileitis terminalis Crohn). Das terminale Ileum ist der Ort der Resorption für Gallensäuren und Vitamin B12. Eine Entzündung in diesem Darmabschnitt kann deshalb zu einer verminderten Absorption von Vitamin B12 und damit evtl. zu einer Vitamin-B12-Mangelanämie führen.

Antwort 447
Die Antwort D) ist richtig.
Die durch Leberzirrhose verursachte Widerstandshochdruck im Pfortadersystem führt zur Ausbildung von Kollateralkreisläufen zur Umgehung der Leber. Krampfadern der Speiseröhre sind in erster Linie Folge dieser Druckerhöhung im Pfortadersystem. Aufgrund der portalen Hypertension ist der Druck der Ösophagusvenen deutlich höher als der Druck anderer Venen. Sowohl die Ausbildung der Venen als auch die starke Blutung ist also Folge des Pfortaderhochdrucks. Die aufgrund der Leberzirrhose herabgesetzte Synthese der Gerinnungsfaktoren und die bei Leberzirrhose häufig vorhandene Thrombozytopenie bedingt zwar eine verstärkte Blutungsneigung (hämorrhagische Diathese); diese spielt pathogenetisch aber nur eine untergeordnete Rolle.

Antwort 448
Die Antwort B) ist richtig.
Das metabolische Syndrom (auch: Syndrom X) ist ein Symptomenkomplex aus androider ('einem Mann ähnlicher') Fettsucht, gestörtem Kohlenhydratstoffwechsel (Insulinresistenz, pathologischer oraler Glukose-Toleranztest oder Diabetes mellitus), Hypertriglyzeridämie und primärer (essentieller) arterieller Hypertonie; aufgrund des sehr hohen Atherosklerose-Risikos gelten sie bei gemeinsamem Auftreten als sog. tödliches Quartett (vgl. auch Antwort **463**).

Antwort 449

Die Antwort D) ist richtig.

Als ‚Miserere‘ wird das Koterbrechen bei Ileus bezeichnet (lateinisch ‘misereri’: sich erbarmen).

Antwort 450

Die Antwort E) ist richtig.

Die Bauchschmerzen bei Appendizitis beginnen im typischen Fall in der Nabelgegend oder im Oberbauch und wandern nach Stunden in den rechten Unterbauch.

Antwort 451

Die Antwort B) ist richtig.

Das Leitsymptom des Darmverschlusses (Ileus) ist der Stuhl- und Windverhalt.

Antwort 452

Die Antwort E) ist richtig.

Bei Erbrechen von kaffeesatzartigem Blut muss das Blut zuvor Kontakt mit der Salzsäure des Magens gehabt haben (Das kaffeesatzartige Aussehen wird durch Hämatin hervorgerufen, das durch Einwirkung von Salzsäure auf Hämoglobin entsteht).

Blutungen aus dem Magen, Ösophagus oder Duodenum können also zu Kaffeesatzerbrechen führen.

Bei der Typ-A-Gastritis kommt es durch Bildung von Auto-Antikörpern gegen Belegzellen und Intrinsic-Faktor zu verminderter Säureproduktion. Eine Blutung tritt bei atrophischer Gastritis nicht auf. Aufgrund des Mangels als Salzsäure führt eine Blutung aus anderer Quelle bei atrophischer Gastritis nicht zu Kaffeesatzerbrechen.

Antwort 453

Die Antwort E) ist richtig.

Beim akuten Mesenterialinfarkt führt eine arterielle Embolie (häufig auf dem Boden einer absoluten Arrhythmie des Herzens) zum Verschluss der A. mesenterica superior oder inferior.

Dies führt unbehandelt zur Nekrose der von den betreffenden Arterien versorgten Darmabschnitte (z. B. bei A. mesenterica superior: Untergang des gesamten Dünndarms und 2/3 des Dickdarms).

Die Klinik verläuft in drei Stadien:

- Stadium I = Initialstadium: Embolie mit abrupt einsetzenden, ca. 6 Stunden anhaltenden diffusen Leibschmerzen (besonders im Bereich des Nabels) bei häufig fehlender Abwehrspannung und fehlendem Druckschmerz.
- Stadium II: Intervall mit Besserung der Beschwerden (sog. ‘fauler Friede‘).
- Stadium III = Endstadium: Akutes Abdomen infolge einer Durchwanderungsperitonitis, blutigen Durchfälle, hämorrhagischer Schock, paralytischer Ileus, Tod.

Antwort 454

Die Antwort E) ist richtig.

Beim geschilderten Krankheitsbild handelt es sich am ehesten um eine Invagination. Unter Invagination versteht man die Einstülpung eines Darmabschnitts in einen anderen (am häufigsten des Ileums in das Zökum bzw. das Colon ascendens).

Aufgrund pathologischer Darmbeweglichkeit findet sich das Krankheitsbild vor allem bei Säuglingen und Kleinkindern bis zum 3. Lebensjahr.

Klinisch zeigen sich anfallsweise krampfartige Bauchschmerzen, Blut- und Schleimabgang, Erbrechen und Stuhl- und Windverhalt (Ileus).

Bei der körperlichen Untersuchung ist oft ein walzenförmiger Tumor palpabel. Bei der rektalen Untersuchung ist Blut nachweisbar.

Antwort 455

Die Antwort D) ist richtig.

Maiglöckchen findet in der Phytotherapie Verwendung bei Erkrankungen des Herzens und der Kreislauforgane.

Antwort 456

Die Antwort A) ist richtig.

Als Meläna (Teerstuhl) wird ein schwärzlich gefärbter, evtl. teerartig-klebriger Stuhl bei Blutungen meist aus dem Magen oder aus oberen Darmabschnitten bezeichnet. Die dunkle Verfärbung kommt vor allem durch Abbau des Hämoglobins bei Kontakt mit Salzsäure zustande (Hämatinbildung). Bei Blutung im Bereich unterer Abschnitte des Magen-Darm-Trakts ist das Blut dem Stuhl meist dunkelrot - oder im Falle von Rektumblutungen hellrot - beigemischt oder aufgelagert (sog. Blutstuhl).

Antwort 457

Die Antwort A) ist richtig.

Bei der Cholera kommt es zu starken Durchfällen mit großen Wasser- und Elektrolytverlusten. Die Durchfälle sind typischerweise 'reiswasserartig', Blut findet sich bei Cholera nicht.

zu B und C: Leitsymptome der Ruhr sind blutig-schleimige Durchfälle.

zu D: Zu Beginn einer Typhuserkrankung besteht oft eine Obstipation. Erst in der zweiten Woche kommt es zu 'erbsbreiartigen' Durchfällen, die auch blutig sein können.

zu E: Die Stuhl bei Colitis ulcerosa zeigt - im Gegensatz zum M. Crohn - häufig Blutbeimengungen.

Antwort 458

Die Antwort C) ist richtig.

Antwort 459

Die Antwort E) ist richtig.

Beim geschilderten Krankheitsbild handelt es sich am ehesten um den akuten Schub eines M. Crohn. Neben den typischen Schmerzen im rechten Unterbauch (Ileitis terminalis) finden sich beim M. Crohn auch außerhalb des Darmtrakts gelegene (sog. 'extraintestinale') Symptome (bei dieser Patientin: Schmerzen im Bereich der Iliosakralfugen) wie:

- Gelenke: Arthritis, ankylosierende Spondylitis (M. Bechterew),
- Haut: z. B. Erythema nodosum,
- Augen: Uveitis (Entzündung der mittleren Augenhaut = Uvea), Episkleritis (Entzündung des lockeren Bindegewebes zwischen Sklera = Lederhaut und Bindehaut),
- Leber: z. B. sklerosierende Cholangitis.

Antwort 460

Die Antwort D) ist richtig.

Ein Ileus ist ein inkompletter oder kompletter Stopp der Darmpassage infolge eines mechanischen Verschlusses (mechanischer Ileus) oder aufgrund einer funktionellen Störung der Dynamik, einer Darmlähmung (paralytischer Ileus). Nur beim mechanischen Ileus kommt es zu Darmkoliken.

Antwort 461

Die Antwort C) ist richtig.

Bei dekompensierten Erkrankungen (dekompensierter Leberzirrhose, Herzinsuffizienz u. a.) ist Bettruhe und körperliche Schonung indiziert.

Antwort 462

Die Antwort D) ist richtig.

Das Meckel-Divertikel ist ein bei 1-3% aller Menschen vorkommende, meist handschuhförmige 2-10 cm lange Ausstülpung des Ileums, zwischen 40 cm und 100 cm vor der Einmündung des Ileums in das Zökum. Das Meckel-Divertikel ist der Rest des embryonalen Ductus omphaloentericus (der in der Nabelschnur laufende Dottergang, Verbindung zwischen Ileum und Nabel).

Antwort 463
Die Antwort E) ist richtig.

Unter „Metabolischem Syndrom“ versteht man das gehäufte Zusammentreffen von

- Hyperglykämie und Insulinresistenz. Der aus der Insulinresistenz resultierende Anstieg des Insulinspiegels im Blut (Hyperinsulinämie) führt zu Übergewicht und begünstigt die Entwicklung einer Arteriosklerose.
- Übergewicht (stammbetont),
- Fettstoffwechselstörung (Dyslipoproteinämie: Triglyzeride erhöht, HDL-Cholesterin erniedrigt),
- primäre arterielle Hypertonie,
- Hyperurikämie (Harnsäureerhöhung) bzw. Gicht,
- gesteigerte Aktivität der Blutplättchen und des Fibrinogens.

Antwort 464
Die Antwort D) ist richtig.
zu A und E: Gegen eine Divertikulitis und ein rechtsseitiges Kolonkarzinom spricht das Alter der Patientin.
zu B: Gegen die rechtsseitige Eileiterentzündung sprechen die krampfartigen, von der Nahrungsaufnahme und den Darmentleerungen abhängigen Schmerzen.
zu C: Gewichtsabnahme und Fieber sprechen gegen ein irritables Kolon.

Antwort 465
Die Antwort C) ist richtig.
Da die Entzündung bei Colitis ulcerosa auf Mukosa und Submukosa beschränkt ist (also nicht wie der Morbus Crohn alle Wandschichten betrifft), finden sich bei Colitis ulcerosa (im Gegensatz zum Morbus Crohn) i.d.R. keine Fisteln.

Antwort 466
Die Antwort C) ist richtig.

Antwort 467
Die Antwort B) ist richtig.
Vitamin B12 kommt insbesondere in tierischen Lebensmitteln (Leber, Niere, Muskelfleisch, Fisch, Eier, Milch und Milchprodukten) vor.
Bei streng vegetarischer (veganischer) Ernährung kann sich - sehr selten - nach 5-10 Jahren ein Vitamin-B12-Mangel ausbilden. Gefürchtet sind irreversible Hirnschäden bei Säuglingen und Kleinkindern, die von ihren Eltern vegan ernährt wurden.

Antwort 468
Die Antwort A) ist richtig.
Bei Milztraumata reißt die Milz in 15-20% der Fälle nicht sofort, sondern nach einem Stunden bis Wochen dauernden „freien Intervall“. Zunächst bildet sich aufgrund einer Parenchymverletzung ein Hämatom, später reißt dann die Milzkapsel.

Antwort 469
Die Antwort C) ist richtig.
zu 5: Divertikel werden im gesamten Magen-Darm-Trakt, am häufigsten im Kolon gefunden. Mit dem Lebensalter nimmt die Häufigkeit zu: 10% der 40-jährigen, 50% der 80-jährigen haben Divertikel.
Die symptomlose Divertikulose wird zur krankhaften Divertikulitis, wenn es zum Stuhlstau und zur Entzündung der Darmwand im Bereich der Divertikel kommt.
2/3 der Fälle finden sich im Sigma. Klinisch erinnert die Divertikulitis oft an eine Appendizitis („Linksappendizitis des alten Mannes“).

Antwort 470

Die Antwort E) ist richtig (siehe Antwort zu Frage **454**).

zu 2: Aufgrund pathologischer Darmbeweglichkeit findet sich das Krankheitsbild der Invagination vor allem bei Säuglingen und Kleinkindern bis zum 3. Lebensjahr.

Antwort 471

Die Antwort E) ist richtig.

Die Milz drainiert venös über die V. lienalis in die V. portae (Pfortader).

Die Vena mesenterica superior leitet das Blut des Dünndarms, des Dickdarms bis zur rechten Kolonflexur, der Bauchspeicheldrüse und es rechten Teils der großen Magenkurvatur in die Pfortader.

Eine Thrombose der V. mesenterica superior hat deshalb keinen Blutrückstau in die Milz zur Folge.

Antwort 472

Die Antwort E) ist richtig.

Als Hernie oder Eingeweidebruch wird die sackartige Ausstülpung des parietalen Bauchfells (Bruchsack) durch eine anatomische Schwachstelle (Bauchwandlücke, Bruchpforte) bezeichnet. Eingeweide oder Organteile rutschen aus der Bauchhöhle in den Bruchsack und können dort inkarzerieren (einklemmen).

Schenkel- oder Femoralhernien klemmen sehr viel häufiger ein als Leistenhernien und sollten deshalb sofort operiert werden.

Antwort 473

Die Antwort B) ist richtig.

zu 1: Die Bauchspeicheldrüse bildet die Amylase zur Kohlenhydratverdauung.

zu 5: Der Magen bildet in seinen Belegzellen den Intrinsic factor, der die Resorption von Vitamin B12 im terminalen Ileum ermöglicht.

LEBER, GALLE, BAUCHSPEICHELDRÜSE

Antwort 474
Die Antwort D) ist richtig.

Antwort 475
Die Aussage B) ist richtig.
Beim Abbau des Blutfarbstoffes Hämoglobin (und des Muskelfarbstoffes Myoglobin) entstehen Substanzen, die von der Leber mit der Galle als Gallenfarbstoffe ausgeschieden werden. Aus dem Häm des Blutfarbstoffes entsteht zunächst (grünliches) Biliverdin. Aus Biliverdin entsteht das wasserunlösliche, an Albumin gebundene, indirekte (unkonjugierte) Bilirubin. Bei vermehrtem Abbau von roten Blutzellen (Hämolyse) steigt deshalb das indirekte, unkonjugierte Bilirubin an. Da es nicht wasserlöslich ist, wird es nicht über die Niere ausgeschieden.
In den Leberzellen wird dieses Bilirubin in wasserlösliches, direktes (konjugiertes) Bilirubin umgewandelt, welches dann über die Gallenwege in den Dünndarm ausgeschieden wird. Vorwiegend im Dickdarm wird ein Teil des Bilirubins zu Urobilinogen umgewandelt. Urobilinogen wird zum größten Teil rückresorbiert und in der Leber abgebaut. Ein anderer Teil des Bilirubins wird zu Sterkobilinogen umgewandelt. Daraus entsteht Sterkobilin, das dem Kot die gelbbraune Farbe gibt.
zu 4: Einige erbliche, eher symptomarme Krankheitsbilder gehen mit einer leichten Bilirubinerhöhung einher: z. B. physiologischer Neugeborenenikterus, Crigler-Najjar-Syndrom, Dubin-Johnson-Syndrom, Rotor-Syndrom u. a.

Antwort 476
Die Antwort B) ist richtig.
Pepsinogen wird von den Hauptzellen des Magens sezerniert.

Antwort 477
Die Antwort E) ist richtig.
Die Bauchspeicheldrüse ist mit ihren Enzymen beteiligt am Abbau von Fetten, Eiweißen (Proteinen) und Kohlenhydraten.
zu 4: Im menschlichen (und tierischen) Organismus kann Zellulose nicht direkt verwertet werden, da hier die das Zellulose spaltende Enzym, die Zellulase, fehlt. Der Abbau erfolgt erst im Dickdarm unter Einwirkung von Dickdarmbakterien. (Eine Resorption von Zellulose findet nicht statt).

Antwort 478
Die Antwort D) ist richtig.
Die Bauchspeicheldrüse produziert Glukagon, nicht Glykogen. Glykogen ist die Speicherform der Glukose. Glykogen wird hauptsächlich in der Leber und im Muskelgewebe gespeichert.
zu A, B und C: Die Bauchspeicheldrüse stellt mehrere Enzyme her, die für die Spaltung der Nahrung (Eiweiße, Kohlenhydrate und Fette) notwendig sind. Hier eine Auswahl:

- Eiweiße: Trypsin, Chymotrypsin, Elastase, Carboxypeptidase A und B, Aminopeptidasen,
- Kohlenhydrate: Amylase, Maltase,
- Fette: Lipase, Phospholipase A.

zu D und E: Die Bauchspeicheldrüse produziert die Hormone Insulin, Glukagon und Somatostatin.

Antwort 479
Die Antwort C) ist richtig.
zu 1: Ausscheidung von Abfallstoffen:
Wesentlichen Bestandteile der Galle:

- Gallensäuren,
- Gallenfarbstoff (Bilirubin),

- Cholesterin,
- Phospholipide,
- Enzyme,
- Zwischenprodukte des Stoffwechsels und Hormone,
- Wasser und Elektrolyte.

zu 2: Färbung des Stuhls: Beim Abbau des Blutfarbstoffes Hämoglobin (und des Muskelfarbstoffes Myoglobin) entstehen Substanzen, die von der Leber mit der Galle als Gallenfarbstoffe ausgeschieden werden. Aus dem Häm des Blutfarbstoffes entsteht zunächst (grünliches) Biliverdin. Aus Biliverdin entsteht das wasserunlösliche, an Albumin gebundene, indirekte (unkonjugierte) Bilirubin. In den Leberzellen wird dieses Bilirubin in wasserlösliches, direktes (konjugiertes) Bilirubin umgewandelt, welches dann über die Gallenwege in den Dünndarm ausgeschieden wird. Vorwiegend im Dickdarm wird ein Teil des Bilirubins zu Urobilinogen umgewandelt. Urobilinogen wird zum größten Teil rückresorbiert und in der Leber abgebaut. Ein anderer Teil des Bilirubins wird zu Sterkobilinogen umgewandelt. Daraus entsteht Sterkobilin, das dem Kot die gelb-braune Farbe gibt.

zu 3: Mitwirkung an der Fettverdauung: Die Leber bildet aus Cholesterin Gallensäuren, die über die Gallengänge ins Duodenum gelangen. Die Gallensäuren werden zu 95% im unteren Dünndarm wieder resorbiert. Sie gelangen mit dem Pfortaderblut erneut in die Leber und werden nun wieder in die Galle abgegeben (enterohepatischer Kreislauf der Gallensäuren). Die Gallensäuren haben eine wichtige Aufgabe bei der Fettverdauung ('Emulgierung der Fette' durch die Gallensäuren). Durch die Gallensäuren wird die Angriffsmöglichkeit der Fett spaltenden Lipase deutlich verbessert.

Antwort 480

Die Antwort D) ist richtig.

Die kontinuierlich in der Leber produzierte Galle wird nicht kontinuierlich in den Dünndarm abgegeben. Vielmehr sammelt sie sich (aufgrund der geschlossenen Papilla Vateri) in den Gallengängen und fließt retrograd in die Gallenblase. Hier wird sie konzentriert, eingedickt und über hormonelle (Cholezystokinin) und nervale Steuermechanismen bei der Nahrungsaufnahme bedarfsgerecht ins Duodenum entleert.

Antwort 481

Die Antwort E) ist richtig.

zu 3: Lipase zur Fettverdauung wird in der Bauchspeicheldrüse gebildet.

Antwort 482

Die Antwort B) ist richtig.

Antwort 483

Die Antwort C) ist richtig.

Beim Gesunden ist Bilirubin im Harn nicht nachweisbar. Normalerweise ist nur das direkte, konjugierte Bilirubin, welches in die Gallenwege ausgeschieden wird, wasserlöslich und damit über die Niere ausscheidbar. Das unkonjugierte, indirekte Bilirubin (bei hämolytischen Anämien) ist dagegen nicht über die Niere ausscheidbar.

Findet sich Bilirubin im Urin, ergeben sich folgende differentialdiagnostische Möglichkeiten:

- intrahepatischer und extrahepatischer Verschlussikterus,
- Parenchymikterus (akute und chronische Hepatitis), Leberzirrhose,
- Rotor- und Dubin-Johnson-Syndrom (während ikterischer Phasen).

erbl. Störung d. Bilirubinstoffwechsel mit Erh. d. konj. u. unkonj. B.

Antwort 484

Die Antwort A) ist richtig.

Eine Entzündung der Gallenblase führt nicht zu einem Ikterus, da die Galle durch den Ductus choledochus ungehindert in den

* erbl. Exkretionsstörung von Bilirubin in die Gallengänge mit Hyperbilirubinämie (bei ungestörter Bilirubinkonjugation)

Dünndarm abfließen kann. Dagegen würde ein Gallenstein im Ductus choledochus oder Ductus hepaticus, aufgrund des dann auftretenden Gallestaus (Cholestase), zu einem Ikterus führen.

Informationen zum Ikterus:

Die Gelbfärbung der Haut kommt durch Bilirubin (Gallenfarbstoff) zustande. Eine Gelbsucht wird an den Konjunktiven (Bindehaut) und Skleren (Sklera = Lederhaut des Auges) erkennbar, wenn das Gesamtbilirubin im Serum einen Wert von 2 mg/dl überschreitet (Norm bis 1,2 mg/dl).

Bilirubin ist ein Abbauprodukt des Hämoglobins (Blutfarbstoff der roten Blutkörperchen), fällt also beim Untergang von Erythrozyten an. Hämoglobin wird zunächst zerlegt in Häm und Globin (Eiweiß). Das Häm wird weiter abgebaut: → Biliverdin → indirektes, nicht wasserlösliches, an Albumin gebundenes, unkonjugiertes Bilirubin → wird in der Leber in direktes, wasserlösliches, konjugiertes Bilirubin umgewandelt und → mit der Galle in den Dünndarm ausgeschüttet.

Ein Ikterus kann demnach unterschiedlichste Ursachen haben:

- Hämatologische Erkrankungen mit verstärktem Erythrozytenabbau (Hämolysen),
- Leberschädigungen (Umwandlung oder Weitertransport des Bilirubins wird behindert),
- Verschluss der Gallenwege mit Gallestau.

Die für die Gelbfärbung verantwortliche Störung liegt also entweder

- vor der Leber (prähepatischer Ikterus, z. B. Hämolyse),
- in der Leber (intrahepatischer, hepatischer, hepatozellulärer oder Parenchymikterus),
- hinter der Leber (posthepatischer, cholestatischer oder Verschlussikterus).

Antwort 485

Die Antwort E) ist richtig.

Ursachen für eine Fettleber:

- Gifte (toxische Stoffe): Alkohol, Medikamente, Gefahrstoffe (chlorierte Kohlenwasserstoffe, Phosphor u. a.)
- Ernährung: Übergewicht (Adipositas), Mangelernährung (z. B. Eiweißmangel = Kwashiorkor), parenterale Ernährung (Umgehung des Magen-Darm-Traktes: z. B. durch Infusionen),
- Hormon- und Stoffwechselstörungen: Diabetes mellitus, Hyperlipoproteinämie, Schwangerschaft, Frühstadium des M. Wilson.

Antwort 486

Die Antwort D) ist richtig.

zu 1: Bei der Hepatitis A kommen chronische Verläufe nicht vor.

zu 2: Die Übertragung der Hepatitis A erfolgt fäkal-oral (verunreinigtes Wasser, Nahrungsmittel, rohe Meeresfrüchte u. Ä.) und sexuell. Durch Kanülenstichverletzungen wird die Hepatitis B übertragen (Kontakt mit Blut und Blutprodukten).

zu 4: Impfungen gegen Hepatitis A: aktiv: Hepatitis A (Havrix®), passiv: Immunglobulin (relativer Schutz für ca. 3 Monate)

Antwort 487

Die Antwort E) ist richtig.

Es gibt keine Impfung gegen Hepatitis C.

Antwort 488

Die Antwort A) ist richtig.

Der Kayser-Fleischer-Kornealring, eine goldbraun-grüne Verfärbung des Kornealrandes beim Krankheitsbild des Morbus Wilson (hepatolentikuläre Degeneration).

Beim Morbus Wilson handelt es sich um eine autosomale, rezessiv vererbte Kupferstoffwechselstörung mit verminderter Aus-

scheidung von Kupfer und pathologischer Kupferspeicherung in der Leber und in den Stammganglien des Gehirns, Häufigkeit 4:100 000 Geburten.
Die Erkrankung zeigt sich im Kindesalter als Lebererkrankung, später zusätzlich als neurologische Erkrankung.

Antwort 489
Die Antwort A) ist richtig.
AFP oder Alphafetoprotein ist der typische Tumormarker für das Leberzellkarzinom (hepatozelluläres Karzinom).
zu B: Ein Tumormarker für das Kolonkarzinom ist CEA (carcinoembryonales Antigen).
zu C: Ein Tumormarker für das medulläre oder C-Zellkarzinom der Schilddrüse ist Kalzitonin.
zu D: Ein Tumormarker für das papilläre (differenzierte) Schilddrüsenkarzinom ist Thyreoglobulin.
zu E: Ein Tumormarker für das Prostatakarzinom ist das PSA (prostataspezifisches Antigen).

Antwort 490 Pankreatitis
Die Antwort B) ist richtig.
zu 2: Beim Mumps (Parotitis epidemica) kommt es häufig zur Mitbeteiligung anderer Drüsen z. B. zu einer Pankreatitis mit Bauchschmerzen und Erbrechen, zu Schwellung und Schmerzen an den Tränendrüsen und den Submandibulardrüsen, nach der Pubertät zur Orchitis mit der Gefahr der Sterilität.
zu 4: Die Hyperglykämie ist kein typisches Symptom der akuten Pankreatitis.
zu 5: Aufgrund der mangelnden Fettverdauung bei chronischer Pankreatitis kommt es eher zu einer Gewichtsabnahme.

Antwort 491
Die Antwort E) ist richtig.
zu 5: Ein Gallenstein kann die entzündete Gallenblase durchwandern (penetrieren) und in den Dünn- (oder Dick-)Darm gelangen. Ist er groß genug, bleibt er dann - meist an der Ileocaecalklappe hängen und verursachen einen mechanischen Ileus.

Antwort 492
Die Antwort C) ist richtig.
zu 2: Bilirubin ist ein Abbauprodukt des Häms aus dem Hämoglobin. Bei einer Hämolyse kommt es über einen vermehrten Anfall von Häm zu einer Erhöhung des unkonjugierten indirekten Bilirubins.
zu 3: Der physiologische Ikterus des Neugeborenen ist hauptsächlich ein Konjugationsikterus. Beim Neugeborenen besteht noch ein relativer Enzymmangel an Glukuronyltransferase in der Leberzelle. Das wasserlösliche konjugierte Bilirubin kann deshalb nicht in ausreichenden Mengen gebildet werden.
zu 5: Der Morbus Meulengracht (Icterus juvenilis intermittens) ist ein autosomal-dominant vererbtes Leiden mit Erhöhung des indirekten Bilirubins. Ursache ist möglicherweise ein Störung der Aufnahme des unkonjugierten Bilirubins in die Leberzellen und eine leichte Verminderung der Aktivität der Glukuronyltransferase.

Antwort 493
Die Antwort A) ist richtig.
Bei einer Trikuspidalklappeninsuffizienz schließt die Vorhof-Kammer-Klappe der rechten Herzseite nicht richtig. In der Systole kann deshalb Blut in den rechten Vorhof und von dort in die untere und obere Hohlvenen (V. cava superior et inferior) gelangen. In der Systole zeigt sich dies an pulsierenden Jugularvenen (Rückfluss in die obere Hohlvenen) und an tastbaren Pulsationen der Leber (Rückfluss in die untere Hohlvene).

Antwort 494

Die Antwort B) ist richtig.

Trommelschlägelfinger sind Auftreibungen der Fingerendglieder bei gleichzeitiger Weichteilverdickung. Uhrglasnägel sind große, gewölbte Nägel. Sie kommen häufig kombiniert vor und sind meist ein Zeichen von chronischer Sauerstoffunterversorgung im arteriellen Blut (z. B. bei Lungenfibrose, Bronchiektasen, Lungentuberkulose, Bronchialkarzinom und zyanotischen Herzfehlern). Die Pathogenese dieser beiden klinischen Symptome ist unklar.

zu 5: Bei Leberzirrhose werden die auch beim Mann in gewissen Mengen gebildeten Östrogene in der Leber vermindert abgebaut. Der Östrogenanstieg führt zu einer „Verweiblichung" des Erkrankten. Es kommt zur Ausbildung einer weiblichen Brust (Gynäkomastie) und einer eher weiblichen Genitalbehaarung: die beim Mann normalerweise in Richtung Nabel ziehende Genitalbehaarung schließt wie bei der Frau horizontal ab, es entwickelt sich eine „Bauchglatze".

Antwort 495

Die Antwort D) ist richtig.

Die primäre biliäre Zirrhose ist das zirrhotische Spätstadium einer chronisch nichteitrigen zerstörenden Gallengangsentzündung (Cholangitis) unbekannter Ursache (im Gegensatz zur sekundären biliären Zirrhose, die Folge chronischer Obstruktion und eitriger Infektion der Gallenwege ist). Eine Infektion mit Hepatitis B lässt sich bei diesem Krankheitsbild nicht nachweisen.

Antwort 496

Die Antwort E) ist richtig

Antwort 497

Die Antwort B) ist richtig.

Die Mononukleose geht zwar in 5% der Fälle mit Hepatitis und Ikterus einher, eine Leberzirrhose entwickelt sich bei Mononukleose jedoch nicht.

zu A: Hepatitis B (Hepatitis-B-Virus, HBV) und Hepatitis C (Hepatitis-C-Virus, HCV) können chronifizieren und als chronisch-aggressive Hepatitis eine Leberzirrhose verursachen.

zu C: Eine kardiale Stauung bei Rechtsherzinsuffizienz mit Rückstau des Blutes über die untere Hohlvene in die Lebervene kann zur Leberzirrhose führen. Diese Sonderform der Leberzirrhose wird als 'Cirrhose cardiaque' (frz.: Herz bedingte Zirrhose) bezeichnet. Sie ist eigentlich keine Zirrhose im engeren (histologischen) Sinn.

zu D: Alkohol ist Gift für die Leber. Ca. 60 g Alkohol beim Mann und ca. 20 g Alkohol bei der Frau pro Tag können über eine Fettleber zur Alkoholhepatitis und später zur Leberzirrhose führen. (Neueren Studien zufolge sollen schon deutlich geringere Alkoholmengen schädlich sein).

Antwort 498

Die Antwort D) ist richtig.

Ursachen einer Leberzirrhose:

Die Leberzirrhose ist eine Spätfolge verschiedener Lebererkrankungen.

- Alkoholabusus (bei uns ca. 50%! d. F.)
- Virushepatitis (40%): Hepatitis B, C, D,
- seltenere Ursachen:
  - Autoimmune chronisch-aktive Hepatitis und primäre biliäre Zirrhose,
  - chronische Cholangitis,
  - Medikamenten induziert, Leberschädigung durch Giftstoffe,
  - Stoffwechselerkrankungen: Hämochromatose, M. Wilson, Alpha-1-Proteinasen-Inhibitor-Mangel,

- Herz bedingte Zirrhose:
  chronische Stauungsleber bei chronischer Rechtsherzinsuffizienz,
- Verschluss der Lebervenen (Budd-Chiari-Syndrom),
- Tropenerkrankungen (Leberegel, Bilharziose).

Antwort 499

Die Antwort C) ist richtig.

zu 1: Die Hepatitis A zeigt keine chronischen Verläufe. Eine Leberzirrhose entwickelt sich bei Hepatitis A nicht.

zu 4: Durch die portale Hypertension bei Leberzirrhose kommt es zum Blutstau in die Pfortader und über die V. lienalis auch zum Rückstau in die Milz. Dies führt zur Milzvergrößerung (Splenomegalie).

Antwort 500 Leberzirrhose

Die Antwort E) ist richtig.

zu 1: Durch die verminderte Albuminsynthese in der Leber kommt es zum Abfall des onkotischen Drucks. Dieser 'zieht das Wasser in die Gefäße'. Der führt zu Wasserverlust aus den Gefäßen in den Zwischenzellraum (Interstitium), zur Ödembildung.

zu 2: Durch Abfall des onkotischen Drucks und Anstieg des Pfortaderdruckes durch den bindegewebigen Umbau der Leber (portale Hypertension) kommt es zur 'Bauchwassersucht', dem Aszites.

zu 3: Die Gerinnungsfaktoren II, VII, IX und X werden in der Leber gebildet. Eine Leberzirrhose führt deshalb zu Problemen bei der Blutgerinnung.

zu 5: Bei Leberzirrhose wird nach und nach die Leber aus dem Pfortaderkreislauf ausgeschaltet und das Blut wird unter Umgehung der Leber über Umgehungskreisläufe (z. B. Ösophagusvarizen) der Vena cava und dem rechten Herzen zugeführt. Giftige, im Darm beim Eiweißabbau gebildete Stoffe (Ammoniak, Phenole), können nun aus dem Blut nicht mehr eliminiert werden und führen zu einer Schädigung des Gehirns. Es kommt zu neurologischen und psychopathologischen Symptomen: portokavale Enzephalopathie

Antwort 501

Die Antwort D) ist richtig.

zu A: Ein Spider naevus ist eine arterielle Gefäßneubildung mit zentralem, stecknadelkopfgroßem Gefäßknötchen und davon radiär ausstrahlenden kleinen Gefäßchen.

Gehäuftes Auftreten wird bei chronischen Lebererkrankungen beobachtet (vereinzelt auch bei Frauen, Kindern und während der Schwangerschaft).

zu B und D: Unter Gynäkomastie versteht man die weibliche Brustentwicklung beim Mann. Bei Leberinsuffizienz kommt es zu einem verminderten Abbau des Östrogens (weiblichen Geschlechtshormons) in der Leber. Dies führt zur Gynäkomastie und zur Veränderung der Behaarung. Der Behaarungstyp wird weiblich ('Bauchglatze'), die Stammbehaarung nimmt ab.

zu C: Die Lackzunge ist eine knallrote, leicht glänzende, atrophische Zunge bei chronischen Leberschäden.

zu E: Das Palmarerythem ist ein sog. Leberhautzeichen (z. B. bei Leberzirrhose und chronischer Hepatitis): es ist gekennzeichnet durch eine Rötung der Handinnenflächen, besonders am Kleinfinger- und Daumenballen.

Antwort 502

Die Antwort E) ist richtig.

zu 1: 'Müdigkeit ist der Schmerz der Leber'

zu 2: Spider naevi = Gefäßspinnen. Typische Hautveränderungen bei chronischen Leberkrankheiten, bei der sich kleinste Gefäße - wie Spinnenbeine - zu einer zentralen Kapillare ('Teleangiektasie') schlängeln.

zu 3: Pruritus = Juckreiz: Wird bei chronisch Leberkranken durch den Anstieg der Gallensäuren hervorgerufen.
zu 4 und 5: Zyanose und Tachykardie gehören nicht zur Klinik der chronischen Lebererkrankungen.

Antwort 503
Die Antwort A) ist richtig.
Bilirubin färbt den Urin dunkelbraun. Beim Schütteln bilirubinhaltigen Urins kommt es zu gelbem Schüttelschaum. Diese einfache Schüttelprobe erlaubt eine zuverlässige Unterscheidung zwischen intra- bzw. posthepatischen Ikterus (mit Schüttelschaum) und prähepatischen Ikterus (Hämolyse; ohne Schüttelschaum). Die wahrscheinlichste Diagnose ist eine Virushepatitis (intrahepatischer Ikterus) mit Bilirubinurie.

Antwort 504
Die Antwort A) ist richtig.
zu B: Ein Verschlussikterus würde zu kolikartigen Schmerzen führen.
zu C: Ein Gallenstein, der einen Ikterus hervorruft, müsste im Choledochus sitzen und dort zu einem Verschlussikterus mit kolikartigen Schmerzen führen.
zu D: Typisch für eine Pankreatitis wären starke Schmerzen im Oberbauch mit gürtelförmiger Ausstrahlung.
zu E: Bei chronischer Hämolyse wäre das indirekte, unkonjugierte Bilirubin erhöht.

Antwort 505
Die Antwort E) ist richtig.
Die Entzündung der Gallenblase führt nicht zu einer Behinderung des Galleabflusses über den Ductus choledochus. Ein Ikterus tritt nicht auf.

Antwort 506
Die Antwort E) ist richtig.
zu 1: Die Rotfärbung der Handinnenflächen nennt man Palmarerythem
zu 2: Milzvergrößerung: durch portale Hypertension und Rückstau in die V. lienalis
zu 3: Gefäßsternchen: Spider naevi (Leberhautzeichen)
zu 4: Erweiterung der Speiseröhrenvenen: Ein Umgehungskreislauf (Kollateralkreislauf) zur V. cava unter Umgehung der zirrhotischen Leber führt über die Ösophagusvenen. Das vermehrte Blutangebot in diesen Venen führt zu Ösophagusvarizen (Krampfadern der Speiseröhrenvenen).
zu 5: Bauchfellerguss (Aszites) durch portale Hypertension und sekundären Hyperaldosteronismus.
Symptome bei Leberzirrhose:

- Allgemeinsymptome:
  - Leistungsknick, Abgeschlagenheit,
  - Druck- und Völlegefühl im Oberbauch,
  - evtl. Übelkeit, Gewichtsabnahme,
- Leberhautzeichen:
  - glatte, rote Lackzunge, Lacklippen,
  - Palmar- und Plantarerythem (Handinnenfläche und Fußsohle gerötet),
  - Gefäßspinnen (Spider naevi),
  - Juckreiz (Pruritus) mit Kratzeffekten (Einlagerung von Gallensäuren in die Haut),
  - Weißnägel, Dupuytren-Kontrakturen, Caput medusae (Venenhautzeichnung über Abdomen).
- Hormonelle Störungen: Beim Mann: Hodenatrophie, Potenzstörungen (Testosteron erniedrigt, Östrogen erhöht), evtl. Gynäkomastie (weibliche Brust), Verlust der männlichen Sekundärbehaarung; bei der Frau: Menstruationsstörungen, evtl. Ausbleiben der Regelblutung (Amenorrhoe).

- Tastbefund der Leber bei der klinischen Untersuchung: Anfangs vergrößert und verhärtet, evtl. mit höckriger Oberfläche, später schrumpft die Leber und wird kleiner.

Komplikationen:

- portale Hypertension und deren Folgen (Blutungen aus Speiseröhrenkrampfadern = Ösophagusvarizenblutung, Aszites = 'Bauchwasser', Hypersplenismus = Überfunktion der meist vergrößerten Milz mit erhöhtem Abbau der Blutkörperchen),
- hepatische Enzephalopathie und Leberausfallkoma,
- Spätfolge: primäres Leberzellkarzinom

Antwort 507

Die Antwort C) ist richtig.

Café-au-lait-Flecken sind charakteristische milchkaffeefarbene Flecken, die bei der Neurofibromatose von Recklinghausen (erbliche neurokutane Erkrankung mit multiplen Neurofibromen der Hautnerven) als Pigmentanomalien meist in größerer Zahl auftreten.

Antwort 508

Die Antwort E) ist richtig.

Die häufigste Ursache eines Aszites ist eine dekompensierte Leberzirrhose.

Drei Pathomechanismen tragen zu einer Aszitesbildung bei:

- Ein erhöhter Pfortaderdruck (durch die Leberzirrhose),
- ein verminderter kolloidosmotischer (onkotischer) Druck im Blut (durch Abfall der Albuminsynthese in der Leber),
- eine renale Natrium- und Wasserretention: Aufgrund der Aszitesbildung kommt es zunächst Verminderung des Plasmavolumens (Hypovolämie). Dies führt über den Renin - Angiotensin - AldosteronMechanismus zur Rückresorption von Natrium und Wasser (sekundärer Hyperaldosteronismus). Bei vermindertem onkotischen Druck wird das rückresorbierte Wasser aber wieder ins Gewebe oder in die freie Bauchhöhle ausgeschieden. Der sekundäre Hyperaldosteronismus bei Leberzirrhose ist demzufolge ein fehlgeschlagener Versuch des Körpers, das verminderte Plasmavolumen über physiologische Steuermechanismen zu normalisieren.

Antwort 509

Die Antwort C) ist richtig.

Antwort 510

Die Antwort C) ist richtig.

zu E: Peritonealkarzinose: die Karzinomzellen sezernieren Flüssigkeit in die freie Bauchhöhle (häufig mit Blutbeimengung 'blutiger Aszites').

Antwort 511

Die Antwort A) ist richtig.

Steineinklemmung in den ableitenden Gallenwegen (Ductus cysticus, Ductus choledochus) führt zum Bild der akuten Gallenkolik:

- Akute kolikartige Schmerzen im rechten und mittleren Oberbauch, in die rechte Schulter und in den Rücken ausstrahlend,
- positives Murphy-Zeichen bei der klinischen Untersuchung (Untersucher palpiert bei maximaler Exspiration des Patienten mit beiden Daumen ins Gebiet des Gallenblasenbettes. Bei nun folgender Inspiration plötzliches, schmerzbedingtes Stoppen der Atembewegung durch Tiefertreten und Anstoßen der entzündeten Gallenblase).

Antwort 512

Die Antwort A) ist richtig.

Als Courvoisier-Zeichen bezeichnet man die palpable (= tastbare), schmerzlose, prall elastisch vergrößerte Gallenblase.

Sie spricht gegen eine akute Gallenblasenentzündung (Cholezystitis) und für eine chronische Kompression des Ductus choledochus. Das Courvoisier-Zeichen findet sich häufig beim Pankreaskopfkarzinom oder Karzinom der Papille, aber auch bei Hydrops und chronischem Gallensteinleiden.

Antwort 513

Die Antwort B) ist richtig.

zu 1: Als Petechien werden kleine punktförmige Blutungen - z. B. bei Thrombozytopenie - bezeichnet.

zu 2: Eine typische Komplikation von Gallensteinen, wenn diese in den Ductus choledochus wandern (Choledocholithiasis), ist der Ikterus ('Gelbsucht'). Die Gelbfärbung wird hervorgerufen durch einen Anstieg des (direkten, konjugierten) Bilirubins.

zu 3: Hämatemesis = Bluterbrechen ist kein Symptom eines Gallensteinleidens.

zu 4: Die typischen kolikartigen Schmerzen der Cholelithiasis kommen durch Steineinklemmung (z. B. im Ductus cysticus oder im Choledochus) und Spasmus der glatten Muskulatur zustande.

zu 5: Ein Magengeschwür = Ulcus ventriculi gehört nicht zur typischen Klinik des Gallensteinleidens.

Antwort 514

Die Antwort E) ist richtig.

Atemnot gehört nicht zur Symptomatik des Gallengangverschlusses.

zu A: Ikterus: Gelbfärbung von Haut und Skleren durch in den Gallengängen gestautes und in die Blutbahn diffundierendes, direktes konjugiertes Bilirubin.

zu B: heller Stuhl: durch die fehlende Sekretion von Galle in den Dünndarm (Acholie) fällt im Dünndarm und Dickdarm kein Bilirubin an. Bilirubin ist die Ausgangssubstanz für Sterkobilin, welches den Stuhl dunkel färbt.

zu C: dunkler Urin: Der Übertritt von direktem konjugiertem Bilirubin ins Blut, und die Ausscheidung dieses wasserlöslichen Bilirubins über die Nieren, führt zur dunklen Verfärbung des Urins.

zu D: Juckreiz: durch Anstieg der Gallensäuren im Blut und Ablagerung in die Haut kommt es zum Juckreiz.

Antwort 515

Die Antwort C) ist richtig.

zu 2: Schmerzen, die in die linke Schulter ausstrahlen, sind verdächtig auf einen Herzinfarkt.

zu 4: Chvostek´sches Phänomen: darunter versteht man die mechanische Übererregbarkeit bei normokalzämischer oder hypokalzämischer Tetanie: beim Beklopfen der Wange bzw. des Mundwinkels und Ohres (Gebiet des N. facialis) treten Zuckungen im Fazialisgebiet auf.

Antwort 516

Die Antwort E) ist richtig.

Klinik der fortgeschrittenen Bauchspeicheldrüsenentzündung:

- Leitsymptom: rezidivierender, starker, nicht kolikartiger Schmerz in der Tiefe des Oberbauches, gürtelförmige Ausstrahlung nach beiden Seiten,
- Nahrungsintoleranz: Fett löst Übelkeit, Erbrechen und Schmerz aus
- evtl. rezidivierender Ikterus (Verengung von Pankreas- und Gallengang),
- Maldigestion: Gewichtsabnahme, Fettstühle, Blähungen, Durchfall. Eine diabetische Stoffwechsellage tritt erst auf, wenn die Pankreasfunktion auf 10% der Norm abgefallen ist (pankreopriver Diabetes durch Verminderung der Insulinausschüttung).

Antwort 517

Die Antwort E) ist richtig.

Ursachen einer akuten Pankreatitis:

- Gallenwegserkrankungen (40-50%): Gallengangssteine (Choledochussteine), Verengung der Papilla Vateri, Operationen im Gallenbereich.
- Alkoholabusus (30-40%).
- keine erkennbare Ursache: idiopathisch (10-20% d. F.)
- Seltenere Ursachen: Bauchverletzung, nach Operationen, (nach ERCP), Mumps und andere Infektionen, Medikamente (Östrogene, Glukokortikoide u. a.), penetrierendes Magen- oder Zwölffingerdarmgeschwür, Hypertriglyzeridämie, Hyperkalzämie, Würmer im Pankreasgang oder den Gallenwegen

Antwort 518

Die Antwort E) ist richtig.

Klinik bei akuter Pankreatitis:

- Heftige Dauerschmerzen im Oberbauch, die evtl. gürtelförmig im Oberbauch oder in den Rücken oder Brustkorb ausstrahlen (DD: Herzinfarkt!)
- Anstieg von Amylase und Lipase im Serum und Amylase im Urin,
- Übelkeit, Erbrechen, Gesichtsrötung,
- Blähungen, Darmlähmung (bis zum paralytischen Ileus),
- schneller Puls, Blutdruckabfall; gefürchtet: hypovolämischer Schock (Kreislaufschock mit Nierenversagen und Schocklunge),
- Bauchfellentzündung (Peritonitis) und Multiorganversagen können erschwerend hinzutreten,
- EKG-Veränderungen (führen zur Fehldiagnose: Herzinfarkt, Angina pectoris),
- Fieber, Peritoneal- und Pleuraergüsse,
- Ikterus (bei Verlegung des D. choledochus),

Antwort 519

Die Antwort C) ist richtig.

Das klassische Bild des sog. Courvoisier-Zeichens - prallelastisch sicht- oder tastbare Gallenblase mit schmerzlosem Ikterus - ist typisch für ein Pankreaskopfkarzinom.

Antwort 520

Die Antwort D) ist richtig.

Antwort 521

Die Antwort A) ist richtig.

Zwar lassen sich im typischen Fall ‘Schmerzen, die in die rechte Schulter ausstrahlen‘ einer Cholezystitis oder Cholezystolithiasis/ Choledocholithiasis zuordnen. Die Schmerzcharakteristika der anderen erwähnten Krankheitsbilder können jedoch gelegentlich eine ähnliche Symptomatik haben. Keine der genannten Krankheiten sollte deshalb von vornherein ausgeschlossen werden.

Antwort 522

Die Antwort E) ist richtig.

(Zur Klinik der akuten Pankreatitis sieh Antwort zu Frage **518**).

Komplikationen: hypovolämischer Schock (Kreislaufschock mit Nierenversagen und Schocklunge), Pankreasabszess, bakterielle Infektion von Nekrosen, Sepsis, Milz und Pfortaderthrombose.

Antwort 523

Die Antwort B) ist richtig.

Zur Diagnose und Differentialdiagnose des Ikterus vgl. S. 264.

Antwort 524

Die Antwort E) ist richtig.

Eine Glutenüberempfindlichkeit bzw. Glutenunverträglichkeit findet sich beim Krankheitsbild der Zöliakie (bei Kindern) oder bei der einheimischen Sprue (bei Erwachsenen). Bei diesen Erkrankungen führt das in vielen Getreidearten (Weizen, Roggen, Gerste u. a.) vorkommende Kleberprotein Gluten tein Gluten zu schweren Veränderungen der Dünndarmschleimhaut. Dies führt zur Malabsorption mit gestörter Resorption aller Nährstoffe. Als Ursache einer Pankreatitis spielt die Glutenüberempfindlichkeit keine Rolle.

Antwort 525

Die Antwort A) ist richtig.

Alter, Geschlecht, erbliche Disposition und Ernährung spielen eine Rolle bei der Entstehung von Gallensteinen. Gallensteine sind besonders häufig bei Personen mit den folgenden Eigenschaften (5-F-Regel):

- Female (weiblich),
- fair (blond),
- fourty (Alter über 40),
- fecund (fruchtbar = mehrere Kinder),
- fat (übergewichtig).

Antwort 526

Die Antwort B) ist richtig.

Ein Café-au-lait-Fleck (französisch: ‘Milchkaffee-Fleck‘) ist ein umschriebener, milchkaffeefarbener Fleck (epidermales, melanozytisches Muttermal = Nävus); er kann isoliert angeboren sein (ohne pathologische Bedeutung) oder aber in größerer Zahl bei Neurofibromatosis generalisata Recklinghausen auftreten.

Als typische Leberhautzeichen bei chronischen Lebererkrankungen gelten:

- glatte, rote Lackzunge, Lacklippen,
- Palmar- und Plantarerythem (Handinnenfläche und Fußsohle gerötet),
- Atrophie der Haut,
- Gefäßspinnen (Spider naevi),
- Juckreiz (Pruritus) mit Kratzeffekten (Einlagerung von Gallensäuren in die Haut),
- Weißnägel, Dupuytren-Kontraktur, Caput medusae (sog. Medusenhaupt: Venenerweiterung in der Bauchdecke als Zeichen eines Umgehungskreislaufs von der Pfortader zur V. cava inferior bei Pfortaderstauung z. B. im Rahmen einer Leberzirrhose).

Antwort 527

Die Antwort B) ist richtig.

Bei Hämolyse (Auflösung von Erythrozyten infolge Zerstörung ihrer Zellmembran) steigt das indirekte, unkonjugierte, Albumin gebundene, Bilirubin an. Hier, aufgrund seiner Wichtigkeit, nochmals der Abbauweg des Hämoglobins:

Bilirubin ist ein Abbauprodukt des Hämoglobins (Blutfarbstoff der roten Blutkörperchen), fällt also beim Untergang von Erythrozyten an. Hämoglobin wird zunächst zerlegt in Häm und Globin (Eiweiß). Das Häm wird weiter abgebaut: ⇒ Biliverdin ⇒ indirektes, nicht wasserlösliches, an Albumin gebundenes, unkonjugiertes Bilirubin ⇒ wird in der Leber in direktes, wasserlösliches, konjugiertes Bilirubin umgewandelt und ⇒ mit der Galle in den Dünndarm ausgeschüttet. Eine Gelbsucht wird an den Konjunktiven (Bindehaut) und Skleren (Sklera = Lederhaut des Auges) erkennbar, wenn das Gesamtbilirubin im Serum einen Wert von 2 mg/dl überschreitet (Norm bis 1,2 mg/dl).

Antwort 528

Die Antwort B) ist richtig.

Bei der klinischen Untersuchung des Patienten zeigt sich das sog. Courvoisier-Zeichen: Einen Ikterus (Verschlussikterus) und eine vergrößerte, sicht- oder tastbare, schmerzlose Gallenblase. Das Courvoisier-Zeichen findet sich beim Pankreaskopfkarzinom.

zu A: Eine chronische Pankreatitis geht in der Regel zunächst mit gürtelförmig ausstrahlenden Schmerzen in der Tiefe des Oberbauches einher. Die Striktur des Ductus pancreaticus führt nicht zum Verschlussikterus.

zu C: Eine Porzellangallenblase ist eine Gallenblase mit verdickter und verkalkter Wand. Sie entsteht meist im Rahmen rezidivierender Gallenblasenentzündungen. Ein Ikterus besteht nicht.
zu D: Steine im Gallengang können zu einem Verschlussikterus führen. Dieses Krankheitsbild würde jedoch mit kolikartigen Schmerzen einhergehen.
zu E: Beim Gallenblasenkarzinom bestehen meist Oberbauchschmerzen. Ein Verschlussikterus kommt meist erst im Endstadium vor, wenn das Karzinom durch Infiltration des Ductus hepaticus oder Ductus choledochus den Galleabfluss verlegt.

Antwort 529

Die Antwort B) ist richtig.
Alphafetoprotein ist ein Tumormarker für das hepatozelluläre Karzinom.

STOFFWECHSEL-KRANKHEITEN

Antwort 530
Die Antwort D) ist richtig.
zu 1 und 3: Harnsäure ist beim Menschen das Endprodukt des Purinstoffwechsels (Nukleinsäuren: Ribonukleinsäure = RNA, Desoxyribonukleinsäure = DNA).
zu 2: Harnstoff ist das wichtigste Endprodukt des Eiweißstoffwechsels (wird in der Leber gebildet und im Harn ausgeschieden).
zu 4: Bilirubin ist das Abbauprodukt des Häms (dieses stammt aus dem Zerfall des Hämoglobins der roten Blutkörperchen).
zu 5: Kreatin liegt im Muskel als energiereiches Kreatinphosphat vor und ist ein Zwischenprodukt des Muskelstoffwechsels.

Antwort 531
Die Antwort B) ist richtig.
Insulin senkt den Blutzuckerspiegel.

Antwort 532
Die Antwort E) ist richtig.

Antwort 533
Die Antwort C) ist richtig.
zu 1: Das Cushing-Syndrom ist eine Nebennierenrindenüberfunktion. Es wird u. a. zu viel Kortison gebildet. Kortisol ist ein Gegenspieler (Antagonist) des Insulins. Deshalb haben Patienten mit Cushing-Syndrom häufig eine Hyperglykämie (Diabetes mellitus).
zu 4: Die Akromegalie ist gekennzeichnet durch eine vermehrte Ausschüttung von Wachstumshormon (GH, Growth hormone) aus der Hypophyse. Wachstumshormon ist - wie Kortisol - ein Gegenspieler des Insulins. Auch Patienten mit Akromegalie haben häufig eine Hyperglykämie.
zu 5: Ursache des Typ-2-Diabetes (90% d. F.) ist ein erworbener Defekt des Insulinrezeptors und eine gestörte Insulinsekretion. Der Defekt wird begünstigt durch Überernährung und Übergewicht. Hohe Insulinspiegel vermindern die Zahl der Rezeptoren in der Peripherie (= 'Downregulation') und damit die Insulinwirkung. Dies führt über Regelkreise zu einer noch stärkeren Insulinausschüttung ('Teufelskreis'). Wenn die Rezeptorenzahl weiter abnimmt, kommt es durch die zunehmende Insulinresistenz zu einer Erschöpfung der Kapazität der Insulin produzierenden B-Zellen im Pankreas, zum Typ-2-Diabetes-mellitus.

Antwort 534
Die Antwort C) ist richtig.
- Typ-1-Diabetes (10% d. F): Es handelt sich wahrscheinlich um eine Autoimmunerkrankung. Die Insulin produzierenden B-Zellen der Bauchspeicheldrüse werden durch Autoantikörper zerstört. Möglicherweise wird der Autoimmunprozess durch einen Virusinfekt in Gang gesetzt. Bestimmte Erbanlagen (genetische Faktoren) spielen zusätzlich prädisponierend eine Rolle.
- Typ-2-Diabetes (90% d. F.): Ursache ist ein erworbener Defekt des Insulinrezeptors und eine gestörte Insulinsekretion. Der Defekt wird begünstigt durch Überernährung und Übergewicht. Auch beim Typ-2-Diabetes-mellitus spielen genetische Faktoren eine Rolle.

Antwort 535
Die Antwort D) ist richtig.
Adrenerg: die Wirkung des Adrenalins oder des Noradrenalins betreffend. Die adrenerge Wirkung führt am Auge nicht zu einer Engstellung der Pupille (Miosis) sondern zu einer Pupillenerweiterung (Mydriasis).

Antwort 536

Die Antwort E) ist richtig.

Klinik des Diabetes mellitus:

- familiäre Belastung ('erbliche Disposition', Anamnese!),
- Schwangerschaftskomplikationen,
- starker Durst und vermehrte Wasseraufnahme (Polydipsie), vermehrte Harnausscheidung (Polyurie),
- Übergewicht,
- Gewichtsabnahme, Leistungsminderung,
- Kopfschmerz, Schwindel,
- kurzfristige Unterzuckerung (= Hypoglykämie) mit Heißhunger und Schwitzen (vorübergehender Hyperinsulinismus im Anfangsstadium eines Diabetes),
- Fettstoffwechselstörung (Hyperlipoproteinämie Typ I und IV), Fettleber,
- Gallenblasenentzündungen,
- Dupuytren-Kontraktur,
- Resistenzschwäche (Anfälligkeit gegenüber Infektionen),
- Hauterscheinungen:
  - Juckreiz (Pruritus),
  - Hautinfektionen (Candidamykose, Furunkulose, Abszess, Erysipel),
  - Rötung des Gesichtes (Rubeosis diabetica), Necrobiosis lipoidica (zur Nekrose führende granulomatöse Entzündung der Haut).
- Potenzstörungen, Amenorrhoe,
- Sehverschlechterung (Retinopathie, Katarakt).

Antwort 537

Die Antwort E) ist richtig.

zu A: Hyperurikämie = Harnsäureerhöhung ('Gicht')

zu B: Hyperglykämie = zu viel Glukose im Blut. So ist das Krankheitsbild des Diabetes mellitus definiert.

zu C: Ist der Glukosespiegel im Blut so hoch, dass die Nierenschwelle für Glukose überschritten wird (ab etwa 170mg/dl), kommt es zur Glukoseausscheidung in den Urin.

zu D: Insulin ist das in der Bauchspeicheldrüse gebildete Hormon, welches den Blutzuckerspiegel im Körper senkt. Bei einigen Diabetes-mellitus-Formen (z. B. Typ 1) wird wenig oder kein Insulin mehr produziert, es kommt zur Hypoinsulinämie.

zu E: Aldosteron wird in der Nebennierenrinde gebildet und spielt eine wichtige Rolle im Wasser- und Elektrolythaushalt des Körpers. Über den Regelkreis Renin (Niere) - Angiotensin I (Blut) - Angiotensin II - (Blut) - Aldosteron (Nebennierenrinde) bewirkt die Ausschüttung von Aldosteron die Erhöhung der Natrium- und Wasserrückresorption in der Niere. Aldosteron führt außerdem zu erhöhter Kalium-Ausscheidung in den Urin.

Antwort 538

Die Antwort C) ist richtig.

zu A: Anorexia nervosa = Pubertätsmagersucht. Infolge Ablehnung der weiblichen Rolle kommt es zu einer krankhaften, nicht selten tödlichen, Nahrungsverweigerung.

zu B: Die Gewichtsabnahme ist auf Energiemangel durch ungenügende Aufnahme von Glukose in die Zelle (Insulinmangel) zurückzuführen.

zu C: Die Lösung ist schwer. Das Sheehan-Syndrom ist eine 'Orchidee': ein nach der Geburt auftretender Hypophysenvorderlappen-Untergang. Daraus resultiert dann (neben einer sekundären Nebennierenrindeninsuffizienz) eine Hypothyreose (Ausfall der glandotropen Hormone der Hypophyse). Die Hypothyreose führt zu einer Gewichtszunahme.

In 25% der Fälle kommt es jedoch auch beim Sheehan-Syndrom - im Rahmen des sich entwickelnden M. Addison (Nebennierenrindeninsuffizienz) - zur Gewichtsabnahme! 25 % der Fälle scheinen für das

Gesundheitsamt, welches diese Überprüfungsfrage gestellt hat, nicht häufig genug zu sein. Die Antwort C) sollte angekreuzt werden. (Die Differentialdiagnose des Gewichtsverlustes ist in der Praxis wichtig: Gewichtsabnahme ist solange tumorverdächtig bis das Gegenteil bewiesen ist!)

zu D: Schilddrüsenhormone wirken als 'Peitsche des Organismus' und erhöhen den Grundumsatz. Es kommt zu Gewichtsverlust bei gutem Appetit!

zu E: Der M. Addison ist eine Nebenniereninsuffizienz, gekennzeichnet durch die 4 Leitsymptome: Schwäche, Pigmentierung der Haut und Schleimhäute, Gewichtsverlust und Hypotonie.

Antwort 539

Die Antwort B) ist richtig.

Diabetes mellitus ist eine Erkrankung der endokrinen Pankreasfunktion (Insulinbildung in den Inselzellen). Dabei kommt es i.d.R. nicht zu einer exokrinen Funktionsstörung der Drüse (exokrine Funktion: Wasser, Ionen, Verdauungsenzyme wie: Lipase, Amylase, Chymotrypsin, Trypsin u. a).

zu A: Bei der diabetischen Polyneuropathie kommt es zu peripheren sensomotorischen Ausfällen: distal betonte, symmetrische sensible Reiz- und Ausfallerscheinungen wie 'burning feet'-Syndrom, vermindertes Vibrationsempfinden, Ausfall zunächst des Achilles-, dann des Patellarsehnenreflexes.

zu C: Eine typische Langzeit-Komplikation des Diabetes mellitus sind Nierenschäden: die diabetische Glomerulosklerose (Kimmelstiel-Wilson), die Arterio-/Arteriolosklerose der Nierengefäße, die begleitende interstitielle Nephritis und die Neigung zu Harnwegsinfekten.

zu D: Diabetischer Fuß: Durch Mikroangiopathien (Gefäßschaden) und Neuropathie (Nervenschaden) kommt es zum Geschwür (Ulkus) und zur Nekrose (= irreversibler Gewebsuntergang), einer sog. Gangrän. Beim Diabetes mellitus sind diese Schäden aufgrund der Polyneuropathie typischerweise schmerzlos! Die Fußpulse können tastbar bleiben! Vorsicht bei Diabetiker-Füßen (unsachgemäße Fußpflege, kleinere Verletzungen usw. können schnell zur Amputation der Extremität führen)!

zu E: Die diabetische Retinopathie (Netzhauterkrankung) ist die häufigste Erblindungsursache. Nach 10 Jahren haben 50%, nach 20 J. 80% der Diabetiker eine Retinopathie: Mikroaneurysmen, Netzhautablösungen, 'cotton-wool'-Exsudate, Glaskörperblutungen und Gefäßneubildungen.

Antwort 540

Die Antwort B) ist richtig.

Eine typische Langzeit-Komplikation des Diabetes mellitus sind Nierenschäden.

Typisch für das diabetische Spätsyndrom ist jedoch die chronische Niereninsuffizienz, nicht die akute.

zu A: Bei der diabetischen Retinopathie kommt es zu Mikroaneurysmen und Blutungen in die Retina (häufigste Erblindungsursache).

zu C, D und E: Ursächlich für diese Manifestationen der Erkrankung sind die diabetische Polyneuropathie (bei D) in Verbindung mit der diabetischen Mikroangiopathie = Gefäßschaden im Kapillargebiet).

Antwort 541

Die Antwort E) ist richtig.

Komplikationen eines Diabetes mellitus:

- Frühatherosklerose (Makroangiopathie): arterielle Hypertonie, koronare Herzkrankheit, periphere arterielle Verschlusskrankheit, Apoplexie,
- Fettstoffwechselstörungen: Fettleber, Hypertriglyzeridämie,

- Nierenschäden:
  - diabetische Glomerulosklerose (Kimmelstiel-Wilson), Mikroangiopathie: Frühsymptom: Nachweis von Mikroalbuminen im Urin (Mikroalbuminurie),
  - Arterio-Arteriolosklerose der Nierengefäße,
  - begleitende interstitielle Nephritis und Neigung zu Harnwegsinfekten.
- Diabetische Netzhauterkrankung (Retinopathie): häufigste Erblindungsursache! Nach 10 J. erblinden 50%, nach 20 J. 80% der Patienten (Netzhautablösungen, Glaskörperblutungen, Gefäßneubildungen, Mikroaneurysmen, Netzhautödeme, Exsudate).
- Diabetische Polyneuropathie:
  - periphere sensomotorische Neuropathie,
  - autonome diabetische Neuropathie,
    - → Kardioneuropathie (Vagusschädigung): Ruhetachykardie, Herzfrequenzstarre,
    - → Neuropathie des Blutgefäßsystems (sympathische Schädigung): asympathikotone orthostatische Hypotonie (Dg.: Schellong-Test), regionale Gefäßlähmung mit rötlich-bläulicher Verfärbung der Füße,
    - → Neuropathie des Magen-Darm-Traktes (parasympathische Schädigung): Speiseröhrenmotilitätsstörung evtl. mit Schluckbeschwerden, Magenlähmung (Gastroparese) mit Völlegefühl und Druck im Oberbauch, Durchfall im Wechsel mit Verstopfung, Verdauungsstörungen,
    - → Neuropathie des Urogenitalsystems (parasympathische Schädigung): Blasenlähmung mit Blasenentleerungsstörungen (Restharnbildung, Harnwegsinfekte), erektile Impotenz,
    - → Neuropathie der Pupille: gestörter Pupillenreflex,
    - → Neuropathie der Haut: trockene, atrophische Haut der Füße, Geschwürbildung an Druckstellen des Fußes (‘neuropathisches Ulkus’).
- Diabetischer Fuß:
  Ulkus und Gangrän, typischerweise schmerzlos, ausgelöst durch Verletzungen (oft kleinste! Mikrotraumen), fehlende oder falsche Fußpflege an Zehen, Fersen und Fußballen. (Ätiologie.: Kombination von Mikroangiopathie und Neuropathie). Bei einer diabetischen Mikroangiopathie sind die Fußpulse tastbar (sie fehlen jedoch bei diabetischer Makroangiopathie im Sinne einer peripheren arteriellen Verschlusskrankheit.).

Antwort 542

Die Antwort B) ist richtig.

Der orale Glukose-Toleranztest (OGTT) ist ein Verfahren zur Bestimmung des Blutzuckers nüchtern und nach Belastung mit Glukose nach 60 und 120 Minuten. Am Ende des Testes wird außerdem der Harn auf Glukose untersucht.

Der Glukose-Toleranztest wird heute nur noch selten durchgeführt. Die Bestimmung des Nüchternblutzuckers ist i.d.R. ausreichend: Bei einer leichten Erhöhung (≥ 110 < 116 mg/dl) spricht man von einer gestörten Glukose-Homöostase oder IFG (impaired fastenig glucose).

Die gestörte Glukose-Homöostase (IFG) und die Glukose-Intoleranz (besser: pathologische Glukose-Toleranz) können als Frühsymptom eines sich entwickelnden Diabetes mellitus aufgefasst werden. Patienten mit einer Glukosetoleranzstörung oder einer

IFG erkranken 5-10x häufiger an einem Diabetes mellitus als der Durchschnitt der Bevölkerung.

zu 4: Parästhesien sind subjektive Missempfindungen wie 'Kribbeln', 'Ameisenlaufen', brennendes oder taubes Gefühl. Parästhesien finden sich u. a. bei fortgeschrittenem Diabetes mellitus als diabetische Polyneuropathie. Polydipsie (gesteigertes Durstempfinden und vermehrte Flüssigkeitsaufnahme) ist wie die Polyurie (pathologische Erhöhung der Harnausscheidung) ein typisches Symptom bei manifestem Diabetes mellitus.

Antwort 543

Die Antwort E) ist richtig.

Ketonkörper kann man mit dem Urinstix nachweisen. Man findet Ketonkörper bei schlecht eingestelltem Diabetes mellitus, bei fieberhaften Zuständen, nach längerem Fasten, bei Schwangerschaftserbrechen (Hyperemesis gravidarum) und beim azetonämischen Erbrechen der Kleinkindern.

Antwort 544

Die Antwort C) ist richtig.

Ernährungstipps für Diabetiker:

- Diät: Reduktionskost zur Gewichtsnormalisierung (oft normalisiert sich beim Typ-2-Diabetes allein dadurch der erhöhte Blutzucker), keine großen Mahlzeiten, sondern mehrere kleine.

Zusammensetzung der Nahrung:

- Eiweiß bis 15% der Gesamtkalorien (fettarmes Fleisch, Fisch, pflanzliche Eiweiße), bei diabetischer Nephropathie eiweißarme Diät,
- Fett so wenig wie möglich (< 25% der Gesamtkalorien),
- Kohlenhydrat: restlicher Kalorienbedarf ca. 60%, Berechnung nach Broteinheiten (BE = 12 g Kohlenhydratäquivalent = 25 g Brot) oder nach Äquivalenzwerten (Austauschtabellen), keine schnell resorbierbaren Zucker (Mono- oder Disaccharide).

Antwort 545

Die Antwort A) ist richtig.

Die vertiefte, regelmäßige Atmung (Kussmaul-Atmung) bei hyperglykämischem Koma kommt durch den Versuch einer respiratorischen Kompensation der Azidose zustande. Es wird vermehrt Azeton abgeatmet, welches den obstartigen Geruch hervorruft.

Antwort 546

Die Antwort C) ist richtig.

Im Zweifelsfalle sollte man bei insulinpflichtigen Diabetikern immer von einer hypoglykämischen Stoffwechsellage ausgehen und Glukoselösung infundieren. Die Hypoglykämie zerstört innerhalb von Minuten Hirnzellen, während eine Hyperglykämie keiner überhasteten Soforttherapie bedarf (Therapie nach Blutzuckerbestimmung im Krankenhaus).

zu 1: Diese wäre bei hypoglykämischer Stoffwechsellage lebensgefährlich, da Sie den Patienten noch weiter in die Hypoglykämie treiben.

zu 3: Bei einer Hypoglykämie handelt es sich um einen Notfall. Die Patientin ist schon verwirrt und desorientiert und kann innerhalb von wenigen Sekunden in ein hypoglykämisches Koma rutschen. Im Notfall keine orale Medikation! Gefahr: Erbrechen und Aspiration (Aspirationspneumonie). Außerdem werden oral gegebene Medikamente im Notfall nicht (sicher) resorbiert.

zu 4: Dies wäre eigentlich zumindest nicht falsch. Sollten Sie keine Glukoselösung parat haben, wäre ein venöser Verweilzugang und eine Infusion mit 0,9% NaCl-Lösung sicher sinnvoll. Da diese Antwortmöglichkeit (2, 4 und 5 sind richtig) jedoch nicht existiert, haben wir uns für C) entschieden.

Antwort 547

Die Antwort B) ist richtig.

zu 2: Mit wenigen Ausnahmen (Erkrankungen mit schwerer chronischer Atemnot) ist Sauerstoff im Notfall immer indiziert.

zu 3 und 5: Der Patient kann eine Hyperglykämie oder eine Hypoglykämie haben. Im Zweifelsfall deshalb immer Glukose geben und niemals Insulin.

zu 4: Ein Venenverweilzugang (Viggo, Venüle, Braunüle u. Ä.) ist in Notfallsituationen immer indiziert.

Antwort 548

Die Antwort C) ist richtig.

zu 1: schweißfeuchte Haut, Heißhunger und akute Krampfanfälle sind typische Zeichen eines hypoglykämischen Komas. Im Coma diabeticum ist die Haut trocken. Der Patient ist durch die bestehende Glukosurie (Polyurie) ausgetrocknet (exsikkiert). Dies führt zu 4: starkem Durstgefühl und Polydipsie (zwanghaft vermehrtes Trinken).

zu 2 und 6: tiefer forcierter Atmung: Diese abnorm tiefe, regelmäßige Atmung im Coma diabeticum, mit normaler oder erniedrigter Frequenz, heißt Kussmaul-Atmung. Durch Abatmung von Azeton versucht der Körper die ausgeprägte metabolische Azidose respiratorisch zu kompensieren. Dies erklärt den Azetongeruch in der Ausatemluft ('Geruch nach frischem Obst').

Antwort 549

Die Antwort C) ist richtig.

Broteinheit (Abkürzung BE). Eine Broteinheit ist eine Menge von insgesamt 12 Gramm Kohlenhydraten (Monosacchariden, verdaulichen Oligo- und Polysacchariden sowie Sorbit und Xylit). Die Broteinheit ist eine Hilfsgröße zur Berechnung der Zuckerdiät.

Antwort 550

Die Antwort C) ist richtig.

Hyperurikämie und Gicht:

Harnsäure ist beim Menschen das Endprodukt des Purinstoffwechsels.

Als Hyperurikämie wird die Vermehrung der Harnsäure im Blut (ohne sonstige klinische Symptome) bezeichnet. Führt die Hyperurikämie zu klinischen Symptomen wird von Gicht (auch: Arthritis urica oder Urikopathie) gesprochen. Die Gicht ist eine z. T. in Schüben, z. T. primär chronisch verlaufende Störung im Purinstoffwechsel ('Stoffwechselerkrankung'). Es kommt zur Abscheidung von harnsauren Salzen an verschiedenen Körperstellen, besonders in den Gelenken und in der Gelenkumgebung.

zu 5: Der Harnsäurespiegel kann durch purinarme Diät gesenkt werden.

Antwort 551

Die Antwort D) ist richtig.

Ernährungsrichtlinien bei Gicht:

- Normalisierung des Körpergewichts
- purinarme Diät: fleischarme Kost, Verzicht auf Sardinen, Innereien (Leber, Niere, Bries) und Fleischextrakte
- Vorsicht bei Fasten und Zytostatikatherapie (Harnsäurespiegel steigt an), viel trinken, evtl. medikamentöse Therapie (Allopurinol)
- kein Alkohol (kann Gichtanfall auslösen)
- Vorsicht bei Gabe wassertreibender Mittel (einige der 'Diuretika' vermindern die Harnsäureausscheidung)

Antwort 552

Die Antwort B) ist richtig.

Antwort 553

Die Antwort E) ist richtig.

Eine konsequente Diät senkt den Cholesterinwert im Serum.

- Fettverminderung (< 30% der Gesamtkalorien),

- Fettaustausch (keine tierischen, sondern pflanzliche öl- und linolhaltigen Fette),
- Cholesterinbeschränkung < 300 mg/Tag (1 Eidotter = 270 mg),
- Zufuhr von Ballaststoffen,
- regelmäßiger Verzehr von Fisch mit hohem Gehalt an Omega-3-Fettsäuren (Makrele, Lachs u. a.),
- Körpergewicht normalisieren.

Antwort 554

Die Antwort D) ist richtig.

Ein Febris undulans bezeichnet eine Fieberform mit wellenförmiger (lateinisch undula = Welle), über Wochen verlaufender, Schwankung der Körpertemperatur, zum Teil auch mit fieberfreien Perioden. Vorkommen: z. B. als Pel-Ebstein-Fieber beim M. Hodgkin oder bei Brucellose (M. Bang).

Autonome diabetische Neuropathie (ADN): Hier handelt es sich um eine Neuropathie des vegetativen sympathischen und parasympathischen Nervensystems) z. B.

- ADN des Herz-Kreislauf-Systems,
- ADN des Magen-Darm-Traktes,
- ADN des Urogenitalsystems,
- ADN des neuroendokrinen Systems,
- ADN der Thermoregulation,
- ADN der Pupillen: gestörter Pupillen reflex.

vgl. S. 277.

Antwort 555

Die Antwort E) ist richtig.

Das diätetische Behandlungsprinzip bei Harnsäureerhöhung (Hyperurikämie) und Gicht: Normalgewicht anstreben, Verminderung der Purinzufuhr, Verminderung des Alkoholkonsums.

zu A: Der Patient ist stark übergewichtig. Er sollte sein Körpergewicht durch Reduktionskost normalisieren (ca. 78 kg).

Die Gewichtsabnahme sollte nicht durch eine radikale Fastenkur erreicht werden, da es dabei zum Anstieg des Harnsäurespiegels und zum akuten Gichtanfall kommen kann.

zu B: Die Harnsäure ist beim Menschen das Endprodukt des Purinabbaus. Der Patient sollte deshalb eine purinarme Kost einhalten (fleischarme Kost, keine Innereien)

zu C und D: Um die Ausscheidung der Harnsäure zu verbessern, sollte reichlich Flüssigkeit zugeführt werden. Da Alkohol die Harnsäureausscheidung hemmt, sollte der Alkoholkonsum eingeschränkt werden.

zu E: Milchprodukte sind purinarm; sie können ohne Einschränkungen genossen werden.

Antwort 556

Die Antwort B) ist richtig.

Antwort 557

Die Antwort E) ist richtig.

Die Blässe und der fehlende Puls ist typisch für den ischämischen makroangiopathischen diabetischen Fuß, dessen Ursache in einer arteriellen Verschlusskrankheit liegt.

Der diabetische Fuß ist eine häufige Komplikation des länger andauernden Diabetes mellitus. Er geht mit gehäuften Infektionen, Gelenkveränderungen, trophischen Störungen, Geschwüren und Gangrän einhergeht.

3 Typen des diabetischen Fußsyndroms werden unterschieden:

- Neuropathischer diabetischer Fuß (70%): warmer Fuß, rosiges Aussehen, tastbare (!) Fußpulse (Mikroangiopathie!), vermindertes Vibrationsempfinden (gestörte Tiefensensibilität; Stimmgabelversuch). Ausgelöst durch falsche Fußpflege, enges Schuhwerk oder kleinste Traumen, bildet sich ein schmerzloses neuropathisches Geschwür (sog. Malum perforans) an druckbelasteten Regionen (Fußballen, Ferse). Eine weitere Folge der Fehlbelastung und der trophischen Störung ist die

Demineralisation und Deformierungen des Fußskeletts.

- Ischämischer Fuß: peripherer arterielle Verschlusskrankheit (Makroangiopathie; pAVK; siehe auch dort): Fußpulse nicht tastbar, erhaltene Tiefensensibilität (Stimmgabel), kühler Fuß, Nekrosen bzw. Gangrän der Zehen. Sind die Füße warm und die Fußpulse tastbar, so besteht keine AVK.
- Kombinierte Form aus neuropathischen und ischämischen diabetischem Fuß (ungünstigste Prognose)

Antwort 558

Die Antwort C) ist richtig.

HbA1c ist eine der drei Fraktionen der Glykohämoglobine (HbA1a, HbA1b, HbA1c). Die Bildung dieser Glykohämoglobine geschieht in Abhängigkeit von der Höhe des Blutzuckers. Bei Patienten mit Diabetes mellitus steigt der Anteil des HbA1c proportional zum Blutzucker während der vorausgegangenen 6-12Wo. auf Werte bis 12% an. Die Bestimmung des HbA1c bietet sich somit zur Verlaufskontrolle der Blutzuckereinstellung an (sog. Blutzuckergedächtnis). Ziel einer antidiabetischen Therapie ist ein HbA1c von unter 6,5%.

Antwort 559

Die Antwort A) ist richtig.

Bei beginnendem glomerulären Schaden kommt es beim Diabetiker zunächst zu einer Mikroalbuminurie (30-300mg/24Std).

Antwort 560

Die Antwort C) ist richtig.

Die typische Atmung im Coma diabeticum ist die Kussmaul-Atmung: eine rhythmische, abnorme tiefe Atmung. Sie bewirkt über eine Hyperventilation eine vermehrte Abatmung von CO_2 (respiratorische Kompensation einer metabolischen Azidose).

zu E: Bei Insulinmangel entstehen vermehrt Ketonkörper im Stoffwechsel. Einer der Ketonkörper - Azeton - wird über die Atemluft abgeatmet. Daraus resultiert der Geruch nach überreifem Obst beim diabetischen Koma.

Antwort 561

Die Antwort C) ist richtig.

Zur Klinik des neuropathischen diabetischer Fußes vgl. S.280

Claudicatio intermittens (intermittierendes Hinken) findet sich als Stadium II der arteriellen Verschlusskrankheit.

Antwort 562

Die Antwort D) ist richtig.

Antwort 563

Die Antwort B) ist richtig.

zu 2 und 4: Polyurie und hyperosmolares Serum sind Kennzeichen des hyperglykämischen Komas.

Antwort 564

Die Antwort A) ist richtig.

Gesichts- und Lidödeme sind Zeichen einer allergischen Reaktion (z. B. Rhinitis allergica) und/oder einer Gefäßschädigung (z. B. Glomerulonephritis).

zu C: Bei einem ketoazidotischen Koma werden in der Leber verstärkt Fette abgebaut. Da die Abbauprodukte der Fette durch den Insulinmangel nicht weiter im Zitratzyklus verstoffwechselt werden können, sammeln sich saure Stoffwechselprodukte im Körper an. Diese werden auf einem alternativen Stoffwechselweg zu verschiedenen Ketonkörpern umgewandelt. Einer dieser Ketonkörper ist das Azeton, das über die Lunge abgeatmet wird und den für das ketoazidotische Koma typischen Geruch nach frischem Obst verursacht.

zu D: Auch die Kussmaul-Atmung ist eine Reaktion des Körpers auf die Ansammlung von sauren Stoffwechselprodukten. Um den pH-Wert konstant zu halten, versucht der Körper die durch die Stoffwechselentgleisung verursachte Azidose („metabolische Azidose“) durch vermehrte Abatmung von Säure - in diesem Fall Kohlendioxid (CO2) - respiratorisch zu kompensieren. Dies führt zu einer sehr gleichmäßigen, sehr tiefen Atmung.

Antwort 565

Die Antwort C) ist richtig.

Der Morbus Addison ist eine Nebennierenrindeninsuffizienz. Kortisol, welches in der Nebennierenrinde gebildet wird, ist ein Gegenspieler (Antagonist) des Insulins.

Da dieser Gegenspieler bei Morbus Addison ausfällt, bekommt Insulin ein Übergewicht und es kommt zu einer Verminderung der Glukosekonzentration im Blut (Hypoglykämie).

zu A: Die Hämochromatose ist eine autosomal-rezessiv erbliche Eisenspeicherkrankheit. Durch erhöhte Eisenresorption kommt es zu einer Eisenablagerung in Geweben und Organen und zu einem zirrhotischen Umbau von Leber und Bauchspeicheldrüse. Die Eiseneinlagerung in die Bauchspeicheldrüse führt zu einer Fibrose mit verminderter Insulinausschüttung und dadurch zu einer diabetischen Stoffwechsellage („Bronzediabetes“, da die Haut durch die Eisenablagerung wie Bronze gefärbt erscheint).

zu B, D und E: Die Akromegalie ist eine vermehrte Ausschüttung von Wachstumshormon nach Schluss der Epiphysenfugen. Das Phäochromozytom ist ein Adrenalin oder Noradrenalin produzierender Tumor, die Hyperthyreose ist eine Schilddrüsenüberfunktion mit vermehrten T3- und T4-Spiegeln. Wachstumshormon, Adrenalin, Noradrenalin und Schilddrüsenhormone sind Gegenspieler des Insulins. Durch eine Überproduktion dieser Substanzen wird Insulin zurückgedrängt, dadurch steigt der Zuckerspiegel im Blut an und es entwickelt sich eine sekundäre diabetische Stoffwechsellage.

Antwort 566

Die Antwort B) ist richtig.

Die vertiefte und beschleunigte Atmung ist als sog. Kussmaul-Atmung typisch für das hyperglykämische Koma. Kohlendioxid wird vermehrt abgeatmet um die metabolische Azidose respiratorisch auszugleichen (zu kompensieren).

zu A, C und E: Bei Abfall der lebenswichtigen Zuckerkonzentration im Blut kommt es zu einer notfallmäßigen Gegensteuerung des Körpers mit dem Stresshormon Adrenalin. Als Ausdruck dieser adrenergen Gegenreaktion zeigen sich vegetative Symptome: kalter Schweiß, Zittern (Tremor), Hungergefühl, Herzklopfen, Blässe der Haut u. a.

zu D: Da die Hirnzellen auf Glukose angewiesen sind, kann eine Hypoglykämie zu Hirnfunktionsstörungen mit tonisch-klonischen Krämpfen führen.

Antwort 567

Die Antwort A) ist richtig (vgl. Antwort zu Frage **558**).

Antwort 568

Die Antwort D) ist richtig.

Eine Reduktion der Kohlenhydratzufuhr wird bei Gicht nicht empfohlen.

(Siehe zu den Ernährungsrichtlinien bei Gicht die Antwort zu Frage **551**)

Antwort 569

Die Antwort A) ist richtig.

Insulin senkt den Blutzuckerspiegel. Da der Patient an einer Hypoglykämie leidet, würde man in durch Gabe von Insulin umbringen. Eine sinnvolle Therapie wäre die schnellstmögliche intravenöse Gabe von Glukose.

Selbst bei einer Hyperglykämie würde man nicht notfallmäßig Insulin spritzen, sondern den Patienten erst vom Notarzt in die Klinik

bringen lassen. Es gilt der Grundsatz: im Notfall niemals Insulin!
zu 2: Im Notfall werden keine Medikamente oral zugeführt. Bei bewusstlosen Patienten droht die Gefahr des Erbrechens und der Aspiration.

NIERE

Antwort 570

Die Antwort C) ist richtig.

Aus dem durch die Glomerulusschlingen fließenden Blutplasma wird ein Filtrat - der Primärharn - in die Bowman´sche Kapsel hineingepresst. Während das Blut über ein ableitendes Gefäß (Vas efferens) am Gefäßpol aus dem Glomerulus herausfließt, läuft der Primärharn am gegenüberliegenden Harnpol in das Harnkanälchen (Tubulus). Die Glomeruli münden also nicht ins Nierenbecken, sondern in den Tubulusapparat. Der Tubulusapparat mündet in die Sammelrohre und diese dann ins Nierenbecken.

Antwort 571

Die Antwort C) ist richtig.

Von der Niere fließt der Harn über die beiden Harnleiter (Ureter) in die Blase und von dort über die Harnröhre (Urethra) ins Freie.

Antwort 572

Die Antwort D) ist richtig.

Sie haben doch nicht etwa die Harnröhre ins Nierenhilum verlegt?

Hilum (auch Hilus): Vertiefung an der Oberfläche eines Organs, wo strangförmige Gefäße, Nerven und Ausführgänge ein- bzw. austreten.

Antwort 573

Die Antwort B) ist richtig.

Die Engstellen des Harnleiters:

1) am Abgang aus dem Nierenbecken,
2) an der Kreuzungsstelle mit den Beckengefäßen (Vv. iliacae),
3) am Eintritt in die Harnblase.

An den Engstellen des Harnleiters klemmen sich häufig Harnleitersteine ein, so dass die Engstellen auch klinische Relevanz haben.

Antwort 574

Die Antwort B) ist richtig.

Tubulusapparat der Niere mit der Henle-Schleife:

Der Tubulusapparat beginnt mit dem proximalen (= in der Nähe gelegenen) Tubulus. Ihm folgt das sog. Überleitungsstück (Henle-Schleife) und der distale (= entfernte) Tubulus. Der distale Tubulus des Nephrons geht dann in die Sammelrohre über. In ein Sammelrohr münden jeweils mehrere Nephrone. Die Sammelrohre vereinigen sich zu größeren Rohren, in denen der Harn zur Nierenpapille der betreffenden Markpyramide fließt

Antwort 575

Die Antwort C) ist richtig.

Primärharn:

Aus dem durch die Glomerulusschlingen fließenden Blutplasma wird ein Filtrat - der Primärharn - abgepresst. Durch die Porenöffnungen im Glomerulus können Wasser und kleinmolekulare Plasmabestandteile frei hindurchtreten. Die Blutkörperchen und die großen Moleküle (z. B. Eiweißmoleküle) können durch das Filter des Glomerulus praktisch nicht hindurchtreten. Der Primärharn ist daher ein nahezu eiweißfreies Ultrafiltrat, welches kleine Moleküle in der gleichen Konzentration enthält, wie sie auch im Blutplasma vorkommen. Der Primärharn (etwa 150-180 l pro Tag!) gelangt in den Tubulusapparat.

Im Tubulusapparat wird der Primärharn in seiner Zusammensetzung verändert: 99% des Wassers und der größte Teil der darin gelösten Stoffe (z. B. Elektrolyte, Glukose, Aminosäuren, Wasserstoffionen) werden rückresorbiert und gelangen wieder in den Blutkreislauf. Nur 1% des Primärharns, also ca. 11/2 l, werden täglich als Endharn ausgeschieden.

Antwort 576

Die Antwort A) ist richtig.

Physiologisch finden sich keine roten Blutkörperchen im Primärharn. Tauchen bei pathologischen Prozessen rote Blutkörperchen im Primärharn auf, so werden diese nicht rückresorbiert, sondern im Endharn ausgeschieden (wichtiges diagnostisches Indiz).

Antwort 577

Die Antwort E) ist richtig.

Die Niere erfüllt folgende Aufgaben:

- Ausscheidung von wasserlöslichen Stoffwechselprodukten und körperfremden Substanzen,
- Regulation des Elektrolyt- und Wasserhaushaltes,
- Regulation des Säure-Basen-Gleichgewichtes,
- Bildung von Hormonen, Vitaminen, Enzymen (Erythropoetin, aktives Vitamin D_3, Renin).

Antwort 578

Die Antwort C) ist richtig.

Die Regulation des Zuckerhaushaltes ist Aufgabe des Insulins.

Antwort 579

Die Antwort A) ist richtig.

Normalerweise werden beim Nierengesunden nur sehr geringe Mengen oder gar kein Protein über die Nieren ausgeschieden. Ausscheidungen von mehr als 30mg/dl im Morgenurin gelten als pathologisch.

Antwort 580

Die Antwort D) ist richtig.

Aldosteron ist das wichtigste Mineralokortikoid. Es fördert die renale Natrium-Rückresorption. Mit Natrium wird auch Wasser rückresorbiert. Die Ausscheidung von Kalium- und Wasserstoffionen wird durch Aldosteron gefördert. Auf diese Weise wird über den Elektrolythaushalt der Wasserhaushalt und damit die Blutmenge beeinflusst.

Wirksame Reize für die Freisetzung von Aldosteron aus der Nebennierenrinde sind ein niedriger Natriumspiegel im Blut (Hyponatriämie) u./o. eine Abnahme des Blutvolumens (Hypovolämie)

Antwort 581

Die Antwort A) ist richtig.

Nimmt die osmotische Konzentration des Blutplasmas zu (= mehr Teilchen, weniger Wasser), so wird aus dem Hypophysenhinterlappen das Hormon Adiuretin freigesetzt und zur Niere transportiert. Dort erhöht es die Wasserdurchlässigkeit im distalen Teil des Nephrons und in den Sammelrohren: Wasser wird vermehrt rückresorbiert. Durch den Anstieg der Osmolarität kommt es gleichzeitig zur Durstempfindung und damit zur vermehrten Flüssigkeitsaufnahme.

Bei Verminderung der osmotischen Konzentration (= wenig Teilchen, viel Wasser) durch Wasserüberschuss wird weniger Adiuretin ausgeschüttet, und die Harnausscheidung nimmt zu.

(Die Wassermenge im Körper wird zudem entscheidend durch die Natriumkonzentration mitbestimmt. Natrium bindet Wasser. Die Natriumausscheidung erfolgt unter der Kontrolle des Hormons Aldosteron in einem Regelkreis.)

Antwort 582

Die Zuordnung A) ist richtig.

Dysurie bedeutet erschwerte, schmerzhafte Harnentleerung. Blut im Urin heißt 'Hämaturie'.

Antwort 583

Die Antwort B) ist richtig.

Polyurie heißt häufig und viel Wasserlassen. Kommt bei Nierenerkrankungen mit Konzentrationseinschränkungen der Niere, aber

auch bei Diabetes mellitus, Diabetes insipidus und Hyperkalzämie vor.
zu A: Unter Pollakisurie versteht man häufigen Harndrang mit jeweils nur geringer Harnmenge (z. B. bei Blasenentzündung).
zu C: Oligurie besagt, dass weniger als 500 ml Urin pro 24 Stunden ausgeschieden werden. Dies kann z. B. durch Volumenmangel prärenal (vor der Niere gelegen), durch Nierenversagen intrarenal (innerhalb der Niere gelegen) oder durch Verengung ableitender Harnwege - z. B. bei Prostataadenom - postrenal (hinter der Niere gelegen), verursacht werden.
zu D: Anurie besagt, dass weniger als 100 ml Urin pro 24 Stunden ausgeschieden werden. Häufig postrenal als akuter Harnverhalt bei Prostataadenom (oder Tumor).

Antwort 584
Die Antwort D) ist richtig.
Im Gegensatz zu den anderen erwähnten Uringewinnungsverfahren ist beim Urin aus dem Katheterbeutel mit Kontamination ('Verschmutzung') durch Keime zu rechnen.

Antwort 585
Die Antwort D) ist richtig.
zu 7: Im Urinstix wird Nitrit - nicht Nitrat - nachgewiesen.

Antwort 586
Die Antwort D) ist richtig.
Blut im Urin (Hämaturie) gehört nicht zu den Symptomen einer Hepatitis.

Antwort 587
Die Antwort D) ist richtig.
Eine Leukozyturie tritt auf bei

- akuter und chronischer Pyelonephritis,
- Zystitis, Urethritis,
- Fehlbildungen im Urogenitaltrakt,
- Steinen in den ableitenden Harnwegen.

(Bei diesen Krankheitsbildern lassen sich im Sediment dann meist auch Bakterien nachweisen: Es handelt sich also um eine Leukozyturie und Bakteriurie.) Lassen sich keine Bakterien im Sediment und der Urinkultur nachweisen, spricht man von einer 'abakteriellen' Leukozyturie.

Bei abakteriellen Leukozyturien denke man an:

- abgeheilte Harnwegsinfekte,
- Analgetika-Nephropathie,
- Glomerulopathien,
- Intoxikationen,
- Tumoren, Harntransportstörungen,
- Infektionserreger, die auf Nährböden nicht anwachsen:
  - Trichomonaden,
  - Gonokokken,
  - Mykoplasmen,
  - Viren,
  - Mykosen,
  - Bilharziose,
  - Urogenitaltuberkulose.

Antwort 588
Die Antwort C) ist richtig.
Glukose im Urinstix ist nachweisbar:

- Diabetes mellitus,
- Glukosurie bei Nierenschäden,
- signifikant erniedrigte Nierenschwelle für Glukose (renale Glukosurie),
- alimentäre Glukosurie (auch beim Nierengesunden nach kohlenhydratreichen Mahlzeiten oder Glukosebelastung).

Antwort 589
Die Antwort A) ist richtig.
Die Nieren liegen retroperitoneal beidseits der Wirbelsäule etwa zwischen dem 11. thorakalen und dem 3. Lumbalwirbel. Die rechte Niere liegt etwas tiefer als die linke.

Antwort 590
Die Antwort A) ist richtig.

Antwort 591

Die Antwort B) ist richtig.

zu A, C und D: Urethritiden (Harnröhrenentzündungen), Zystitiden (Harnblasenentzündungen) und die IgA-Nephropathie gehen nicht mit Fieber und Flankenschmerzen einher.

zu E: Die IgA-Nephropathie ist die häufigste Form der idiopathischen Glomerulonephritis (15-40% aller primären idiopathischen Glomerulopathien). Klinisch kann es nach unspezifischen Infekten der oberen Luftwege zu einer intermittierenden Makrohämaturie kommen, die spontan wieder verschwindet. Bei der Mehrzahl der Patienten findet sich eine asymptomatische Mikrohämaturie mit oder ohne Proteinurie. Eine Hypertonie haben 30-50% der Patienten.

Antwort 592

Die Antwort A) ist richtig.

Dem hämolytisch-urämischen Syndrom geht eine Infektion mit Toxin bildenden Escherichia coli oder EHEC (enterohämorrhagische EC) voraus. Die Infektion verursacht eine blutende Dickdarmentzündung (= hämorrhagische Kolitis) und befällt meist Säuglinge und Kleinkinder.

Bedingt durch starke Bakteriengifte kann es nach dem Abklingen der Durchfälle, insbesondere bei Kindern und Menschen mit geschwächtem Abwehrsystem, zu schweren Schädigungen von Blutzellen und Nieren kommen, dem sog. hämolytisch-urämischen Syndrom (HUS; Gasser-Syndrom): 6-8% der an EHEC erkrankten Kinder entwickeln eine hämolytische Anämie, mit Mikrothromben in den Arteriolen und ein akutes Nierenversagen, evtl. mit arterieller Hypertonie (Letalität: 10%).

Antwort 593

Die Antwort B) ist richtig.

Kolikartige (wellenförmige) Schmerzen im Bereich der Flanke mit Schmerzausstrahlung in Leiste und Hoden sind typisch für das Krankheitsbild einer Nieren- oder Harnleiterkolik (Kolik der ableitenden Harnwege).

zu A: Die Gallenkolik strahlt in die rechte Schulter bzw. zwischen die Schulterblätter aus.

zu C: Die akute Pankreatitis führt zu einem starken Dauerschmerz, der gürtelförmig nach hinten in den Rücken ausstrahlt.

zu D: Die Harnblasenentzündung (Zystitis) äußert sich durch Schmerzen beim Wasserlassen (Dysurie, Strangurie), häufiges Wasserlassen mit jeweils wenig Urin (Pollakisurie), nächtliches Wasserlassen (Nykturie), Harninkontinenz und Druckschmerz im Gebiet der Blase.

zu E: vgl. zur Symptomatik der Appendizitis die Antwort zu Frage **413**.

Antwort 594

Die Antwort B) ist richtig.

zu 2: Frauen sind etwa 2,5x häufiger betroffen als Männer.

zu 3: Die häufigsten Erreger sind Bakterien (Enterobakterien, Pseudomonas, Enterokokken und Staphylokokken).

Antwort 595

Die Antwort B) ist richtig.

Den Ausgangsort für die Entwicklung eines Prostatakarzinoms bildet normalerweise die Außendrüse (deshalb bietet auch die operative Entfernung einer Prostatahyperplasie keinen Schutz vor einem Prostatakarzinom).

zu C: Die Balkenblase (Trabekelblase) ist eine stark erweiterte, nicht mehr vollständig kontraktionsfähige Harnblase mit kompensatorischer Hypertrophie der Blasenmuskulatur. Ursache einer Balkenblase ist eine lange bestehende, mechanische Harnabflussbehinderung (z. B. bei einer Prostatahyperplasie).

Antwort 596

Die Antwort C) ist richtig.

(Vgl. Antwort zu Frage **592**.)

zu A: Bei dem Krankheitsbild der Purpura Schoenlein-Henoch handelt es sich um eine nekrotisierende Gefäßentzündung der kleinen Gefäße mit Leukozyteninfiltration. In den entzündlichen Veränderungen finden sich Ablagerungen von Immunkomplexen und Komplement: Das Krankheitsbild findet sich vorwiegend bei Kindern im Anschluss an Atemwegsinfekte und geht klinisch mit Einblutungen (Purpura), Gelenkschmerz (Arthralgie), Fieber, Nierenbeteiligung, gastrointestinalen Blutungen und Polyneuropathie einher.

zu B: vgl. Antwort zu Frage **454**

zu E: vgl. Antwort zu Frage **462**

Antwort 597

Die Antwort E) ist richtig.

Der Wilms-Tumor (Nephroblastom, embryonales Adenomyosarkom) ist ein meist einseitig auftretender, zunächst verdrängend wachsender, maligner Mischtumor der kindlichen Niere. Er metastasiert häufig hämatogen in Lunge, Leber, Gehirn und regionale Lymphknoten. Etwa 7,5% aller Tumoren im Kindesalter sind Nephroblastome. Der Tumor tritt gehäuft zwischen dem 3. und 5. Lebensjahr auf.

Antwort 598

Die Antwort D) ist richtig.

Patienten mit Nierenerkrankungen zeigen oft einen arteriellen Bluthochdruck (Hypertonus).

zu A: Blut im Urin (Hämaturie) und eine Proteinurie (Ausscheidung von > 150 mg Eiweiß /24 Std.) darf beim Gesunden nicht vorkommen.

zu B: Bei geschädigter Niere kommt es zu einem Mangel des in der Niere gebildeten Hormons Erythropoetin. Das Knochenmark wird vermindert zur Neubildung von roten Blutkörperchen angeregt, es kommt zur Anämie.

Antwort 599

Die Antwort B) ist richtig.

Die Frage ist nicht eindeutig gestellt. Es wäre u. E. genauso richtig 1 - 4 anzukreuzen. Bakteriurie heißt ja nichts anderes als 'Bakterien im Urin'. Wie viel darin sind (und warum), bleibt dabei zunächst einmal unberücksichtigt.

Gemeint ist aber wohl: Die Anwesenheit von Bakterien im Urin wird bei Keimzahlen ab 100.000/ml als signifikante (oder pathologische) Bakteriurie bezeichnet. Bei niedrigeren Keimzahlen handelt es sich gewöhnlich um eine Verunreinigung des Urins, die aus der Harnröhre und - besonders bei Frauen - aus dem äußeren Genitale stammt.

Die Grenze zwischen pathologischer Bakteriurie und sekundärer Verunreinigung des Urins liegt also zwischen 10.000 und 100.000 Keimen pro ml. Ab 100.000 Keimen/ml spricht man von einer pathologischen oder signifikanten Bakteriurie.

Antwort 600

Die Antwort A) ist richtig.

Zylinder bestehen aus Proteinen, die in den Nierentubuli bzw. Sammelrohren ausgefallen sind. In einem Zylinder können Zellen bzw. Zellreste eingelagert sein. Sie haben walzen- bzw. bandförmiges Aussehen.

Man findet sie in erster Linie (aber nicht ausschließlich) bei entzündlichen Erkrankungen im Bereich des Nierenparenchyms (Pyelonephritis, Glomerulonephritis).

Bei Blasenentzündungen, Harnröhrenentzündungen und Nierenkoliken ist das Nierenparenchym nicht mitbeteiligt, es finden sich keine Zylinder.

Antwort 601

Die Antwort E) ist richtig.

zu 1 und 2: Eiweißmangelödem (der Abfall des kolloidosmotischen Druckes durch Verlust von Albumin über den defekten Nierenfilter bzw. eine Eiweißmangelernährung führen zur Ödembildung).

zu 3: Eiweißmangelödem durch verminderte Albuminbildung in der Leber.

zu 4: Die Rechtsherzinsuffizienz führt u. a. zum Rückstau des Blutes in den großen Kreislauf. Dadurch kommt es zur Zunahme des hydrostatischen Drucks mit Ödembildung.

zu 5: Bei der Hypothyreose kann es zum sog. Myxödem kommen. Das Ödem tritt vor allem im Gesicht und an den Extremitäten auf und ist durch eine ödematös-teigige Infiltration der Haut und des Unterhaut- und Muskelgewebes gekennzeichnet. Im Gegensatz zu den anderen ödematösen Veränderungen bleiben beim Myxödem nach Druck keine Dellen zurück.

Antwort 602

Die Antwort C) ist richtig.

Aszites = Bauchwassersucht

zu 1: Bei Nierenerkrankungen geht Eiweiß (Albumin) durch den Filter im Glomerulus verloren, der onkotische Druck fällt ab, Wasser wird in die freie Bauchhöhle ausgeschieden.

zu 2: Bei Lebererkrankungen wird Albumin in der Leber vermindert gebildet, auch hier fällt der onkotische Druck im Plasma ab.

zu 3: Bei Herzerkrankungen gibt es drei Pathomechanismen die zur Ödembildung führen:

- bei einer Rechtsherzinsuffizienz ist das Plasmavolumen im venösen großen Kreislauf erhöht. Dies führt zur Zunahme des hydrostatischen Drucks und dadurch zur Ödembildung.
- Durch die Ödeme kommt es zur Hypovolämie im arteriellen Schenkel mit Blutdruckabfall. Dies führt über den Renin-Angiotensin – Aldosteron - Mechanismus zur Wasserretention mit Zunahme der Ödeme.
- Der Druckabfall im arteriellen Schenkel des großen Kreislaufs führt zu einer verminderten glomerulären Filtrationsrate in der Niere, d. h. zur Wasserretention, die wiederum die Ödembildung fördert.

Antwort 603

Die Antwort D) ist richtig.

Unter Exsikkose versteht man eine Austrocknung durch Wassermangel. Klinische Zeichen sind trockene Schleimhäute (trockene Zunge), stehende Hautfalten, verminderte Urinausscheidung (Oligurie) und Durst.

Das alveoläre Lungenödem ist das Endstadium der Linksherzinsuffizienz. Es gehört nicht zu den Symptomen einer Exsikkose.

Antwort 604

Die Aussagen A) und D) dieser Original-Überprüfungsfrage sind unserer Meinung nach falsch. Diese Frage ist also nicht eindeutig zu beantworten. Fieber und Schmerzen im Nierenlager deuten auf eine Pyelonephritis, nicht auf eine Zystitis hin.

Klinik der Zystitis:

Schmerzen beim Wasserlassen, Pollakisurie (häufig und wenig Wasserlassen), Schmerzen im mittleren Unterbauch (= suprapubisch), normalerweise keine Schmerzen im Nierenlager und kein Fieber!

Antwort 605

Die Antwort C) ist richtig.

Das Krankheitsbild des Diabetes insipidus ist gekennzeichnet durch die verminderte Fähigkeit der Nieren den Harn zu konzent-

rieren. Infolge Adiuretin (= ADH)-Mangels (zentraler Diabetes insipidus) oder infolge fehlender Adiuretin-Wirkung an der Niere (renaler Diabetes insipidus) kommt es zu mangelhafter Wasserrückresorption in der Niere und dadurch zu starken Wasserverlusten. Der starke Wasserfluss im Urogenitaltrakt verhindert jedoch eher Infektionen, als das er diese auslösen würde.
zu A, B und E: Abflusshindernisse begünstigen das Entstehen einer Pyelonephritis.
zu D: Schmerzmittelmissbrauch kann zu Papillennekrosen in der Niere und als Folge zu Pyelonephritiden führen.

Antwort 606

Die Antwort E) ist richtig.
Lidödeme sind symptomatisch für eine Glomerulonephritis.
Akute bakterielle Pyelonephritis:
Klinische Trias:
- Fieber,
- Schüttelfrost,
- Schmerzen beim Wasserlassen und Klopfschmerz im Nierenlager.

Antwort 607

Die Antwort D) ist richtig.

Antwort 608

Die Antwort E) ist richtig.
Chronische Pyelonephritis:
Eine chronische Nierenbeckenentzündung entsteht meist auf dem Boden einer Harnabflussstörung oder eines Harnrefluxes mit sekundärer bakterieller Infektion der Harnwege. Die meisten dieser schwerwiegenden Erkrankungen nehmen ihren Ausgang schon im frühkindlichen Alter, meist von einem vesikoureteralen Reflux ausgehend! (Konsequente Abklärung rezidivierender kindlicher Harnwegsinfekte!)

Klinik der chronischen Pyelonephritis:
Die Symptome sind oft uncharakteristisch:
- Kopfschmerzen,
- Abgeschlagenheit,
- Brechreiz,
- Gewichtsabnahme,
- dumpfe Rückenschmerzen,
- daran denken bei: unklaren Fieberzuständen, unklarer BSG-Erhöhung, unklarer Anämie, unklarer Hypertonie.

Komplikationen:
- eitrige Nierenbeckenentzündung, Abszess,
- Urosepsis (lebensbedrohlich!),
- Hydro- und Pyonephrose, pyelonephritische Schrumpfniere,
- Entwicklung einer Niereninsuffizienz,
- Partialfunktionstörungen (Natriumverlust, Kaliumverlust u. a.),
- Entwicklung einer Hypertonie (30-50% d. F.),
- Entwicklungsverzögerung beim Kleinkind.

Antwort 609

Die Antwort B) ist richtig.
zu 4 und 5: Nierensteine und renaler Hochdruck sind i. d. R. Komplikationen der chronischen Pyelonephritis.

Antwort 610

Die Antwort D) ist richtig.
zu 1: Ödeme gehören nicht unbedingt zum Bild einer Pyelonephritis. Sie deuten schon auf ein beginnendes Nierenversagen hin.
zu 3: Dies gilt für die postinfektiöse Glomerulonephritis.
zu 5 vgl. 2: Es gibt auch eine hämatogene Streuung von Erregern. Eine Zystitis ist zwar sehr viel häufiger, sie muss aber nicht immer vorausgehen.

Antwort 611

Die Antwort B) ist richtig.

Der Begriff Glomerulonephritis dient als Sammelbegriff für sehr verschiedenartige, primär nicht infektiöse (sondern autoimmun- bzw. Immunkomplex-) bedingte Nierenerkrankungen mit Entzündungsvorgängen in den Nierenkörperchen (Glomeruli) und in anderen Teilen der Nephronen und des Niereninterstitiums. Führende Befunde der akuten Glomerulonephritis sind Makro- und Mikrohämaturie, Erythrozytenzylinder und Proteinurie. Ödeme und Hypertonie sind möglich aber nicht obligat. Leukozyten im Urin sind bei akuter Glomerulonephritis eher untypisch.

Antwort 612

Die Antwort C) ist richtig.

Eine Hypotonie ist kein typisches Symptom für eine Glomerulonephritis.

zu 1: Es ist wohl der Nierenklopfschmerz gemeint. Die Nierenkapselspannung verursacht Schmerzen in der Lendenregion, die durch Perkussion ins Nierenlager verstärkt werden können.

zu 2: Durch den arteriellen Hochdruck kommt es zu Kopfschmerzen.

zu 3: Durch verminderte Harnausscheidung und aufgrund von Gefäßveränderungen durch Ablagerungen von Antigen-Antikörper-Komplexen in den Gefäßwänden kommt es zu Ödemen (bei der Glomerulonephritis finden sich u. a. auch Lidödeme)

zu 4 und 5: Hämaturie und Proteinurie sind Leitsymptome der Glomerulonephritiden.

zu 6: Eine arterielle Hypertonie muss zwar nicht unbedingt vorhanden sein, sie ist jedoch häufig.

Antwort 613

Die Antwort D) ist richtig.

Leitsymptome der Glomerulonephritis:

- obligat: Hämaturie und Proteinurie (< 3 g/24 h).
- fakultativ: Ödeme, Hypertonie, Makrohämaturie, Gesichtsödem, Gliederschmerzen, Fieber, Schmerzen in der Lendenregion (Nierenkapselspannung), epileptische Anfälle, Somnolenz (Hirnödem), hypertone Krise, Atemnot und Lungenödem

Antwort 614

Die Antwort E) ist richtig.

Bei Kindern mit Poststreptokokken-Glomerulonephritis kommt es in mehr als 90% zur Ausheilung. Bei Erwachsenen tritt eine völlige Heilung nur bei 50% der Erkrankten ein. Der Tod an akuten Komplikationen ist selten (hypertone Krise, Linksherzversagen, Lungenödem). Chemo- oder Strahlentherapie ist bei dieser Krankheit nicht indiziert.

Antwort 615

Die Antwort A) ist richtig.

Die akute Glomerulonephritis ist eine primär nicht infektiöse (sondern autoimmun- bzw. Immunkomplex bedingte), abakterielle Entzündung. Es finden sich im Urin deshalb keine Bakterien oder Leukozyten.

zu 2: Ketonkörper: Sie finden sich im Urin bei

- Stoffwechseldekompensation bei Diabetes mellitus (Keton im Urin ist ein wichtiger Wert zur Kontrolle der Blutzuckereinstellung beim jugendlichen und erwachsenen Diabetiker),
- Hungerzuständen (z. B. Null-Diät),
- Hyperemesis gravidarum, (Schwangerschaftserbrechen),
- azetonämischem Erbrechen bei Kleinkindern,
- fieberhaften Zuständen.

Antwort 616

Die Antwort B) ist richtig.

Beim nephrotischen Syndrom gehen > 3g Eiweiß pro Tag verloren. Dies führt zum Abfall des onkotischen (kolloidosmotischen) Druckes im Plasma. Wasser wird ins Gewebe ausgeschwemmt, es bilden sich Ödeme.

Antwort 617

Die Antwort C) ist richtig.

Eine Hyperphosphatämie gehört nicht zum Krankheitsbild des nephrotischen Syndroms. Das Nephrotische Syndrom ist eine Sammelbezeichnung für einen bei primären und sekundären Nierenerkrankungen auftretenden Symptomenkomplex aus:

1. großer Proteinurie (> 3,5g/24Std.)
2. Hypo- und Dysproteinämie
3. Hyperlipidämie und Hypercholesterinämie mit Lipidurie
4. ausgeprägten Ödemen (Leitsymptom). (Hypoproteinämie => Abfall onkotischer Druck => Verminderung des Plasmavolumens => Anstieg Aldosteron => Zunahme Natrium- und Wasserresorption => Verstärkung des Ödems) Bei Erwachsenen treten zuerst Unterschenkelödeme auf, bei schwerer Hypoproteinämie auch Aszites und Pleuraergüsse; bei Kindern anfangs meist Lidödeme.
5. Hyperkoagulabilität mit Neigung zu Thrombosen durch Verlust von antikoagulatorischen Substanzen (Protein C, AT-III) über die Nieren.

Antwort 618

Die Antwort A) ist richtig.

Wie viele Karzinome macht auch das Nierenzellkarzinom oft keine Frühsymptome. Es wird i. d. R. erst spät - nach der hämatogenen Metastasierung - erkannt und hat deshalb eine schlechte Prognose.

Antwort 619

Die Antwort C) ist richtig.

Diuretika = 'Wassertabletten' sind die häufigste Ursache für Kaliummangel!

Klinik des Kaliummangels:

- Neuromuskuläre Symptome:
  Apathie, Adynamie, Lähmungen und Hypotonie der Muskulatur, Wulstbildung beim Beklopfen der Muskulatur, Bewusstseinsstörungen bis zum Koma.
- Gastrointestinale Symptome:
  Appetitlosigkeit, Verstopfung bis zum Subileus und Ileus (Darmverschluss).
- Renale Symptome:
  hypokaliämische Nephropathie.
- Kardiovaskuläre Symptome:
  Tachykardie, Extrasystolen, Ödeme, EKG-Veränderungen.

Antwort 620

Die Antwort C) ist richtig.

Die Ausstrahlung des Schmerzes ins Genitale und das Herumlaufen zur Schmerzlinderung ist typisch für eine Harnleiterkolik.

Antwort 621

Die Antwort D) ist richtig.

Ursachen für die Bildung von Nierensteinen:

Viele verschiedene Ursachen (= multifaktorielle Genese) mit Übersättigung des Harns an Stein bildenden Substanzen:

- Vermehrte Ausscheidung steinbildender Substanzen im Urin:
  - Kalzium (Hyperkalziurie, z. B. bei Hyperparathyreoidismus),
  - Oxalat (Hyperoxalurie),
  - Phosphat (Phosphaturie),
  - Harnsäure (Hyperurikosurie bei Hyperurikämie und Gicht),
  - Zystin (Zystinurie).

- Verminderte Ausscheidung Stein verhindernder Substanzen im Urin:
  - Magnesium (Hypomagnesiurie),
  - Salze der Zitronensäure (Hypozitraturie).
- Kritischer Urin-pH: kleiner 5,5 und größer als 7.
- Zu hohe Harnkonzentration (spezifisches Gewicht größer 1015 g/l).
- Unterstützende Faktoren:
  - Harnstauung (anatomische oder funktionelle Veränderungen),
  - Harnwegsinfektionen (Nierensteine und Harnwegsinfekte begünstigen sich gegenseitig),
  - Immobilisation,
  - Ernährungsfaktoren (Dürsten, Gewichtsreduktion).

Antwort 622

Die Antwort C) ist richtig.

Der Terminus 'Nephrotisches Syndrom' ist ein Sammelbegriff für eine Vielzahl von Nierenkrankheiten, die durch folgende Befunde gekennzeichnet sind:

- Große Proteinurie (> 3 g pro Tag),
- Hypoproteinämie,
- Ödeme,
- Hypercholesterinämie,
- Hyperkoagulabilität.

Vgl. S. 292

Antwort 623

Die Antwort D) ist richtig.

Antwort 624

Die Antwort A) ist richtig.

Calcitriol ist die aktivste Endstufe des Cholecalciferols (Vitamin D3). Neben Parathormon und Kalzitonin spielt Vitamin D eine wichtige Rolle im Kalzium-Phosphatstoffwechsel. Es bewirkt eine erhöhte Kalziumresorption aus dem Darm.

Zur Bildung von Calcitriol müssen biochemische Stoffwechselschritte in der Leber und in der Niere ablaufen. Eine Niereninsuffizienz führt deshalb zu einer verminderten Bildung von Calcitriol.

Antwort 625

Die Antwort B) ist richtig.

Das Kind leidet unter dem Krankheitsbild einer Impetigo contagiosa (Grindflechte). Sie ist die häufigste Hautinfektion bei Kindern und wird durch beta-hämolysierende Streptokokken der Gruppe A (und Staphylokokken) hervorgerufen.

Als streptokokkenallergische Zweiterkrankungen nach Infektionen mit beta-hämolysierenden Streptokokken der Gruppe A finden sich:

1) Das rheumatische Fieber,
2) die Glomerulonephritis.

Antwort 626

Die Antwort E) ist richtig.

Erythropoetin wird in der Niere gebildet. Eine terminale Niereninsuffizienz führt deshalb zu einer Erniedrigung des Plasma-Erythropoetin-Spiegels.

ENDOKRINOLOGIE

Antwort 627

Die Antwort B) ist richtig.

zu 2 und 5: Diese Aussagen treffen für Katalysatoren zu. Katalysatoren sind chemische Substanzen, die, ohne selbst verändert zu werden, chemische Reaktionen beschleunigen. Enzyme werden als Biokatalysatoren bezeichnet.

Antwort 628

Die Antwort C) ist richtig.

Die Bauchspeicheldrüse erfüllt mit ihren Zellen zwei Aufgaben:

Als Drüse mit äußerer Sekretion (exkretorischer Anteil) sondert sie ein Sekret in den Darmkanal ab, das reich an Verdauungsenzymen ist.

Als Drüse mit innerer Sekretion (inkretorischer Anteil) produziert sie in den Langerhans-Inselzellen (Inselorgan) drei Hormone, die von der Bauchspeicheldrüse ins Blut abgegeben werden. Insulin und Glukagon regulieren den Kohlenhydratstoffwechsel, Somatostatin bremst das hypophysäre Wachstumshormon (GH).

Antwort 629

Die Antwort A) ist richtig.

Der Hypothalamus ist das übergeordnete Koordinationszentrum der vegetativen Funktionen (Körpertemperatur, Kreislauf, Wasserhaushalt, Nahrungsaufnahme, Stoffwechsel) und wird beeinflusst von Körper- und Außenweltveränderungen. Er gehört zum Zwischenhirn (Dienzephalon), das die Verbindungsstelle von zentralem Nervensystem (ZNS) und Hormonsystem darstellt.

Der Hypothalamus produziert:

- Releasing-Hormone (= RH, die direkt den Hypophysenvorderlappen = HVL zur Produktion eines bestimmten Hormons anregen),
- Inhibiting-Hormone (= IH, die den HVL in der Produktion eines bestimmten Hormons hemmen),
- Oxytozin (Wehenmittel) und Adiuretin (ADH = antidiuretisches Hormon, s. u.), die über spezielle Nervenfasern vom Hypothalamus zum Hypophysenhinterlappen = HHL transportiert und dort gespeichert werden.

Antwort 630

Die Antwort C) ist richtig.

TRH ist die Abkürzung für Thyreotropine Releasing Hormone ('Thyreotropin freisetzendes Hormon'; Thyreotropin ist synonym mit TSH = Thyreoidea stimulierendes Hormon). TRH ist ein so genanntes 'Releasing-Hormon' aus dem Hypothalamus. Es regt die Ausschüttung von TSH aus dem Hypophysenvorderlappen an und führt damit indirekt - über die Anregung der Schilddrüse durch TSH - zum Anstieg der Schilddrüsenhormone im Blut. Sinkt der Blutspiegel der Schilddrüsenhormone, so wird vermehrt TRH (und damit auch TSH) ausgeschüttet, steigt der Blutspiegel der Schilddrüsenhormone, so wird vermindert TRH (und damit auch TSH und damit auch T_3 und T_4) ausgeschüttet. Regelkreis!

Antwort 631

Die Antwort E) ist richtig.

zu 2 und 3: ACTH (Adrenokortikotropes Hormon) und Wachstumshormon (GH, Growth Hormone) werden im Hypophysenvorderlappen gebildet.

Antwort 632

Die Antwort B) ist richtig.

TSH ist die Abkürzung für Thyreoidea stimulierendes Hormon (auch: Thyreotropin). Es wird vom Hypophysenvorderlappen produziert und sezerniert und stimuliert die Schilddrüse zur Produktion der Schilddrüsenhormone T_3 und T_4.

Antwort 633

Die Antwort B) ist richtig.

ADH wird im Hypothalamus gebildet und im Hypophysenhinterlappen gelagert und ausgeschieden.

Antwort 634

Die Antwort C) ist richtig.

In der Hypophyse (Hypophysenvorderlappen) werden folgende Hormone hergestellt:

- Effektorische Hormone: GH (Growth Hormone, Wachstumshormon), Melanotropin, Prolaktin,
- Glandotrope Hormone: TSH, ACTH, FSH, LH.

zu 2 und 3: Die im Hypophysenhinterlappen gespeicherten Hormone ADH und Oxytozin werden im Hypothalamus gebildet.

Antwort 635

Die Antwort B) soll bei dieser Originalüberprüfungsfrage richtig sein. Unserer Meinung nach ist keine Antwort richtig, da Oxytozin im Hypothalamus gebildet und im Hypophysenhinterlappen nur gelagert wird. Da es die Lösung ‘keine Antwort ist richtig’ nicht gibt, haben wir uns für die Antwort B) entschieden.

Antwort 636

Die Antwort C) ist richtig.

Parathormon und Insulin unterliegen nicht dem Rückkopplungs-Steuerungssystem von Hypothalamus und Hypophyse.

Antwort 637

Die Antwort A) ist richtig.

Kalzitonin wird in den C-Zellen der Schilddrüse gebildet.

Aldosteron, Kortison und Androgene werden in der Nebennierenrinde gebildet.

Adrenalin (und Noradrenalin) werden im Nebennierenmark gebildet.

Antwort 638

Die Antwort A) ist richtig.

Im Regelfalle finden sich vier, nur wenige Millimeter große, Nebenschilddrüsen an der Rückseite der Schilddrüse, jeweils zwei oben und zwei unten. Sie produzieren das Parathormon, welches zusammen mit Kalzitonin und Vitamin D den Kalzium- und Phosphathaushalt des Körpers reguliert.

Antwort 639

Die Antwort D) ist richtig.

Kalzitonin wird in den C-Zellen der Schilddrüse gebildet. Die Ausschüttung erfolgt proportional zur Höhe des Kalziumspiegels im Blut (viel Kalzium führt zu vermehrter Kalzitoninausschüttung, wenig Kalzium führt zu verminderter Kalzitoninausschüttung). Damit wirkt Kalzitonin als Gegenspieler des Parathormons. Kalzitonin senkt den Kalziumspiegel im Blut durch Hemmung des Knochenabbaus und Förderung des Kalziumeinbaus in den Knochen sowie durch Erhöhung der Kalziumausscheidung der Nieren.

Kalzitonin ist außerdem ein Tumormarker (Laborwert) für das medulläre C-Zell-Karzinom der Schilddrüse.

Antwort 640

Die Antwort C) ist richtig.

Insulin wird in den B-Zellen der Langerhans-Inseln der Bauchspeicheldrüse gebildet. Es regelt den Blutzuckerspiegel im Blut. Blutzuckeranstieg führt zu vermehrter Ausschüttung von Insulin, Blutzuckerabfall vermindert die Ausschüttung von Insulin.

Antwort 641

Die Antwort B) ist richtig.

Die Katecholamine Adrenalin, Noradrenalin und Dopamin werden im Nebennierenmark gebildet.

Adrenalin erregt die Rezeptoren des sympathischen Nervensystems. Es steigert Pulsfrequenz, Herzzeitvolumen und Blutdruck. Es vermindert die Darmperistaltik und erweitert die Bronchien. Es ist ein ‘Stress-Hormon‘.

Antwort 642

Die Antwort E) ist richtig.

Aldosteron wird in der Nebennierenrinde (Zona glomerulosa) gebildet. Es ist ein so genanntes Mineralglukokortikoid. Es hat einen wesentlichen Einfluss auf die Steuerung des Wasser- und Elektrolythaushaltes. Damit regelt es auch das extrazelluläre Flüssigkeitsvolumen und das Plasmavolumen. Über den Regelkreis Renin (Niere) - Angiotensin I (Blut) - Angiotensin II (Blut) - Aldosteron (Nebennierenrinde) bewirkt die Ausschüttung von Aldosteron die Erhöhung der Natrium- und Wasserrückresorption in der Niere. Es führt außerdem zu erhöhter Kalium-Ausscheidung.

Antwort 643

Die Antwort D) ist richtig.

Parathormon wird in den Nebenschilddrüsen gebildet.

zu A: Kalzitonin wird in den C-Zellen der Schilddrüse gebildet.

zu B und C: Thyroxin und Trijodthyronin werden in der Schilddrüse gebildet.

zu E: Schilddrüsenstimulierendes Hormon (TSH) wird im Hypophysenvorderlappen gebildet.

Antwort 644

Die Antwort A) ist richtig.

Im Regelfalle finden sich die vier nur wenige Millimeter großen Nebenschilddrüsen (Parathyreoideae) an der Rückseite der Schilddrüse, jeweils zwei oben und zwei unten. Sie produzieren das Parathormon, welches zusammen mit Kalzitonin und Vitamin D den Kalzium- und Phosphathaushalt des Körpers reguliert. Das Parathormon wirkt als Gegenspieler (Antagonist) des Kalzitonins. Es fördert die Kalziumaufnahme im Darm, führt zu vermehrter Phosphatausscheidung über die Niere und setzt aus dem Knochen Kalzium und Phosphat frei. Der Kalziumspiegel im Blut steigt unter Parathormonwirkung an, der Phosphatspiegel fällt ab.

Antwort 645

Die Antwort D) ist richtig.

Antwort 646

Die Antwort E) ist richtig.

Antwort 647

Die Antwort A) ist richtig.

Glukose, der Traubenzucker, ist kein Hormon. Insulin reguliert den Glukosespiegel im Blut. Ein hoher Glukosespiegel bewirkt eine hohe Insulinausschüttung.

Der wichtigste Gegenspieler (Antagonist) des Insulins ist das Glukagon. Auch Glukokortikoide (Kortisol), ACTH (über die Ausschüttung von Glukokortikoiden aus der Nebennierenrinde) und die Schilddrüsenhormone (T3/T4) wirken antagonistisch zum Insulin und führen zu einem Anstieg des Blutzuckers.

Antwort 648

Die Antwort A) ist richtig.

(Nach Aussage einiger Autoren ist Renin kein Hormon, sondern ein Enzym. Wer aus diesen Büchern gelernt hat, hatte bei der

Beantwortung dieser Frage eventuell Probleme).

Antwort 649

Die Antwort D) ist richtig.

Im Regelkreis wird die Freisetzung von TRH (Thyreotropin-Releasing-Hormon) aus dem Hypothalamus durch die Schilddrüsenhormone gehemmt (je mehr Schilddrüsenhormon im Blut, umso weniger TRH wird aus dem Hypothalamus freigesetzt).

Die Schilddrüsenhormone werden aufgrund ihrer Wirkung als 'Peitsche des Organismus' bezeichnet. Sie steigern den Grundumsatz und den Gesamtstoffwechsel durch:

- Abbau von Kohlenhydraten, Fetten und später auch von Eiweißen,
- Mobilisierung von Fett- und Glykogendepots zur Deckung des Energiebedarfs; dadurch Gewichtsabnahme und Steigerung der Stickstoffausscheidung mit dem Harn (Stickstoff ist ein Abfallprodukt, das beim Eiweißabbau anfällt),
- Förderung des Wachstums, der Skelettreife und der Gehirnentwicklung,
- Erhöhung der Reizempfindlichkeit des Herzens: Dies führt zur Tachykardie (beschleunigte Herzfrequenz) bei Schilddrüsenüberfunktion.
- Wirkung auf das Nerven- und Muskelsystem bei Hypothyreose: Apathie, verlangsamte Sehnenreflexe, bei Hyperthyreose: Übererregbarkeit, gesteigerte Reflexe,
- fördernde Wirkung auf den Kalzium- und Phosphatumsatz

Antwort 650

Die Antwort A) ist richtig.

Nach dem Eisprung (Ovulation) in der Zyklusmitte wird im Eierstock (Ovar) der Graaf-Follikel, der in der ersten Zyklushälfte für die Östrogenproduktion zuständig war, zum Gelbkörper umgewandelt. Der Gelbkörper produziert nun in der zweiten Zyklushälfte Progesteron (ein Gestagen). Das rasche Absinken des Progesteronspiegels im Blut führt am Ende des Zyklus zur Abbruchblutung (Menstruation).

zu D und E: FSH (follikelstimulierendes Hormon) und LH (luteinisierendes Hormon) sind Hormone des Hypophysenvorderlappens, die auf die Keimzellen (Gonaden), also Ovar und Hoden einwirken.

Antwort 651

Die Antwort D) ist richtig.

Renin wirkt im Renin-Angiotensin-Aldosteron-System (RAAS) stimulierend auf die Aldosteronausschüttung. Renin wird durch Natriummangel, Minderdurchblutung (Hypovolämie) und durch Abfall des Blutdrucks in der Niere freigesetzt.

Eine Aldosteronausschüttung führt zu einer Natriumrückresorption in der Niere und durch Wasserbindung an das Natrium auch zu einem Volumenanstieg. Dadurch fällt der Reninspiegel ab.

Antwort 652

Die Antwort D) ist richtig.

Ein Aldosteronanstieg führt zu vermehrter Rückresorption von Natrium unter gleichzeitig vermehrter Ausscheidung von Kalium. Hypovolämie, Blutdruckabfall, Hyponatriämie und Hyperkaliämie führen zu einem Anstieg des Aldosterons.

zu B: siehe Antwort zu Frage **237**.

Antwort 653

Die Antwort C) ist richtig.

zu 3: Der Morbus Basedow ist eine Überfunktion der Schilddrüse (immunogene Hyperthyreose).

zu 4: Der Morbus Addison ist eine Nebennierenrinden-Unterfunktion.

Antwort 654

Die Antwort B) ist richtig.

zu 1: Wehensturz: Die Kontraktionen der Uterusmuskulatur und die Frequenz der

Kontraktionen wird durch Oxytozin aus dem Hypophysenhinterlappen (gebildet im Hypothalamus) geregelt.

zu 2: Exophthalmus (Heraustreten der Augäpfel aus der Augenhöhle = 'Glanz- oder Glotzauge'): ein Exophthalmus findet sich als Orbitopathie bei M. Basedow (immunogene Hyperthyreose).

zu 3: Die vermehrte ACTH-Ausschüttung aus dem Hypophysenvorderlappen führt zur Überproduktion von Kortisol in der Nebennierenrinde, zum Hyperkortisolismus oder M.Cushing.

zu 5: Die vermehrte Ausschüttung des Wachstumshormons (GH, Growth Hormone) führt beim Jugendlichen mit noch nicht geschlossenen Epiphysenfugen zum Riesenwuchs (Gigantismus), beim Erwachsenen, mit geschlossenen Epiphysenfugen, zur Akromegalie.

Antwort 655

Die Antwort A) ist richtig.

zu A: Der Terminus 'Primäre Hypothyreose' heißt, dass die Schilddrüsenunterfunktion ihre Ursache in der Schilddrüse selbst hat (nicht im Hypothalamus oder in der Hypophyse).

zu B: Zur bitemporalen Hemianopsie (Halbseitenblindheit mit Ausfall der temporalen = äußeren Hälfte des Gesichtsfeldes auf beiden Seiten) kommt es durch mechanische Schädigung der Nervenfasern im Gebiet der Sehnervenkreuzung. (Die Sehnervenkreuzung = Chiasma opticum liegt anatomisch-topografisch unterhalb der Hypophyse).

zu C, D und E: Bei einem Hypophysenvorderlappenadenom kommt es durch Zerstörung bzw. Verdrängung zu einem Ausfall der Hypophysenvorderlappenhormone und damit zum Hypogonadismus und zu verminderter Pubes- und Axilla-Behaarung (Ausfall von FSH und LH) sowie zur Pigmentarmut (Ausfall von MSH).

Antwort 656

Die Antwort C) ist richtig.

Eine Akromegalie ist eine Erkrankung die durch vermehrte Sekretion von Wachstumshormon (GH = growth hormone; früher STH = somatotropes Hormon) hervorgerufen wird. Es kommt zu einer Verbreiterung aller Knochen und zu einer Vergrößerung der inneren Organe. Die unter A) B) D) und E) erwähnten Symptome sind typisch.

zu C: Das Wachstumshormon ist ein Gegenspieler des Insulins. Durch Zurückdrängen der Insulinwirkung kommt es bei Patienten mit Akromegalie zu einem Blutzuckeranstieg (Hyperglykämie, Diabetes mellitus).

Antwort 657

Die Antwort D) ist richtig.

Wirkungsweise von Adiuretin:

Nimmt die osmotische Konzentration im Blutplasma zu (= mehr Teilchen), so wird aus dem Hypophysenhinterlappen das Hormon Adiuretin freigesetzt und zur Niere transportiert. Dort erhöht es die Wasserdurchlässigkeit im distalen Teil des Nephrons und in den Sammelrohren: Wasser wird vermehrt rückresorbiert. Durch Anstieg der Osmolarität kommt es gleichzeitig zur Durstempfindung und zur vermehrten Flüssigkeitsaufnahme.

Bei Verminderung der osmotischen Konzentration (= weniger Teilchen) durch Wasserüberschuss wird weniger Adiuretin ausgeschüttet und die Harnausscheidung nimmt zu.

zu 2: Wirkungsweise von Aldosteron:

Der Renin-Angiotensin-Aldosteron-Mechanismus (RAAS): Durch Natriummangel und Minderdurchblutung infolge Hypovolämie wird in bestimmten Zellen der Niere ('juxtaglomerulärer Apparat') ein Enzym, das Renin, freigesetzt. Renin kann das im Blut befindliche Angiotensinogen in Angiotensin I umwandeln. Dieses Angiotensin I wird durch ein weiteres Enzym, das Angiotensin-Converting-Enzyme oder ACE, in Angiotensin II umgewandelt. Die Angiotensine haben zunächst die Sofortwirkung, die Gefäße zu verengen (und damit einer Hypovolämie schnell entgegenzuwirken). Außerdem stimulieren sie die Aldosteronbildung und -freisetzung in der Nebennierenrinde. Über Natrium- und Wasseraufnahme kommt es auf längere Sicht zum Ausgleich der Hypovolämie und Hyponatriämie.

Antwort 658

Die Antwort C) ist richtig.

Bei den sekundären Formen der Nebennierenrindeninsuffizienz (Ursache ist hier eine Hypophyseninsuffizienz) ist nicht nur ACTH sondern auch das Melanotropin (= MSH = Melanozyten-stimulierendes-Hormon) vermindert. Die Haut ist blass und pigmentlos ('weißer Addison'), im Gegensatz zum 'braunen Addison' bei primärer NNR-Insuffizienz: hier kommt es mit der verstärkten ACTH-Ausschüttung auch zu einer vermehrten Melanotropin-Ausschüttung und zu gesteigerter Melaninproduktion.

Die Aldosteronausschüttung der Nebennierenrinde ist von der Hypophyse unbeeinflusst, sie läuft über den Renin-Angiotensin-Aldosteron-Mechanismus. Die Plasmakonzentration von Aldosteron ist wenig beeinträchtigt.

Antwort 659

Die Antwort B) ist richtig.

Es gibt unterschiedliche Definitionen einer Struma. Wir haben uns für die folgende entschieden:

Eine Struma ist eine nicht entzündliche und nicht bösartige Vergrößerung der Halsschilddrüse mit normaler (= euthyreoter), verminderter (= hypothyreoter) oder erhöhter (= hyperthyreoter) Hormonproduktion.

Antwort 660

Die Antwort B) ist richtig.

Diese Original-Überprüfungsfrage Frage ist nicht einfach zu beantworten. Wir denken, dass sich die Prüfer der Tragweite Ihrer hochwissenschaftlichen Fragestellung evtl. nicht bewusst waren und möglicherweise nur (1) ist richtig (also Antwort A) angekreuzt haben möchten.

Früher galt die Annahme, dass die Jodmangelstruma ausschließlich Folge einer 'versteckten, noch nicht offenkundigen' TSH-Steigerung sei. Interessanterweise zeigen jedoch Schilddrüsengröße und TSH-Werte in den Endemiegebieten des Jodmangels genau entgegengesetzte Werte = inverse Korrelation: deshalb ist die Lösung 4) u. E. richtig. Jodmangel führt zu einer Hyperplasie der Schilddrüse, ohne dass dieser Effekt durch TSH vermittelt wäre (sondern u. a. durch EGF = epidermal growth factor und IGF1 = insuline-like-growth factor). TSH soll verantwortlich sein für eine Hypertrophie der Schilddrüse. Noch komplizierter wollen wir es hier aber nicht machen ...

Antwort 661

Die Antwort D) ist richtig. Unserer Meinung nach wäre neueren Ergebnissen zu Folge B) richtig ... siehe oben. Hier die 'alte', immer noch erwartete Erklärung, warum die Antwort D) richtig sein soll:

Der Rückkopplungsmechanismus (Regelkreis) ist bei euthyreoter Struma funktionstüchtig. Patienten mit euthyreoter Struma ('Kropf') können ihren Jodmangel durch die Vergrößerung ihrer Schilddrüse und die gesteigerte Aktivität ihrer Strumen für Jod kompensieren und bleiben deshalb euthyreot. Der Abfall der Schilddrüsenhormone wird durch eine ständig leicht erhöhte TSH-Ausschüttung verhindert, die letztlich die Vergrößerung der Schilddrüse verursacht.

Dies wird durch neuere Forschungsergebnisse angezweifelt (siehe oben): Denen zufolge führt Jodmangel innerhalb der Schilddrüse zur Freisetzung von lokalen Wachstumsfaktoren, die die Größenzunahme (unabhängig von TSH) verursachen).

Antwort 662
Die Antwort C) ist richtig.
zu 1: 'Frieren Sie in letzter Zeit leicht'? Die bejahende Antwort auf diese Frage gibt einen Hinweis auf die Kälteintoleranz bei Hypothyreose.
zu 2: 'Haben Sie Durchfall'? Durchfall spricht gegen eine Hypothyreose. Patienten mit Hypothyreose haben meist eine Verstopfung (Obstipation). (Durchfall wäre typisch für eine Hyperthyreose.)
zu 3: 'Sind Sie in letzter Zeit interesseloser als früher'? Körperlicher und geistiger Leistungsabfall sind typische Symptome bei Hypothyreose.

Antwort 663
Die Antwort A) ist richtig.
Das Myxödem ist eine ödematös-teigige Infiltration der Haut und des Unterhaut- und Muskelgewebes bei Hypothyreose und führt zu einem charakteristischen 'aufgeschwemmten' Aussehen des Patienten. Im Gegensatz zu anderen Ödemen bleibt beim Myxödem nach Druck keine Delle zurück.

Antwort 664
Die Antwort A) ist richtig.
Teigige Haut, trockenes, struppiges Haar und Kälteintoleranz sind typische Zeichen einer Schilddrüsenunterfunktion (Hypothyreose, Myxödem).

Antwort 665
Die Antwort C) ist richtig.
Gewichtsabnahme bei gutem Appetit, jugendliches Alter usw. passen am ehesten zur Diagnose einer Hyperthyreose (Schilddrüsenüberfunktion). Weniger wahrscheinlich, aber im Rahmen der Symptomatik noch möglich, wäre eine Endocarditis lenta.

Antwort 666
Die Antwort E) ist richtig.
Durchfall, Haarausfall und Schlafstörungen bei allgemeiner Nervosität sind typische Symptome einer Hyperthyreose.

Antwort 667
Die Antwort C) ist richtig.
Eine Hyperthyreose führt zur Gewichtsabnahme.
zu E: Bei schweren Hyperthyreosen kann es zu einer hyperthyreoten Myopathie mit Muskelschwäche, Atrophie und schmerzhaftem Spannungsgefühl oder periodischen Lähmungen kommen (Warnhinweis auf eine thyreotoxische Krise).

Antwort 668
Die Antwort B) ist richtig.
Symptome einer Schilddrüsenüberfunktion:

- Struma ('Kropf': 70-90% der Patienten); aufgrund der starken Durchblutung ist auskultatorisch über der Schilddrüse sog. 'Nonnensausen' (altdeutsch: Nonne = Kreisel) zu hören.
- 'Merseburger Trias' bei immunogener Hyperthyreose (M. Basedow):
  - Struma,
  - Tachykardie (gesteigerte Herzfrequenz),
  - Exophthalmus (Vordrängen beider Augäpfel). Endokrine Augensymptome (Orbitopathie mit Exophthalmus) und vor dem Schienbein gelegenes Myxödem (prätibiales Myxödem) finden sich als eigenständige Krankheitsbilder bei 40% der Patienten mit immunogener Hyperthyreose.
- Gesteigerte nervale Erregbarkeit: z. B. feinschlägiger Tremor der Hände (Feinzittrigkeit der Hände), lebhafte Reflexe, Schlaflosigkeit, Nervosität,

- warme und feuchte Haut (Händedruck!), weiches dünnes Haar,
- Wärmeintoleranz (Unverträglichkeit von Wärme), Schweißausbrüche, subfebrile Temperaturen,
- Tachykardie, Rhythmusstörungen, gesteigerte Blutdruckamplitude,
- Gewichtsverlust (trotz Heißhungers!),
- Durchfall,
- negative Kalziumbilanz (Knochenbrüchigkeit), Fettleber.

Antwort 669

Die Antwort B) ist richtig.

Typisch für die Hyperthyreose ist die Wärmeintoleranz ('die Patienten reißen auch im Winter die Klinikfenster auf').

zu C: Die Konvergenzschwäche der Augen, das sog. Moebius-Zeichen, ist typisch für eine Hyperthyreose (M. Basedow). (Lässt man den Patienten erst zur Decke, dann auf seine Nasenspitze sehen, so tritt nur das eine Auge in Konvergenzstellung, das andere weicht nach außen ab.)

Antwort 670

Die Antwort A) ist richtig.

zu 2, 3 und 4: Aufgrund des erhöhten Grundumsatzes, der evtl. subfebrilen Temperaturen und der katabolen Stoffwechsellage haben Patienten mit Hyperthyreose eine Vorliebe für kalte Räume; sie haben warme, feuchte Haut (und Hände) und nehmen, trotz guten Appetits, Gewicht ab.

Antwort 671

Die Antwort E) ist richtig.

Das Hervortreten der Augäpfel (Exophthalmus) aus der Augenhöhle (Orbita), das sog. 'Glanz- oder Glotzauge', ist ein typisches Symptom bei Morbus Basedow (immunogener Hyperthyreose). Diese endokrinen Augensymptome (Orbitopathie mit Exophthalmus) finden sich als eigenständige Krankheitsbilder bei 40% der Patienten.

Antwort 672

Die Antwort D) ist richtig.

zu A: Graefe-Zeichen: Zurückbleiben des Oberlids bei Blicksenkung, so dass die Sklera sichtbar bleibt.

zu D: Stellwag-Zeichen: langsamer, seltener Lidschlag bei Basedow-Hyperthyreose mit endokriner Orbitopathie.

zu E: Moebius-Zeichen: Schwäche der Konvergenzbewegung der Augen bei Basedow-Hyperthyreose mit endokriner Orbitopathie.

Ein weiteres, hier nicht erwähntes Zeichen bei Basedow-Hyperthyreose mit endokriner Orbitopathie, ist das Dalrymple-Zeichen: das Weiß der Sklera ist beim Blick geradeaus bei 12 h am Hornhautrand sichtbar.

Antwort 673

Die Antwort C) ist richtig.

Erythropoetin wird zu 90% in der Niere gebildet. Ausschüttung von Erythropoetin stimuliert die Neubildung von roten Blutkörperchen (Erythropoese) im Knochenmark. Eine Niereninsuffizienz vermindert die Ausschüttung von Erythropoetin (nephrogene Anämie). Die anderen Anämien führen kompensatorisch zu einem Anstieg des Erythropoetin-Spiegels im Blut.

Antwort 674

Die Antwort A) ist richtig.

Die Epithelkörperchen (Nebenschilddrüsen) produzieren Parathormon. Parathormon aktiviert die Osteoklasten und erhöht dadurch die Kalziumkonzentration im Plasma (das dabei freigesetzte Phosphat wird renal ausgeschieden). Produktion und Freisetzung von Parathormon wird durch die Kalziumkonzentration in einer negativen Rückkopplung reguliert.

zu E: Hyperparathyreoidismus bzw. Hyperkalzämie machen gastrointestinale Symptome („Stein-, Bein- und Magenpein“) und können eine gastroduodenale Ulkuskrankheit verursachen.

Antwort 675

Die Antwort B) ist richtig.

Die Hyperthyreose geht mit einer Hypocholesterinämie, die Hypothyreose mit einer Hypercholesterinämie einher.

Antwort 676

Die Antwort D) ist richtig.

Bei der primär hypothalamisch-hypophysären Form des Cushing-Syndroms wird aus der Hypophyse vermehrt ACTH ausgeschüttet. ACTH wirkt auf die Nebennierenrinde und verursacht dort eine Nebennierenrindenhyperplasie mit vermehrter Ausschüttung von Glukokortikoiden (z. B. Kortisol). Dies führt zur Stammfettsucht, Osteoporose und einer diabetischen Stoffwechsellage (Kortisol als Gegenspieler von Insulin).

Aufgrund einer mineralokortikoiden Restwirkung (Wirkung wie Aldosteron) wird bei erhöhtem Glukokortikoidspiegel vermehrt Natrium und Wasser rückresorbiert (und vermehrt Kalium ausgeschieden). Die Natriumrückresorption führt zu einer Hypervolämie und damit zu einem Blutdruckanstieg.

Antwort 677

Die Antwort C) ist richtig.

Struma ist die Bezeichnung für jede Vergrößerung der gesamten Schilddrüse oder von Teilen des Organs unabhängig von Pathogenese, Funktionslage, Gut- oder Bösartigkeit. Eine Struma kann mit normaler (euthyreoter), verminderter (hypothyreoter) oder erhöhter (hyperthyreoter) Hormonproduktion einhergehen.

Die euthyreote Struma ist die häufigste endokrine Erkrankung, mehr als 90% aller Schilddrüsenerkrankungen sind euthyreote Strumen, Frauen sind 4-8 x häufiger betroffen als Männer. Mehr als 15% der Bundesbürger haben eine Struma. Entscheidender Faktor für die Entstehung einer Struma ist der Jodmangel.

zu D: Als Schilddrüsenknoten wird ein abgrenzbarer, atypisch strukturierter Bezirk in der Schilddrüse bezeichnet. Durch die Schilddrüsenszintigraphie lassen sich Knoten mit vermehrter oder verminderter Stoffwechselaktivität unterscheiden:

- Kalter Knoten: speichert nicht oder kaum (Zysten, Fibrosierung, Karzinom, Blutung, Verkalkung, hormonell inaktive Adenome).
- Warmer Knoten: speichert etwas stärker als das übrige Schilddrüsengewebe.
- Heißer Knoten: speichert sehr intensiv, während das übrige Schilddrüsengewebe geringer oder nicht speichert (hier handelt es sich um z. B. um eine unifokale Autonomie).

Antwort 678

Die Antwort E) ist richtig.

Eine zunehmende Pigmentierung der Handlinien ist ein Symptom des primären („braunen") M. Addison. Der Ausfall des Kortisols führt beim M. Addison über einen Regelkreis zur vermehrten hypophysären Ausschüttung von ACTH. Da ACTH aus den selben Vorstufen synthetisiert wie MSH (Melanozyten-stimulierende-Hormon) wird bei Morbus Addison auch MSH vermehrt aus dem Hypophysenvorderlappen ausgeschüttet. Dies führt zur typischen braunen Melaninpigmentierung bei primären Morbus Addison.

Ursache der Akromegalie ist i.d.R. eine Überproduktion von Wachstumshormon (Somatotropin, STH, GH) durch Adenome des Hypophysenvorderlappens. Durch das Adenom werden andere Hypophysenvorderlappenanteile verdrängt. Evtl. wird dann weniger MST ausgeschüttet, was zu einer („alabasterfarbenen") Blässe des Patienten führen würde (Zeichen der Hypophysenvorderlappeninsuffizienz).

Antwort 679
Die Antwort B) ist richtig.
Die Immunogene Hyperthyreose (M. Basedow) ist eine systemische Autoimmunerkrankung. Sie wird durch Autoantikörper verursacht (TRAK = TSH-R-Ak = TSH-Rezeptor-Antikörper), die die Schilddrüse zur Produktion von Schilddrüsenhormon anregen.

Antwort 680
Die Antwort C) ist richtig.
Als Gestationsdiabetes wird ein Diabetes mellitus bezeichnet, der erstmals während einer Schwangerschaft auftritt. Etwa 3-8% der schwangeren Frauen entwickeln während ihrer Schwangerschaft einen Gestationsdiabetes.

Antwort 681
Die Antwort D) ist richtig.
Die Anamnese spricht für das Krankheitsbild einer Akromegalie. Die Akromegalie hat ihre Ursache in einem Wachstumshormon-(Somatotropin-, STH-, GH-) produzierenden Tumor des Hypophysenvorderlappens. Durch Druck des Tumors auf die Kreuzungsstelle der Sehnerven (Chiasma opticum) kann die Patienten die beiden äußeren Gesichtsfelder nicht mehr wahrnehmen (bitemporale Hemianopsie).
zu C: Somatomedine oder IGF (insulin-like growth factors = Insulin ähnliche Wachstumsfaktoren) sind als Wachstumsfaktoren an der normalen körperlichen Entwicklung beteiligt. Sie werden unter dem Einfluss von Wachstumshormon (STH) in Leber, Niere und Bindegewebe gebildet und wirken auf Osteoklasten, Fibroblasten und Knorpelgewebe.

Antwort 682
Die Antwort C) ist richtig.
zu 1: Enophthalmus: Zurücksinken des Augapfels in die Augenhöhle. Der M. Basedow (immunogene Hyperthyreose) geht jedoch häufig mit einem Exophthalmus einher, dem sog. Glanz- oder Glotzauge. Hierbei tritt der Augapfel aus der Augenhöhle heraus.
zu 5: Der M. Basedow kann mit und ohne Schilddrüsenvergrößerung, mit diffuser Struma oder mit Knotenstruma auftreten.

Antwort 683
Die Antwort C) ist richtig.
Eine vergrößerte Blutdruckamplitude findet sich typischerweise bei Schilddrüsenüberfunktion und bei Aortenklappeninsuffizienz.

Antwort 684
Die Antwort B) ist richtig.
zu 2: Trockene, teigige Haut und struppige, brüchige Haare sind typische Symptome einer Schilddrüsenunterfunktion (Hypothyreose).
zu 4: Eine vergrößerte Schilddrüse kann bei einer thyreotoxischen Krise zu finden sein, muss aber nicht. Die immunogene Hyperthyreose (Typ Basedow) kann ohne Struma, mit diffuser Struma und mit Knotenstruma auftreten. Viele Hyperthyreosen werden durch (oft kleine) autonome Areale (unifokale, multifokale oder disseminierte Autonomie) hervorgerufen.

Antwort 685
Die Antwort B) ist richtig.
Unter Anisokorie versteht man die seitendifferente Weite der Pupillen (gleich weite Pupillen sind isokor, ungleich weite Pupillen sind anisokor). Anisokorie findet sich bei Augenerkrankungen (Iritis, Glaukom) und bei akuten oder chronischen Raumforderungen im Schädel (Blutung, Tumor).

Antwort 686

Die Antwort E) ist richtig.

Die Hashimoto-Thyreoiditis ist eine Autoimmunthyreoiditis, die durch Produktion von Autoantikörpern gegen die eigene Schilddrüse hervorgerufen wird. Sie ist die häufigste Thyreoiditisform und bevorzugt Frauen im 4./5. Lebensjahrzehnt. Klinische Zeichen: unmerklicher Beginn, anfangs bisweilen geringgradige Hyperthyreose, später Hypothyreose (führt meist zur Diagnose). Eine atrophische Form, bei der die Schilddrüse immer kleiner wird, wird von einer hypertrophen Form, bei der es zur Größenzunahme der Schilddrüse kommt, unterschieden;

Diagnose: Anamnese, Klinik, Feinnadelbiopsie, Labor: Nachweis von erhöhten Titern an TAK Thyreoglobulin-Antikörper) und MAK (mikrosomale Antikörper).

Antwort 687

Die Antwort D) sind richtig.

Wir haben uns dazu entschlossen die sehr allgemein gehaltene Aussage 'Struma' nicht anzukreuzen. Strumen, die sich durch die unten angegebenen Besonderheiten auszeichnen, sind selbstverständlich karzinomverdächtig. Die Fragestellung ist nicht sonderlich glücklich (= nicht eindeutig).

Klinik des Schilddrüsenkarzinoms:

- Strumaknoten von harter Beschaffenheit (Konsistenz), evtl. schnelles Wachstum.
- Lokale Spätsymptome: derbe, höckrige nicht druckschmerzhafte Struma, Haut über der Struma nicht verschieblich, lokale Lymphknotenschwellung, Heiserkeit (Rekurrenslähmung durch Einwachsen des Tumors), Horner-Symptomenkomplex (Miosis = verengte Pupillen, Ptosis = hängendes Augenlid, Enophthalmus = in die Augenhöhle zurückgesunkener Augapfel), Schmerzen im Kopf-Hals-Bereich, Stridor (pfeifendes Atemgeräusch bei Verlegung der oberen Luftwege), Schluckbeschwerden und obere Einflussstauung.

Antwort 688

Die Antwort D) ist richtig.

Bei der Operation wurden - meist aufgrund einer anatomisch atypischen Lage - die makroskopisch nicht sichtbaren Nebenschilddrüsen mit entfernt. Wegen des Mangels an Parathormon kommt es dann zur Hypokalzämie bzw. zur hypokalzämischen Tetanie.

Antwort 689

Die Antwort A) ist richtig.

Proportioniertes Übergewicht spricht gegen einen M. Cushing. Die Cushing-Patienten sind zwar übergewichtig, jedoch haben sie eine unphysiologische Fettverteilung mit Stammfettsucht: Vollmondgesicht, Stiernacken, 'Storchenbeine' usw.

zu B: Striae rubrae = rote Streifen (sehen aus wie Schwangerschaftsstreifen, sind aber rot gefärbt). Die Haut beim Cushing-Kranken ist atrophisch und verletzlich, es kommt dadurch zur Ausbildung der Streifen.

zu C: Kortikosteroide (Kortisol) wirken Eiweiß abbauend (Eiweiß katabol). Es kommt zum Muskelschwund und zu dünnen Extremitäten ('Storchenbeine').

zu D: Hohe Kortisolspiegel machen die Gefäße brüchig und die Haut atrophisch. Es kommt dadurch leicht zu Einblutungen.

zu E: Bei weiblichen Patienten kommt es oft zu Störungen der Regelblutung und die Körperbehaarung nimmt zu. Männlicher Behaarungstyp bei Frauen mit verstärkter Scham-, Körper- und Gesichtsbehaarung wird Hirsutismus genannt. (Die pathophysiologische Erklärung für dieses Phänomen ist nicht einfach und würde den Rahmen dieses Buches sprengen).

Antwort 690
Die Antwort B) ist richtig.
'Stammfettsucht' ist ein typisches Symptom bei M. Cushing.

Antwort 691
Die Antwort D) ist richtig.
zu 3: Das bei M. Cushing produzierte Hormon hat eine sog. mineralglukokortikoide Restwirkung. Ähnlich wie Aldosteron (nur nicht so stark) führt es zu einer Rückresorption von Natrium und Wasser und zu einer vermehrten Ausscheidung von Kalium. Über die Vermehrung des Blutvolumens (Hypervolämie) kommt es zum Bluthochdruck (Hypertonus).
zu 6: Glukokortikoide sind Gegenspieler (Antagonisten) des Insulins. Bei vermehrter Glukokortikoidbildung sinkt der Insulinspiegel und der Blutzucker steigt an. Die Patienten haben also eine Hyperglykämie.

Antwort 692
Die Antwort E) ist richtig.
Klinik des M. Cushing (Hyperkortisolismus):

- Fettstoffwechsel:
  die Umverteilung der Depotfette führt zu Vollmondgesicht mit starker Rötung, Stiernacken, Stammfettsucht und Hypercholesterinämie.
- Eiweißstoffwechsel:
  Osteoporose, Muskelschwäche,
- Kohlenhydratstoffwechsel:
  Diabetes mellitus (Kortisol ist Gegenspieler des Insulins),
- mineralokortikoide Restwirkung des Kortisols:
  Hypertonie (und evtl. Hypokaliämie),
- Blutbild:
  Leukozyten ↑, Erythrozyten ↑, Thrombozyten ↑, Eosinophile ↓, Lymphozyten ↓,
- Hauterscheinungen:
  Neigung zu Akne, Furunkulose, Geschwüren und Auftreten von blauroten Striae (Striae = Streifen, ähneln 'roten Schwangerschaftsstreifen'),
- Androgenwirkung (vor allem bei hypophysärem Cushing):
  Potenzstörungen, Amenorrhoe (Ausbleiben der Regelblutung), Hirsutismus (vermännlichende Behaarung der Frau), Wachstumsstillstand bei Kindern,
- psychische, evtl. psychotische Veränderungen.

Antwort 693
Die Antwort C) ist richtig.
Bei einer Überproduktion von Glukokortikoiden (Kortisol) durch die Nebennierenrinde wird die ACTH-Ausschüttung in der Hypophyse über den Regelkreis gedrosselt. Der ACTH-Spiegel im Plasma fällt also ab.

Antwort 694
Die Antwort D) ist richtig.
Bei der primären NNR-Insuffizienz, dem 'braunen Addison' kommt es neben der verstärkten ACTH-Ausschüttung auch zu einer vermehrten Melanotropin-Ausschüttung aus der Hypophyse und zu gesteigerter Melaninproduktion, die zur Pigmentierung von Haut und Schleimhäuten führt.
Bei den sekundären Formen (Hypophyseninsuffizienz) der Nebennierenrindeninsuffizienz ist nicht nur ACTH sondern auch das Melanotropin (= MSH = Melanozyten-stimulierendes-Hormon) vermindert. Die Haut ist blass und pigmentlos ('weißer Addison').

Einteilung und Ätiologie der Nebenniereninsuffizienz:

- Primäre Form (ACTH erhöht) M. Addison: Zerstörung der Nebennierenrinde durch Autoimmunprozesse (am häufigsten; ca. 70% d. F.), seltener sind beidseitige Karzinommetastasen in der NNR, Tuberkulose, Amyloidose, Einblutungen, Sepsis u. a. (Glukokortikoide erniedrigt, ACTH gegenregulativ erhöht).
- Sekundäre Formen (ACTH vermindert):
  - Insuffizienz von Hypophysenvorderlappen oder Hypothalamus,
  - Langzeitbehandlung mit Kortikosteroiden (Glukokortikoide niemals abrupt absetzen, sonst Addison-Krise!).

Antwort 695

Die Antwort D) ist richtig.

Beim M. Addison (Nebenniereninsuffizienz) kommt es durch Ausfall des in der Nebennierenrinde gebildeten Aldosterons zur Hyperkaliämie und Hyponatriämie (Aldosteron fördert die Natriumrückresorption und die Kaliumausscheidung).

zu C: Die Hypovolämie führt über eine arterielle Hypotonie zu einem Druckabfall in der Niere und zur Aktivierung des Renin-Angiotensin-Aldosteron-Mechanismus.

Antwort 696

Die Antwort E) ist richtig.

Primären NNR-Insuffizienz (M. Addison)

Leitsymptome:

- Anfänglich kann jegliche Symptomatik fehlen.,
- Schwäche und rasche Ermüdbarkeit,
- Pigmentierung von Haut- und Schleimhäuten,
- Gewichtsverlust und Wassermangel (Dehydratation durch Aldosteronmangel),
- arterielle Hypotonie (niedriger arterieller Blutdruck),
- evtl. Abdominalschmerzen, Übelkeit, Erbrechen, Verlust der Sekundärbehaarung bei Frauen (durch Androgenmangel),
- Hyperkaliämie und Hyponatriämie (Aldosteronmangel), Hypoglykämie (Insulinübergewicht durch Kortisolabfall).

Antwort 697

Die Antwort C) ist richtig.

Symptome des Conn-Syndroms (primärer Hyperaldosteronismus):

- Hypertonie (Bluthochdruck) mit Kopfschmerz durch das erhöhte Blutvolumen (aufgrund der durch Aldosteron ausgelösten Wasserretention),
- Hypernatriämie (↑ Na^+-Blutspiegel),
- Hypokaliämie (↓ K^+-Blutspiegel) mit Muskelschwäche und Obstipation), Polyurie (vermehrtes Wasserlassen), Polydipsie (vermehrtes Durstgefühl),
- metabolische Alkalose.

Antwort 698

Die Antwort B) ist richtig.

Der Renin-Angiotensin-Aldosteron-Mechanismus: Durch Natriummangel und Minderdurchblutung infolge Hypovolämie wird in der Niere Renin freigesetzt. Renin kann das im Blut befindliche Angiotensinogen in Angiotensin I umwandeln. Dieses Angiotensin I wird durch ein weiteres Enzym, das Angiotensin-Converting-Enzyme oder ACE, in Angiotensin II umgewandelt. Die Angiotensine haben zunächst die Sofortwirkung, die Gefäße zu verengen (und damit einer Hypovolämie akut entgegenzuwirken).

Außerdem stimulieren sie die Aldosteronbildung und -freisetzung in der Nebennierenrinde. Über Natrium- und Wasseraufnahme kommt es auf längere Sicht zum Ausgleich der Hypovolämie und Hyponatriämie.

Antwort 699

Die Antwort E) ist richtig.

Das Parathormon wirkt als Gegenspieler (Antagonist) des Kalzitonins. Es fördert die Kalziumaufnahme im Darm, führt zu vermehrter Phosphatausscheidung über die Niere und setzt aus dem Knochen Kalzium und Phosphat frei. Der Kalziumspiegel im Blut steigt unter Parathormonwirkung an, der Phosphatspiegel fällt ab.

Eine Unterfunktion der Nebenschilddrüsen führt somit zur Verminderung des Kalzium-Blutspiegels (Hypokalzämie). Dies führt zu einer Übererregbarkeit des Nervensystems und zu Krämpfen (Tetanie).

Klinik des Hypoparathyreoidismus:

- Hypokalzämische Tetanie: Muskelkrämpfe und Krampfanfälle bei erhaltenem Bewusstsein, Gefühlsstörungen (Parästhesien), Pfötchenstellung der Hand, Stimmritzenkrampf, Chvostek-Zeichen positiv: beim Beklopfen des N. facialis im Bereich zwischen Mundwinkel und Ohr treten Zuckungen im Fazialisgebiet auf.
- Organische Veränderungen: Haar- und Nagelwuchsstörungen, Katarakt (grauer Star), Verkalkung von Hirnkernen (Stammganglien), Osteosklerose.
- Psychische Veränderungen: Depression, Reizbarkeit.
- Labor:
  - Serum: Kalzium ↓, Magnesium ↓, Phosphat ↑, Kreatinin →, Parathormon ↓,
  - Urin: Ausscheidung von Kalzium ↓, Phosphat ↓.

Antwort 700

Die Antwort C) ist richtig.

Das Phäochromozytom ist ein Tumor des Nebennierenmarks (in 90% d. F. einseitig und gutartig, in 10% d. F. bösartig). Er produziert vermehrt Adrenalin und Noradrenalin ('Katecholamine'). Der Überschuss dieser kreislaufwirksamen Hormone bewirkt eine Hypertonie (ca. 0,1% aller arteriellen Hypertonien). Die Hypertonie kann kontinuierlich oder anfallsweise auftreten.

Antwort 701

Die Antwort A) ist richtig.

Die B-Zellen des Pankreas produzieren Insulin. Insulin regelt den Blutzuckerspiegel. Bei einem Adenom mit Insulin-Überproduktion würde es zu einer Hypoglykämie kommen. Eine Hypertonie gehört nicht zu diesem Krankheitsbild.

Antwort 702

Die Antwort E) ist richtig.

Kortisol, Wachstumshormon (vermehrt ausgeschüttet bei Akromegalie) und Adrenalin (vermehrt ausgeschüttet bei Phäochromozytom) sind Gegenspieler (Antagonisten) des Insulins. Werden diese Hormone vermehrt ausgeschüttet, so steigt der Blutzuckerspiegel an.

Antwort 703

Die Antwort A) ist richtig.

Der M. Addison ist eine Nebennierenrindeninsuffizienz. Dadurch wird Aldosteron in der Nebennierenrinde vermindert gebildet. Aldosteron aktiviert die Natriumrückresorption und die Kaliumausscheidung an der Niere. Bei Aldosteronmangel kommt es zur Hyponatriämie bei Hyperkaliämie.

zu B: Bei M. Cushing besteht ein Hyperkortisolismus. Kortisol hat eine mineralkortikoide (= aldosteronähnliche Restwirkung). Natrium wird verstärkt rückresorbiert, Kalium vermehrt ausgeschieden: Hypokaliämie.

Antwort 704

Die Antwort B) ist richtig.

Insulin senkt als einziges Hormon den Zuckerspiegel im Blut.

Glykogen ist die Speicherform der Glukose. Bei Überangebot in der Nahrung wird es in der Leber (ca. 150g) und im Muskel (ca. 300g) gespeichert; Leberglykogen dient vor allem der Aufrechterhaltung des Blutzuckerspiegels, Glykogen der Muskulatur als Energiereserve. Der intrazelluläre Abbau von Glykogen zu Glukose (hauptsächlich in der Leber) bzw. Glukose-1-phosphat (Muskel) wird durch Adrenalin (Leber und Muskel) und Glukagon (Leber) stimuliert. Die freie Glukose wird ins Blut abgegeben (Anstieg des Blutzuckerspiegels).

Antwort 705

Die Antwort B) ist richtig.

Adiuretin wird in Zellen des Hypothalamus gebildet und im Hypophysenhinterlappen gespeichert.

Antwort 706

Die Antwort D) ist richtig.

Über eine negative Rückkopplung hemmt die Kortisolausscheidung in der Nebennierenrinde (erhöhter Kortisol-Blutspiegel) die Produktion von ACTH in der Hypophyse.

Antwort 707

Die Antwort B) ist richtig.

Antwort 708

Die Antwort D) ist richtig.

Sekretin ist ein gastrointestinales Hormon das im Duodenum infolge Säureübertritts aus dem Magen freigesetzt wird. Es erhöht die Bikarbonatproduktion des Pankreas, steigert die Galle- und Bikarbonatproduktion in der Leber und hemmt die gastrinstimulierte Magensekretion und Magenmotilität.

Calcitriol wird in Leber und Nieren gebildet, Kortisol in der Nebennierenrinde, Insulin in der Bauchspeicheldrüse und Parathormon in den Nebenschilddrüsen.

Antwort 709

Die Antwort A) ist richtig.

Aldosteron wird in der Nebennierenrinde gebildet und fördert die Natrium-Rückresorption und die Kalium-Ausscheidung der Niere.

Bei einer Nebennierenrindeninsuffizienz kommt es zu einer verminderten Aldosteronausscheidung. Dadurch wird die Kaliumausscheidung vermindert. Es kommt zur Hyperkaliämie bei Hyponatriämie.

Antwort 710

Die Antwort D) ist richtig.

Bei Mangel an Kortisol aufgrund einer primären Nebennierenrindeninsuffizienz (Morbus Addison) ist die ACTH aus der Hypophyse aufgrund des Regelkreises maximal stimuliert.

Antwort 711

Die Antwort A) ist richtig.

Einteilung und Ätiologie der Nebennierenrindeninsuffizien vgl. Antwort auf Frage **694**.

Merke: Bei den sekundären Formen (Hypophyseninsuffizienz) ist nicht nur ACTH, sondern auch das Melanotropin (= MSH = Melanozyten-stimulierendes-Hormon) vermindert. Die Haut ist blass und pigmentlos (‘weißer Addison‘), im Gegensatz zum ‘braunen Addison‘ bei primärer NNR-Insuffizienz: hier kommt es mit der verstärkten ACTH- auch zu einer vermehrten Melanotropin-Ausschüttung mit gesteigerter Melaninproduktion. (Ursache: Anstieg des Prohormons Proopiomelanocortin = POMC aus dem sowohl ACTH als auch MSH gebildet werden.)

zu D: Eine Akromegalie wird durch die verstärkte Wachstumshormonausschüttung (‘growth hormone‘, GH) aus dem Hypophy-

senvorderlappen nach Schluss der Epiphysenfugen hervorgerufen.
zu E: Ein Hypophysenadenom würde ggf. zu einer sekundären Nebenniereninsuffizienz führen.

Antwort 712
Die Antwort D) ist richtig.
Kortisol ist ein Gegenspieler des Insulins. Beim Hyperkortisolismus wirkt also Kortisol als Gegenspieler zum Insulin. Der Blutzuckerspiegel steigt, es kommt zur Hyperglykämie.

Antwort 713
Die Antwort A) ist richtig.
Kortisol (Glukokortikoide) haben eine mineralokortikoide (Aldosteron ähnliche) Restwirkung. Aldosteron scheidet Kalium aus und fördert die Rückresorption von Natrium. Aufgrund dieser Restwirkung können Patienten mit Morbus Cushing eine Hypokaliämie und eine Hypernatriämie entwickeln.

Antwort 714
Die Antwort D) ist richtig.
Hyperthyreose (Gewichtsabnahme bei gutem Appetit), Diabetes mellitus und primärer Hyperparathyreoidismus können mit allgemeiner Schwäche, Gewichtsabnahme und Durstgefühl einhergehen.
Anorexia nervosa äußert sich nicht mit Durstgefühl, Anorexia-nervosa-Patienten fühlen sich nicht krank und suchen wegen ihrer Gewichtsabnahme also in der Regel auch keine Therapeuten auf.

Antwort 715
Die Antwort E) ist richtig.
Bei der Akromegalie handelt es sich um Adenom (Drüsentumor) des HVL (Hypopyhsenvorderlappens) mit Überproduktion von Wachstumshormon (GH). Der Krankheitsbeginn liegt zeitlich nach dem Schluss der Epiphysenfugen, also nach der Pubertät.

Leitsymptome:

- Vergröberung der Gesichtszüge durch Vergrößerung von Schädel, Nase, Zunge (= Makroglossie), Bildung von Zahnzwischenräumen, tiefe kloßige Sprache (Kehlkopfvergrößerung),
- Vergrößerung von Händen und Füßen (Fingerweichteile, Akren; Handschuhe und Schuhe passen nicht mehr),
- Vergrößerung der inneren Organe (Viszeromegalie), Schilddrüsenvergrößerung
- Skelettveränderungen (z. B. Brustkyphose, Buckelbildung).

Evtl. weitere Symptome:

- Oligo- oder Amenorrhoe (Ausbleiben der Menstruation),
- Stirnkopfschmerz und Sehstörungen (Adenom drückt auf Chiasma opticum),
- evtl. Diabetes mellitus bzw. pathologische Glukosetoleranz (GH ist Gegenspieler von Insulin),
- arterielle Hypertonie,
- Mattigkeit, Gliederschmerzen, verstärkte Schweißneigung (Hyperhidrose), Kniegelenkarthrose (= Gonarthrose), Karpaltunnelsyndrom, verstärkte Körperbehaarung (Hypertrichose).

Eine Hyperpigmentierung an den Handlinien (auch: Operationsnarben, Mundschleimhaut) ist ein Leitsymptom der primären Nebennierenrindeninsuffizienz (Morbus Addison).

Antwort 716
Die Antwort B) ist richtig.
Atriopeptin (auch: ANP, atriales natriuretisches Peptid, natriuretisches Hormon) wird vor allem in den Herzmuskelzellen des linken Herzvorhofs gebildet und nach Vorhofdehnung ins Blut sezerniert. Es fördert die Natrium- und Wasserausscheidung, wirkt gefäßerweiternd, blutdrucksenkend und vermindert das Herzschlagvolumen.

Antwort 717

Die Antwort D) ist richtig.

zu D: unter Hirsutismus wird die vermehrte Behaarung vom männlichen Typ bei der Frau verstanden. Diese kann Idiopathisch vorkommen oder aber symptomatisch infolge vermehrter Bildung von Androgenen in Eierstock oder Nebennieren. Der Morbus Addison ist eine Nebennierenrindeninsuffizienz, sie geht eher mit einer Verminderung der Androgenausschüttung einher.

Zu den Leitsymptomen der primären NNR-Insuffizienz (M. Addison) siehe S. 306.

Antwort 718

Die Antwort E) ist richtig.

Eine Schilddrüsenunterfunktion (Hypothyreose) führt zu einer Verlangsamung des Herzrhythmus (Bradykardie).

Antwort 719

Die Antwort D) ist richtig.

Parathormon wird in der Nebenschilddrüse gebildet.

Das Parathormon wirkt als Gegenspieler (Antagonist) des Kalzitonins:

- Es fördert die Kalziumaufnahme im Darm.
- Es führt zu vermehrter Phosphatausscheidung über die Niere.
- Es setzt Kalzium und Phosphat aus dem Knochen frei.
- Der Kalziumspiegel im Blut steigt unter Parathormonwirkung an, der Phosphatspiegel fällt ab.

Eine Unterfunktion der Nebenschilddrüsen führt somit zur Verminderung des Kalium-Blutspiegels (Hypokalzämie). Dies führt zur Übererregbarkeit des Nervensystems und zu Krämpfen (Tetanie).

Eine Überfunktion der Nebenschilddrüsen führt zur vermehrten Phosphatausscheidung über die Niere und zu einem vermehrten Kalziumabbbau im Knochen. Hyperkalzämie, Nierensteine und brüchige Knochen sind die Folge.

Antwort 720

Die Antwort D) ist richtig.

Im Phäochromozytomanfall besteht Gesichts- und Hautblässe. Dies ist im Zusammenhang mit Hypertonie ein wichtiges Zeichen, da die 'normale' Hypertonie zu Gesichtsröte führt. Man spricht beim Phäochromozytom deshalb auch vom 'blassen Hochdruck'.

Antwort 721

Die Antwort C) ist richtig.

In der Nebenschilddrüse wird Parathormon gebildet. Eine Unterfunktion der Nebenschilddrüsen führt zum Parathormonmangel. Dieser führt zur Verminderung des Kalzium-Blutspiegels (Hypokalzämie).

Kalzitonin wird in den C-Zellen der Schilddrüse gebildet (nicht in den Nebenschilddrüsen).

Antwort 722

Die Antwort E) ist richtig.

zu Aussage 1: Eine vermehrte Ausschüttung des Wachstumshormons nach Schluss der Epiphysenfugen führt zur Akromegalie.

zu Aussage 2: Wachstumshormon (growth hormone) wird im Hypophysenvorderlappen gebildet.

Oxytozin (Wehenmittel) und ADH (auch: Adiuretin, antidiuretisches Hormon, Vasopressin) werden im Hypothalamus gebildet, über Nervenfasern zum Hypophysenhinterlappen (HHL) transportiert und dort gespeichert.

Antwort 723

Die Antwort A) ist richtig.

Unter Diabetes insipidus versteht man die verminderte Fähigkeit der Nieren den Harn zu konzentrieren.

Pathogenese:

- Ursache des zentralen Diabetes insipidus ist ein Mangel an. Die ADH-abhängige Konzentration des Harns in den Sammelrohren und Kanälchen der Nieren ist nicht mehr möglich. Es wird ein verdünnter Urin ausgeschieden (Polyurie).
- Ursache des nephrogenen Diabetes insipidus ist ein fehlendes Ansprechen der ADH-Rezeptoren der Nierenkanälchen auf ADH (Defekt der peripheren ADH-Rezeptoren).

Antwort 724

Die Antwort D) ist richtig.

Im Rahmen einer diabetischen Polyneuropathie können alle durch das vegetative Nervensystem geregelten Vorgänge gestört sein.

zu D: Die Kussmaul-Atmung ist eine rhythmische abnorm tiefe Atmung bei ketoazidotischem Coma diabeticum. Sie dient dem respiratorischen Ausgleich der metabolischen Azidose (CO_2 als saure Substanz wird abgeatmet).

Antwort 725

Die Antwort A) ist richtig.

Der Ausfall des Hypophysenvorderlappens führt zum Abfall von TSH und folglich zur Verminderung der Bildung von T_3 und T_3 in der Schilddrüse.

zu B: Bei Immunthyreoiditis mit primärer Hypothyreose und bei längerdauerndem Jodmangel in der Nahrung wäre die TSH-Plasmakonzentration erhöht.

zu C und D: Beim autonomen (toxischen) Schilddrüsenadenom und beim M. Basedow wäre die Plasmakonzentration von T_3/T_4 hoch, die TSH-Konzentration wäre niedrig.

Antwort 726

Die Antwort B) ist richtig.

Gewichtsabnahme bei gutem Appetit ist ein wichtiges Symptom der Hyperthyreose.

zu A, C, D und E: Antriebsschwäche, Kälteintoleranz (‚häufiges Frösteln'), trockene teigige Haut und kühle Akren sind Zeichen der Schilddrüsenunterfunktion (Hypothyreose).

Antwort 727

Die Antwort B) ist richtig.

Hyperpigmentation und der Gewichtsverlust weisen auf eine dekompensierte primäre Nebennierenrindeninsuffizienz (M. Addison) hin.

Bei den sekundären Formen der Nebennierenrindeninsuffizienz (Hypophyseninsuffizienz) ist nicht nur ACTH, sondern auch das Melanotropin (= MSH = Melanozyten-stimulierendes-Hormon) vermindert.

Die Haut ist blass und pigmentlos ('weißer Addison').

zu A: Die Hämochromatose ist eine durch erhöhte Eisenresorption, Eisenablagerung in Geweben und Organen und zirrhotischen Umbau von Leber und Pankreas charakterisierte chronische Eisenspeicherkrankheit unbekannter Ursache

zu D: Unter vertebro-basilärer Insuffizienz wird eine Durchblutungsstörung im Versorgungsgebiet der A. vertebralis verstanden.

INFEKTIONSKRANKHEITEN

Antwort 728

Die Antwort E) ist richtig.

Das gehäufte Auftreten einer Infektionskrankheit (Seuche) in örtlicher und zeitlicher Begrenzung nennt man Epidemie. (Bsp. Meningitis epidemica).

Antwort 729

Die Antwort C) ist richtig.

zu A: Pandemie: Ausbreitung einer Infektionskrankheit (Seuche) über Länder und Kontinente (mit zeitlicher, aber ohne örtliche Begrenzung); (z. B. Pest, Cholera, Grippe, Syphilis, AIDS.)

zu B: Epidemie: Gehäuftes Auftreten einer Infektionskrankheit (Seuche) in örtlicher und zeitlicher Begrenzung.

zu C: Endemie: Dauerverseuchung mit einem Infektionserreger (nicht erlöschender Verseuchungszustand) in einem bestimmten geographischen Gebiet (mit örtlicher Beschränkung, aber ohne zeitliche Beschränkung).

zu D: Epidemiologie: ursprünglich: 'Seuchenkunde'. Heute ein Wissenschaftszweig, der sich mit der Verteilung von übertragbaren und nichtübertragbaren Krankheiten und deren physikalischen, chemischen, psychischen und sozialen auslösenden Ursachen und Folgen in der Bevölkerung befasst.

zu E: Der Terminus Seuche ist ein historischer Begriff für die plötzlich auftretende Erkrankung zahlreicher Menschen an einer schweren Infektionskrankheit. Nach Art der zeitlichen und örtlichen Gebundenheit der Seuche unterscheidet man heute zwischen Pandemie, Epidemie und Endemie.

Antwort 730

Die Antwort A) ist richtig.

Als Inkubationszeit wird die Zeit zwischen Infektion und Auftreten von ersten Krankheitssymptomen bezeichnet. Sie ist charakteristisch für jede Krankheit. Sie kann Stunden, Tage, Wochen, sogar Jahre betragen.

Antwort 731

Die Antwort D) ist richtig.

Bei der passiven Immunisierung werden dem Patienten Immunglobulinpräparate ('spezifische Antikörper') verabreicht, die aus Mensch- oder Tierblut gewonnen wurden. Die Immunglobuline werden nach einigen Wochen vom Organismus wieder abgebaut: Sofortschutz ohne lange Wirkung. Der Schutz tritt zwar sofort ein, hält aber nicht lange an.

zu 1: Ein Teil der mütterlichen Antikörper (IgG) kann die Plazenta passieren und gewährt so dem Säugling in den ersten Lebensmonaten Schutz (angeborene Immunität, 'Nestschutz').

Antwort 732

Die Antwort B) ist richtig.

Bei der passiven Impfung werden dem Patienten von immunisierten Menschen oder Tieren gewonnene Immunglobulinpräparate (Antikörper) eingespritzt. Der Patient bildet die Antikörper also nicht selbst, sondern erhält Antikörper, die andere für ihn gebildet haben.

Antwort 733

Die Antwort A) ist richtig.

Die letzte gesetzlich vorgeschriebene Impfpflicht galt für die Pocken. Seitdem die WHO die Pocken für ausgerottet erklärt hat (1980), besteht für die Pockenimpfung keine Notwendigkeit mehr. Eine Impfpflicht gibt es zur Zeit in Deutschland nicht.

Es gibt noch sog. 'empfohlene Impfungen'. Sie werden jährlich von der STIKO (ständige Impfkommission) überarbeitet und auf den neuesten wissenschaftlichen Stand gebracht.

Antwort 734

Die Antwort C) ist richtig.

Als Lyse oder 'lytische Entfieberung' wird das allmähliche Abklingen einer Krankheit bzw. eines Fieberanfalls verstanden.

Antwort 735

Die Antwort E) ist richtig.

Viren sind mikrobiologische Strukturen (oft Krankheitserreger) mit folgenden gemeinsamen Merkmalen:

- Sie enthalten als genetische Information entweder DNA oder RNA.
- Sie weisen keine zelluläre Organisation auf. Sie verfügen nicht über Organellen wie Mitochondrien ('Kraftwerke der Zellen') oder Ribosomen (Eiweißsynthese der Zellen). Sie haben keine Enzyme zur Energiegewinnung oder Proteinsynthese.
- Sie vermehren sich nicht - wie Körperzellen und Bakterien - durch Wachstum und anschließende Zellteilung.
- Durch Infektion einer Zelle programmieren die Viren den Syntheseapparat dieser Zelle um: die Zelle produziert nun die einzelnen Virusbestandteile. Anschließend lagern sich die Einzelbestandteile zum Virusteilchen zusammen und werden ausgeschleust (u. U. unter Vernichtung der befallenen Zelle).

Das reife Viruspartikel wird auch Virion genannt. Es besteht aus zwei, bei einigen Viren auch aus drei Komponenten. Das Kapsid, eine Proteinumhüllung, umschließt die Erbinformation, die Nukleinsäure. Die Nukleinsäure besteht entweder aus RNA oder aus DNA. Bei einigen Viren wird das Kapsid noch von einer Hülle umgeben.

Antwort 736

Die Antwort C) ist richtig.

zu 1: Viren 'verstecken' sich mit ihrer Erbinformation (entweder RNA- oder DNA-Fäden) in den körpereigenen Zellen. Antibiotika finden so keinen Angriffspunkt (z. B. wirkt das klassische Penizillin auf die Mureinschicht der Bakterien, eine Substanz, die bei Viren und körpereigenen Zellen nicht vorkommt).

zu 2: Es gibt Viren mit kurzer Inkubationszeit, z. B. Influenza-Viren: Inkubationszeit 1-3 Tage oder Rota-Viren (häufigster viraler Erreger von Gastroenteritiden bei Säuglingen und Kleinkindern): Inkubationszeit 1-3 Tage.

zu 3: Viele Viruserkrankungen treten nicht als Epidemie auf: z. B. Einzelfälle an Poliomyelitis, Frühsommer-Meningo-Enzephalitis, Tollwut u.v.a.

zu 4 und 5: So werden z. B. die klassischen Kinderkrankheiten Mumps, Masern, Röteln, und Windpocken, aber auch die Poliomyelitis, durch Viren hervorgerufen. Gegen alle diese Erkrankungen stehen wirksame aktive Impfstoffe zur Verfügung.

Antwort 737

Die Antwort D) ist richtig.

zu 3: Der Milzbranderreger ist ein Bakterium.

zu 5: Polio = Poliomyelitis (Kinderlähmung)

Antwort 738

Die Antwort E) ist richtig.

Bakterielle Exotoxine (auch: Ektotoxine) sind Giftstoffe, die von lebendigen Bakterien abgesondert werden.

Bei Meningokokken-Meningitis sind Exotoxine keine wichtigen pathogenetischen Faktoren.

Wichtige bakterielle Exotoxinbildner sind

- Diphtherie: Corynebacterium diphtheriae,
- Tetanus: Clostridium tetani,
- Botulismus: Clostridium botulinum,
- Gasbrand: Clostridium perfringens (und andere Clostridien),
- Cholera: Vibrio cholerae,
- ferner können Staphylokokken, Scharlachstreptokokken, Ruhr-, Typhus und bestimmte Stämme von E. coli Exotoxine bilden.

Bakterielle Endotoxine sind Giftstoffe, die erst nach Absterben der Bakterien durch Auflösung der Bakterienhülle freigesetzt werden (vor allem bei gramnegativen Bakterien).

Antwort 739

Die Antwort E) ist richtig.

Unserer Meinung nach kann AIDS eigentlich nicht auf das Kind im Mutterleib übertragen werden, sondern nur das HI-Virus: AIDS (Acquired Immune Deficiency Syndrom) ist definitionsgemäß das Endstadium der HIV (Human Immune Deficiency Virus)-Infektion. Da es diese Antwort jedoch nicht gibt, wurde hier wohl (wie häufig) fälschlicherweise HIV-Infektion und AIDS gleichgesetzt.

Antwort 740

Die Antwort E) ist richtig.

Unserer Meinung nach ist eigentlich keine Antwort richtig. Die Toxoplasmose ist i.d.R. eine Fetopathie, keine Embryopathie. Aber solche feinen Unterschiede sollen hier wohl nicht gemacht werden. Die Lösungsmöglichkeit '1, 2 und 3 sind richtig' gibt es ja nicht. Wir haben uns deshalb für E) entschlossen.

Ursachen für eine Embryopathie (Erkrankung innerhalb der ersten 8 Wochen nach der Befruchtung der Eizelle) können sein:

- Pränatalinfektionen (z. B. Rötelnembryopathie),
- Stoffwechselerkrankungen (z. B. Diabetes mellitus),
- chronischer Sauerstoffmangel (z. B. Plazentainsuffizienz),
- chemische und physikalische Gifte (Alkohol, Drogen, Contergan, Strahlen).

Antwort 741

Die Antwort B) ist richtig.

Vom Tier auf den Menschen übertragene Krankheiten heißen Zoonosen. Milzbrand, Brucellose und Pest sind bakterielle Zoonosen.

zu 3: Tollwut ist eine Zoonose, wird jedoch durch ein Virus verursacht.

zu 5: Typhus abdominalis wird von Mensch zu Mensch übertragen (meist durch verunreinigte Nahrung; wichtigste Infektionsquelle sind symptomlose Dauerausscheider).

Antwort 742

Die Antwort A) ist richtig.

Ornithose, Fleckfieber, Gelbfieber und Tetanus können nicht direkt von Mensch zu Mensch übertragen werden.

zu 1: Die Zytomegalie (CMV = Cytomegalievirus) kann von Mensch zu Mensch übertragen werden (Schmierinfektion, Bluttransfusion, Organtransplantation und Geschlechtsverkehr, intrauterin von der Mutter auf das Kind).

zu 2: Die Ornithose (auch: Psittakose, Papageienkrankheit) ist eine bakterielle Erkrankung mit Chlamydia psittaci. Sie wird durch Wellensittiche, Papageien und andere Vogelarten übertragen.

zu 3: Die verschiedenen Fleckfieberarten (bakterielle Erkrankungen mit Rickettsien) werden durch Gliederfüßler wie Läuse und Flöhe übertragen.

zu 4: Das Gelbfieber-Virus wird durch Stechmücken übertragen (Aëdes aegypti oder Mücken der Gattung Haemagogus).
zu 5: Tetanus ist eine Infektion mit dem Bakterium Clostridium tetani. Anschließend kommt es zu einer Intoxikation durch ein von den Bakterien produziertes Exotoxin. Das Bakterium findet sich überall ('ubiquitär'). Es kann nicht von Mensch zu Mensch übertragen werden.

Antwort 743
Die Antwort A) ist richtig.
Gelbfieber wird durch Stechmücken übertragen.
Unter Tröpfcheninfektion versteht man die durch erregerhaltige, kleinste Tropfen übertragbare Infektion, die von Infizierten beim Husten oder Niesen ausgestoßen werden.
Zu den typischen Infektionskrankheiten, die durch Tröpfcheninfektion übertragen werden, gehören: Diphtherie, Scharlach, Masern, Windpocken, (Pocken), Keuchhusten, Grippe und Tbc.

Antwort 744
Die Antwort D) ist richtig.
Die Toxoplasmose wird durch ein Protozoon, Toxoplasma gondii, hervorgerufen. Das Krankheitsbild kann während der Schwangerschaft diaplazentar auf das Ungeborene übertragen werden. Nach der Geburt erfolgt die Infektion durch Verspeisen von rohem oder nicht ausreichend gekochtem Fleisch und durch Kontakt mit Katzen (Katzenkot).
zu A: Gelbfieber wird durch Stechmücken (Aëdes aegypti, Aëdes simpsoni, Haemagogus) übertragen.
zu B: Malaria: Die Erreger der Malaria sind Plasmodien, die zu den Protozoen gehören. Die Malariaparasiten werden durch Stich der weiblichen Anopheles-Mücke von Mensch zu Mensch übertragen.
zu C: Schlafkrankheit (afrikanische Trypanosomiasis): die zu den Protozoen gehörenden Trypanosomen werden durch die Tsetse-Fliege übertragen.
zu E: Chagas-Krankheit (amerikanische Trypanosomiasis): die durch Trypanosoma cruzi (Protozoon) hervorgerufene Krankheit wird durch Raubwanzen übertragen.

Antwort 745
Die Antwort E) ist richtig.
Malaria wird durch den Stich der weiblichen Anopheles-Mücke übertragen, ist also keine Schmier- oder Kontaktinfektion.

- Kontaktinfektion: Übertragung von Krankheitserregern durch Berührung verschmutzter (kontaminierter) Gegenstände.
- Schmierinfektion: Erregerübertragung erfolgt durch Verschmieren infektiösen Materials wie Sputum, Eiter, Fäzes, ggf. Harn auf andere Körperteile bzw. durch dessen orale Aufnahme.
- (Tröpfcheninfektion: Erregerübertragung erfolgt durch Husten, Niesen und Sprechen).

Antwort 746
Die Antwort E) ist richtig.
Ein Toxin spielt bei der Tollwut pathogenetisch keine Rolle.
Pathogenese der Tollwut:
Durch Biss eines tollwütigen Tieres tritt Speichel in die Wunde. Wahrscheinlich erfolgt die Erregerausbreitung von der Bissstelle aus entlang der peripheren Nerven. Die Tollwutviren wandern ins Gehirn und lösen dort eine tödliche Gehirnentzündung (Enzephalitis) aus.
zu A: Diphtherie: Die Diphtheriebakterien siedeln sich zunächst auf der Schleimhaut von Mund, Rachen und Kehlkopf an. Sie bilden ein Gift (Ektotoxin A), welches zur Nekrose der Epithelzellen führt. Dies führt

zur Bildung von sog. Pseudomembranen. Besonders toxische Bakterienstämme bilden noch ein Ektotoxin B, das eine Gefäß- und Zellpermeabilitätssteigerung bewirkt. Es kommt zur Einschwemmung der Toxine ins Blut mit Gefahr des Schocks und mit Schädigung von Herz, Nerven und Nebennieren.
zu B: Tetanus wird durch das Gift (Toxin) des Stäbchenbakteriums Clostridium tetani verursacht, welches sich im Organismus vermehrt und dabei das Toxin bildet. Es handelt sich um eine Lokalinfektion. Das klinische Erscheinungsbild rührt nicht von einer generalisierten Infektion her, sondern wird von einem starken, durch Clostridien gebildeten Nervengift (Neurotoxin), dem Tetanospasmin. Das Gift hat eine starke Wirkung an bestimmten Synapsen im Rückenmark und verhindert bei Anspannung bestimmter Muskeln die normale Hemmung der antagonistisch (als Gegenspieler) arbeitenden Muskelgruppen.
zu C: Botulismus: Botulismus ist keine Infektionskrankheit, sondern eine Vergiftung (Intoxikation) durch Nahrungsmittel, in denen sich das Bakterium Clostridium botulinum vermehrt und Toxin (Gift) gebildet hat. Das Botulismustoxin ist extrem giftig (0,1 µg tötet einen Menschen). Botulinus-Toxin hemmt die Freisetzung von Acetylcholin aus den cholinergen Nervenendigungen (Ganglien, Parasympathikus, motorische Endplatte).
zu D: Keuchhusten: Bordetella pertussis, der bakterielle Erreger des Keuchhustens, produziert ein Gift, welches das Hustenzentrum reizen soll.

Antwort 747
Die Antwort E) ist richtig.
zu E: Die Tuberkulose wird hauptsächlich durch Tröpfcheninfektion übertragen. Die wichtigste Eintrittspforte der Erreger ist die Schleimhaut der Atemwege. (Infektionen über den Verdauungstrakt spielen heute - dank tuberkulosefreier Tierbestände - nur noch eine sehr geringe Rolle.)

Antwort 748
Die Antwort B) ist richtig.
zu 1: 2) und 4): Übertragungswege der Hepatitiden:

- HAV und HEV: infizierte Nahrungsmittel und Trinkwasser,
- HBV, HCV, HDV: Blut, Blutprodukte.

zu 5: Übertragungsweg bei Röteln: Tröpfcheninfektion aus dem Nasenrachenraum, seltener indirekter Kontakt mit Gegenständen, die mit infektiösem Nasen-Rachen-Sekret kontaminiert sind; vereinzelt auch Blut, Urin, Stuhl, Bindehautsekret.

Antwort 749
Die Antwort B) ist richtig.
Nur wenige der pathogenen Bakterien sind Sporenbildner:

- Bakteriengattung Bacillus
  (z. B. Milzbranderreger),
- Bakteriengattung Clostridium
  (z. B. Erreger von Gasbrand, Tetanus und Botulismus).

Sporen sind Dauerformen von Bakterien mit großer Widerstandsfähigkeit gegen Umwelteinflüsse und langer Überlebenszeit auch unter ungünstigsten Bedingungen. Sie sind sehr hitzebeständig (problematisch bei der Sterilisation!) und resistent gegen Desinfektionsmittel und Austrocknung. Ihre Bildung wird durch ungünstige Lebensumstände ausgelöst. Die Stoffwechselvorgänge ruhen bei Sporen weitgehend, bei günstigen Bedingungen keimen die vegetativen Bakterienformen wieder aus.

Antwort 750

Die Antwort E) ist richtig.

Malaria wird durch Plasmodien, das sind Protozoen, übertragen.

Bordetella pertussis der Erreger des Keuchhustens, ist ein Bakterium.

Antwort 751

Die Antwort A) ist richtig.

zu A: Ornithose (auch: Psittakose, Papageienkrankheit) ist eine durch Vögel übertragene bakterielle Infektionskrankheit. Erreger Chlamydia psittaci.

zu B: Lepra ist eine bakterielle Infektionskrankheit. Erreger: Mycobacterium leprae.

zu C: Das Trachom ist eine durch Bakterien hervorgerufene chronische Bindehautentzündung (Keratokonjunktivitis). Sie kann zur Erblindung führen. Erreger: Chlamydia trachomatis.

zu D: Erreger des Windelsoors ('Candidose') ist der Pilz Candida albicans

zu E: Erreger des epidemischen Fleckfiebers ('Läusefleckfieber') sind die zu den Bakterien zu rechnenden Rickettsien: Rickettsia prowazeki.

Antwort 752

Die Antwort B) ist richtig.

Das Krankheitsbild spricht für eine Gastroenteritis, eine Infektion des Magen-Darm-Traktes. Beim Botulismus handelt es sich nim Gegensatz zu den anderen erwähnten Krankheiten nicht um eine Infektion, sondern um eine Intoxikation mit anderem klinischen Bild.

Antwort 753

Die Antwort C) ist richtig.

Kontagionsindex oder Infektionsindex:

Größe zur Quantifizierung der Wahrscheinlichkeit einer Erkrankung bei Kontakt mit einem Erreger: Zahl der tatsächlich Erkrankten bezogen auf 100 nicht immune Exponierte; wenn der Kontagionsindex den Wert 1 hat, bedeutet das, dass 100% der erstmalig mit dem Erreger in Kontakt gekommenen Menschen auch an der durch ihn ausgelösten Krankheit erkranken.

Die Windpocken sind mit einem Kontagionsindex von 0,9 eine hoch kontagiöse 'fliegende Infektion'. 90% der Patienten, die mit dem Erreger erstmals in Kontakt kommen, entwickeln die Krankheit. Werte für einige anderen Infektionskrankheiten: Masern: 0,95; Keuchhusten: 0,8; Diphtherie: 0,1-0,2; Röteln: 0,15-0,2; Typhus: 0,5; Poliomyelitis: 0,1

Antwort 754

Die Antwort B) ist richtig.

Die Fragestellung ist etwas unglücklich ('doppelte Verneinung'). Die Frage - wäre sie gut gestellt - müsste lauten: Welche Krankheit ist durch Viren oder Bakterien verursacht. Die doppelte Verneinung kompliziert diese Frage also unnötig. Sind Sie mit dieser Frage zurecht gekommen? Sonst überlegen Sie sich die Schwierigkeiten der 'doppelten Verneinung'. Fragen mit doppelter Verneinung werden überdurchschnittlich häufig falsch beantwortet.

Die Poliomyelitis (spinale Kinderlähmung) ist eine virale Erkrankung.

zu A: Soor wird durch den Pilz Candida albicans hervorgerufen.

zu C: Interdigitalmykose: Eine Mykose ist eine Pilzerkrankung.

zu D: Malaria: Plasmodien, die Erreger der Malaria, sind Protozoen (tierische Einzeller, gehören zu den Parasiten).

zu E: Toxoplasmose: Toxoplasma gondii ist ein Protozoon.

Antwort 755

Die Antwort D) ist richtig.

zu 1 und 4: Inkubationszeit

- Hepatitis B: 30-180 Tage,
- Windpocken: 2-3 Wochen.

Antwort 756
Die Antwort E) ist richtig.
zu 3: Das Epstein-Barr-Virus ist der Erreger der Mononukleose (Pfeiffer-Drüsenfieber, 'Kussfieber', 'kissing disease')

Antwort 757
Die Antwort B) ist richtig.
Botulismus ist eine Vergiftung mit dem von Clostridium botulinum (Bakterium) produzierten Botulismus-Gift. Es ist eines der stärksten bekannten Gifte. Wenige Gramm würden ausreichen, um die Menschheit zu vergiften. Es kann sich nur unter Luftabschluss (anaerob) bilden. Gefährlich sind Konserven: Vorgewölbte Deckel können hier ein Hinweis auf Botulismus-Toxin sein. Durch Erhitzen (über 70° C) wird das Gift zerstört.
Im Speiseeis finden sich häufig Salmonellen, jedoch kein Botulismus-Toxin.
zu A: Typisch für Röteln ist das Anschwellen der Lymphknoten im Nacken ('nuchal'). Röteln können deshalb 'im Dunkeln' diagnostiziert werden).
zu C: Koplik-Flecken: Enanthem der Wangenschleimhaut ca. 2 Tage vor Ausbruch des Masernexanthems.

Antwort 758
Die Antwort E) ist richtig.
Die Amöbenruhr hat eine Inkubationszeit von 1 - 4 Wochen. Die Inkubationszeit eines Amöbenleberabszesses kann Monate bis Jahre betragen.
zu A: 2/3 der Malariafälle werden durch Plasmodium falciparum, den Erreger der Malaria tropica hervorgerufen. Sie ist die gefährlichste Form der Malaria und kann in wenigen Tagen zum Tode führen.
zu B: Poliomyelitis-Grundimmunisierung: Es gibt einen Totimpfstoff (nach Salk; heute von der STIKO empfohlen) und einen Lebendimpfstoff (nach SABIN; früher durchgeführte sog. 'Schluckimpfung') aus allen 3 Poliostämmen.
zu C: Bei Botulismus wird ein von Clostridium botulinum gebildetes Gift (Toxin) aufgenommen. Botulismus ist also eine Vergiftung, keine Infektion.
zu D: Salmonella typhi und Salmonella paratyphi bilden ein Endotoxin.

Antwort 759
Die Antwort C) ist richtig.
zu 1 und 2: Lymphknotenschwellungen bei Tuberkulose und Lymphogranulomatose (M. Hodgkin) sind häufig lokalisiert, nicht generalisiert. AIDS, Mononukleose ('Pfeiffer-Drüsenfieber') und Toxoplasmose zeigen eine generalisierte Lymphknotenschwellung.

Antwort 760
Die Antwort E) ist richtig.
zu 1: Leptospirose: die Weil´sche Krankheit zeigt häufig eine Hepatitis mit Ikterus.
Erreger: Bakterium Leptospira interrogans.
zu 2: Gelbfieber wird durch das Gelbfiebervirus ausgelöst und durch Aëdes-Stechmücken übertragen. Im Stadium der hepatorenalen Organschädigung kommt es zur Hepatitis mit Ikterus.
zu 3: Mononukleose: durch Speichel übertragene Viruserkrankung ('Kussfieber', 'kissing-disease'). Leitsymptome: fieberhafte Angina tonsillaris, generalisierte Lymphknotenschwellung, typisches Blutbild. In ca. 5% der Krankheitsfälle kommt es zu einer Leberbeteiligung mit Ikterus.
zu 4: Zytomegalie: die Infektion mit dem Zytomegalie-Virus verläuft bei Patienten mit normalem Immunstatus meist symptomlos. Bei abwehrgeschwächten oder immunsupprimierten Patienten kann ein schwerer Krankheitsverlauf auftreten, der mit einer Hepatitis und Ikterus einhergehen kann (Fieber, häufig tödliche Pneumonie, Netz-

hautentzündung, Enzephalitis und Kolitis sind weitere klinische Erscheinungsformen).

Antwort 761

Die Antwort E) ist richtig.

zu 1: Masern-Virus: Masernenzephalitis, ca. jedes 2000. Kind mit Masern, (20% tödlich, 30% bleibende neurologische Schäden).

zu 2: Mumps-Virus: Hirnhautentzündung (25% mit guter Prognose), Hirnentzündung (Enzephalitis, selten, mit ernster Prognose).

zu 3: Herpes-simplex-Virus: Meningoencephalitis herpetica (gefürchtet).

zu 4: Varizella-Zoster-Virus: Meningoenzephalitis (selten, gute Prognose).

zu 5: Coxsackie-Viren: Meningitis, Enzephalitis mit Lähmungen, Poliomyelitisähnliches Krankheitsbild ('Pseudopolio').

Antwort 762

Die Antwort C) ist richtig.

Clostridium botulinum bildet unter Luftabschluss (anaerob) ein extrem starkes Gift. Die Aufnahme des Giftes (nicht des Erregers) führt zum Krankheitsbild des Botulismus. Botulismus ist eine Intoxikation, keine Infektion. Unter anderem findet sich klinisch auch eine Magen-Darm-Symptomatik. Sie ist jedoch eher durch eine Verstopfung (Obstipation) gekennzeichnet, als durch Diarrhoe.

Antwort 763

Die Antwort E) ist richtig.

zu 1: Rheumatisches Fieber: Das rheumatische Fieber 'leckt die Gelenke und beißt sich am Herzen fest.' Der typische Befund ist eine akute wandernde Polyarthritis die die großen Gelenke bevorzugt und von Gelenk zu Gelenk springt. Die betroffenen Gelenke sind oft überwärmt, geschwollen und stark schmerzhaft.

zu 2: Schuppenflechte (Psoriasis): bei etwa 5-10% der Patienten mit Schuppenflechte kommt es zu einer Beteiligung des Bewegungsapparates, der sog. Psoriasis-Arthropathie. Es findet sich eine destruierende Oligo- oder Polyarthritis mit typischem Gelenkbefallmuster: hauptsächlich distale kleine Gelenke von Hand und Fuß, auch große Gelenke (z. B. Kniegelenk).

zu 3: Gonorrhoe: Eine Komplikation der Gonorrhoe (Tripper) ist die (Mon-) Arthritis gonorrhoica.

zu 4: Tuberkulose: als Spätmanifestationen einer Tuberkulose kann es zur Knochentuberkulose und zur Gelenktuberkulose (Arthritis tuberculosa) kommen. Bei der Knochentuberkulose kommt es zur Aussaat von Mycobacterium tuberculosis und zur Erregeransiedlung im Knochenmark, bei der Gelenktuberkulose kommt es zur Ansiedlung der Bakterien in der Synovia.

zu 5: Hämophilie B (Bluterkrankheit): rezidivierende Gelenkblutungen führen bei dieser Krankheit zu den typischen 'Blutergelenken' mit erheblicher Bewegungseinschränkung und Deformierung.

Antwort 764

Die Antwort D) ist richtig.

Infektionsschutzgesetz (IfSG) oder Gesetz zur Verhütung und Bekämpfung von Infektionskrankheiten beim Menschen

Begriffsbestimmungen

§2

Im Sinne dieses Gesetzes ist

- Kranker
  eine Person, die an einer übertragbaren Krankheit erkrankt ist,
- Krankheitsverdächtiger
  eine Person, bei der Symptome bestehen, welche das Vorliegen einer bestimmten übertragbaren Krankheit vermuten lassen,
- Ansteckungsverdächtiger
  eine Person, von der anzunehmen ist, dass sie Krankheitserreger aufgenommen hat, ohne krank, krankheitsverdächtig oder Ausscheider zu sein,

- Ausscheider
  eine Person, die Krankheitserreger ausscheidet und dadurch eine Ansteckungsquelle für die Allgemeinheit sein kann, ohne krank oder krankheitsverdächtig zu sein,
- Ansteckungsverdächtiger
  eine Person, von der anzunehmen ist, dass sie Krankheitserreger aufgenommen hat, ohne krank, krankheitsverdächtig oder Ausscheider zu sein.

Antwort 765

Die Antwort B) ist richtig.
Nach dem Infektionsschutzgesetz ist eine übertragbare Krankheit eine durch Krankheitserreger oder deren toxische Produkte, die unmittelbar oder mittelbar auf den Menschen übertragen werden, verursachte Krankheit.
(Die meldepflichtigen übertragbaren Krankheiten sind in §6, 7 und 34 des Infektionsschutzgesetzes zusammengefasst. Der Heilpraktiker hat für diese Krankheiten Behandlungsverbot und muss den Patienten an einen Arzt verweisen.)

Antwort 766

Die Antwort D) ist richtig.
Nach dem Infektionsschutzgesetz besteht für Keuchhusten keine Meldepflicht; nach §24 und §34 besteht jedoch Behandlungsverbot für den Heilpraktiker.

Antwort 767

Die Antwort E) ist richtig.
Nach §6 des Infektionsschutzgesetztes besteht für Scharlach keine Meldepflicht sondern nur Behandlungsverbot für den Heilpraktiker (§§24, 34).

Antwort 768

Die Antwort B) ist richtig.
Pest und Milzbrand sind nach §6 des Infektionsschutzgesetzes bei Verdacht, Erkrankung und Tod meldepflichtig.
zu 3: Mononucleosis infectiosa: keine Meldepflicht.
zu 4: Pertussis: keine Meldepflicht aber Behandlungsverbot für den Heilpraktiker (§§24, 34).
zu 5: Scharlach: keine Meldepflicht aber Behandlungsverbot für den Heilpraktiker (§§24, 34).

Antwort 769

Die Antwort A) ist richtig.
Nach §6 des Infektionsschutzgesetzes sind meldepflichtig: Krankheitsverdacht, Krankheit und Tod an Tollwut. Zu melden ist außerdem die Verletzung eines Menschen durch ein tollwutkrankes, -verdächtiges oder ansteckungsverdächtiges Tier sowie die Berührung eines solchen Tieres oder Tierkörpers.

Antwort 770

Die Antwort A) ist richtig.
Bei Erkrankung und Tod ist nach §6 des Infektionsschutzgesetzes nur eine behandlungsbedürftige Tuberkulose meldepflichtig, (auch wenn ein bakteriologischer Nachweis nicht vorliegt). Die anderen erwähnten Krankheiten (Masern, Diphtherie, Typhus abdominalis und Meningokokken-Meningitis) sind nach §6 des Infektionsschutzgesetzes bei Verdacht, Erkrankung und Tod meldepflichtig.

Antwort 771

Die Antwort C) ist richtig.

Antwort 772

Die Antwort D) ist richtig.
Scabies (Krätze) fällt nicht unter die meldepflichtigen Nachweise von Krankheitserregern nach §7 IfSG (Infektionsschutzgesetz). Für Scabies gilt allerdings Behandlungsverbot für den Heilpraktiker (§§24 und 34 IfSG).

Antwort 773

Die Antwort A) ist richtig.

Eine Meldepflicht für Ausscheider (wie sie das alte Bundesseuchengesetz kannte), gibt es im aktuellen Infektionsschutzgesetz nicht mehr.

Antwort 774

Die Antwort C) ist richtig.

Nach §7 (3) IfSG sind folgende Erkrankungen vom dazu gesetzlich bestimmten Personenkreis (Heilpraktiker gehören nicht dazu) nichtnamentlich zu melden:

- Treponema pallidum,
- HIV,
- Echinococcus sp.,
- Plasmodium sp.,
- Rubellavirus; Meldepflicht nur bei konnatalen Infektionen,
- Toxoplasma gondii; Meldepflicht nur bei konnatalen Infektionen.

zu 2 und 3: Der Erregernachweis von Legionella sp. und Hepatitis-B-Virus ist nach §7 IfSG namentlich zu melden.

Merke: Heilpraktiker haben im Rahmen des §7 keine Meldepflicht (aber Behandlungsverbot)!

Antwort 775

Die Antwort E) ist richtig.

zu 1: Die Tollwutviren wandern ins Gehirn und lösen dort eine tödliche Gehirnentzündung (Enzephalitis) aus.

zu 2: Herpes-simplex-Virus: Meningoencephalitis herpetica (gefürchtet)

zu 3: Bei der Poliomyelitis kommt es zur Zerstörung der motorischen Ganglienzellen im Vorderhorn des Rückenmarks mit den typischen schlaffen Lähmungen der entsprechenden Muskelgruppen. Vor der Lähmungsphase kann es zu einer Meningoenzephalitis kommen. Neben dieser 'spinalen' Form der Kinderlähmung gibt es noch die seltene zerebrale Kinderlähmung (Polioencephalitis acuta infantum) mit anhaltend hohem Fieber, Krampfanfällen, Bewusstseinstrübung, spastischen Lähmungen und Kontrakturen.

zu 4: Masern-Virus: an einer Masernenzephalitis erkrankt ca. jedes 2000. Kind mit Masern: 20% tödlich, 30% bleibende neurologische Schäden.

zu 5: Mumps-Virus: Hirnhautentzündung (25%; mit guter Prognose), Hirnentzündung (Enzephalitis, selten, mit ernster Prognose).

Antwort 776

Die Antwort C) ist richtig.

zu A: 90 - 95% der Poliomyelitisinfektionen verlaufen klinisch weitgehend unauffällig ('inapparent'); bei ca. 5% der Infizierten kommt es zu Symptomen eines grippalen Infektes mit Gesundung innerhalb weniger Tage. Nur ca. 1% der Erkrankten entwickelt Lähmungserscheinungen.

zu B: Der Erregernachweis im Stuhl gelingt in den ersten beiden Krankheitswochen in 70% der Fälle. (Zum Nachweis außerdem Blutuntersuchung: Serodiagnostik).

zu C: Die Poliomyelitis-Viren werden in 3 pathogenetisch und immunologisch unterscheidbare Typen unterteilt: Es besteht nach Infektion nur Immunität für den auslösenden Virustyp. Patienten können 3x an Poliomyelitis erkranken bevor sie gegen alle Virustypen der Poliomyelitis immun sind.

zu D: Die Viren befallen u. a. die Vorderhornzellen des Rückenmarks und führen so zu schlaffen Lähmungen.

zu E: Es steht der heute gebräuchliche Totimpfstoff (SALK) und ein Lebendimpfstoff (SABIN; frühere 'Schluckimpfung') zur Verfügung.

Antwort 777

Die Antwort B) ist richtig.

Bei der Poliomyelitis kommt es zur Zerstörung der motorischen Ganglienzellen im Vorderhorn des Rückenmarks mit den typischen schlaffen Lähmungen der entsprechenden Muskelgruppen und ohne sensible Ausfälle.

Antwort 778

Die Antwort A) ist richtig.

Nach §6 des Infektionsschutzgesetzes ist die Verletzung eines Menschen durch ein tollwutkrankes, -verdächtiges oder ansteckungsverdächtiges Tier sowie die Berührung eines solchen Tieres oder Tierkörpers zu melden. Eine Meldepflicht besteht auch für den Heilpraktiker (§8). Die namentliche Meldung muss unverzüglich, spätestens innerhalb von 24 Stunden nach erlangter Kenntnis gegenüber dem für den Aufenthalt des Betroffenen zuständigen Gesundheitsamt ... erfolgen.

Antwort 779

Die Antwort D) ist richtig.

zu A: Zur aktiven Immunisierung (Impfung) des Menschen dienen inaktivierte Tollwut-Viren.

zu D: Hunde entwickeln die gleiche Symptomatik wie Füchse. Sie ändern ihr natürliches Verhalten und werden beißwütig. Während dieser Zeit infizieren sie durch Biss andere Tiere oder den Menschen. Diese Wutphase der Tollwut geht mit starker Speichelbildung einher und dauert nur wenige Tage. Danach verendet das Tier. (Es gibt auch das Bild der 'stillen Wut', hier ist das Tier nicht aggressiv, sondern ruhig.)

zu E: Nach Hunde- oder Tierbiss (ungeimpfter Hund/Tier) bzw. nach Kontakt mit einem tollwutverdächtigen Tier wird sofort geimpft. Nach Ausbruch der Erkrankung ist die Impfung wirkungslos, der Patient stirbt mit 100% Wahrscheinlichkeit.

Antwort 780

Die Antwort E) ist richtig.

Verschiedene, in Deutschland seltene, Virusinfektionen können u. a. zu starken Blutungen z. B. aus dem Magen-Darm-Trakt oder dem Harntrakt führen (hämorrhagische Diathese). Alle von 1 - 4 erwähnten Virusarten (und einige mehr) können ein hämorrhagisches Fieber hervorrufen. Bei Viruserkrankungen, die mit solchen generalisierten Blutungen einhergehen, besteht Meldepflicht für Verdacht, Erkrankung und Tod.

Antwort 781

Die Antwort A) ist richtig.

zu A: Nur etwa 15-20% der von tollwutkranken Hunden gebissenen Personen erkranken (wenn sie nicht sofort geimpft werden) an Tollwut.

zu B: Nach Auftreten der ersten Krankheitssymptome ist eine Heilung nur noch in extremen Ausnahmefällen möglich, Letalität nahezu 100%.

Antwort 782

Die Antwort D) ist richtig.

zu 5: Zytomegalie bei Erwachsenen

- Patienten mit normalem Immunstatus: Erkrankung meist symptomlos; evtl. Mononukleose-ähnliches Krankheitsbild mit Lymphknotenschwellung und Hepatitis.
- Patienten mit supprimiertem (unterdrücktem) Immunstatus (z. B. AIDS, bei Immunsuppression nach Transplantationen, bei Chemotherapie, bei Tumoren usw.) haben häufig einen schweren Krankheitsverlauf:
  - Fieber, Mononukleose-ähnliches Krankheitsbild, evtl. Leukopenie, Thrombopenie,
  - Retinitis (Netzhautentzündung),

- Pneumonie mit hoher Letalität,
- Hepatitis, evtl. Kolitis (Dickdarmentzündung), Enzephalitis.

Antwort 783

Die Antwort A) ist richtig.

Die Impfung gegen Röteln bietet (bei ausreichender Bildung von Antikörpern: Titerbestimmung!) einen 100% Schutz der Mutter und des Embryos.

Antwort 784

Die Antwort D) ist richtig.

zu 1: Extremitätenlähmungen sind typisch für die Poliomyelitis.

zu 3: Hirnverkalkungen (intrakranielle Verkalkungen) sind typisch für die angeborene Toxoplasmose.

Antwort 785

Die Antwort A) ist richtig.

Jeder Mensch der nicht immun ist, kann an Röteln erkranken. Durch den hohen Verbreitungs- und Ansteckungsgrad der Röteln erkranken die meisten Menschen schon im Kindesalter und werden dadurch immun. Kommen sie während der Kindheit jedoch nicht mit Röteln in Kontakt, können sie jederzeit auch im Erwachsenenalter an Röteln erkranken. Denken Sie an die gefürchtete Erkrankung einer Schwangeren an Röteln! Erkrankt die Schwangere während der ersten 3 Monate der Schwangerschaft kommt es zu schweren kindlichen Missbildungen (Rötelnembryopathie!). Impfen (Jungen und Mädchen; auf jeden Fall aber Frauen vor einer Schwangerschaft)!

Antwort 786

Die Antwort C) ist richtig.

Die Hepatitis A wird fäkal-oral (durch verunreinigtes Wasser, Nahrungsmittel, rohe Meeresfrüchte u. Ä.) und sexuell übertragen.

Antwort 787

Die Antwort E) ist richtig.

Die Hepatitis A wird fäkal-oral übertragen, hat also einen 'enteralen Infektionsweg' (Infektionsweg, der über den Darm geht'). Die Hepatitis B wird durch Kontakt mit infektiösem Blut oder Blutbestandteilen übertragen.

Antwort 788

Die Antwort B) ist richtig.

Infektionswege bei der Hepatitis B:

- Parenteral (unter Umgehung des Darms): unmittelbar durch Blut und Blutprodukte, durch kontaminierte Instrumente (Arzt, Zahnarzt, Frisör),
- sexuell,
- perinatal: während der Geburt von der Mutter auf das Kind (recht häufig).

Antwort 789

Die Antwort B) ist richtig.

Antwort 790

Die Antwort B) ist richtig.

Es existiert eine Schutzimpfung gegen Gelbfieber mit attenuiertem (abgeschwächt verändertem) Lebendimpfstoff. Die Schutzimpfung kann nur bei von der WHO zugelassenen Impfstellen erfolgen. Der Impfstoff ist thermolabil und erfordert eine ununterbrochene Kühlkette. Die Schutzdauer der Impfung beträgt 10 Jahre. Die Impfung ist vorgeschrieben für Reisen in Gelbfiebergebiete. Die Impfgültigkeit beginnt erst 10 Tage nach der Impfung. Es muss also mindestens 10 Tage vor Reisebeginn geimpft werden!

Antwort 791

Die Antwort E) ist richtig.

zu1: Die aktive Impfung gegen FSME wird nur für besonders exponierte Personen und in Hochrisikogebieten empfohlen (Indikationsimpfung).

zu 2: Im süddeutschen Raum (Bayern, schwäbische Alb) sind die Zecken deutlich häufiger infiziert als in Norddeutschland.

Antwort 792

Die Antwort B) ist richtig.

zu 4 und 5: Influenza-A-Viren sind genetisch variabel. Sie verändern fortwährend ihre Antigenstruktur. Kleine Antigenveränderungen ('Antigenic drift') im Intervall von ca. 2-3 Jahren führen zu kleineren Epidemien. Größere Antigenveränderungen ('antigenic shift') erklären die periodisch auftretenden Grippepandemien (die neue Antigenstruktur wird von den 'alten' Antikörpern nicht mehr erkannt).

In den Monaten Oktober/November sollte bei Risikopatienten eine jährliche Schutzimpfung mit inaktivierten Krankheitserregern vorgenommen werden. Geimpft werden sollten: ältere Patienten (vor allem bei Vorerkrankungen), herz- und lungenkranke Patienten, Patienten mit Abwehrschwäche, stark exponierte Personengruppen (Krankenhauspersonal usw). Wegen der Antigen-Shift des Erregers darf nur der aktuelle Jahresimpfstoff verwendet werden. Erkältungen oder 'grippalen Infekten' beugt diese Impfung - entgegen landläufiger Meinung - nicht vor.

Antwort 793

Die Antwort D) ist richtig.

Das Risiko einer Grippe ist Abhängigkeit vom Erreger und der Resistenzlage des Patienten unterschiedlich, z. B. Grippepandemie 1918-1920 ('spanische Grippe'): 20 Millionen Todesfälle.

Unter Risikogruppen wird die Letalität für einzelne Grippeepidemien in der Literatur bis zu 10% angegeben. Besonders gefährdet sind Kinder, Schwangere, ältere Menschen mit Vorerkrankungen und Patienten mit Abwehrschwäche.

Antwort 794

Die Antwort B) ist richtig.

Es handelt sich hier um Koplik-Flecken in der Wangenschleimhaut. Diese sind typisch für das Krankheitsbild der Masern. Koplik-Flecken sind weiße, kalkspritzerartige ca. 0,5 mm große Flecken mit ca. 3 mm großem rotem Randsaum in der Wangenschleimhaut, gegenüber den Mahlzähnen.

Antwort 795

Die Antwort B) ist richtig.

Antwort 796

Die Antwort B) ist richtig.

Typische Klinik bei Masern: 'verheult, verrotzt, verschwollen'. Es entwickelt sich ein Enanthem an der Mundschleimhaut (Koplik-Flecken) ca. zwei Tage vor Auftreten des Exanthems.

Antwort 797

Die Antwort D) ist richtig.

Bei Masern, einer Viruserkrankung, sind Antibiotika wirkungslos. Viren infizieren die Körperzellen des Patienten und sind dann für eine Therapie mit Antibiotika nicht zugänglich. Mit Antibiotika (Einzahl: Antibiotikum) lassen sich bakterielle Erkrankungen therapieren, virale nicht. Die häufig geübte Praxis 'prophylaktisch' bei Viruserkrankungen Antibiotika zu geben, um bakteriellen Superinfektionen vorzubeugen, ist mit Recht umstritten.

Antwort 798

Die Antwort C) ist richtig.

Koplik-Flecken finden sich ca. 2 Tage vor Ausbruch des Masernexanthems in der Wangenschleimhaut.

Antwort 799

Die Antwort D) ist richtig.

Die Frage ist unsauber gestellt, da HIV-Infektion und AIDS nicht voneinander getrennt werden.

Nur bei einem Teil der HIV-Infizierten (20%) kommt es, einige Tage bis mehrere Wochen nach der Infektion, zu einem akuten Krankheitsbild, welches am ehesten einer Mononukleose entspricht. Andere Patienten bleiben nach der Infektion - oft über Jahre - symptomlos. Wieder andere entwickeln nach unterschiedlichen Zeitspannen AIDS-Vorstadien oder erkranken ohne Vorstadien an AIDS.

Antwort 800

Die Antwort E) ist richtig.

Antwort 801

Die Antwort D) ist richtig.

Das Kaposi-Sarkom findet sich typischerweise im Endstadium der HIV-Infektion, also bei AIDS. Es dauert im Schnitt ca. 10 Jahre bis dieses Endstadium (Stadium IV der HIV-Infektion: AIDS) erreicht wird. Das Kaposi-Sarkom ist also kein Frühbefund nach Infektion.

Antwort 802

Die Antwort D) ist richtig.

Eine HIV-Übertragung durch Stechmücken ist nach heutigem Stand der Kenntnisse nicht möglich.

Antwort 803

Die Antwort A) ist richtig.

Eine HIV-Infektion durch Speichel z. B. bei Mitbenutzung von Essgeschirr oder Gläsern ist nach heutigem Stand der Kenntnisse nicht möglich.

Antwort 804

Die Antwort A) ist richtig.

Bei der Gürtelrose, dem Herpes zoster, handelt es sich um eine Viruserkrankung durch Reinfektion (erneute Infektion) mit dem Varicella-Zoster-Virus bei Teilimmunität nach Windpockenerkrankung oder (häufiger) durch Reaktivierung von Varicella-Zoster-Viren, die nach früherer Varizelleninfektion in den Spinalganglien persistieren. Der Herpes zoster macht streng segmentale Krankheitserscheinungen ('Gürtelrose', 'Bläschenausschlag') in entsprechenden Dermatomen.

Antwort 805

Die Antwort B) ist richtig.

Nur die Zoster-Neuralgie macht streng einseitige segmentale Schmerzen im entsprechenden Dermatom.

Antwort 806

Die Antwort E) ist richtig.

Beim Herpes zoster kommt es zur Reaktivierung des Varizellen-Zoster-Virus nach einer früheren Varizelleninfektion.

Meist beschränkt sich die Infektion auf ein oder mehrere Dermatom(e).

zu A: Die sog. Zoster-Neuralgie kann vor, nach oder mit dem Blasenstadium auftreten. Es handelt sich um starke Schmerzen im Bereich der betroffenen Innervationsbezirke spinaler Nerven (oft Thoraxnerven, meist einseitig).

zu C: Typische Bläschenbildung im Verlauf der Dermatome ('Gürtelrose').

zu E: Symmetrische Manifestationen sind selten. Normalerweise beschränken sich die Hauterscheinungen ('wie mit dem Lineal gezogen') auf das/die Dermatom(e) einer Körperhälfte.

Antwort 807

Die Antwort D) ist richtig.

Eine Infektion der Mutter mit Mumps-Viren während der Schwangerschaft ist keine Indikation für einen Schwangerschaftsabbruch.

Antwort 808

Die Antwort C) ist richtig.

zu C: Das Krankheitsbild ist eigentlich nie auf die Ohrspeicheldrüse beschränkt. Nahezu immer finden sich auch Entzündungszeichen anderer Drüsen, oft ohne wesentliche klinische Symptomatik: Pankreatitis (Bauchspeicheldrüsenentzündung), Orchitis (Hodenentzündung), bisweilen auch Thyreoiditis (Schilddrüsenentzündung).

Antwort 809
Die Antwort D) ist richtig.
zu D: Mononukleose (auch: 'Pfeiffer´sches Drüsenfieber' oder 'kissing-disease = Kusskrankheit'). Den Beinamen 'kissing-disease' hat sie vom Übertragungsmodus: die Mononukleose wird häufig beim Küssen durch Speichel übertragen. Sie ist deshalb besonders häufig im 'Küss- und Knutsch-Alter', in der Pubertät.

Antwort 810
Die Antwort A) ist richtig.
Die Mononukleose ist eine Virusinfektion des Heranwachsenden mit EB-(Epstein-Barr)-Virus, die zur Hyperplasie und Hypertrophie des lymphatischen Gewebes mit charakteristischen Blutbildveränderungen (mononukleäre Zellen) führt.
Bei Mononukleose wird häufig eine Milzschwellung beobachtet, gefürchtet ist die seltene, häufig tödliche Milzruptur), gelegentlich (5%) kommt es zur Leberbeteiligung mit Gelbsucht (Ikterus), ein Leberkoma entwickelt sich nicht.
Herzklappenveränderungen, maligne Entartung und Diabetes insipidus sind keine Komplikationen der Mononukleose.

Antwort 811
Die Antwort C) ist richtig.

Antwort 812
Die Antwort A) ist richtig.
zu A: Windpocken heißen auch Varizellen (Rubeola oder Rubella sind Röteln)
zu D: Patienten, die einmal Windpocken durchgemacht haben, können bei Abwehrschwäche und im Alter ('Änderung der immunologischen Situation) das Krankheitsbild eines Herpes zoster ('Gürtelrose') entwickeln. Die Zoster-Bläschen enthalten dann das Varizellen/Zoster-Virus. Kinder, die sich an diesen Bläschen anstecken, bekommen die Windpocken.

Antwort 813
Die Antwort B) ist richtig.
Warzen (lat. verrucae) sind gutartige, infektiöse, durch Papillomaviren hervorgerufene Neubildungen der Haut.
Inkubationszeit: 6 Wochen bis 20 Monate.

Antwort 814
Die Antwort B) ist richtig.
Der Zeitpunkt der Infektion ist oft von entscheidender Bedeutung für das Risiko an einer Feto- oder Embryopathie zu erkranken. Am Beispiel der Rötelnembryopathie:
Bei der Infektion einer Schwangeren mit Röteln kann das Rötelnvirus auf die Frucht übertragen werden. Je früher in der Schwangerschaft die Infektion auftritt, desto höher ist das Risiko: 1. Monat bis 50%, 2. Monat 25%, 3. Monat 15%, 4. Monat 5% (nach neueren Erkenntnissen besteht auch eine Gefährdung des Feten während der späteren Schwangerschaftsphase). Die Infektion führt zum Abort oder zur Rötelnembryopathie. Diese verursacht zahlreiche Missbildungen.

Antwort 815
Die Antwort E) ist richtig.
Die Wirkung des Cholera-Impfstoffes ist zweifelhaft. Eine Impfung kann nicht empfohlen werden.

Antwort 816
Die Antwort C) ist richtig.
Klinik der Cholera:
- Viele Infizierte sind symptomlose Keimträger.
- Leichte Form: noch gefärbte und geformte Stuhlentleerungen (harmlos).
- Schwere Form: 20-30x pro Tag 'Reiswasserstühle' und Erbrechen:

  - Wasser-/Elektrolytverlust, Exsikkose (Austrocknung) und Azidose,
  - Anurie (Harnausscheidung unter 100 ml/Tag), Urämie,
  - Absinken der Körpertemperatur, Wadenkrämpfe, Aphonie (Stimmlosigkeit), Koma.
- Schwerste Form: Enterotoxinvergiftung mit Tod innerhalb von Stunden noch vor Auftreten der Durchfälle. ('Cholera sicca' = trockene Cholera)

Antwort 817

Die Antwort D) ist richtig.

Die Cholera-Impfung ist eine Impfung mit abgetöteten Cholera-Vibrionen. Es werden 2 Impfungen im Mindestabstand von 1 Woche durchgeführt.

Die Wirkung dieser Impfung ist mäßig (kein sicherer Impfschutz!); der Impfschutz - falls überhaupt vorhanden – wird mit maximal 6 Monaten angegeben.

zu A und E: Schlechte Hygieneverhältnisse begünstigen die Ausbreitung der Cholera, die meist über Fäkalien verschmutztes Wasser (kontaminiertes Trinkwasser) und durch Meeresfrüchte oder Lebensmittel übertragen wird.

Antwort 818

Die Antwort C) ist richtig.

Eine Übertragung durch Blut oder Blutbestandteile ist für Salmonellen nicht typisch. Die Übertragung geschieht durch Konsum kontaminierter Lebens- und Genussmittel. Infektionsquelle sind der Stuhl von Kranken und Ausscheidern (fäkal-oraler Infektionsmodus) sowie Tiere und Tierprodukte.

Antwort 819

Die Antwort A) ist richtig.

zu A, C und E: Die Ornithose (wenn sie durch Papageien übertragen wird auch: Psittakose oder Papageienkrankheit) ist eine durch Vögel übertragene, bakterielle Infektionskrankheit. Erreger: Chlamydia psittaci. Die Ornithose ist eine Zoonose, also ein Krankheitsbild, das normalerweise von Wirbeltieren auf Menschen übertragen wird.

zu B: Sie manifestiert sich meist als atypische Pneumonie.

zu D: Der direkte oder indirekte Nachweis des Krankheitserregers (Chlamydia psittaci) ist nach §7 (1) des Infektionsschutzgesetzes namentlich zu melden.

Antwort 820

Die Antwort D) ist richtig.

zu 5: Typisch für das Krankheitsbild Typhus ist eine Leukopenie (im Gegensatz zu den meisten bakteriellen Infektionen) mit Linksverschiebung im Differentialblutbild, die Blutsenkung kann normal sein, absolute Eosinopenie. (Dagegen zeigt das Krankheitsbild Paratyphus eine Leukozytose.)

Antwort 821

Die Antwort A) ist richtig.

Normalerweise steigt der Pulsschlag (die Herzfrequenz) pro Grad Temperatur um 10 Herzschläge. Bei einem Fieberkontinua bei 40° C müsste man also mit einer Herzfrequenz um 100 Schläge/min rechnen. Der Typhuskranke hat aber einen - für das hohe Fieber - 'relativ' langsamen Puls (z. B. 60-75): relative Bradykardie.

Antwort 822

Die Antwort E) ist richtig.

zu E: Im Gegensatz zur weit verbreiteten Meinung besteht bei Typhus in der Anfangsphase kein Durchfall (Diarrhoe) sondern eine Verstopfung (Obstipation). Erst in der 2. Krankheitswoche kommt es zu den beschriebenen erbsbreiartigen Durchfällen.

Antwort 823

Die Antwort C) ist richtig.

Listerien kommen weltweit im Erdboden, in Oberflächengewässern, Pflanzen und Tieren vor und werden auch häufig im Stuhl gesunder Menschen ausgeschieden (1-10%).

Antwort 824

Die Antwort B) ist richtig.

Die granulomatöse Hepatitis gehört nicht zum Krankheitsbild der Diphtherie.

zu A, D und E: Für diese Erscheinungsbilder ist das Diphtherie-Toxin verantwortlich.

zu C: Vor dem Antibiotika- und Impfzeitalter hatte die Diphtherie den Beinamen 'Würgengel der Kinder'. Es kommt zur Bildung von sog. Pseudomembranen: weißlichen Belägen im Nasen-Rachenraum, die beim Abstreifen bluten.

Antwort 825

Die Antwort D) ist richtig.

Bei der Diphtherie handelt es sich um eine Lokalinfektion mit systemischer Intoxikation (Vergiftung) durch das, von den Bakterien gebildete, Diphtherie-Toxin.

Antwort 826

Die Antwort D) ist richtig.

zu 1: Die Beläge werden in den meisten Lehrbüchern nicht als gelblich, sondern als weißlich-grau beschrieben. Sie haften fest und bluten beim Abwischen.

zu 2: Möglichst früh sollte neben Penizillin humanes Diphtherie-Antitoxin verabreicht werden.

zu 3: Der wichtigste Übertragungsweg der Diphtherie ist die Tröpfcheninfektion.

zu 4: Die seltenen Diphtherie-Fälle in den letzten Jahrzehnten hatten eine Letalität von ca 20%. Durch eine generalisierte Intoxikation mit Diphtherie-Toxin kommt es u. a. zu einer toxische Myokarditis mit Myokardnekrose. ('Häufig' ist relativ und deshalb ungenau. Wir haben eine tödliche Komplikationsrate von ca. 20% als häufig gewertet.)'

Antwort 827

Die Antwort B) ist richtig.

Der Übertragungsweg für Tuberkulose ist die Tröpfcheninfektion von Mensch zu Mensch. Die wichtigste Eintrittspforte der Erreger ist die Schleimhaut der Atemwege. Infektionen über den Verdauungstrakt spielen (dank tuberkulosefreier Tierbestände) nur noch eine sehr geringe Rolle.

Antwort 828

Die Antwort E) ist richtig.

Bei Tuberkulin positiven, nicht BCG-geimpften Kleinkindern muss man zunächst von einer frischen Tbc ausgehen und nach weiterführender Diagnostik (z. B. Lungenröntgenbild) eine tuberkulostatische Dreiertherapie (3 verschiedene Antibiotika gleichzeitig) einleiten.

zu A: Tuberkulose. Der erste Kontakt mit dem Erreger (Mycobacterium tuberculosis) erzeugt nach einer Latenz von 5-6 Wochen den Primärkomplex = Primärherd mit zugehörigem erkrankten Lymphknoten. Die Klinik des Primärkomplexes ist meist stumm. Macht der Primärkomplex ausnahmsweise Komplikationen, handelt es sich um eine Primärtuberkulose. Dieser erste Parenchymherd kann überall in der Lunge liegen. Selten findet sich der Primärkomplex extrapulmonal (Rachenhinterwand, Wangenschleimhaut, Tonsillen, Intestinaltrakt).

Macht der Primärkomplex Komplikationen, handelt es sich um eine Primärtuberkulose.

zu C: Bei der Miliar-Tbc kommt es zu einer hämatogenen Streuung von Tuberkelbakterien in andere Organe (Lunge, Leber, Meningen, Milz u. a).

zu D: Die Tuberkulinprobe (z. B. 'Tine-Test') gibt nur Aufschluss ob der Organismus zu irgendeiner Zeit mit Tuberkelbakterien Kontakt hatte und Antikörper gebildet hat. Es kann durch einen positiven Tuberkulintest also nicht auf eine akute Tbc geschlossen werden.

Antwort 829
Die Antwort E) ist richtig.

Antwort 830
Die Antwort A) ist richtig.
Die Inkubationszeit für Tetanus ist 8-10 (3-28) Tage.

Antwort 831
Die Antwort D) ist richtig.
Gasbrand:
zu 1: gelbbraune bis blauschwarze Verfärbung des Wundgebietes
zu 2: auf Druck entweichen Gasblasen, dabei wird Knistern ('Krepitationen') hörbar
zu 3: meist fad süßlicher Wundgeruch (Mischinfektion mit Fäulniserregern)
zu 4: Als schwere Allgemeinsymptome finden sich Tachykardie, Zyanose, tiefe (Kussmaul)-Atmung, Ikterus und Herz-Kreislauf-Versagen.
zu 5: Ein Hämatom ('Bluterguss') gehört nicht zwingend zum Gasbrand.

Antwort 832
Die Antwort E) ist richtig.
Scharlach wird durch Toxin bildende, betahämolysierende Streptokokken der Gruppe A hervorgerufen. Diese Erreger, die häufig auch Krankheitsbilder wie Angina tonsillaris ('Mandelentzündung'), Phlegmone und Erysipel auslösen, können Autoimmun-Zweiterkrankungen hervorrufen: Das rheumatische Fieber oder die Glomerulonephritis.

Antwort 833
Die Antwort C) ist richtig.
zu 1: Scharlach beginnt plötzlich, ohne Prodromalerscheinungen, mit Kopfschmerzen, starkem Krankheitsgefühl und Fieber. Es kann zwar nach Abheilung von Scharlach erneut zu Fieber kommen. Dies ist jedoch eine Komplikation der Scharlacherreger (Streptokokken); sie können zu autoimmunen Zweiterkrankungen - dem Rheumatischen Fieber oder der Glomerulonephritis - führen.
zu 2: Scharlach wird hervorgerufen durch beta-hämolysierende Streptokokken der Gruppe A, die, aufgrund eines Befalls mit einem Bakteriophagen, die Fähigkeit zur Toxinbildung haben.
zu 3: Das Exanthem ist typischerweise feinfleckig (punktförmig), hochrot und rau.
zu 4: Kokardenförmig heißt soviel wie schießscheibenartig, rund, münzförmig (meist mehrere konzentrische, ringförmige Hauterscheinungen). Auftreten z. B beim Erythema exsudativum multiforme, in etwas abgewandelter Form bei Ringelröteln.
zu 5: Rotes Gesicht mit um den Mund herum gelegener ('perioraler') Blässe ist typisch für Scharlach.

Antwort 834
Die Antwort C) ist richtig.
zu 3: Auf künstlichen Nährböden lassen sich Treponemen nur äußerst schwer anzüchten!

Antwort 835
Die Antwort C) ist richtig.
Es handelt sich um eine Gonorrhoe (Tripper) mit Arthritis gonorrhoica.
Die Gonorrhoe beim Mann beginnt als akute eitrige Harnröhrenentzündung (Urethritis) mit zunächst serösem, später rahmig-eitrigem, grün-gelblichem Ausfluss und Brennen beim Wasserlassen. Eine Komplikation eine Gelenkmanifestation, die sog. (Mon-)Arthritis gonorrhoica.
Arthritis, Gicht, chronische Polyarthritis und Lyme-Borreliose gehen normalerweise nicht mit einer Urethritis einher.

Antwort 836

Die Antwort D) ist richtig.

Ca. 90-95% der Halsentzündungen werden durch Viren verursacht. Antibiotika sind hier wirkungslos und deshalb kontraindiziert. Nur eitrige, bakterielle Halsinfektionen sollten, wegen der Gefahr der Post-streptokokken-Erkrankungen (rheumatisches Fieber, Glomerulonephritis), antibiotisch behandelt werden.

Antwort 837

Die Antwort D) ist richtig.

Erreger eines Furunkels ist i. d. R. das Bakterium Staphylococcus aureus.

Antwort 838

Die Antwort C) ist richtig.

Klinik des rheumatischen Fiebers:

Das rheumatische Fieber leckt die Gelenke und beißt das Herz.

Gelenke:

- Akute wandernde Polyarthritis bevorzugt große Gelenke und springt von Gelenk zu Gelenk. Die betroffenen Gelenke sind oft überwärmt, geschwollen und stark schmerzhaft.

Haut:

- Erythema nodosum: rötlich-blaue, druckschmerzhafte Knoten, meist an den Streckseiten der Unterschenkel.
- Erythema anulare rheumaticum (marginatum): rosarote, rundliche Flecken am Stamm (besonders im Gebiet des Nabels).

Endokard:

- Karditis als: Endo-, Myo- und Perikarditis lebensbedrohlich! Klappenveränderungen, Rhythmus- oder Erregungsleitungsstörungen usw.

Gehirn:

- Chorea minor: Neurologische Störung: typisch sind unkontrollierte Bewegungen der Hände und Ungeschicklichkeit (Veitstanz).
- Allgemeinerscheinungen wie Fieber, Schwitzen, Kopfschmerzen u. a., selten Pleuraerguss.

Eine weitere Folgeerkrankung nach Streptokokkeninfekt spielt sich als Glomerulonephritis an den Nieren ab. Es handelt sich hier um eine primär nicht infektiöse (sondern autoimmun- bzw. Immunkomplex-) bedingte Nierenerkrankungen mit Entzündungsvorgängen in den Nierenkörperchen (Glomeruli) und in anderen Teilen der Nephronen und des Niereninterstitiums, jedoch nicht um eine Erkrankung des Nierenbeckens.

Antwort 839

Die Antwort C) ist richtig.

Grau-gelbe, nicht abwischbare Beläge treten bei Streptokokkenangina nicht auf. Sie sind typisch für die Diphtherie (Pseudomembranen).

Antwort 840

Die Antwort B) ist richtig.

zu 3: Die Angina Plaut-Vincenti (auch: Angina ulcerosa, Angina ulceromembranacea) ist gekennzeichnet durch eine meist einseitig geschwürig zerfallende Mandelentzündung (Tonsillitis) mit Schwellung der regionären Kieferwinkellymphknoten. Das Allgemeinbefinden ist kaum beeinträchtigt, kein Fieber.

zu 4: Die Beläge bei Diphtherie sind fest haftend und Bluten beim Versuch des Abstreifens.

Antwort 841
Die Antwort E) ist richtig.
Die durch Borrelia burgdorferi hervorgerufene und durch Zecken übertragene Lyme-Borreliose spricht, vor allem im Anfangsstadium, sehr gut auf Penicillin (oder Tetrazyklin) an.

Antwort 842
Die Antwort D) ist richtig.

Antwort 843
Die Antwort E) ist richtig.

Antwort 844
Die Antwort C) ist richtig.
zu 2: Übertragungsweg bei Keuchhusten (Pertussis): von Mensch zu Mensch durch Tröpfcheninfektion oder durch direkten Kontakt mit Sekret aus dem Nasenrachenraum u./o. dem Respirationstrakt.
zu 4: Übertragungsweg bei Diphtherie: von Mensch zu Mensch durch Tröpfcheninfektion oder durch direkten Kontakt, indirekt durch Kontakt mit Gegenständen und Flächen, die mit infektiösem Nasen-Rachen-Sekret verunreinigt sind (selten).

Antwort 845
Die Antwort A) ist richtig.
zu 1: Botulinus-Toxin hemmt die Freisetzung von Acetylcholin aus den cholinergen Nervenendigungen.
zu 5: Das durch Clostridium tetani gebildeten Nervengift (Neurotoxin: Tetanospasmin) hat eine starke Wirkung an bestimmten Synapsen im Rückenmark und verhindert bei Anspannung der Muskeln die physiologische Hemmung der antagonistisch (als Gegenspieler) arbeitenden Muskelgruppen.

Antwort 846
Die Antwort B) ist richtig.
Der Stuhltest auf Blut soll versteckte Blutungen aus dem Magen-Darm-Trakt nachweisen. Diese findet sich z. B. bei Magen- und Darmpolypen bzw. -tumoren.
Bei bakterieller Ruhr ('Shigellenruhr') ist Blut oft schon makroskopisch sichtbar. Ein Nachweis von 'verstecktem' Blut wäre also sinnlos und würde die Shigelleninfektion nicht beweisen. Hier muss eine Stuhlkultur (Rektalabstrich mit Wattebausch, Spezialnährboden) angelegt und der Erreger dort nachgewiesen werden.

Antwort 847
Die Antwort C) ist richtig.
Infiziert sich eine Schwangere innerhalb der ersten 3 Monate der Schwangerschaft mit Röteln (Erstinfektion) kommt es mit hoher Wahrscheinlichkeit zu embryonalen Fehlbildungen durch die intrauterine Übertragung des Erregers von der Mutter auf das werdende Kind. Die Symptomkonstellation und -schwere richtet sich nach dem Zeitpunkt der mütterlichen Infektion: Im ersten Schwangerschaftsmonat vor allem Augenanomalien, im 2. SS-Monat zu Herzfehlern, im 3. SS-Monat zu Innenohrschädigungen. Auch in späteren SS-Monaten kann es noch zu Missbildungen des Embryos kommen.

Antwort 848
Die Antwort A) ist richtig.
Im typischen Fall leiden die Patienten bei Typhus in der ersten Woche an Verstopfung (Obstipation). Erst in der zweiten Woche kommt es zu erbsbreiartigen Durchfällen.
zu D: Scharlach kommt durch eine besondere 'Art' von beta-hämolysierenden Streptokokken der Gruppe A zustande. Streptokokken können die genannten streptokokkenallergischen Folgekrankheiten auslösen.

zu E: relative Bradykardie: niedriger Puls (z. B. 72 Schläge/min) trotz Fieberkontinua (um 40°C). Normal wäre eine Pulsschlagsteigerung von 10 Schlägen pro Grad Fieber (z. B. 102 Schläge/min).

Antwort 849
Die Antwort E) ist richtig.

Antwort 850
Die Antwort B) ist richtig.
zu 4: Polyneuropathien sind Erkrankungen der peripheren Nerven mit meist distal symmetrisch betonten sensiblen, motorischen und vegetativen Störungen. Häufigste Ursachen sind Diabetes mellitus und Alkoholkrankheit.

Antwort 851
Die Antwort B) ist richtig.
Pilzerkrankungen des Menschen können durch Hefen, Dermatophyten und Schimmelpilze verursacht werden. Voraussetzung für eine schwere Pilzerkrankung des Menschen ist eine stark geschwächte Abwehr (AIDS, Diabetes mellitus, konsumierende Erkrankungen, Therapie mit Antibiotika oder Chemotherapeutika)!

Antwort 852
Die Antwort E) ist richtig.

Antwort 853
Die Antwort D) ist richtig.
Die medizinische Parasitologie beschäftigt sich mit allen Krankheitserregern und Überträgern pathologischer Keime, die zum Tierreich gehören: Protozoen, Helminthen und Arthropoden. Pilze gehören nicht zum Tierreich.

Antwort 854
Die Antwort E) ist richtig.
Syphilis wird durch Treponema pallidum, ein Bakterium, verursacht.

Antwort 855
Die Antwort E) ist richtig.
zu 1: Der ‘dicke Tropfen’ ist eine spezielle Anreicherungsmethode des normalen Blutausstrichs zur Darstellung der Malaria-Plasmodien: Ein Blutstropfen wird auf einem Objektträger verrührt. Nach Lufttrocknung Hämolyse mit destilliertem Wasser, anschließend Färbung und Mikroskopie: 15-20fache Anreicherung der Erreger.

Antwort 856
Die Antwort A) ist richtig.
Der Entwicklungszyklus der meisten Plasmodien umfasst eine Phase außerhalb der Erythrozyten (Leberzyklus) und eine erythrozytäre Phase (sog. Schizogonie). Alle Plasmodienarten befallen die Erythrozyten und sind dort im gefärbten Blutausstrich (Differentialblutbild) oder im ‘dicken Tropfen’ nachweisbar.

Antwort 857
Die Antwort A) ist richtig.
Eine Eosinophilie findet sich bei Krankheitsbildern des asthmatischen Formenkreises (Heuschnupfen, Asthma bronchiale) und bei Wurmerkrankungen. Zum typischen Bild einer Malaria gehört die Eosinophilie nicht. Die Diagnose Malaria wird, neben der Klinik, durch den Nachweis der Erreger im Blutausstrich und/oder im ‘dicken Tropfen’ gestellt.

Antwort 858
Die Antwort E) ist richtig.
Toxoplasma gondii ist ein Protozoon. Diaplazentare Übertragung führt zu angeborener (kongenitaler) Infektion (0,25-5 pro 1000 Schwangerschaften). Nach der Geburt erfolgt die Infektion durch Verspeisen von rohem oder nicht ausreichend gekochtem Fleisch und durch Kontakt mit Katzen. Bei immunkompetenten Erwachsenen verläuft die Infektion normalerweise leicht.

Antwort 859
Die Antwort E) ist richtig.
Trichomonaden lassen sich relativ einfach mikroskopisch in Vaginal- oder Urethralabstrichen nachweisen. Sowohl im Nativpräparat als auch im nach Giemsa gefärbten Ausstrich. Außerdem stehen serologische Nachweise und die kulturelle Anzüchtung des Protozoons zur Verfügung.

Antwort 860
Die Antwort D) ist richtig.
zu A: Die Eier der meisten Würmer müssen ihren Wirt verlassen, um wieder zu geschlechtsreifen Würmern heranreifen zu können. Oft ist ein Zwischenwirt (Schwein beim Schweinebandwurm, Rind beim Rinderbandwurm usw.) zwischengeschaltet.
zu D: Die weitaus meisten Bandwurmerkrankungen laufen nahezu ohne Klinik ab. Die hier geschilderten Symptome sind zwar möglich, sie sind aber die Ausnahme und nicht die Regel.

Antwort 861
Die Antwort A) ist richtig.
Erreger der Krätze (Scabies) ist Acarus siro (Krätzmilbe).

Antwort 862
Die Antwort D) ist richtig.
Das Erythema chronicum migrans findet man im 1. Stadium der Borreliose.

Jones-Kriterien für die Diagnose eines rheumatischen Fiebers:

Hauptkriterien	
1	Karditis
2	Polyarthritis
3	Chorea minor
4	Subkutane Knötchen
5	Erythema marginatum oder anulare

Nebenkriterien	
1	Fieber
2	Arthralgie
3	BSG u./o. CRP erhöht
4	Verlängerte PQ-Zeit (im EKG)
5	Rheumatisches Fieber oder rheumatische Karditis in der Anamnese

Die Diagnose rheumatischen Fiebers ist wahrscheinlich:

1) wenn ein Streptokokkeninfekt vorausging,
2) wenn 2 Hauptkriterien oder 1 Haupt- und 2 Nebenkriterien erfüllt sind.

Antwort 863
Die Antwort B) ist richtig.
Die Patientin leidet unter einem rheumatischen Fieber. Sie hatte eine Angina tonsillaris, die durch beta-hämolysierende Streptokokken der Gruppe A verursacht ist und zeigt, neben der Arthritis, eine Reihe der Nebenkriterien des rheumatischen Fiebers: Fieber, Erhöhung der BSG und Leukozytose.
zu A: Die rheumatoide Arthritis beginnt überwiegend symmetrisch an den kleinen Gelenken der Finger. Ein isolierter Befall eines Handgelenks wäre untypisch und es besteht auch kein Zusammenhang zu einem Streptokokkeninfekt oder einer Angina tonsillaris..
zu C: Löfgren-Syndrom: akute Form der Sarkoidose mit der Trias: Erythema nodosum, bihiläre Lymphadenopathie und Arthritis.

zu D: Eine eitrige Arthritis steht i.d.R. nicht im Zusammenhang mit einem Streptokokkeninfekt oder einer Angina tonsillaris.
zu E: Der Lupus erythematodes, eine generalisierte Autoimmunkrankheit, zeigt zwar eine Gelenkbeteiligung (Polyarthritis), weitere typische Krankheitssymptome fehlen aber bei der Patientin und die Erkrankung zeigt keine Beziehung zu beta-hämolysierenden Streptokokken der Gruppe A.

Antwort 864
Die Antwort A) ist richtig.
Die Hepatitis A zeigt keine Chronifizierung.

Antwort 865
Die Antwort E) ist richtig.
Neurolues (in ca. 8% d. F.; wird zum Stadium III der Lues gerechnet):
Die 3 Erscheinungsformen der Neurolues
- Tabes dorsalis (Rückenmark),
- Progressive Paralyse (Gehirn),
- Meningovaskuläre Neurosyphilis (Meningen, Hirngefäße),

können zu allen der erwähnten neurologischen Beschwerden führen.
zu 3: Das Argyll-Robertson-Phänomen ist eine mit Pupillenengstellung einhergehende reflektorische Pupillenstarre, d.h. eine beeinträchtigte direkte und indirekte Lichtreaktion der Pupille (= Fehlen der reflektorischen Pupillenverengung auf Lichteinfall) bei intakter Konvergenz- bzw. Naheinstellungsreaktion

Antwort 866
Die Antwort E) ist richtig.
Die beschriebenen Symptome sind typisch für eine Lähmung des Nervus facialis (7. Hirnnerv). Die wahrscheinlichste Ursache für eine isolierte Fazialislähmung ist die durch Zecken übertragene, bakterielle Borreliose.

Antwort 867
Die Antwort E) ist richtig.
Klassische Trias der Meningitis:
- Fieber,
- Kopfschmerz,
- Nackensteifigkeit (Meningismus).

Als vegetative Begleitsymptomatik finden sich u. a. Licht- und Lärmscheu, Übelkeit und Erbrechen. Im weiteren Verlauf der Erkrankung kann es zu Bewusstseinsstörungen bis hin zu komatösen Zuständen.

Antwort 868
Die Antwort A) ist richtig.
zu B: Die Plaut-Vincent-Angina ist oft einseitig.
zu C und D: Bei Virus bedingter Angina finden sich keine Eiterstippchen (‘weißlich-gelbe Stippchen’) auf den Gaumenmandeln.
zu E: Auch bei Diphtherie finden sich stark geschwollene, druckschmerzhafte Kieferwinkellymphknoten. Die Mandeln zeigen jedoch weißlich-graue, fest haftende Beläge, die auf den Nasenrachenraum übergreifen und beim Abstreifen bluten (Pseudomembranen); süßlicher Geruch.

Antwort 869
Die Antwort C) ist richtig.
Die Listeriose wird in der Regel nicht durch sexuelle Kontakte übertragen.
Als Überträger gelten massiv mit Listerien kontaminierte Lebensmittel wie Milch, Milchprodukte, Fleischprodukte, Gemüse (Kohl). Seltener erfolgt die Infektion durch direkten Kontakt mit infizierten Tieren. Mensch zu Mensch Übertragungen sind sehr selten.
Bei der angeborene Form kommt es zur Infektion des Neugeborenen im Uterus (durch die Plazenta hindurch oder während der Passage durch den Geburtskanal).

Antwort 870
Die Antwort B) ist richtig.

Antwort 871
Die Antwort B) ist richtig.
zu 4: Die Lyme-Borreliose wird durch Zecken übertragen.
zu 5: Übertragungsweg der Hepatitis C: meist parenteral durch needle-sharing (darunter versteht man das Benutzen derselben Nadel bei Fixern); ferner: Tätowierungen, Dialyse, Kontakt mit Blut oder Blutprodukten, sexuell (selten)

Antwort 872
Die Antwort C) ist richtig.
Hepatitis B wird auf dem Blutweg oder durch Geschlechtsverkehr übertragen.
AIDS wird überhaupt nicht übertragen, es ist definitionsgemäß das Endstadium der HIV-Infektion. Übertragen wird das HI-Virus durch Blut oder Blutbestandteile und durch Geschlechtsverkehr.
Hepatitis A und Salmonellen werden überwiegend durch Schmierinfektion bzw. fäkal-oral übertragen.

Antwort 873
Die Antwort C) ist richtig.
zu 1 und 4: Die FSME ist eine virale Erkrankung, sie kann deshalb nicht erfolgreich mit Antibiotika therapiert werden.
zu 5: An einer aktiven Immunisierung wird zwar gearbeitet, sie ist zur Zeit in Deutschland jedoch noch nicht verfügbar.

Antwort 874
Die Antwort C) ist richtig.
Als Zooanthroponosen werden die vom Tier auf den Menschen übertragenen Krankheiten bezeichnet.
Erregerreservoir von Chlamydia pneumoniae ist der Mensch. Die Übertragung findet von Mensch zu Mensch ohne Vektor statt. (Es wird diskutiert, ob Chlamydia pneumoniae auch eine Rolle bei der Entstehung atherosklerotischer Gefäßveränderungen spielt.
zu A: Brucella abortus (Rinder), Erreger des M. Bang; Brucella melitensis (Schafe, Ziegen, Schweine), Erreger des Maltafiebers, am häufigsten; Brucella suis (Schweine), Erreger der Schweinebrucellose, selten; (Brucella canis, Hunde, Erreger der Hundebrucellose, sehr selten)
zu B: Die natürlichen Wirte und Überträger sind Vögel: Wellensittiche, Papageien, Tauben u. a.
zu D: Hantaviren werden ohne Vektoren durch Einatmung getrockneten, virushaltigen Staubes übertragen (Kot und Urin von Mäusen oder anderen Nagetieren). Es sind z. Zt. mindestens sechs Virustypen beschrieben.
zu E: Natürliches Reservoir dieser Zoonose sind besonders Nagetiere (z. B. Mäuse, Ratten, auch Hunde und Schweine), die die Erreger durch ihren infektiösen Harn über feuchten Erdboden (Überschwemmungsgebiete, Nassreisanbau u. Ä. und Wasser verbreiten.

Antwort 875
Die Antwort C) ist richtig.
Legionella pneumophila, Erreger der Legionärskrankheit (Legionellose), lebt im Wasser oder in feuchter Erde und wird durch infizierte Wasseranlagen (Duschköpfe, Warmwasseranlagen, Inhalationsgeräte, Befeuchtungsanlagen usw.) übertragen.
zu A: Adeno-Viren (mehr als 30 Serotypen) verursachen u. a. Erkrankungen des Respirationstraktes.

Antwort 876
Die Antwort D) ist richtig.
Als Auslöser der Creutzfeldt-Jakob-Enzephalopathie werden Prionen (Abkürzung für 'proteinaceus infectious particles' = proteinähnliche infektiöse Partikel) diskutiert.

Prionen sind von Viren und Viroiden unterscheidbare infektiöse Partikel. Im völligen Gegensatz zu Viren und Viroiden bedürfen die Prionen für ihre Fähigkeit zur Infektion nur des Proteins und keiner Nukleinsäuren. Es gibt keine Hinweise auf Antigenstrukturen und deshalb auch keine Hinweise auf eine Immunantwort des Wirts auf die Infektion. Die Prionen sind ungewöhnlich resistent gegenüber Hitze, UV-Licht und Röntgenstrahlung sowie chemischen Einflüssen. Prionen sollen auch Ursache der humanen und bovinen spongiformen Enzephalopathie (BSE) sein.

Antwort 877

Die Antwort E) ist richtig.

zu 3: Parvoviren sind die kleinsten DNS-Viren. Sie werden normalerweise fäkal-oral übertragen (Gastroenteritiden bei Kindern), wurden jedoch auch in Blut- und Blutprodukten nachgewiesen.

Antwort 878

Die Antwort C) ist richtig.

Das Hepatitis-B-Virus wird in Deutschland hauptsächlich durch Sexualkontakt übertragen (30%-50%). Andere Übertragungswege sind der Kontakt mit Blut oder Blutprodukten oder während der Geburt von der infizierten Mutter auf das Kind.

zu 1: Übertragung der Tollwut: Der Mensch wird durch den Biss, Kratzen oder Belecken (Speichel) eines tollwütigen Tieres infiziert. (Auch der Speichel des tollwutkranken Menschen ist infektiös und kann theoretisch bei engem Kontakt oder Biss als Überträger dienen.)

zu 2: Übertragung des Gelbfiebers: Afrika: Die Übertragung geschieht durch die Stechmücken Aëdes aegypti bzw. Aëdes simpsoni von Mensch zu Mensch (Stadtgelbfieber) oder Aëdes simpsoni vom Affen (Dschungelgelbfieber).

In Amerika wird Gelbfieber durch Stechmücken der Gattung Haemagogus vom Affen auf den Menschen (Dschungelgelbfieber) bzw. in letzter Zeit wieder vermehrt in den Städten durch die Stechmücke Aëdes aegypti von Mensch zu Menschen übertragen (Stadtgelbfieber).

zu 3: Die FSME wird über verschiedene Zeckenarten (meistens Ixodes ricinus = gemeiner Holzbock) übertragen.

Antwort 879

Die Antwort B) ist richtig.

zu 1: Zu ihrer Vermehrung infizieren Viren eine Zelle und programmieren den Syntheseapparat dieser Zelle um: die Zelle produziert nun die einzelnen Virusbestandteile. Anschließend lagern sich die Einzelbestandteile zum Virusteilchen zusammen und werden ausgeschleust (u. U. unter Vernichtung der befallenen Zelle).

zu 2: Viren enthalten als genetische Information entweder DNA oder RNA (aber niemals beides).

zu 3: Die reverse Transkriptase (auch: RNA-abhängige Polymerase) ist ein Enzym der Retroviren (z. B. HIV), welches die Bildung der Viren nötige Umschreibung der genetischen Information des Virus in der Wirtszelle übernimmt.

zu 4: Murein ist ein Baustoff der Bakterienzellwand. (Bemerkung: Murein kommt in menschlichen Zellen nicht vor. Penicillin spaltet spezifisch die bakterielle Mureinschicht und tötet so Bakterien ab.)

Antwort 880

Die Antwort A) ist richtig.

Das Hepatitis-Delta-Virus (HDV) ist ein inkomplettes RNS-Virus ('Viroid'), welches für seine Vermehrung auf das Hepatitis-B-Virus angewiesen ist.

Die Verbreitung von HDV ist somit an das Vorhandensein von HBV gebunden; ca. 5%

der HBV-Infizierten sind auch HDV infiziert.

Nach einer Hepatitis-B-Impfung verhindert ist die geimpfte Person auch gleichzeitig gegen eine Hepatitis-D-Virus-Infektion geschützt.

Antwort 881

Die Antwort B) ist richtig.

Die FSME-Viren werden über verschiedene Zeckenarten übertragen.

zu E: Rotaviren sind die häufigste Ursache viraler Schleimhautentzündungen von Magen und Dünndarm (Gastroenteritiden) bei Säuglingen und Kleinkindern, saisonal gehäuft in den Wintermonaten, Übertragung: oral-fäkal, Inkubationszeit 24-72 Stunden.

zu D: Coxsackie-Viren werden fäkal-oral übertragen und verursachen mit verschiedenen Virustypen außer dem katarrhalischem Erkältungssyndrom ('Sommergrippe') v.a. die septische abakterielle Meningitis, die Bornholmer Krankheit, eine Myokarditis, sowie Herpangina, Orchitis und Exantheme.

Antwort 882

Die Antwort E) ist richtig.

Gelbfieber-, Dengue- und Ebola Viren können ein hämorrhagisches Fieber hervorrufen. Auch andere, in Deutschland seltene, Virusinfektionen kommen als Erreger eines hämorrhagischen Fiebers in Betracht. Sie können u. a. zu starken Blutungen z. B. aus dem Magen-Darm-Trakt oder dem Harntrakt verursachen (hämorrhagische Diathese). Bei Viruserkrankungen, die mit solchen generalisierten Blutungen einhergehen, besteht Meldepflicht für Verdacht, Erkrankung und Tod.

- Arenaviren:
  - Lassafieber,
  - Junin (argentinisches hämorrhagisches Fieber),
  - Machupo (bolivianisches hämorrhagisches Fieber).
- Bunyaviren:
  - Hantavirus-Infektionen (hämorrhagisches Fieber mit renalem Syndrom),
  - Krim-Kongo-Fieber,
  - Rift-Valley-Fieber.
- Filoviren:
  - Ebola-Fieber,
  - Marburg-Krankheit.
- Flaviviren:
  - Dengue-hämorrhagisches Fieber,
  - Gelbfieber,
  - Kyasanur-Forest-Disease.

Antwort 883

Die Antwort A) ist richtig.

zu 3: Hepatitis C wird meist parenteral durch 'needle-sharing' (gemeinsamer Gebrauch von Injektionsnadeln bei Fixern) übertragen; ferner: Tätowierungen, Dialyse, Kontakt mit Blut oder Blutprodukten, sexuell (selten).

zu 4: Influenza wird durch Tröpfcheninfektion (Husten, Niesen) übertragen.

zu 5: Zytomegalie (CMV = Cytomegalievirus) kann von Mensch zu Mensch (oral durch Schmierinfektion, Bluttransfusion, Organtransplantation, Geschlechtsverkehr) übertragen werden. Angeborene Infektionen erfolgen durch mütterliche transplazentare Virenstreuung, erworbene durch Infektion des Neugeborenen bei der Geburt (perinatal).

Antwort 884

Die Antwort A) ist richtig.

Legionella pneumophila kommt im Wasser oder in feuchter Erde vor und wird durch infizierte Wasseranlagen übertragen.

zu 2: Chlamydia trachomatis (verursacht neben dem Trachom auch die Nicht-Gonorrhoische Urethritis) wird durch direkten oder indirekten Kontakt mit dem Erreger

(z. B. gemeinsam benutzte Gegenstände) übertragen.

zu 3: Leptospira icterohaemorrhagiae dringt durch Verletzungen der Haut- und Schleimhäute ein, über die Bindehäute und über kontaminierte Aerosole. Direkte Infektionen durch Tierkontakt sind selten. Übertragung von Mensch zu Mensch ist nicht möglich. Gefährdet an dieser Zoonose zu erkranken sind Angler, Wassersportler und bestimmte Berufsgruppen, z. B. Kanal-, Feld-, Abwasserarbeiter (Meldung als Berufskrankheit!).

Antwort 885

Die Antwort B) ist richtig.

Die Bakteriengattung Clostridium (Erreger von Gasbrand, Tetanus und Botulismus) besitzt die Fähigkeit zur Sporenbildung und bildet hochgiftige Exotoxine.

zu 1: Erreger der Diphtherie ist das Corynebacterium diphtheriae (grampositives Stäbchenbakterium).

zu 2: Das toxische Schocksyndrom (TSS) wird durch Staphylokokkentoxine ausgelöst (Zusammenhang mit Tamponverwendung während der Menstruation?); Symptome: Kreislaufschwäche (Hypotonie), Fieber, fleckförmiges Exanthem, Hautschuppung (palmoplantar), Erbrechen, Durchfall, Konjunktivitis, Pharyngitis, Vaginitis, Pyurie, Thrombozytopenie, Gerinnungsstörungen u. a.

zu 3: Das bekannteste säurefeste Bakterium ist Mycobakterium tuberculosis, der Erreger der Tuberkulose.

zu 6: Sporen sind Dauerformen von Bakterien mit großer Widerstandsfähigkeit gegen Umwelteinflüsse und langer Überlebenszeit auch unter ungünstigsten Bedingungen.

Nur wenige der pathogenen Bakterien sind Sporenbildner:

- Bakteriengattung Bacillus (z. B. Milzbranderreger)
- Bakteriengattung Clostridium (z. B. Erreger von Gasbrand, Tetanus und Botulismus).

Antwort 886

Die Antwort A) ist richtig.

zu 3: In der ersten Krankheitswoche sind die Erreger des Typhus im Stuhl noch nicht nachweisbar (nur im Blut).

Antwort 887

Die Antwort A) ist richtig.

Lyme-Borreliose und FSME werden durch Zecken übertragen.

zu 1: Überträger des Gelbfiebers: Stechmücken (Aëdes aegypti, Aëdes simpsoni, Haemagogus).

zu 4: Überträger des Dengue-Fiebers: Stechmücken der Gattung Aëdes.

zu 5: Überträger des Fleckfiebers: Der Erreger (Rickettsia prowazeki) wird durch Läuse übertragen.

Antwort 888

Die Antwort D) ist richtig.

Ein Toxoid ist ein sog. 'entgiftetes Toxin': Die von der körpereigenen Abwehr erkannte Oberfläche (Antigenität) bleibt dabei erhalten, die giftigen (toxischen) Eigenschaften fehlen (z.B. Diphtherie- und Tetanus-Toxoid).

Antwort 889

Die Antwort C) ist richtig.

zu A: Ansteckungsverdächtiger,

zu B: Krankheitsverdächtiger,

zu E: Kranker.

Antwort 890

Die Antwort E) ist richtig.

Nur die Tuberkulose ist nach §6 IfSG (Infektionsschutzgesetz) bei Erkrankung und Tod meldepflichtig.

Botulismus, Diphtherie, virusbedingtes hämorrhagisches Fieber und Masern sind nach §6 IfSG schon bei Verdacht meldepflichtig.

Antwort 891
Die Antwort E) ist richtig.
Diphtherie wird durch eine Tröpfcheninfektion mit Corynebacterium diphtheriae hervorgerufen. Die Behandlung richtet sich zunächst gegen das Diphtherietoxin und erst in zweiter Linie gegen die Bakterien. Verwendung finden humanes Diphtherie-Antitoxin oder Diphtherie-Antitoxin vom Pferd. Die Gabe des Antitoxin erfolgt schon bei Verdacht.

Antwort 892
Die Antwort C) ist richtig.
Die Hepatitis A kennt keine chronischen Verläufe.

Antwort 893
Die Antwort A) ist richtig.
Die Hepatitis B gehört zu der von der STIKO allgemein empfohlenen Impfungen im Kindesalter.

Antwort 894
Die Antwort D) ist richtig.
Eine Impfung gegen Scharlach existiert nicht.

Antwort 895
Die Antwort E) ist richtig.
Der Herpes zoster ist eine Viruserkrankung durch Reinfektion (erneute Infektion) mit dem Varicella-Zoster-Virus bei Teilimmunität nach Windpockenerkrankung oder (häufiger) durch Reaktivierung von Varicella-Zoster-Viren, die nach früherer Varizelleninfektion in den Spinalganglien persistieren. Gehäuftes Auftreten bei Patienten mit Immunschwäche (Malignome, Leukosen, AIDS) und im Alter.

Antwort 896
Die Antwort D) ist richtig.
Die SSPE ist eine sehr seltene Erkrankung (ca. 7 Fälle auf eine Million Erkrankte).
Erreger ist das Masern-Virus. Sie tritt ca.1-30 Jahre nach einer Maserninfektion als Slow-Virus-Infektion auf und führt über eine chronisch progrediente Wesensveränderung, Demenz, Myoklonien und extrapyramidalen Symptomen immer zum Tod.

Antwort 897
Die Antwort E) ist richtig.
Die Windpocken sind eine hochkontagiöse 'fliegende Infektion' (Tröpfcheninfektion). 90% der Patienten, die mit dem Erreger erstmals in Kontakt kommen, entwickeln die Krankheit. Kontaktinfektionen sind zwar möglich, aber die Ausnahme.

Antwort 898
Die Antwort A) ist richtig.
Im Exzitationsstadium der Tollwut kommt es zu Schlund- und Kehlkopfkrämpfen (schmerzhafter Schluckakt). Die Krämpfe können durch bloßen Anblick von Wasser ausgelöst werden: Hydrophobie = Angst vor Wasser. Akustische und optische Reize können zu Krampf- und Wutanfällen, Schlagen, Beißen und Schreien führen, ebenso wie Luftzug (Aerophobie).
zu B: Als Trismus wird die Kiefersperre (tonischer Krampf der Kaumuskulatur) beim Krankheitsbild des Tetanus bezeichnet.
zu C: Ein thorakales Aortenaneurysma findet sich vor allem bei Lues (Syphilis); meist in der Aorta ascendens als Folge einer Mesaortitis luica.
zu D: Risus sardonicus = verzerrtes Lachen ('Teufelsgrinsen'): Krampf der Gesichtsmuskeln bei Tetanus.
zu E: Koplik-Flecken: weiße Flecken in den Wangentaschen gegenüber den Mahlzähnen bei Masern.

Antwort 899

Die Antwort C) ist richtig.

Der Erreger der Mononukleose ist das Epstein-Barr-Virus.

Antwort 900

Die Antwort C) ist richtig.

Die Zytomegalie bei immunkompetenten Erwachsenen verläuft meist symptomlos (bisweilen auch als evtl. Mononukleose-ähnliches Krankheitsbild mit Lymphknotenschwellung und Hepatitis).

Antwort 901

Die Antwort B) ist richtig.

Bei der Poliomyelitis (spinale Kinderlähmung) kommt es zur Zerstörung der motorischen Ganglienzellen im Vorderhorn des Rückenmarks. Daraus resultieren die typischen schlaffen Lähmungen der entsprechenden Muskelgruppen. Ein Sensibilitätsausfall besteht nicht.

Antwort 902

Die Antwort D) ist richtig.

Am 14.-15. Tag nach Infektion mit dem Masernvirus kommt es zum typischen Masernexanthem: es ist großfleckig-zusammenlaufend ('makulopapulös-konfluierend'), beginnt hinter den Ohren und breitet sich von dort über den ganzen Körper aus; im weiteren Verlauf der Erkrankung kommt es zu einer feinen Schuppung.

Antwort 903

Die Antwort D) ist richtig.

- Masern - großfleckig-konfluierend (zusammenlaufend),
- Röteln - mittelfleckiges, hellrotes Exanthem an Kopf und Stamm,
- Windpocken - juckendes, bläschenförmiges Exanthem.

Antwort 904

Die Antwort C) ist richtig.

Hohes Fieber, Schnupfen, Husten, Bindehautentzündung und Tracheitis/Pharyngitis (retrosternales Brennen beim Einatmen) sind die wichtigsten Symptome der Virusgrippe.

Auch eine Pneumonie könnte mit Husten und Fieber einhergehen, es wäre aber ein pathologischer Auskultationsbefund (verschärftes Atemgeräusch, Bronchialatmen, positive Bronchophonie, feines Rasseln) zu erwarten.

Für eine Lungenembolie gibt es keine klinischen Hinweise.

Eine Emphysembronchitis geht mit typischen Auskultationsphänomenen und meist mit produktiven Husten und Atemnot einher.

Das Brennen hinter dem Brustbein ist Ausdruck der Laryngo-Tracheo-Bronchitis und hat nichts mit Angina pectoris zu tun.

Antwort 905

Die Antwort E) ist richtig.

Ein großfleckig-erhabenes (makulopapulöses) Exanthem, welches hinter den Ohren beginnt ist typisch für das Krankheitsbild Masern.

Antwort 906

Die Antwort D) ist richtig.

Rotaviren sind die häufigste Ursache viraler Schleimhautentzündungen von Magen und Dünndarm (Gastroenteritiden) bei Säuglingen und Kleinkindern, in unseren geographischen Breiten saisonal gehäuft in den Wintermonaten, Übertragung: oral-fäkal, Inkubationszeit 24-72 Stunden. Rota-Viren sind in den Entwicklungsländern Hauptursache der Säuglingssterblichkeit.

Antwort 907
Die Antwort B) ist richtig.
zu A: Röteln zeigen ein mittelfleckiges Exanthem, nicht zusammenfließend, beginnt hinter den Ohren, dauert ca. 3 Tage
zu D: Bei Röteln kommt es typischerweise zum Auftreten erbs- bis bohnengroßer schmerzloser Lymphknoten zunächst im Nacken (= nuchale Lymphknoten) und hinter den Ohren (= retroaurikulär), später dann generalisiert. Aufgrund der typischen nuchalen Lymphknotenschwellung sind Röteln 'im Dunkeln' zu diagnostizieren.
zu E: Anti-Röteln-IgM beweisen eine frische Infektion (wichtig bei Erstinfektionen in der Schwangerschaft zur Diagnostik einer möglichen Rötelnembryopathie.

Antwort 908
Die Antwort B) ist richtig.

Antwort 909
Die Antwort B) ist richtig.
AIDS zeigt sich am häufigsten in der Pneumocystis carinii-Pneumonie (PCP, ca. 60%-85 d. Fälle) oder im Kaposi-Sarkom (ca. 20% d. F). Alle anderen opportunistischen Infektionen oder Tumoren liegen unter 10%.
zu A: Das Kaposi-Sarkom ist ein multizentrischer generalisierter Tumor der Haut, Mundschleimhaut, Lymphknoten und anderer Organe. Zunächst rötlich-braune Flecken, die zu dunkelrot-braunen (oder bläulichen) Tumorknoten der Haut heranwachsen und metastasieren. Tritt ungeklärterweise überwiegend bei homosexuellen HIV-Infizierten auf.
zu B: Pneumocystis carinii findet sich bei der Mehrzahl der Menschen (70-90%) in der Lunge, ohne dass Krankheitserscheinungen auftreten. Bei gestörter zellulärer Immunität kann es zur opportunistischen Infektion unter dem Bild einer interstitiellen Pneumonie kommen. Die Pneumocystis-carinii-Pneumonie ist mit 50% die häufigste Erstmanifestation der HIV-Infektion und mit 60-85% die häufigste opportunistische Infektion bei AIDS-Patienten.
zu C: Die Zytomegalie-Virus-Retinitis bei Abwehrgeschwächten verläuft mit zunehmender Gesichtsfeldeinschränkung und schließlich irreversibler Erblindung. Erkrankungsbild auch als CMV-Pneumonie oder CMV-Kolitis.
zu C: Die Herpesenzephalitis ist die häufigste Ursache einer sporadischen akuten Enzephalitis.
zu E: Bei Immunsupprimierten nimmt eine Herpes-zoster-Infektion meist einen schweren generalisierten Verlauf.

Antwort 910
Die Antwort E) ist richtig.
Gelbfieber tritt im tropischen Afrika und im tropischen Mittel- und Südamerika auf. In Städten und Dörfern bildet der Mensch, in Wäldern Affen (seltener Fledermäuse, Beuteltiere, Schlangen, Vögel) das Reservoir dieser Zoonose.
Da Gelbfieber nicht nur den Menschen als Wirtsorganismus hat, kann es durch eine aktive Gelbfieberschutzimpfung nicht ausgerottet werden.

Antwort 911
Die Antwort A) ist richtig.
zu B: Einen Impfstoff gegen Hepatitis C gibt es zur Zeit nicht.
zu C: Eine Impfung gegen Tetanus wird generell empfohlen.
zu D: Diphtherie- und Tetanusimpfung können simultan verabreicht werden.
zu E: Die BCG-Impfung gegen Tuberkulose wird nicht mehr empfohlen.
Eine gesetzlich vorgeschriebene Impfung (wie früher die Pockenschutzimpfung) gibt es in Deutschland nicht mehr.

Antwort 912
Die Antwort D) ist richtig.
Gegen Hepatitis A und B ist eine aktive Impfung möglich.

Antwort 913
Die Antwort B) ist richtig.
Bei der Infektion einer Schwangeren mit Röteln kann das Rötelnvirus auf die Frucht übertragen werden. Je früher in der Schwangerschaft die Infektion auftritt, desto höher ist das Risiko (1. Monat bis 50%, 2. Monat 25%, 3. Monat 15%, 4. Monat 5%; nach neueren Erkenntnissen besteht auch eine Gefährdung des Feten während der späteren Schwangerschaftsphase). Die Infektion führt zum Abort (gehäuft in den ersten drei Schwangerschaftsmonaten) oder zur Rötelnembryopathie. Diese verursacht zahlreiche Missbildungen.
zu 3: Während der Inkubationszeit kann ein aus menschlichem Blut mit hohem Gehalt an Rubella-Antikörpern gewonnenes Immunglobulin (Hyperimmunserum) zur Rötelnprophylaxe bei Schwangeren mit Rötelnkontakt im 1. Trimenon verwendet werden (passive Impfung). Eine aktive Impfung mit Lebendimpfstoff ist dagegen kontraindiziert und sollte bei Frauen im gebärfähigen Alter nur unter Konzeptionsschutz erfolgen.

Antwort 914
Die Antwort C) ist richtig.
Erreger des weichen Schankers ist Haemophilus ducreyi, ein gramnegatives Stäbchenbakterium.

Antwort 915
Die Antwort B) ist richtig.
Inkubationszeit Scharlach: 2-5 (1-8) Tage.

Antwort 916
Die Antwort B) ist richtig.
Borrelia burgdorferi ruft das Krankheitsbild der Lyme-Borreliose hervor. Der Erreger wird durch Zecken auf den Menschen übertragen.

Antwort 917
Die Antwort A) ist richtig.

Antwort 918
Die Antwort B) ist richtig.
Die Tularämie ist eine Anthropozoonose, verursacht durch das Bakterium Francisella tularensis. Sie heißt auch Hasenpest und wird in Europa hauptsächlich durch Feldhasen übertragen. Beim Menschen verursacht sie ein pestähnliches Bild.

Antwort 919
Die Antwort D) ist richtig.
Das epidemische Fleckfieber wird durch das Bakterium Rickettsia prowazeki verursacht. Der Erreger wird durch Läuse übertragen.

Antwort 920
Die Antwort A) ist richtig.
Milztumor, relative Bradykardie und Fieber-Kontinua ist typisch für Typhus abdominalis.
zu 5: Nach einer Inkubationszeit von 1-3 Wochen katarrhalische Beschwerden gefolgt von stufenartigem Fieberanstieg. In der zweiten Krankheitswoche dann Fieberkontinua um 40°C und abdominelle Schmerzen, Kopfschmerzen, relative Bradykardie (d.h. trotz Fieber keine Tachykardie) und Splenomegalie. Später delirante Zustände (typhos = Nebel) und erbsbreiartiger Durchfall. Leukopenie (im Gegensatz zu den meisten anderen bakteriellen Infektionen), absolute Eosinopenie.
zu 6: Reiswasserartige Durchfälle sind typisch für Cholera.

Antwort 921

Die Antwort C) ist richtig.

Die Ornithose (Psittakose) wird durch das Bakterium Chlamydia psittaci hervorgerufen und durch Papageien, Wellensittiche und andere Vogelarten übertragen.

Der klinische Verlauf ist gekennzeichnet durch hohes Fieber (Kontinua), eventuell mit Schüttelfrost, Kopfschmerzen, Nasenbluten und trockenem Husten.

Eine massive Hämoptoe (Bluthusten) gehört nicht zum typischen Bild der Ornithose.

Antwort 922

Die Antwort B) ist richtig.

zu A: Unter Hyperpyrexie wird Fieber von extremer Höhe (> 40,5 °C), evtl. auch von besonders langer Dauer verstanden (z.B. bei Sepsis, Malaria, Hitzschlag).

zu D: Nackensteife (Meningismus) ist ein Leitsymptom bei Hirnhautentzündung (Meningitis).

zu E: Trismus = Kiefersperre (tonischer Krampf der Kaumuskulatur) findet sich beim Krankheitsbild des Tetanus.

Antwort 923

Die Antwort A) ist richtig.

Für Neugeborene und Säuglinge ist Keuchhusten lebensgefährlich!

Die Immunität gegen Keuchhusten ist nicht diaplazentar übertragbar (also kein 'Nestschutz'). Der Säugling ist ungeschützt und durch Apnoeanfälle (Anfälle von Atemstillstand) und durch zerebrale Schäden bedroht.

Antwort 924

Die Antwort B) ist richtig.

Botulismus ist eine 'Lebensmittelvergiftung'. Das Gift findet sich in geräucherten, gepökelten, eingeweckten oder eingedosten Speisen (Warnsignal: der Deckel der Dose hebt sich), meist in Fleischprodukten aber auch in Gemüsen (z. B. Bohnen).

Es wird also nicht durch den Genuss roher Eier übertragen (dies wäre ein gängiger Infektionsweg bei Salmonellosen).

Antwort 925

Die Antwort B) ist richtig.

Der Morbus Weil wird durch Leptospirosen verursacht.

Antwort 926

Die Antwort D) ist richtig.

Shigellen sind unbewegliche, gramnegative Stäbchenbakterien. Sie verursachen die bakterielle Ruhr, eine Erkrankung der Dickdarmschleimhaut mit Schleimhautgeschwüren, Tenesmen (= Schmerzen am After vor, während und nach dem Stuhlgang) und blutig-eitrigem Stuhl.

Die Übertragung erfolgt durch kontaminiertes Trinkwasser bzw. Speisen.

Antwort 927

Die Antwort C) ist richtig.

Der Botulismus ist keine Infektionskrankheit, sondern eine Vergiftung (Intoxikation) durch Nahrungsmittel, in denen sich das Bakterium Clostridium botulinum vermehrt und Toxin (Gift) gebildet hat. Das Botulismustoxin ist extrem giftig (0,1 µg tötet einen Menschen). Ein Hautausschlag tritt nicht auf.

Klinik:

- zu Beginn Magen-Darm-Symptomatik: Übelkeit, Erbrechen, Obstipation (nicht obligat),
- Schwindel,
- Augensymptomatik: Ptosis (hängendes Oberlid), Akkomodationslähmung, Doppelbilder,
- Sprach-, Schluck- und Atemstörungen,
- Versiegen der Tränen- und Speichelsekretion,
- paralytischer Ileus (Darmverschluss) und Harnverhalt,

- keine Schmerzen, keine Sensibilitätsstörungen, voll erhaltenes Bewusstsein

Antwort 928

Die Antwort D) ist richtig.

Das hochgefährliche Botulismus-Neurotoxin hemmt die Freisetzung von Acetylcholin aus den präsynaptischen Speichervesikeln.

Antwort 929

Die Antwort D) ist richtig.

Als Risus sardonicus wird der maskenhafte Gesichtsausdruck eines hämischen Lachens bei Tetanus verstanden. Er ist Folge einer Kontraktur der mimischen Muskulatur.

Antwort 930

Die Antwort E) ist richtig.

Die Klinik ist typisch für Scharlach (z. B. periorale Blässe). Bei Scharlach bilden die verursachenden A-Streptokokken ein Gift (= pyrogenes oder erythrogenes Toxin) mit 3 immunologisch verschiedenen Varianten: A, B und C. Das Gift ist verantwortlich für das Fieber und das typische Scharlachexanthem. Aufgrund dreier immunologischer Varianten kann ein Patient dreimal an Scharlach erkranken. (Besitzt man eine Immunität gegen eine Toxinvariante entwickelt man nur eine Streptokokken-Pharyngitis.)

Antwort 931

Die Antwort B) ist richtig.

Impetigo contagiosa (ansteckende Borkenflechte) ist eine durch Staphylokokken oder Streptokokken hervorgerufene infektiöse Erkrankung besonders bei Kindern. Aufgrund der §§24 und 34 des Infektionsschutzgesetzes besteht für den Heilpraktiker Behandlungsverbot.

zu A: Molluscum contagiosum (Dellwarze) ist eine wenig ansteckende, virusbedingte Hautkrankheit, v.a. bei Kindern. Nach Inkubationszeit von 17 Tagen bis 20 Monaten treten an Fußsohlen, Handtellern, Gesicht, Hals und Geschlechtsteilen einzelne oder zahlreiche perlartig-mattglänzende, milchweiße bis rötliche, etwa reiskorngroße, weiche Knötchen mit zentraler Eindellung auf ('Dellwarzen').

zu C: Unter der Hand-Fuß-Mund-Erkrankung wird eine gutartige, fieberhafte, meist epidemische Erkrankung durch bestimmte Coxsackie-Viren verstanden. Neben flüchtigen Allgemeinerscheinungen zeigt sich ein symmetrischer, Aphthen-artiger bis großblasiger Hautausschlag an Händen und Füßen sowie an der Mundschleimhaut (evtl. auch an den Bindehäuten und andernorts, jedoch nie an den Lippen und Tonsillen); Inkubation 5-8, Dauer 8-12 Tage.

zu D: Pedikulose = Befall mit Menschenläusen (Parasitose).

zu E: Scabies = Krätze; durch Kontaktinfektion von Mensch zu Mensch übertragbare Hauterkrankung, hervorgerufen durch die Krätzmilbe Sarcoptes scabiei (Parasitose).

Antwort 932

Die Antwort E) ist richtig.

Verotoxinbildende Escherichia coli oder EHEC (enterohämorrhagische EC) verursachen eine blutende Dickdarmentzündung (= hämorrhagische Kolitis) meist bei Säuglingen und Kleinkindern.

Bedingt durch starke Bakteriengifte kann es nach dem Abklingen der Durchfälle, insbesondere bei Kindern und Menschen mit geschwächtem Abwehrsystem, zu schweren Schädigungen von Blutzellen und Nieren kommen:

- hämolytisch-urämische Syndrom (HUS; Gasser-Syndrom): 6-8% der erkrankten Kinder, hämolytische Anämie und akutes Nierenversagen, evtl. mit arterieller Hypertonie (Letalität: 10%)
- thrombotische thrombozytopenische Purpura (TTP; Moschcowitz-Syndrom): mikroangiopathische hämolytische Anämie, Thrombozytopenie, neurologische

Symptome, akutes Nierenversagen, evtl. mit arterieller Hypertonie

Antwort 933

Die Antwort E) ist richtig.

Die durch den Diphtherieimpfstoff erworbene antitoxische Immunität verhindert die Diphtherieinfektion nicht, mildert aber den Krankheitsverlauf.

zu C und D: Ab Beginn des 6. Lebensjahres wird bei Auffrischimpfungen und zur Grundimmunisierung ein Impfstoff mit reduziertem Diphtherietoxoid-Gehalt verwendet, in der Regel mit Tetanustoxoid oder weiteren Antigenen (z. B. abgetöteten Pertussis-Erregern und inaktivierten Polio- und Masernviren) kombiniert.

Antwort 934

Die Antwort E) ist richtig.

Der Erreger der Toxoplasmose, Toxoplasma gondii, ist ein intrazellulär wachsendes Sporozoon, ein tierischer Einzeller.

zu B: In der Regel verläuft die Infektion mit Toxoplasmose beim Erwachsenen ohne krankhafte Erscheinungen. Häufig sind vergrößerte Lymphknoten (vor allem am Hals) das einzige Symptom. In selteneren Fällen kommt es zu einer fieberhaften Erkrankung mit generalisierter Lymphknotenschwellung. (Die Lymphknotenschwellung ist nicht schmerzhaft und kann mehrere Wochen andauern).

zu A: In der Gruppe der ca. Vierzigjährigen ist etwa die Hälfte der Bevölkerung infiziert. Diaplazentare Übertragung führt zu angeborener (kongenitaler) Infektion (0,25-5 pro 1000 Schwangerschaften).

zu C: Die geschlechtliche Vermehrung der Protozoen erfolgt im Katzendarm (Endwirt). Nur Katzen scheiden infektiöse Parasitenstadien mit dem Kot aus. Nach der Geburt erfolgt die Infektion durch Verspeisen von rohem oder nicht ausreichend gekochtem Fleisch und durch Kontakt mit Katzen.

zu D: Klinik der konnatalen Infektion:

- <u>Frühe Fetusinfektion</u> (selten, schwerer Krankheitsverlauf)
  - Generalisation mit Hepatosplenomegalie, Ikterus, Myokarditis, interstitieller Pneumonie (Zyanose, Atemnot), Hautblutungen, Durchfall, Erbrechen
  - Enzephalitis mit der Trias: Hydrozephalus (Wasserkopf), Chorioretinitis (Ader-Netzhaut-Entzündung), intrakranielle Verkalkungen (Röntgenbild)
- <u>Späte Fetusinfektion</u> (häufiger, leichterer Krankheitsverlauf): Als Komplikation können postenzephalitische Schäden mit Intelligenzdefekten auftreten.

Antwort 935

Die Antwort A) ist richtig.

<u>Klinik der Malaria tropica:</u>

- Malaria tropica (schwerste Malariaform! Plasmodium falciparum),
- Fieber (bei M. tropica evtl. subfebrile Temperaturen ohne erkennbaren Fieberrhythmus!),
- zerebrale Erscheinungen (zerebrale Malaria), akutes Nierenversagen (häufigste Todesursachen),
- Schmerzen im rechten Oberbauch, Leber- und Milzvergrößerung, evtl. Ikterus,
- evtl. Übelkeit, Erbrechen, Durchfall,
- Blässe (hämolytische Anämie, auch Leukozyto- und Thrombozytopenie),
- evtl. Kreislaufschock, Lungenödem (Kapillarschaden), Herzmuskelentzündung,
- Komplikation (häufig tödlich): Schwarzwasserfieber: Plötzlich oder allmählich auftretende Hämolyse, die zu Anämie, Hämoglobinämie, Hämoglobinurie und degenerativen Veränderungen im Parenchym von Nieren, Leber und Herz führt. Leitsymptom ist die Ausscheidung von

dunkelrotem bis schwarzem Urin (Anurie, Koma, Azidose).

Antwort 936

Die Antwort A) ist richtig.

Die Erreger der Malaria tropica (Plasmodium falciparum) dringen in die Erythrozyten ein und verändern die Erythrozytenoberfläche. Die veränderten Erythrozyten verkleben die Kapillaren und führen zu Mikrozirkulationsstörungen mit Hypoxie. Gefürchtet ist die 'zerebrale Malaria': nach anfänglicher Benommenheit führt sie über ein Koma zum Tod.

Antwort 937

Die Antwort C) ist richtig.

Ascaris lumbricoides wird oral durch Aufnahme larvenhaltiger Eier (verunreinigte Nahrungsmittel, kontaminierte Erde, seltener Trinkwasser) übertragen.

zu A: Ursache von Salmonelleninfektionen sind Kontakt mit Erkrankten und Ausscheidern und Übertragung durch Tiere und Tierprodukte (z. B. Eier, Geflügel u. a.)

zu B: Die Infektion des Erwachsenen an Toxoplasmose geschieht durch Verspeisen von rohem oder nicht ausreichend gekochtem Fleisch und durch Kontakt mit Katzen (die geschlechtliche Vermehrung der Protozoen erfolgt im Katzendarm).

zu D: Die Infektion mit dem Wurm Trichinella spiralis, Erreger der Trichinose, erfolgt durch Aufnahme von Muskeltrichinen in rohem Fleisch.

zu E: Die Infektion des Menschen mit Taenia saginata, dem Rinderbandwurm, erfolgt durch Genuss von finnenhaltigem Fleisch.

Antwort 938

Die Antwort C) ist richtig.

Malariaerreger befallen nur Erythrozyten und Leberzellen. In den anderen genannten Geweben oder Flüssigkeiten lassen sich die Malariaerreger nicht nachweisen.

Antwort 939

Die Antwort C) ist richtig.

zu 3: Eine Schutzimpfung gegen Malaria gibt es z. Zt. noch nicht.

zu 5: Die Erreger der Malaria (Plasmodien) werden durch Anopheles-Mücken übertragen. Ein Abkochen des Trinkwassers ist bei diesem Übertragungsmodus natürlich sinnlos.

Antwort 940

Die Antwort E) ist richtig.

Plasmide sind extrachomosomale DNA- oder RNA-Moleküle die sich - vor allem in Bakterien - als unabhängig replizierende, ringförmige Elemente finden. Auf Plasmiden sind meist bestimmte genetische Eigenschaften und Informationen zu finden, die einen Selektionsvorteil bringen (z. B. die Information „wie bilde ich Penicillinase“: Diese Erbinformation führt zu einer Resistenz gegen Penicillin).

Plasmide können von einem Erreger auf einen anderen übertragen werden - auch zwischen verschiedenen Bakterienspecies.

Bei der Konjugation bilden Bakterien eine Plasmabrücke und tauschen über diese Plasmabrücke das Plasmid aus.

Antwort 941

Die Antwort D) ist richtig.

Neisseria gonorrhoeae ist der Erreger der Gonorrhö (Tripper). Das Erregerreservoir ist der Mensch, die Übertragung erfolgt durch Kontaktinfektion (Geschlechtsverkehr), gelegentlich auch bei der Geburt (aber nicht diaplazentar).

Infektionen mit Gefahr der Embryonal- und Fetalschädigung (STORCH):

- **S** yphilis,
- **T** oxoplasma gondii,
- **O** thers (u. a. Varizella-Zoster, Masern-, Coxsackie-Viren, Listerien),
- **R** öteln-Virus,

- **C** ytomegalie-Virus,
- **H** erpes-simplex-Virus und **HI**V.

Antwort 942
Die Antwort A) ist richtig.
zu 4: Eine Impfung gegen Tuberkulose wird von der STIKO nicht empfohlen.
zu 5: Die Schutzimpfungen gegen Masern-Mumps-Röteln (MMR) sind zwar von der STIKO allgemein empfohlen, sie werden als Lebendimpfungen aber i.d.R. erst im zweiten Lebensjahr durchgeführt. Da die STIKO die Durchführung der ersten MMR-Kombinationsimpfung zwischen dem 12. bis 15. Lebensmonat empfiehlt, würde ein früher Impftermin (12. Monat) ja noch ins erste Lebensjahr fallen. Da es die Antwortkombination 1, 2, 3 und 5 sind richtig nicht gibt, haben wir uns für Antwort A) entschlossen.

Antwort 943
Die Antwort A) ist richtig.
Die Hepatitis-A-Impfung ist von der STIKO nicht allgemein empfohlen.
Der allgemein empfohlene Impfkalender der STIKO für Säuglinge, Kinder und Jugendliche umfasst Impfungen zum Schutz vor

- Diphtherie,
- Pertussis,
- Tetanus,
- Haemophilus influenzae Typ b (Hib),
- Hepatitis B,
- Poliomyelitis (IPV) sowie gegen
- Masern, Mumps und Röteln (MMR),

(und für Erwachsene zusätzlich gegen Influenza und Pneumokokken).

Antwort 944
Die Antwort C) ist richtig.
Ekto- oder Exotoxine sind hitzeempfindliche Gifte, die von lebenden Bakterien sezerniert werden.
Durch Formaldehyd und Erwärmung können diese Bakterientoxine entgiftet werden ohne ihre immunisierende Eigenschaften zu verlieren. Diese entgifteten Ektotoxine nennt man Toxoide. Toxoide werden zur aktiven Schutzimpfung gegen Diphtherie und Tetanus eingesetzt.

Antwort 945
Die Antwort A) ist richtig.
Der Poliomyelitis-Impfstoff nach Salk (IPV) ist ein Totimpfstoff, der Poliomyelitis-Impfstoff nach Sabin ist ein Lebendimpfstoff (OPV). (Merkspruch: Sabine lebt!)
Merkspruch für Lebendimpfstoffe: Mutter malt Vater mit gelber Tusche typische Röteln auf den Popo: Mumps, Varizellen, Gelbfieber, Tuberkulose (BCG), Typhus (oral), Röteln, Poliomyelitis (Sabin), Pocken.

Antwort 946
Die Antwort B) ist richtig.

- Impfreaktionen sind im allgemeinen harmlose Beschwerden im Rahmen der physiologischen Immunantwort. Sie können sich als Lokalreaktion (z.B. Brennen / Schmerzen an der Einstichstelle) oder als Allgemeinreaktion (z. B. leichtes Fieber, Abgeschlagenheit, grippeartige Beschwerden) äußern. Bei Lebendimpfstoffen kann auch eine mild und komplikationslos verlaufende 'Imitation' der Krankheit selbst auftreten, die als Impfkrankheit bezeichnet wird (Beispiel: Impfmasern). Häufigkeit: 1:100 Fälle.
- Als Impfkomplikationen werden vorübergehende therapiebedürftige Erkrankungen nach Impfungen bezeichnet (Häufigkeit 1:1000 Fälle; z. B. abzedierende Lymphadenitis nach einer Tuberkulose-Impfung).
- Als Impfschaden wird eine bleibende Schädigung nach Impfungen verstanden (Häufigkeit ca. 1:1 Million Fälle; Lähmungen bei einer Impfpoliomyelitis).

zu A: Beispiel einer Impfkrankheit.
zu C: Beispiel eines Impfschadens.
zu E: Menschen, die unter einer Hühnereiweiß-Allergie leiden, sollten nicht gegen Grippe geimpft werden, da als Ausgangsmaterial bei der Herstellung des Grippe-Impfstoffes befruchtete Hühnereier verwendet werden. Kommt es im Rahmen einer Grippeimpfung zu einer allergischen Reaktion auf Hühnereiweiß spricht man, je nach Schweregrad, von einer Impfkomplikation oder - bei bleibenden Schäden - von einem Impfschaden.

Antwort 947
Die Antwort B) ist richtig.
Bei der Erstinfektion einer Schwangeren mit Röteln kann das Rötelnvirus auf die Frucht übertragen werden. Je früher in der Schwangerschaft die Infektion auftritt, desto höher ist das Risiko (1. Monat bis 50%, 2. Monat 25%, 3. Monat 15%, 4. Monat 5%; nach neueren Erkenntnissen besteht auch eine Gefährdung des Feten während der späteren Schwangerschaftsphase). Die Infektion führt zum Abort oder zur Rötelnembryopathie. Diese verursacht zahlreiche Missbildungen:

- Auge (70%): Retinopathie, Katarakt, selten Glaukom,
- Ohr (60%): Innenohrtaubheit,
- Herz (50%): offener Ductus arteriosus Botalli, Septumdefekte, Pulmonalklappenstenose,
- ZNS (45%): Mikrozephalie, zerebrale Schäden und geistige Retardierung,
- Wachstumsstörungen, vermindertes Geburtsgewicht,
- Hepatosplenomegalie, Anämie, thrombozytopenische Purpura,
- infizierter Säugling ist oft noch Monate nach der Geburt infektiös.

Der Nachweis einer frischen Infektion einer Schwangeren erfolgt durch Labornachweis von Anti-Röteln-IgM.
Hyperimmunglobulin (passive Impfung), zwischen Exposition und Virämie gegeben (also in der Inkubationszeit), kann die Embryopathie verhindern, nach Ausbruch des Exanthems ist diese Therapie wirkungslos. Die nachgewiesene Rötelninfektion einer Schwangeren im 1. Trimenon (IgM-Antikörper) gilt als Indikation für eine Interruptio (Abtreibung). Eine aktive Impfung der Schwangeren ist kontraindiziert, da es sich bei der Rötelnimpfung um einen Lebendimpfstoff handelt, und der zur Impfung verwendete Erreger diaplazentar auf das Embryo übertragen werden kann.

Antwort 948
Die Antwort C) ist richtig.
Für HIV besteht nach § 7,3 des Infektionsschutzgesetzes eine nichtnamentliche Meldepflicht für den direkten oder indirekten Nachweis des Krankheitserregers.

Antwort 949
Die Antwort C) ist richtig.
zu 1, 2 und 3: Nach Paragraph 6 des Infektionsschutzgesetzes besteht eine namentliche Meldepflicht (und Behandlungsverbot für den Heilpraktiker) für Masern, Botulismus, Tollwut und die Verletzung eines Menschen durch ein tollwutkrankes, -verdächtiges oder ansteckungsverdächtiges Tier sowie die Berührung eines solchen Tieres oder Tierkörpers.
zu 4: Der Verdacht auf und die Erkrankung an einer mikrobiell bedingten Lebensmittelvergiftung oder an einer akuten infektiösen Gastroenteritis, ist nach § 6 des Infektionsschutzgesetzes nur dann meldepflichtig, wenn

a) eine Person betroffen ist, die eine Tätigkeit im Sinne des § 42 Abs. 1 ausübt, [(§ 42: Umgang mit Lebensmitteln, Tätigkeits- und Beschäftigungsverbote)]
b) zwei oder mehr gleichartige Erkrankungen auftreten, bei denen ein epidemischer Zusammenhang wahrscheinlich ist oder vermutet wird ...

zu 5: Für HIV besteht nach § 7,3 des Infektionsschutzgesetzes eine nichtnamentliche Meldepflicht für den direkten oder indirekten Nachweis des Krankheitserregers.

Antwort 950
Die Antwort D) ist richtig.
zu 5: Ein Ausscheider ist *„eine Person, die Krankheitserreger ausscheidet und dadurch eine Ansteckungsquelle für die Allgemeinheit sein kann, ohne krank oder krankheitsverdächtig zu sein."*

Antwort 951
Die Antwort C) ist richtig.
(Vgl. Antwort zu Frage **876**.)

Antwort 952
Die Antwort A) ist richtig.
(Vgl. Antwort zu Frage **941**)

Antwort 953
Die Antwort C) ist richtig.

Antwort 954
Die Antwort D) ist richtig.
Die Meldepflicht für den Nachweis bestimmter Krankheitserreger ist im § 7 des Infektionsschutzgesetzes formuliert. Der Nachweis von Amöben (Entamoeba histolytica), Auslöser der Amöbenruhr oder Amöbiasis ist nicht meldepflichtig.

Antwort 955
Die Antwort A) ist richtig.
Der FSME-Impfstoff ist ein Totimpfstoff.

Antwort 956
Die Antwort D) ist richtig.
Bei der passiven Impfung werden dem Patienten von immunisierten Menschen oder Tieren gewonnene Immunglobulinpräparate (Antikörper) eingespritzt.
Der Patient bildet die Antikörper also nicht selbst durch Kontakt mit einem Antigen (wie bei der aktiven Impfung), sondern er erhält Antikörper, die andere für ihn gebildet haben.
Im Gegensatz zur aktiven Impfung tritt der Impfschutz sofort ein, hält jedoch meist nur kurz (einige Wochen), dann sind die Fremdantikörper wieder abgebaut

Antwort 957
Die Antwort B) ist richtig.
Rotaviren sind die häufigsten Erreger nichtbakterieller Gastroenteritiden bei Säuglingen und Kleinkindern. Die Infektionen treten gehäuft in den Wintermonaten auf, die Übertragung erfolgt oral-fäkal, die Inkubationszeit beträgt 24-72 Stunden.
Klinisch zeigen sich wässrige Durchfälle, Erbrechen (4-5 Tage), Fieber bis 39 °C und eine Dehydratation. Die Therapie erfolgt mit oraler Glukose- und Elektrolytsubstitution, die Prognose ist gut, gefürchtete Komplikationen gibt es nicht.

Antwort 958
Die Antwort E) ist richtig.
Im späten Stadium der durch Treponema pallidum verursachten Frühsyphilis finden sich breit aufsitzende, treponemenreiche, hochinfektiöse Papeln, besonders an Stellen mit starker Schweißbildung: Vulva, Analtrichter, Achselhöhlen.
zu A: Bei Herpes simplex werden zwei Typen unterschieden: HSV-1 (oraler Stamm: typische Lokalisation: Herpes labialis) und HSV-2 (genitaler Stamm: typische Lokalisation: Herpes genitalis). Klinisch

zeigt sich Juckreiz und Spannungsgefühl, dann gruppierte Bläschen auf gerötetem Grund, die zu Krusten eintrocknen und nach 8-10 Tagen narbenlos abheilen.
zu D: Papillomaviren vom Typ 6 sind u. a. verantwortlich für die anogenitalen Condyloma acuminata und Condyloma plana.

Antwort 959
Die Antwort C) ist richtig.
Beim Exanthema subitum (Dreitagefieber, Roseola infantum, Sechste Krankheit) handelt es sich um eine Viruserkrankung mit einem flüchtigen Exanthem bei Säuglingen und Kleinkindern. Erreger ist das humane Herpesvirus Typ 6 (HHV-6). Klinisch zeigt sich - vor allem im Frühjahr und Herbst - nach einer Inkubationszeit von 3-15 Tagen plötzlich ein hohes, drei Tage anhaltendes Fieber bis 40 °C, evtl. mit Fieberkrämpfen und Enanthem. Danach kann ein rötelnähnliches Exanthem hauptsächlich an Rumpf und Extremitäten auftreten (meist nicht im Gesicht), das nach 1-3 Tagen verschwindet.
zu B: Bei der Bornholmer Krankheit (epidemische Pleurodynie, Myalgia epidemica) handelt es sich um eine Virusinfektion mit Coxsackie-Viren Typ B (seltener A). Klinisch zeigt sich rasch ansteigendes Fieber, (anfallsweise) Schmerzen im Brust- und Bauchbereich, manchmal besonders im Unterbauch (sog. „Teufelsgriff"). Die betroffenen Muskelgruppen sind derb und druckempfindlich. Die Krankheit tritt häufig zusammen mit einer trockenen Pleuritis, seltener mit Perikarditis oder Peritonitis auf. Die Prognose ist trotz häufiger Rückfälle insgesamt gut.
zu D: Beim Erythema infectiosum (Ringelröteln, Fünfte Krankheit) handelt es sich um eine meist bei Kindern zwischen dem 6. und 15. Lebensjahr auftretende Virusinfektion mit Parvovirus B19. Die Übertragung erfolgt durch Tröpfcheninfektion, die Inkubationszeit beträgt 7-14 Tag. Klinisch zeigt sich allgemeines Krankheitsgefühl mit Fieber. Das Erythem beginnt zunächst schmetterlingsförmig im Gesicht mit perioraler Blässe, dann ring- und girlandenförmige rote Flecken an den Streckseiten der Extremitäten (später auch Beugeseiten und am Stamm). Spontanheilung nach 10-14 Tagen.

Antwort 960
Die Antwort A) ist richtig.
Hydrophobie = Angst vor Wasser (durch den bloßen Anblick von Wasser können Krämpfe ausgelöst werden) ist ein typisches Symptom der Tollwut.
zu B: Trismus (Kiefersperre), ein tonischer Krampf der Kaumuskulatur, ist ein typisches Symptom des Tetanus (Wundstarrkrampf).
zu C: Thorakale Aortenaneurysmata finden sich im Spätstadium (ca. 3 Jahre nach Infektion) einer Syphilis (Mesaortitis luica) vor allem in aufsteigenden Ast der Aorta.
zu D: Schlaffe Lähmungen ohne Sensibilitätsstörungen sind typisch für die spinale Kinderlähmung (Poliomyelitis).
zu E: Eine Epiglottitis ist eine gefürchtete Komplikation bei einer Infektion mit Haemophilus influenzae (vor allem bei Kindern vor dem 5. Lebensjahr).

Antwort 961
Die Antwort D) ist richtig.
zu A: Eine Milzruptur findet sich selten (aber typisch) im Verlauf einer Mononukleose.
zu B: Ein grobfleckiges konfluierendes Exanthem ist typisch für Masern.
zu C: Ein feinfleckiges Exanthem und periorale Blässe ist typisch für Scharlach.
zu E: Eine retroaurikuläre (oder nuchale) Lymphknotenvergrößerung findet sich bei Röteln.

Antwort 962

Die Antwort B) ist richtig.

Borrelia burgdorferi ist der Erreger der Borreliose. Er stammt im Regelfall aus einem tierischen Reservoir und wird von Zecken auf den Menschen übertragen.

zu A: Coxiella burnetii ist der Erreger des aerogen übertragenen Q-Fiebers.

zu C: Leptospira icterohaemorrhagiae verursacht die Weil-Krankheit, eine Leptospirose. Reservoir für Leptospiren sind warmblütige Tiere, die Übertragung auf den Menschen geschieht durch Kontakt mit Leptospirenhaltigem tierischem Urin.

zu D: Listeria monocytogenes ist der Erreger der Listeriose. Reservoir sind Rinder, Schafe, Ziegen, Schweine, aber auch Hühner und Nager. Bei der angeborene Form kommt es zur Infektion des Neugeborenen im Uterus (durch die Plazenta hindurch oder während der Passage durch den Geburtskanal).

Als Überträger gelten massiv mit Listerien kontaminierte Lebensmittel wie Milch, Milchprodukte, Fleischprodukte, Gemüse (Kohl). Seltener erfolgt die Infektion durch direkten Kontakt mit infizierten Tieren, Übertragungen von Mensch zu Mensch sind sehr selten.

zu E: Brucella abortus verursacht eine Brucellose, die sog. Bang-Krankheit. Reservoir sind Haustiere. Brucellosen werden meist durch Lebensmittel übertragen.

Antwort 963

Die Antwort C) ist richtig.

3 Stadien des Keuchhustens:

- Stadium catarrhale (1-2 Wochen), Prodromalstadium: ähnelt einem grippalen Infekt. Der Patient ist hochinfektiös!
- Stadium convulsivum (2-6 Wochen): krampfartige Hustenanfälle mit typischem inspiratorischem Ziehen; am Ende des Hustenanfalls wird zähes, klares Sputum ausgeworfen.
- Stadium decrementi (mehrere Wochen): Hustenanfälle gehen langsam zurück.
- Komplikationen: Mittelohrentzündung (Otitis media), Keuchhusten-Pneumonie, Gehirnentzündung (Enzephalitis). Als Folge des Presshustens kann es zu Hernien, Rektumprolaps und Bindehauteinblutungen kommen. Spätfolge: Bronchiektasen.

Antwort 964

Die Antwort D) ist richtig.

Leitsymptom der Cholera ist der Brechdurchfall mit Wasser- und Elektrolytentgleisung und Exsikkose. Ödeme gehören nicht zum Bild der Cholera.

Antwort 965

Die Antwort B) ist richtig.

Die Tuberkulose ist eine weltweit verbreitete bakterielle Infektionskrankheit, die chronisch verläuft und vor allem in den Atemorganen lokalisiert ist, jedoch grundsätzlich alle Organe befallen kann. Die Häufigkeit ist wesentlich von sozialen Faktoren abhängig (Entwicklungsländer Inzidenz 200 pro 100 000 Einwohner, in Deutschland 13 pro 100 000 Einwohner. Nach § 6 des Infektionsschutzgesetzes besteht eine Meldepflicht bei Erkrankung und Tod. Die Inkubationszeit (vom Eindringen der Erreger bis zur Tuberkulinkonversion) beträgt 4-12 Wochen.

Antwort 966

Die Antwort C) ist richtig.

zu A: Die Erkrankung ist nach § 6 des Infektionsgesetzes namentlich bei Verdacht, Erkrankung und Tod zu melden.

zu B: Die Inkubationszeit beträgt 3 bis 60 Tage, im Durchschnitt ca. 10 Tage (abhängig von der Infektionsdosis).

zu D: Die für Typhus abdominalis typischen Roseolen (kleinfleckige Hautrötungen durch bakterielle Embolien) treten bevorzugt auf der Bauchhaut auf.

Antwort 967
Die Antwort C) ist richtig.
Sporen sind Dauerformen von Mikroorganismen
Sporenbildner sind Bakterien der Gattung Bacillus (z. B. Bacillus anthracis, Erreger des Milzbrands) und der Gattung Clostridium (z. B. Clostridium perfringens, Erreger des Gasbrands, Clostridium tetani, Erreger des Tetanus und Clostridium botulinum, Erreger des Botulismus).

Antwort 968
Die Antwort D) ist richtig.
In zeitlich breiter Streuung - 6 Tage bis 6 Wochen nach Ablauf der Krankheit - tritt bei Scharlach, vor allem an den Handtellern und Fußsohlen (aber auch am Rumpf), eine groblamellöse Schuppung auf.
zu C: Das Exanthem bei Scharlach ist kleinfleckig (feinstfleckig).

Antwort 969
Die Antwort B) ist richtig.
Bei Meningokokken-Meningitis kann es im Rahmen einer Meningokokken-Sepsis durch eine Verbrauchskoagulopathie (Gerinnungsstörung) zu Hautblutungen (Petechien, Sugillationen) kommen.

Antwort 970
Die Antwort D) ist richtig.
Bei der Syphilis entwickelt sich nach einer Inkubationszeit von ca. 3 Wochen an der Eintrittstelle aus einer schnell zerfallenden Papel das typischerweise etwa 1,5-2 cm große, verhärtete („indurierte“) schmerzlose Primärulkus (Ulcus durum, harter Schanker), der sog. syphilitische Primäraffekt.
zu A: Als Kondylome werden Hyperplasien des Plattenepithels im Anogenitalbereich bezeichnet. Condyloma acuminata (Feig- oder Feuchtwarzen) werden durch Papillomaviren hervorgerufen.
zu B: Die gewöhnlichen Warzen (Stachelwarzen), meist an den Händen, werden durch Papillomaviren hervorgerufen.
zu C: Als Ulcus molle („weiches Geschwür“, weicher Schanker) wird eine fast ausschließlich durch Geschlechtsverkehr übertragene Erkrankung durch Haemophilus ducreyi bezeichnet. Vorkommen: vor allem in Afrika, Südostasien, Lateinamerika, nur selten in Europa. Klink: nach einer Inkubationszeit von 3-5 Tagen entstehen an der Eintrittsstelle rundlich-ovale, schmerzhafte, weiche bis 2 cm große Geschwüre mit zackigen Rändern. Wochen nach der Infektion treten zudem schmerzhafte Schwellungen und Abszessbildungen in den lokalen Lymphknoten auf.
zu E: Condyloma lata sind breit aufsitzende, nässende, hochinfektiöse Papeln im späten Stadium der Frühsyphilis (Sie treten nach dem syphilitischen Primäraffekt auf).

Antwort 971
Die Antwort E) ist richtig.
Die Krätze (Skabies) hinterlässt keine Immunität.

Antwort 972
Die Antwort B) ist richtig.
In der Regel verläuft die Toxoplasmoseinfektion beim Erwachsenen ohne krankhafte Erscheinungen, vergrößerte Lymphknoten (vor allem am Hals) sind das einzige Symptom. In selteneren Fällen kommt es zu einer fieberhaften Erkrankung mit generalisierter Lymphknotenschwellung. (Die Lymphknotenschwellung ist nicht schmerzhaft und kann mehrere Wochen andauern).
zu E: Der Erreger der Toxoplasmose ist das Protozoon Toxoplasma gondii.

Antwort 973

Die Antwort E) ist richtig.

Cryptosporidium parvum ist ein obligat intrazelluläres Protozoon, Erreger der Kryptosporidiose, einer Zoonose, die bei immunkompetenten Patienten unbemerkt oder als selbstlimitierende Durchfallerkrankung verläuft, bei immunsupprimierten Patienten (AIDS u. a.) zu lang anhaltenden, Cholera ähnlichen, lebensbedrohlichen Durchfällen führen kann.

Reservoir:

vor allem Kälber, auch andere Haus- und Wildsäugetiere,

Übertragungsweg:

fäkal-oral (Aufnahme von Zysten); als Zoonose vom Tier auf den Menschen oder direkt von Mensch zu Mensch, durch Nahrungsmittel oder Trinkwasser (in kühlem Wasser monatelang lebensfähig),

Inkubationszeit:

3-7 (3-28) Tage,

Klinik:

- Immunkompetenter Patient: entweder unbemerkt (latent) oder unter dem Bild kurzzeitiger, nach 1-26 Tagen Dauer selbst limitierender wässriger Durchfälle,
- Patient mit Immunschwäche: schwere, chronische Durchfälle mit erheblichen, z. T. lebensbedrohlichen Flüssigkeitsverlusten (vereinzelt wurden auch extraintestinale Manifestationen beschrieben: Cholezystitis, Hepatitis, Pankreatitis, Erkrankungen der Atemwege).

Diagnose:

Anamnese, Klinik, Nachweis im Stuhl, Antigennachweis,

Therapie:

symptomatisch,

Vorbeugung:

Hygiene beim Umgang mit Erregerausscheidern (Mensch, Tier), Trinkwasserhygiene.

Bücher aus dem Kreativität & Wissen-Verlag

... das überzeugende Gesamtkonzept
... die optimale Prüfungsvorbereitung

Die Basis

Die **Lehrbücher**

Die Lehrbücher zeichnen sich durch prägnante Darstellung der prüfungsrelevanten medizinischen Fachbereiche aus.

Aktualität, klare Systematik, enger Praxisbezug und klare Ausrichtung auf das prüfungsrelevante Wissen sind die wichtigsten Charakteristika des didaktischen Konzeptes.

Der Wissensstoff wird einheitlich nach Definition, Ätiologie, Klinik, Diagnose und Therapie gegliedert.

Durch ergänzende Abbildungen, Schemata und Tabellen wird größtmögliche Übersichtlichkeit erreicht. Der umfangreiche Wissensstoff kann so leichter erlernt werden.

Zum didaktischen Gesamtkonzept des Verlages gehören - neben den Lehrbücher - die Bücher mit Original-Multiple-Choice- und Original-Textfragen aus schriftlichen und mündlichen Überprüfungen der Gesundheitsämter: Die Fragenbücher lehnen sich eng an den Themenkatalog der Lehrbücher an und dienen der Lernkontrolle und der optimalen Prüfungsvorbereitung.

Vorbereitung auf die schriftliche Überprüfung

Die **Original-Multiple-Choice-Fragen**

Diese Bücher mit Original-Multiple-Choice-Fragen aus schriftlichen Überprüfungen der Gesundheitsämter dienen der kontinuierlichen Lernkontrolle und sind eine wichtige Voraussetzung für die präzise Vorbereitung auf die **schriftliche Überprüfung**.

Die Themengliederung entspricht der Gliederung in den Lehrbüchern.

Sie ermöglichen einen schnellen und informativen Zugriff auf den prüfungsrelevanten Lernstoff der schriftlichen Überprüfung.

Sie ermöglichen eine objektive Leistungskontrolle.

Sie sind Garant für eine effektive Vorbereitung auf die schriftliche Überprüfung.

Vorbereitung auf die mündliche Überprüfung

Die **Original-Textfragen**

Diese Bücher mit Original-Text-Fragen aus mündlichen Überprüfungen der Gesundheitsämter dienen der kontinuierlichen Lernkontrolle und der präzisen Vorbereitung auf die **mündliche Überprüfung**

Die Themengliederung entspricht der Gliederung in den Lehrbüchern.

Sie ermöglichen einen schnellen und informativen Zugriff auf die prüfungsrelevanten Themen der mündlichen Überprüfung.

Sie ermöglichen eine ständige Lernkontrolle.

Sie sind Garant für eine effektive Vorbereitung auf die mündliche Überprüfung.

Die Lehrbücher

Innere Medizin

Dr. Dr. Hildebrand/ HP Lovric
Lehrbuch für Heilpraktiker
Bd.1: Innere Medizin **Bd. 1**

Das erfolgreiche Lehrbuch von Kreativität & Wissen, ständig aktualisiert, kompetent, mit d. prüfungs-relevanten Themen aus der **Inneren Medizin**, mit den **meldepflichtigen Infektionskrankheiten**
ca. 460 Seiten, Abbildungen, Lerntexte, Tabellen
aktuelle Auflage 32.- Euro

Nebenfächer

Dr. Dr. Hildebrand/HP Lovric
Lehrbuch für Heilpraktiker
Bd. 2: Nebenfächer **Bd. 2**

Der neue Standard in der HP-Ausbildung.
Neurologie, Psychiatrie, Orthopädie, Dermatologie, HNO, Augenheilkunde, Rechtskunde, Hygiene
Ca. 420 Seiten, Abbildungen, Lerntexte, Tabellen
aktuelle Auflage 36.- Euro

Original-Multiple-Choice-Fragen

zum Lehrbuch Bd. 1

Innere Medizin

Dr. Dr. Hildebrand/HP Lovric
Multiple-Choice-Fragen für Heilpraktiker
Innere Medizin

Über 970 Original-MC-Fragen zur Inneren Medizin. Zur Vorbereitung auf die **schriftlichen Überprüfungen** der Gesundheitsämter und zur **effektiven Lernkontrolle**. Ständig aktualisierte und erweiterte Fragensammlung zum Fachgebiet der Inneren Medizin. Multiple-Choice-Fragen der schriftl. Überprüfungen der Gesundheitsämter (Gedächtnisprotokolle) mit kommentierten Antworten
aktuelle Auflage 37.- Euro

zum Lehrbuch Bd. 2

Nebenfächer

Dr. Dr. Hildebrand/HP Lovric
Multiple-Choice-Fragen für Heilpraktiker
Nebenfächer

Über 850 Original-MC-Fragen zu den Nebenfächern. Zur Vorbereitung auf die **schriftliche Überprüfung** der Gesundheitsämter und zur effektiven **Lernkontrolle**. Ständig aktualisierte und erweiterte Fragensammlung. Multiple-Choice-Fragen der schriftl. Überprüfungen der Gesundheitsämter, (Gedächtnisprotokolle) mit kommentierten Antworten aktuelle Auflage 37.- Euro

16-Original-Überprüfungen
der Gesundheitsämter (1996-2002)

Ausgewertete Gedächtnisprotokolle aus amtlichen überregionalen Multiple-Choice-Überprüfungen der Gesundheitsämter, mit komment. Antworten. Aus den Fragensammlungen der Gesundheitsämter Baden-Württemberg, Bayern, Berlin, Bremen, Hamburg, Hessen, Nordrhein-Westfalen, Rheinland-Pfalz,Saarland, Sachsen-Anhalt
ständig aktualisierte Auflage 39.- Euro

Original-Textfragen

zum Lehrbuch Bd. 1

Innere Medizin

Dr. Dr. Hildebrand/ HP Lovric
Origin.-Überprüfungsfragen f. Heilpraktiker
(Innere Medizin)

Über 1000 Original-(Text-)Fragen aus mündlichen Überprüfungen, geordnet nach Themen der Inneren Medizin (zum Lehrbuch Bd. 1). (mit ausführlich kommentierten Antworten) ca. 380 Seiten
aktuelle Auflage 33.- Euro

IN KARTEIKARTENFORM (Innere Medizin)

Teil 1 (450 Fragen Innere Medizin)
Teil 2 (450 Fragen Innere Medizin)
Teil 1 und 2 zusammen (mit Karteibox)
Entspricht den Fragen im Buch "Original-Überprüfungsfragen für Heilpraktiker (Innere Medizin)".
Je Stapel ŕ 450 Fragen: 43.- Euro
Sonderpreis beide Teile (mit Karteibox!): 82.- Euro

zum Lehrbuch Bd. 2

Nebenfächer

Dr. Dr. Hildebrand/HP Lovric
Origin.-Überprüfungsfragen f. Heilpraktiker
(Nebenfächer)

980 Original-(Text-)Fragen aus mündlichen Überprüfungen zum Lehrbuch Bd. 2 (Nebenfächer). Zur Lernkontrolle und Vorbereitung auf die mündliche Prüfung (mit ausführlich kommentierten Antworten), ca. 320 Seiten aktuelle Auflage 33.- Euro

IN KARTEIKARTENFORM (Nebenfächer)

Teil 1 (450 Fragen Nebenfächer)
Teil 2 (450 Fragen Nebenfächer)
Teil 1 und 2 zusammen (mit Karteibox)
Entspricht den Fragen im Buch "Original-Überprüfungsfragen für Heilpraktiker (Nebenfächer)".
Je Stapel ŕ 450 Fragen: 43.- Euro
Sonderpreis beide Teile (mit Karteibox!): 82.- Euro

Preise verstehen sich inkl. MWST. Änderungen vorbehalten! Stand: Juni 2003